薬局製剤業務指針
（薬局製造販売医薬品）

第6版

第二部
解説編

日本薬剤師会 編

薬事日報社

凡　例

1．医薬品各条解説は，各製剤を「医薬品薬効分類表」をもとに薬効別に分類した。

2．名称は，販売名を記載し，その下に「第一部　薬局製剤指針編」で用いられている一連番号，処方番号を付した。

3．局方収載製剤は，原則として，販売名と一致するよう配慮したが，一致していない製剤については，局方名も記載した。

4．本解説は，販売名を中心に分類しているため，「第一部　薬局製剤指針編」の分類とは必ずしも一致しない。注意して利用されたい。

5．各製剤単独で理解できるよう配慮したが，さらに必要と思われる解説については，参照項目を付した。

6．処方，製造方法，用法及び用量，効能又は効果，貯蔵方法は「第一部　薬局製剤指針編」の各項目を再録したうえで解説を加えた。

7．販売名の右端に「第三部　使用上の注意編」の収載ページを付した。

8．各製剤は，原則として，処方，製造方法，用法及び用量，効能又は効果，作用，貯蔵方法，備考の順で解説した。また，必要に応じて副作用，禁忌，注意等を付し，さらに詳しく解説した。また，この解説編では，全量は１日分，１回量とした。ただし，局方製剤は全量 100 g（mL）とした。

9．医薬品各条解説中に使用した略語は次の通りである。

㊟……特に注意して取り扱う品目
(原)……調剤原料で，原則として，単品では患者に販売しない品目
(劇)……劇薬
(習)……習慣性医薬品

総　目　次

第 一 部

序
本書の構成……v
目　次……vii
都道府県知事が行う薬事法の規定による品目ごとの承認に係る医薬品の有効成分を指定する件の一部改正及び薬局製剤指針の一部改正について（通知）……xiv
薬事法施行令第三条第三号の規定に基づき厚生労働大臣の指定する医薬品の有効成分の一部改正及び薬局製剤指針の一部改正について（通知）……xv
医薬品、医療機器等の品質、有効性及び安全性の確保等に関する法律施行令第3条の規定に基づき厚生労働大臣の指定する医薬品の有効成分の一部を改正する件について（通知）……xvi
医薬品、医療機器等の品質、有効性及び安全性の確保等に関する法律施行令第3条の規定に基づき厚生労働大臣の指定する医薬品の有効成分の一部を改正する件について（通知）……xxxix
通　則
医薬品各条——1

第 二 部

凡　例……i
総 目 次……iii
医薬品別収載ページ一覧……viii

総　論

1　薬局製剤のおいたち——A—3
2　薬局製造販売医薬品の製造業・製造販売業と薬局製剤——A—12
1）薬局製造販売医薬品の製造販売業とは……A—12
2）薬局製造販売医薬品の製造販売業の特性……A—12
3）薬局製剤とは……A—14
4）薬局製剤の要件……A—14
5）薬局製剤の範囲……A—15
3　薬局製剤の製造販売と法律事項——A—17
1）薬局における医薬品の製造と販売……A—17
2）製造販売承認、製造販売業許可と製造業許可……A—17
3）許可、承認の手続きと様式……A—18
4）副作用報告義務（PMS）……A—21
5）製造物責任法（PL 法）……A—21
6）薬局医薬品と薬局製剤……A—21
4　一般的調製法——A—37
1）一般的調製法の概説……A—37
2）剤形別一般的調製法……A—39
A　散剤、顆粒剤……A—39
B　経口液剤、外用液剤……A—44
C　軟膏剤、クリーム剤……A—48
D　酒精剤……A—51
E　茶剤……A—51
F　チンキ剤……A—52
G　リニメント剤……A—53
H　ローション剤……A—54
I　坐剤……A—55
J　漢方製剤……A—57

3）製剤機械・器具……A—57
4）容器・包装……A—61
5）試験法……A—65
6）作業（管理）記録……A—65
5 表示と封——A—67
1）表示とは……A—67
2）「表示」の義務……A—67
3）表示の禁止と留意事項……A—71
4）表示の具体例と記載上の注意…A—72
5）医薬品の封……A—74
6 独立行政法人医薬品医療機器総合機構法——A—75
1）医薬品医療機器総合機構法のあらまし……A—75
2）医薬品医療機器総合機構法と薬局製剤……A—80

医薬品各条解説

附表 薬効群別一覧表——A—83
1 中枢神経系用薬
1）催眠鎮静薬……A—101
催眠剤 1 号 A……A—101
催眠剤 2 号 A……A—101
鎮静剤 1 号 A……A—102
2）鎮暈薬……A—102
よい止め 1 号……A—102
よい止め 2 号……A—103
3）解熱鎮痛薬……A—104
解熱鎮痛剤 1 号 A……A—104
解熱鎮痛剤 8 号 A……A—104
解熱鎮痛剤 9 号……A—105
解熱鎮痛剤 5 号 A……A—106
解熱鎮痛剤 2 号 A……A—106
解熱鎮痛剤 3 号 A……A—107
解熱鎮痛剤 4 号 A……A—107
解熱鎮痛剤 6 号……A—108
解熱鎮痛剤 6 号カプセル……A—108
解熱鎮痛剤 7 号 A……A—109
4）かぜ薬……A—109
感冒剤 1 号 A……A—109
感冒剤 2 号 A……A—110
感冒剤 3 号 A……A—111
感冒剤 9 号 A……A—112
感冒剤 12 号 A……A—112
感冒剤 13 号 A……A—113
感冒剤 14 号 A……A—113
感冒剤 15 号 A……A—114
こども感冒剤 1 号 A……A—114
こども感冒剤 2 号 A……A—115
2 眼科用薬
硫酸亜鉛点眼液……A—116
3 耳鼻科用薬
ナファゾリン・クロルフェニラミン液 A……A—117
4 アレルギー用薬
1）抗ヒスタミン薬……A—118
アレルギー用剤 4 号……A—118
アレルギー用剤 3 号……A—119
アレルギー用剤 2 号 A……A—119
クロルフェニラミン・カルシウム散……A—120
2）鼻炎用内服薬……A—120
鼻炎散 1 号 A……A—120
鼻炎散 2 号 A……A—121
5 呼吸器官用薬
1）鎮咳・去痰薬……A—123
鎮咳去痰剤 1 号……A—123
鎮咳去痰剤 2 号 A……A—123
鎮咳去痰剤 3 号 A……A—124
鎮咳去痰剤 5 号 B……A—125
鎮咳去痰剤 6 号……A—125
鎮咳去痰剤 7 号……A—126
鎮咳去痰剤 8 号……A—126
鎮咳去痰剤 9 号……A—127
鎮咳去痰剤 10 号……A—127
鎮咳去痰剤 11 号……A—128
鎮咳去痰剤 13 号……A—128
鎮咳去痰剤 14 号……A—129
鎮咳剤 15 号……A—130
アンモニア・ウイキョウ精……A—130
2）吸入剤……A—131
吸入剤 1 号……A—131
吸入剤 2 号……A—131

6　歯科口腔用薬
ピオクタニン液……………………A—132
ミョウバン水………………………A—132
複方ヨード・グリセリン………A—133
プロテイン銀液……………………A—133
ジブカイン・アネスタミン液
……………………………………A—134
アズレンうがい薬…………………A—134
ポビドンヨード・グリセリン液
……………………………………A—135
7　胃腸薬
1）胃腸鎮痛鎮痙薬…………………A—136
胃腸鎮痛剤1号……………………A—136
胃腸鎮痛剤2号A…………………A—137
胃腸鎮痛剤3号A…………………A—138
胃腸鎮痛剤4号A…………………A—138
胃腸鎮痛剤5号A…………………A—139
胃腸鎮痛剤6号A…………………A—140
胃腸鎮痛剤7号A…………………A—140
ロートエキス散……………………A—141
2）制酸薬……………………………A—142
制酸剤1号…………………………A—142
制酸剤2号…………………………A—142
制酸剤3号…………………………A—143
制酸剤4号…………………………A—144
3）健胃薬……………………………A—144
健胃剤2号A………………………A—144
健胃剤3号A………………………A—145
ガジュツ・三黄散…………………A—145
センブリ・重曹散…………………A—146
塩酸リモナーデ……………………A—146
トウヒシロップ……………………A—147
4）健胃消化薬………………………A—147
健胃消化剤1号A…………………A—147
健胃消化剤3号B…………………A—148
健胃消化剤4号A…………………A—148
健胃消化剤5号A…………………A—149
5）二以上の効能・効果を有するもの
……………………………………A—150
ロートエキス・重曹・ケイ酸
アルミ散……………………………A—150
複方ロートエキス・水酸化アルミ散……………………………A—151
複方ロートエキス・ジアスターゼ散…………………………A—152
複方ジアスターゼ・重曹散……A—152
健胃剤1号…………………………A—153
6）止瀉薬……………………………A—154
下痢止め3号………………………A—154
下痢止め4号………………………A—154
下痢止め5号………………………A—155
下痢止め6号A……………………A—155
オウバク・タンナルビン・
ビスマス散…………………………A—156
7）整腸薬……………………………A—157
整腸剤1号…………………………A—157
8）瀉下薬……………………………A—157
複方ダイオウ・センナ散………A—157
硫酸マグネシウム水………………A—158
便秘薬………………………………A—159
便秘薬2号…………………………A—159
便秘薬3号…………………………A—160
8　外用痔疾用薬
ヘモ坐剤1号………………………A—161
ヘモ坐剤2号………………………A—162
ヘモ軟膏1号………………………A—162
9　外皮用薬
1）皮膚殺菌消毒薬…………………A—164
マーキュロクロム液………………A—164
塩化ベンゼトニウム液……………A—164
塩化ベンザルコニウム液………A—165
クレゾール水………………………A—165
希ヨードチンキ……………………A—166
消毒用エタノール…………………A—166
塩化アルミニウム・ベンザル
コニウム液…………………………A—167
皮膚消毒液…………………………A—167
2）化膿性皮膚疾患用薬……………A—168
スルフ・Z軟膏……………………A—168
アクリノール液……………………A—168
R・M軟膏…………………………A—169
アクリノール・亜鉛華軟膏……A—169
R・D・Z軟膏……………………A—170
ピオクタニン・Z・W軟膏……A—170

サリチル酸・カーボン軟膏……A—170
3）湿疹・皮膚炎・鎮痒用薬（非ステロイド）……A—171
B・D液……A—171
B・Z・Aクリーム……A—171
B・Z・M軟膏……A—172
GL・P・Z液……A—172
フェノール・亜鉛華リニメント……A—173
ジフェンヒドラミン・フェノール・亜鉛華リニメント……A—173
チンク油・Z軟膏……A—174
チンク油……A—174
亜鉛華軟膏……A—174
アクリノール・チンク油……A—175
複方アクリノール・チンク油…A—175
GT・Z・Aクリーム……A—176
4）湿疹・皮膚炎・鎮痒用薬（ステロイド）……A—176
コーチ・Hクリーム……A—176
コーチ・Z・Hクリーム……A—177
コーチ・M軟膏……A—177
コーチ・Z軟膏……A—177
コーチ・C・P・V軟膏……A—178
コーチ・V軟膏……A—178
コーチ・グリチ・M軟膏……A—179
コーチ・グリチ・Hクリーム…A—179
D・コーチ・Hクリーム……A—180
コーチ・Z・GT・V軟膏……A—180
ヒドロコルチゾン・ジフェンヒドラミン軟膏……A—181
デキサメタゾン・C・P・V軟膏……A—181
デキサメタゾン・Hクリーム…A—181
D・デキサメタゾン・C・Hクリーム……A—182
デキサメタゾン・E・Cローション……A—182
5）皮膚軟化・ひび・あかぎれ・しもやけ用薬……A—183
ステアリン酸・グリセリンクリーム……A—183
U・Hクリーム……A—184
A・E・Z・P軟膏……A—184
A・E・P軟膏……A—185
U・E・Hクリーム……A—185
E・V軟膏……A—186
グリセリンカリ液……A—186
U20・ローション……A—187
6）外用消炎・鎮痛薬……A—187
インドメタシン１％外用液……A—187
インドメタシン１％・M軟膏·A—188
複方サリチル酸メチル精……A—188
複方ヨード・トウガラシ精……A—189
7）パップ薬……A—189
パップ用複方オウバク散……A—189
8）にきび用薬……A—190
イオウ・カンフルローション…A—190
9）寄生性皮膚疾患用薬……A—190
サリチ・レゾルシン液……A—190
複方チアントール・サリチル酸液……A—191
サリチル酸精……A—191
複方サリチル酸精……A—192
ヨード・サリチル酸・フェノール精A……A—192
サリチ・V軟膏……A—193
イオウ・サリチル酸・チアントール軟膏……A—193
ハクセン・V軟膏……A—194
ハクセン・Z軟膏……A—194
クロトリマゾール・M軟膏……A—194
トルナフタート液……A—195
ハクセン・P軟膏……A—195
複方ベンゼトニウム・タルク散……A—196
トルナフタート・サリチ液……A—196
クロトリマゾール・サリチ・フェノール液……A—197
クロトリマゾール液……A—197
10）散布薬・制汗薬……A—198
亜鉛華デンプン……A—198
サリチル・ミョウバン散……A—198
11）毛髪用薬……A—199

クロラール・サリチル酸精……A―199
トウガラシ・サリチル酸精……A―199
サリチル酸・フェノール軟膏…A―200
12） 口唇用薬……………………A―200
アクリノール・ハネー…………A―200
10 駆虫薬
カイニン酸・サントニン散……A―202
サントニン散……………………A―202
11 ビタミン主薬製剤
混合ビタミン剤５号……………A―204
混合ビタミン剤２号Ａ…………A―205
混合ビタミン剤３号Ａ…………A―205
混合ビタミン剤１号……………A―206
混合ビタミン剤４号……………A―207
ニンジン・Ｅ散…………………A―208
12 その他
内用皮膚剤１号Ａ………………A―209
13 調剤用剤
吸水クリーム……………………A―210
親水クリーム……………………A―211
単軟膏……………………………A―211
マクロゴール軟膏………………A―211
親水ワセリン……………………A―212
白色軟膏…………………………A―212
精製水……………………………A―213
精製水（容器入り）……………A―213
ハッカ水…………………………A―213
ゲル化炭化水素（ヒドロカーボンゲル）………………………A―213
薬局製剤の使用期限一覧――――A―216

付　録

1 「薬局製剤」関係質疑応答集――――A―219
2 「薬局製剤」関係行政通知集――――A―223
Ⅰ 「薬局製剤」に関する行政通知……………………………A―223
Ⅱ 「使用上の注意」に関する行政通知……………………………A―436

第　三　部

目次……………………………………i
本書の使い方…………………………viii
索　引…………………………………x
添付文書例……………………………B―1

医薬品別収載ページ一覧

一連番号	処方番号		販売名称	第一部 医薬品各条	第二部 解説	第三部 使用上の注意
1	催眠鎮静薬	1—①	催眠剤 1号A	1	A—101	B—1
2		2—①	鎮静剤 1号A	2	A—102	B—3
3		3—①	催眠剤 2号A	4	A—101	B—5
4	鎮暈薬	1—①	よい止め 1号	6	A—102	B—8
5	解熱鎮痛薬	1—②	解熱鎮痛剤 1号A	7	A—104	B—10
6		2—③	解熱鎮痛剤 8号A	9	A—104	B—13
7		4—②	解熱鎮痛剤 9号	11	A—105	B—16
8	かぜ薬	1—②	感冒剤 1号A	13	A—109	B—19
9		6—①	こども感冒剤 1号A	16	A—114	B—22
10	解熱鎮痛薬	6—②	解熱鎮痛剤 5号A	19	A—106	B—25
11		7—①	解熱鎮痛剤 2号A	20	A—106	B—27
12		8—①	解熱鎮痛剤 3号A	23	A—107	B—30
13		9—①	解熱鎮痛剤 4号A	25	A—107	B—33
14	かぜ薬	7—①	こども感冒剤 2号A	27	A—115	B—36
15		3—③	感冒剤 3号A	29	A—111	B—39
16		2—①	感冒剤 9号A	33	A—112	B—42
17		9	感冒剤 2号A	36	A—110	B—45
18		4—②	感冒剤 12号A	40	A—112	B—48
19		5—②	感冒剤 13号A	44	A—113	B—51
20	眼科用薬	1—①	硫酸亜鉛点眼液	48	A—116	B—54
21	耳鼻科用薬	1—②	ナファゾリン・クロルフェニラミン液A	49	A—117	B—56
22	抗ヒスタミン薬	1—①	アレルギー用剤4号	51	A—118	B—58
23		2—①	アレルギー用剤3号	52	A—119	B—61
24		3—②	鼻炎散 1号A	53	A—120	B—64
25		4—①	アレルギー用剤2号A	56	A—119	B—67
26		5—②	鼻炎散 2号A	59	A—121	B—70
27	欠番		欠番	63		
28	鎮咳去痰薬	1—①	鎮咳去痰剤 1号	64	A—123	B—73
29		2—①	鎮咳去痰剤 10号	66	A—127	B—75
30		3—①	鎮咳去痰剤 11号	67	A—128	B—78
31		4—②	鎮咳去痰剤 13号	69	A—128	B—81
32		5—②	鎮咳去痰剤 14号	71	A—129	B—84
33		6—①	鎮咳去痰剤 6号	72	A—125	B—86
34		7—①	鎮咳去痰剤 7号	73	A—126	B—89
35		8—①	鎮咳去痰剤 8号	76	A—126	B—92
36		9—①	鎮咳去痰剤 9号	77	A—127	B—95
37		10—①	鎮咳去痰剤 3号A	78	A—124	B—98
38		11—①	鎮咳去痰剤 2号A	80	A—123	B—100
39		12—③	鎮咳去痰剤 5号B	82	A—125	B—102
40	欠番		欠番	84		
41		14—①	アンモニア・ウイキョウ精	85	A—130	B—105

一連番号	処方番号	販売名称	第一部 医薬品各条	第二部 解説	第三部 使用上の注意
42	吸入剤 1	吸入剤 1号	86	A—131	B—107
43	2	吸入剤 2号	87	A—131	B—109
44	歯科口腔用薬 1	ピオクタニン液	88	A—132	B—111
45	2	ミョウバン水	89	A—132	B—113
46	3—①	複方ヨード・グリセリン	90	A—133	B—115
47	4	プロテイン銀液	91	A—133	B—117
48	5	ジブカイン・アネスタミン液	92	A—134	B—119
49	胃腸薬 1—①	複方ロートエキス・ジアスターゼ散	94	A—152	B—121
50	2—②	胃腸鎮痛剤　2号A	96	A—137	B—123
51	3—②	胃腸鎮痛剤　3号A	98	A—138	B—126
52	4—②	胃腸鎮痛剤　4号A	100	A—138	B—129
53	5—①	健胃消化剤　1号A	101	A—147	B—131
54	6—②	胃腸鎮痛剤　5号A	102	A—139	B—133
55	7—①	センブリ・重曹散	103	A—146	B—135
56	8—②	胃腸鎮痛剤　6号A	104	A—140	B—137
57	9—①	塩酸リモナーデ	105	A—146	B—139
58	10—②	胃腸鎮痛剤　7号A	106	A—140	B—141
59	11—①	胃腸鎮痛剤　1号	107	A—136	B—143
60	12—②	健胃剤　2号A	108	A—144	B—146
61	13	便秘薬	110	A—159	B—148
62	14	複方ダイオウ・センナ散	111	A—157	B—150
63	欠番	欠番	112		
64	16	硫酸マグネシウム水	113	A—158	B—152
65	17—①	便秘薬 2号	114	A—159	B—154
66	18—①	下痢止め　5号	115	A—155	B—156
67	19—②	下痢止め　6号A	116	A—155	B—158
68	20	下痢止め　3号	118	A—154	B—160
69	21	下痢止め　4号	120	A—154	B—163
70	22	オウバク・タンナルビン・ビスマス散	121	A—156	B—165
71	23—①	健胃剤　1号	122	A—153	B—168
72	24—③	健胃消化剤　3号B	123	A—148	B—170
73	25—②	健胃消化剤　4号A	125	A—148	B—172
74	26—①	複方ジアスターゼ・重曹散	126	A—152	B—174
75	27—②	健胃消化剤　5号A	127	A—149	B—176
76	28—①	ロートエキス・重曹・ケイ酸アルミ散	128	A—150	B—178
77	29—①	複方ロートエキス・水酸化アルミ散	129	A—151	B—181
78	30—①	ロートエキス散	131	A—141	B—184
79	31—②	健胃剤　3号A	132	A—145	B—186
80	32—②	ガジュツ・三黄散	133	A—145	B—188
81	33	トウヒシロップ	135	A—147	原料
82	34—①	制酸剤　1号	136	A—142	B—190
83	35—①	制酸剤　2号	137	A—142	B—192
84	36—①	制酸剤　3号	138	A—143	B—194
85	37—①	制酸剤　4号	140	A—144	B—197
86	38—①	整腸剤　1号	141	A—157	B—199

一連番号	処方番号		販売名称	第一部 医薬品各条	第二部 解説	第三部 使用上の注意
87	外用痔疾用薬	1	ヘモ坐剤　1号	142	A—161	B—201
88		2	ヘモ坐剤　2号	144	A—162	B—203
89		3	ヘモ軟膏　1号	146	A—162	B—205
90	外皮用薬	1	塩化ベンザルコニウム液	150	A—165	B—207
91		2	塩化ベンゼトニウム液	151	A—164	B—209
92		3	アクリノール液	152	A—168	B—211
93		4	マーキュロクロム液	153	A—164	B—213
94		5	クレゾール水	154	A—165	B—215
95		6	希ヨードチンキ	155	A—166	B—217
96		7	消毒用エタノール	156	A—166	B—219
97		8—②	アクリノール・ハネー	157	A—200	B—221
98		9—①	塩化アルミニウム・ベンザルコニウム液	158	A—167	B—223
99		10	ピオクタニン・Z・W軟膏	160	A—170	B—225
100		11—①	A・E・P軟膏	161	A—185	B—227
101		12	アクリノール・チンク油	162	A—175	B—229
102		13	複方アクリノール・チンク油	163	A—175	B—231
103		14—①	コーチ・Hクリーム	164	A—176	B—233
104		15	R・M軟膏	165	A—169	B—235
105		16—①	スルフ・Z軟膏	166	A—168	B—237
106		17	アクリノール・亜鉛華軟膏	167	A—169	B—239
107		18—①	複方サリチル酸メチル精	168	A—188	B—241
108		19	複方ヨード・トウガラシ精	170	A—189	B—243
109		20—②	コーチ・C・P・V軟膏	171	A—178	B—245
110		21—①	パップ用複方オウバク散	173	A—189	B—247
111		22—②	U20・ローション	175	A—187	B—249
112		23	GL・P・Z液	176	A—172	B—251
113		24—①	フェノール・亜鉛華リニメント	177	A—173	B—253
114		25—①	ジフェンヒドラミン・フェノール・亜鉛華リニメント	178	A—173	B—255
115		26	チンク油	180	A—174	B—257
116		27—①	B・D液	181	A—171	B—259
117		28	亜鉛華軟膏	183	A—174	B—261
118		29—①	A・E・Z・P軟膏	184	A—184	B—263
119		30—③	インドメタシン１%外用液	185	A—187	B—265
120		31—①	コーチ・M軟膏	187	A—177	B—267
121		32—①	コーチ・V軟膏	188	A—178	B—269
122		33—①	コーチ・グリチ・M軟膏	189	A—179	B—271
123		34—①	コーチ・Z・GT・V軟膏	191	A—180	B—273
124		35—①	コーチ・Z・Hクリーム	192	A—177	B—275
125		36—①	ヒドロコルチゾン・ジフェンヒドラミン軟膏	193	A—181	B—277
126		37—①	B・Z・Aクリーム	195	A—171	B—279
127		38—①	B・Z・M軟膏	196	A—172	B—281
128		39	チンク油・Z軟膏	197	A—174	B—283
129		40—②	トルナフタート液	198	A—195	B—285
130		41—②	ハクセン・P軟膏	199	A—195	B—287
131		42—①	R・D・Z軟膏	201	A—170	B—289
132		43—②	コーチ・グリチ・Hクリーム	202	A—179	B—291

一連番号	処方番号		販売名称	第一部 医薬品各条	第二部 解説	第三部 使用上の注意
133	外皮用薬	44	亜鉛華デンプン	204	A—198	B—293
134		45	サリチル・ミョウバン散	205	A—198	B—295
135		46	サリチ・レゾルシン液	206	A—190	B—297
136		47	複方チアントール・サリチル酸液	207	A—191	B—299
137		48	サリチル酸精	208	A—191	B—301
138		49	複方サリチル酸精	209	A—192	B—303
139		50—①	ヨード・サリチル酸・フェノール精Ａ	210	A—192	B—305
140		51—①	サリチ・Ｖ軟膏	213	A—193	B—307
141		52	イオウ・サリチル酸・チアントール軟膏	214	A—193	B—309
142		53—①	ハクセン・Ｖ軟膏	215	A—194	B—311
143		54—①	ハクセン・Ｚ軟膏	217	A—194	B—313
144		55—①	クロトリマゾール・Ｍ軟膏	218	A—194	B—315
145		56	複方ベンゼトニウム・タルク散	219	A—196	B—317
146		57—①	グリセリンカリ液	220	A—186	B—319
147		58—②	Ｄ・コーチ・Ｈクリーム	221	A—180	B—321
148		59—①	ステアリン酸・グリセリンクリーム	224	A—183	B—323
149		60—①	コーチ・Ｚ軟膏	226	A—177	B—325
150		61—①	Ｅ・Ｖ軟膏	227	A—186	B—327
151		62—①	Ｕ・Ｅ・Ｈクリーム	228	A—185	B—329
152		63	クロラール・サリチル酸精	229	A—199	B—331
153		64—①	トウガラシ・サリチル酸精	230	A—199	B—333
154		65	サリチル酸・フェノール軟膏	232	A—200	B—335
155		66	イオウ・カンフルローション	233	A—190	B—337
156		67—①	Ｕ・Ｈクリーム	234	A—184	B—339
157		68—③	インドメタシン１％・Ｍ軟膏	235	A—188	B—341
158		69—②	デキサメタゾン・Ｃ・Ｐ・Ｖ軟膏	237	A—181	B—343
159		70—②	デキサメタゾン・Ｈクリーム	239	A—181	B—345
160		71—①	皮膚消毒液	240	A—167	B—347
161	鎮暈薬	2—①	よい止め　2号	241	A—103	B—349
162	駆虫薬	1—①	カイニン酸・サントニン散	243	A—202	B—351
163		2—①	サントニン散	244	A—202	B—353
164	ビタミン主薬製剤	6	混合ビタミン剤５号	245	A—204	B—355
165	その他	1—①	内用皮膚剤　1号Ａ	247	A—209	B—357
166	かぜ薬	8—①	感冒剤　14号Ａ	249	A—113	B—359
167	解熱鎮痛薬	10	解熱鎮痛剤　6号	251	A—108	B—362
168		10—①	解熱鎮痛剤　6号カプセル	252	A—108	B—365
169		11—①	解熱鎮痛剤　7号Ａ	254	A—109	B—368
170	ビタミン主薬製剤	1—①	混合ビタミン剤２号Ａ	256	A—205	B—371
171		2—①	混合ビタミン剤３号Ａ	259	A—205	B—373
172		3—①	混合ビタミン剤１号	262	A—206	B—375
173		4—①	混合ビタミン剤４号	265	A—207	B—377
174		5—①	ニンジン・Ｅ散	268	A—208	B—379
175	かぜ薬	10	感冒剤 15号Ａ	270	A—114	B—381
176	抗ヒスタミン薬	6	クロルフェニラミン・カルシウム散	274	A—120	B—384

一連番号	処方番号		販売名称	第一部 医薬品各条	第二部 解説	第三部 使用上の注意
177	鎮咳去痰薬	15	鎮咳剤15号	275	A—130	B—387
178	歯科口腔用薬	6	アズレンうがい薬	277	A—134	B—389
179		7	ポビドンヨード・グリセリン液	279	A—135	B—391
180	胃腸薬	39	便秘薬3号	280	A—160	B—393
181	外皮用薬	72	GT・Z・Aクリーム	281	A—176	B—395
182		73	トルナフタート・サリチ液	282	A—196	B—397
183		74	クロトリマゾール・サリチ・フェノール液	284	A—197	B—399
184		75	クロトリマゾール液	286	A—197	B—401
185		76	D・デキサメタゾン・C・Hクリーム	288	A—182	B—403
186		77	デキサメタゾン・E・Cローション	292	A—182	B—405
187		78	サリチル酸・カーボン軟膏	295	A—170	B—407
188	K	1	安中散料	297		B—409
189	K	1—①	安中散	299		B—411
190	K	2	胃風湯	301		B—413
191	K	3	胃苓湯	303		B—415
192	K	4	茵蔯蒿湯	306		B—417
193	K	5	茵蔯五苓散料	307		B—419
194	K	5—①	茵蔯五苓散	309		B—421
195	K	6	温経湯	311		B—423
196	K	7	温清飲	314		B—425
197	K	8	温胆湯	316		B—427
198	K	9	黄耆建中湯	318		B—429
199	K	10	黄芩湯	320		B—431
200	K	11	応鐘散料	322		B—433
201	K	11—①	応鐘散	323		B—435
202	K	12	黄連阿膠湯	324		B—437
203	K	13	黄連解毒湯	325		B—439
204	K	13—①	黄連解毒散	327		B—441
205	K	14	黄連湯	329		B—443
206	K	15	乙字湯	331		B—445
207	K	16	化食養脾湯	333		B—448
208	K	17	藿香正気散	336		B—450
209	K	18	葛根黄連黄芩湯	339		B—452
210	K	19	葛根紅花湯	341		B—454
211	K	20	葛根湯	343		B—457
212	K	21	葛根湯加川芎辛夷	345		B—460
213	K	22	加味温胆湯	347		B—462
214	K	23	加味帰脾湯	350		B—464
215	K	24	加味逍遙散料	353		B—466
216	K	25	加味逍遙散料加川芎地黄	355		B—469
217	K	26	乾姜人参半夏丸料	358		B—472
218	K	26—①	乾姜人参半夏丸	360		B—474
219	K	27	甘草瀉心湯	361		B—476
220	K	28	甘草湯（外用）	363		B—478
220	K	28	甘草湯（内服）	363		B—480
221	K	29	甘麦大棗湯	364		B—482

一連番号	処方番号		販売名称	第一部 医薬品各条	第二部 解説	第三部 使用上の注意
222	K	30	桔梗湯	366		B―484
223	K	31	帰耆建中湯	367		B―486
224	K	32	帰脾湯	369		B―488
225	K	33	芎帰膠艾湯	372		B―490
226	K	34	芎帰調血飲	374		B―492
227	K	35	芎帰調血飲第一加減	377		B―494
228	K	36	響声破笛丸料	381		B―497
229	K	36―①	響声破笛丸	383		B―500
230	K	37	杏蘇散料	385		B―502
231	K	38	苦参湯	388		B―504
232	K	39	駆風解毒湯	389		B―506
233	K	40	荊芥連翹湯	391		B―508
234	K	41	桂枝加黄耆湯	394		B―510
235	K	42	桂枝加葛根湯	396		B―512
236	K	43	桂枝加厚朴杏仁湯	398		B―514
237	K	44	桂枝加芍薬生姜人参湯	400		B―516
238	K	45	桂枝加芍薬大黄湯	402		B―518
239	K	46	桂枝加芍薬湯	404		B―521
240	K	47	桂枝加朮附湯	406		B―523
241	K	48	桂枝加竜骨牡蛎湯	409		B―525
242	K	49	桂枝加苓朮附湯	411		B―527
243	K	50	桂枝湯	413		B―529
244	K	51	桂枝人参湯	415		B―531
245	K	52	桂枝茯苓丸料	417		B―533
246	K	52―①	桂枝茯苓丸	419		B―535
247	K	53	桂枝茯苓丸料加薏苡仁	420		B―537
248	K	54	啓脾湯	422		B―539
249	K	55	荊防敗毒散料	424		B―541
250	K	56	桂麻各半湯	427		B―543
251	K	57	鶏鳴散料加茯苓	429		B―545
252	K	58	堅中湯	431		B―547
253	K	59	甲字湯	433		B―549
254	K	60	香砂平胃散料	435		B―552
255	K	61	香砂養胃湯	438		B―554
256	K	62	香砂六君子湯	441		B―556
257	K	63	香蘇散料	444		B―558
258	K	63―①	香蘇散	446		B―560
259	K	64	厚朴生姜半夏人参甘草湯	448		B―562
260	K	65	五虎湯	450		B―564
261	K	66	牛膝散料	452		B―566
262	K	67	五積散料	454		B―568
263	K	68	牛車腎気丸料	457		B―570
264	K	69	呉茱萸湯	460		B―572
265	K	70	五物解毒散料	461		B―574
266	K	71	五淋散料	463		B―576
267	K	72	五苓散料	465		B―578
268	K	72―①	五苓散	467		B―580
269	K	73	柴陥湯	468		B―582

連番号	処方番号		販売名称	第一部 医薬品各条	第二部 解説	第三部 使用上の注意
270	K	74	柴胡加竜骨牡蛎湯	470		B—584
271	K	74—①	柴胡加竜骨牡蛎湯（黄芩）	472		B—586
272	K	75	柴胡桂枝乾姜湯	474		B—588
273	K	76	柴胡桂枝湯	476		B—591
274	K	77	柴胡清肝湯	478		B—593
275	K	78	柴芍六君子湯	481		B—596
276	K	79	柴朴湯	483		B—598
277	K	80	柴苓湯	485		B—601
278	K	81	三黄散	488		B—603
279	K	82	三黄瀉心湯	490		B—605
280	K	83	酸棗仁湯	491		B—608
281	K	84	三物黄芩湯	493		B—610
282	K	85	滋陰降火湯	494		B—612
283	K	86	滋陰至宝湯	497		B—614
284	K	87	紫雲膏	500		B—616
285	K	88	四逆散料	501		B—618
286	K	88—①	四逆散	503		B—620
287	K	89	四君子湯	505		B—622
288	K	90	七物降下湯	507		B—624
289	K	91	柿蒂湯	509		B—626
290	K	92	四物湯	510		B—628
291	K	93	炙甘草湯	512		B—630
292	K	94	芍薬甘草湯	514		B—633
293	K	95	鷓鴣菜湯	515		B—635
294	K	96	十全大補湯	516		B—638
295	K	97	十味敗毒湯	518		B—641
296	K	98	潤腸湯	521		B—643
297	K	99	生姜瀉心湯	524		B—646
298	K	100	小建中湯	526		B—648
299	K	101	小柴胡湯	528		B—650
300	K	101—①	小柴胡湯（竹参）	530		B—652
301	K	102	小柴胡湯加桔梗石膏	532		B—654
302	K	103	小承気湯	534		B—656
303	K	104	小青竜湯	535		B—658
304	K	105	小青竜湯加石膏	537		B—661
305	K	106	小青竜湯加杏仁石湯	539		B—663
306	K	107	小半夏加茯苓湯	542		B—666
307	K	108	消風散料	543		B—668
308	K	109	升麻葛根湯	546		B—671
309	K	110	逍遙散料	548		B—673
310	K	111	四苓湯	550		B—676
311	K	112	辛夷清肺湯	551		B—678
312	K	113	参蘇飲	553		B—680
313	K	114	神秘湯	556		B—682
314	K	115	参苓白朮散料	558		B—684
315	K	115—①	参苓白朮散	561		B—686
316	K	116	清肌安蛔湯	563		B—688
317	K	117	清暑益気湯	565		B—690

一連番号	処方番号		販売名称	第一部 医薬品各条	第二部 解説	第三部 使用上の注意
318	K	118	清上蠲痛湯	567		B—692
319	K	119	清上防風湯	570		B—694
320	K	120	清心蓮子飲	573		B—696
321	K	121	清肺湯	575		B—698
322	K	122	折衝飲	578		B—701
323	K	123	千金鶏鳴散料	580		B—703
324	K	124	銭氏白朮散料	581		B—705
325	K	125	疎経活血湯	583		B—707
326	K	126	蘇子降気湯	587		B—709
327	K	127	大黄甘草湯	590		B—711
328	K	128	大黄牡丹皮湯	591		B—714
329	K	129	大建中湯	593		B—716
330	K	130	大柴胡湯	595		B—718
331	K	131	大半夏湯	597		B—720
332	K	132	竹茹温胆湯	598		B—722
333	K	133	治打撲一方	601		B—724
334	K	134	治頭瘡一方	603		B—727
335	K	135	中黄膏	605		B—730
336	K	136	調胃承気湯	606		B—732
337	K	137	釣藤散料	608		B—734
338	K	138	猪苓湯	610		B—736
339	K	139	猪苓湯合四物湯	612		B—738
340	K	140	通導散料	614		B—740
341	K	141	桃核承気湯	617		B—743
342	K	142	当帰飲子	619		B—746
343	K	143	当帰建中湯	622		B—748
344	K	144	当帰散料	624		B—750
345	K	144—①	当帰散	626		B—752
346	K	145	当帰四逆加呉茱萸生姜湯	628		B—754
347	K	146	当帰四逆湯	630		B—756
348	K	147	当帰芍薬散料	632		B—758
349	K	147—①	当帰芍薬散	635		B—760
350	K	148	当帰湯	636		B—762
351	K	149	当帰貝母苦参丸料	639		B—764
352	K	150	独活葛根湯	641		B—766
353	K	151	独活湯	643		B—768
354	K	152	二朮湯	646		B—771
355	K	153	二陳湯	649		B—773
356	K	154	女神散料	651		B—775
357	K	155	人参湯	654		B—778
358	K	155—①	理中丸	656		B—780
359	K	156	人参養栄湯	658		B—782
360	K	157	排膿散料	661		B—784
361	K	157—①	排膿散	662		B—786
362	K	158	排膿湯	664		B—788
363	K	159	麦門冬湯	666		B—790
364	K	160	八味地黄丸料	668		B—792
365	K	160—①	八味地黄丸	671		B—794

一連番号	処方番号		販売名称	第一部 医薬品各条	第二部 解説	第三部 使用上の注意
366	K	161	半夏厚朴湯	674		B—796
367	K	162	半夏瀉心湯	676		B—798
368	K	163	半夏白朮天麻湯	678		B—800
369	K	164	白虎加桂枝湯	681		B—802
370	K	165	白虎加人参湯	683		B—804
371	K	166	白虎湯	685		B—806
372	K	167	不換金正気散料	687		B—808
373	K	168	茯苓飲	689		B—810
374	K	169	茯苓飲加半夏	691		B—812
375	K	170	茯苓飲合半夏厚朴湯	693		B—814
376	K	171	茯苓沢瀉湯	695		B—816
377	K	172	分消湯	697		B—818
378	K	173	平胃散料	700		B—820
379	K	174	防已黄耆湯	702		B—822
380	K	175	防已茯苓湯	704		B—824
381	K	176	防風通聖散料	706		B—826
382	K	177	補気建中湯	710		B—829
383	K	178	補中益気湯	712		B—831
384	K	179	麻黄湯	714		B—833
385	K	180	麻杏甘石湯	716		B—835
386	K	181	麻杏薏甘湯	718		B—837
387	K	182	麻子仁丸料	720		B—839
388	K	182—①	麻子仁丸	722		B—841
389	K	183	薏苡仁湯	724		B—843
390	K	184	抑肝散料	726		B—845
391	K	185	抑肝散料加陳皮半夏	728		B—848
392	K	186	六君子湯	731		B—851
393	K	187	立効散料	733		B—853
394	K	188	竜胆瀉肝湯	735		B—855
395	K	189	苓姜朮甘湯	737		B—858
396	K	190	苓桂甘棗湯	739		B—860
397	K	191	苓桂朮甘湯	741		B—862
398	K	192	六味地黄丸料	743		B—864
399	K	192—①	六味地黄丸	745		B—866
400	K	193	黄耆桂枝五物湯	747		B—868
401	K	194	解労散料	749		B—870
402	K	195	加味四物湯	751		B—872
403	K	196	杞菊地黄丸料	754		B—874
404	K	197	紫蘇飲	756		B—876
405	K	198	沢瀉湯	758		B—878
406	K	199	知柏地黄丸料	759		B—880
407	K	200	中建中湯	761		B—882
408	K	201	当帰芍薬散料加黄耆釣藤	763		B—884
409	K	202	当帰芍薬散料加人参	765		B—886
410	K	203	排膿散及湯	767		B—888
411	K	204	八解散料	769		B—890
412	K	205	味麦地黄丸料	772		B—892
413	K	206	明朗飲	774		B—894

一連番号	処方番号	販売名称	第一部 医薬品各条	第二部 解説	第三部 使用上の注意
414	K 207	抑肝散料加芍薬黄連	776		B—896
415	K 208	連珠飲	779		B—899
416	K 209	延年半夏湯	781		B—902
417	K 210	加味解毒湯	783		B—904
418	K 211	加味平胃散料	786		B—907
419	K 212	蛇床子湯	789		B—909
420	K 213	蒸眼一方	791		B—911
421	K 214	椒梅湯	793		B—913
422	K 215	秦艽羌活湯	796		B—915
423	K 216	秦艽防風湯	799		B—917

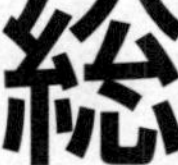 

総　論

［関係法令は 2016 年 6 月現在］

1

薬局製剤のおいたち

「薬局製造販売医薬品（以下、薬局製剤）」のおいたちを考える場合、まず第一に、薬局製剤には大きく二つの流れが存在することを指摘しておく必要がある。その一つは、薬剤師の医薬品製造権の立場からとらえるべき薬局製剤であり、もう一つは、売薬の製造（許可）権（現代流にいえば、「一般用医薬品の承認権」というべきか。）の立場からとらえた薬局製剤である。これらの二つの薬局製剤は、その基盤においても、あるいは法的根拠においても、同一ではない。

しかし、これら二つの流れの薬局製剤は、いわゆる歴史的必然性のもとに、相互に関連して発生し、発達したものであることに異論はないと思われる。しかも薬局製剤のおいたちは、薬事制度の変遷と密接な連係を有するものであることは、何人も肯定するところであろう。そこで、本稿では薬局製剤について、以上二つの流れのあることを前提に、薬事制度の変遷に沿って、そのおいたちを解説する。

薬律制定と薬剤師職能

わが国の薬事制度は、明治7年8月18日、当時の文部省（現、文部科学省）により、令達、施行された医制（薬事関係は、その第54条～第76条）にさかのぼることができる。最も当該医制は、東京、京都及び大阪の三府に限り施行されたものにすぎない。したがって、全国的な規模において、あるいは真の意味でのわが国における同法制の嚆矢は、明治22年3月15日付け法律第10号をもって公布された「薬品営業並薬品取扱規則」、いわゆる「薬律」であるといってよかろう。

薬剤師及び薬局という呼称も、同法において、初めて用いられたのであり、その意味においても薬剤師に関する最初の法律は、「薬律」であるといっても過言ではなかろう。同法の第1条においては、薬剤師について、「薬剤師トハ薬局ヲ開設シ医師ノ処方箋ニ拠リ薬剤ヲ調合スル者ヲ云フ薬剤師ハ薬品ノ製造及販売ヲ為スコトヲ得」（原文のまま）と規定している。

この規定は、薬剤師の定義、あるいは薬剤師の職能上の権利、すなわち調剤権等の業務権を述べたものであるといえるが、その他にも重要な意味をもっている。その第一は、薬剤師と薬局との密接不離の関係、更には薬局開設権と薬剤師の関係を明確に述べていることであり、もう一つは、薬剤師は、その資格において、医薬品の製造権、販売権をもっていることを明示していることである。

薬剤師の医薬品製造権

薬律においては、薬剤師以外の者の医薬品製造権を否定してはいないが、薬剤師は何ら許認可の手続きをとることなく、薬剤師の資格において自由に医薬品を製造できるということは、現行の医薬品医療機器等法の考え方とは根本的に異なるものである。換言すれば、薬局における薬剤師による医薬品製造業は、薬律の下においては全く自由であり、何ら規制を受けなかったということである。最も、ここで注意しておかなければならないことは、ここにいう医薬品（薬律でいう法令用語「薬品」）は、「売薬」ではないということである。ここで、売薬法（大正3年、法律第14号）〔㊟ 薬律制定当時は、売薬法ではなく、「売薬取締規則（明治10年、太政官布告第7号）」であるが、あえてここでは区別しないで、「売薬法」として一括しておくこととする。〕にいうところの「売薬」と薬律にいうところの「薬品」の区分について詳述することは省略するが、前者の「売薬」は、現代流にいえば、一般用医薬品であり、後者の「薬品」は、医療用医薬品を指すものであると考えても、概念的には大きな間違いはないといってよい。

いずれにしても薬律においては、薬剤師は薬局において、「薬品（「売薬」ではない。）」については、これを自由に製造することが可能であったわけである。本規定に基づく製剤が、「薬局製剤」の第一の流れの根源であり、この規定は、旧薬剤師法（大正14年、法律第44号）にもそのまま踏襲されている。

なお、本項での「医薬品製造」は、現行医薬品医療機器等法における「医薬品製造販売」の意味合いである。

混合販売業の発生

薬律が施行された当時の薬剤師、その他医療従事者の状況については、明治25年の調査によれば、薬剤師2,836、医師42,890、薬種商13,225、製薬者8,375で、薬剤師数は全医師数の6％にすぎなかった。これでは、とても医薬分業ができる状態ではなかったことは一目瞭然であろう。薬局の調剤室は、処方箋の発行がないため、調剤という本来の目的に使用されず、休眠、遊休化を余儀なくされたのであるが、やがて、いわゆる「混合販売」にその活路を見出すこととなる。

「混合販売」は、一般需要者の依頼に基づき、2種以上の医薬品を混合し、販売する行為であるが、国民の衛生思想の発達とともにその需要は次第に多くなり、やがて、軽医療の新しい分野として重要な地位を占めるようになった。しかし、この「混合販売」については、その適法性に疑問（無処方調剤の疑い）がもたれるようになったのである。

混合販売の問題点

当時の行政府は、大正2年、神奈川県知事からの照会に対し、「薬剤師が、薬品販売業者たる資格において、買手の指定する普通薬品を配伍販売するは差し支えなし。」とし、一応、「混合販売」は適法としたが、医師側は、これを納得せず、裁判沙汰になった。

そして、大正6年、大審院は、いわゆる「混合販売」は、薬律第14条〔薬剤師ハ患者ノ氏名、年齢、薬名、分量、用法、用量、処方ノ年月日及医師ノ氏名ヲ自記シ又ハ調印シタル処方箋ニ拠り調剤スベキモノトス（以下略）〕に違反するとの判決を下したのである。このため、薬剤師としては、いわゆる「混合販売」を行うことはできないことになった。

その後、薬剤師側としては、「混合販売」を合法化するために、必死の努力を重ねるのであるが、旧薬剤師法（大正14年）においても、その実現をみることはできなかった。最も皮肉なことに、終戦後の旧薬事法（昭和23年）において、この悲願が、法律のうえでは漸く達成されることになるのであるが、それもまた昭和30年の分業法改正により、消えるのである。

薬局売薬製造業の誕生

「混合販売」が違法ということであれば、残された薬局設備の活用の道は、売薬製造業であった。売薬法により、薬局を製造所とする売薬製造業の許可が受けられることになったため、各薬局は、それぞれ独自の製剤を、売薬として東京では警視庁へ、北海道では道長官へ申請し、許可を得て、販売できることになった。大正から昭和（戦前）にかけてこの「薬局売薬」が、「薬局製剤」の中核となるのである。そして、この「薬局売薬」が、薬局製剤のもう一つの流れの根源をなすことについては、冒頭で述べたとおりである。

更に、売薬法及び薬律は、昭和18年3月、法律第48号により廃止、統合され、新たに薬事法（現、医薬品医療機器等法）として公布された。同法の施行に伴い、売薬法に基づき各薬局薬剤師が許可を受けていた薬局売薬（当時、10数万処方があったとも、あるいは40万処方があったともいわれている。）

は、他の売薬業者にその権利を譲るか、又はその免許を返納するしかなくなり、「薬局売薬」は、この戦時立法である薬事法（現、医薬品医療機器等法）により、制度のうえから消え去ったのである。

薬局売薬から公定処方へ

売薬法及び薬律の廃止後、昭和19年、薬事法施行規則別記第1号表の2として、「日本薬局方に収載されていない医薬品」、いわゆる公定処方45処方が掲げられ、薬局薬剤師は、これらについては一種の慣用名をもって、自由に製剤できるようになったのである。つまり、それまで各自が製造権をもっていた薬局売薬が、この公定処方45処方に圧縮される結果となったといえよう。

終戦後1年を経た昭和21年8月、日本薬剤師会は、厚生省（現、厚生労働省）にこの45処方では国民の軽医療を担う薬局の立場から、あまりにも不十分であるとの提議を行った。この日本薬剤師会の提議を受けて、厚生省（現、厚生労働省）は、昭和22年6月、厚生省令第21号をもって、45処方から120処方に増加する公定処方の改正を行ったのである。

国民医薬品集の制定へ

昭和23年7月、法律第197号により、薬事法（現、医薬品医療機器等法）は全面的に改正され、医薬品製造業は、すべて登録制となった。また、この法律では、日本薬局方の他に、アメリカのNF（National Formulary）に相当するものとして、国民医薬品集というもの（薬局方と併せて公定書という。）が設けられることになった。そして、昭和23年9月、厚生省告示第73号をもって、第1版国民医薬品集が告示された。

この国民医薬品集は、第一部及び第二部に分けられ、第一部には若干の原薬と錠剤、注射剤、倍散剤等234品目が収載され、第二部には昭和22年に改正された公定処方120処方が収載された。

こうして薬局製剤は、公定処方から国民医薬品集収載品目に変更されたが、前述のとおり、医薬品を製造するには、公定書収載品目又は公定書外品目のいかんを問わず、医薬品製造業の登録を受けなければならなくなったので、薬局開設者の場合も、医薬品製造業者としての厚生大臣の登録を受け、当該国民医薬品集収載品目を製造することとなった。

「47処方」の誕生と薬局製剤の範囲

昭和23年、薬事法（現、医薬品医療機器等法）は、薬局製剤に対する規制強化ともいえるが、一方、国民医薬品集第二部収載品目のみならず、公定書外品目であっても、手続きを行い、適当と認められれば、薬局製剤として製造を認める道が開けたともいえる。

このことは、売薬法時代の「薬局売薬」の復活であり、薬局製剤のあゆみを考えるうえで、特筆すべきことである。

各薬局は、それぞれ独自の処方による薬局製剤の許可を申請することとなったのであるが、旧薬事法施行当初はともかく、時を経るにしたがって、その数は次第に増加し（申請する薬局数も増え、一薬局の申請数も増加した。）、当時（昭和26年）の厚生省（現、厚生労働省）の審査事務能力からみて、これに対応でき難い状態となった。このため、厚生省（現、厚生労働省）は、製薬課長名による内輸を発し（昭和26年10月9日）、一薬局の公定書外申請品目（薬局製剤）数を10品目内外に制限するという行政措置を行った。

しかし、この行政措置に対しては、各薬局の不満が強く、日本薬剤師会からの強い要請に基づき、昭和33年に至り、この10品目内外に品目制限を行うという行政措置は徹廃された。そして、厚生省（現、厚生労働省）、日本薬剤師会の両者が互いに譲り合うような形で、公定書外の薬局製剤は、別に定める「47処方」に限定するという、いわば合意が成立し、厚生省（現、厚生労働省）は、昭和34年1月22日付け製薬課長名で、当該47処方について、初めて行政通知を発している。

当該公定書外の「47処方」については、その後、新処方の追加、又は陳旧化処方の削除等、幾多の改正が行われ、その品目数も「47処方」から「55処方」、「83処方」、「125処方」、更には昭和55年9月30日、改正薬事法（現、医薬品医療機器等法）の施行により、253品目へと変更され、その後の薬局方の改正等を経て280品目となった。なお、薬局製剤のうち、日本薬局方に収載されていない品目については、その根源が前掲「47処方」にあることから、『いわゆる「47処方」』という用語が使われることになったのである。

「47処方」の変遷

日本薬局方外薬局製剤47処方についても、アンプルかぜ薬事件発生を契機とする「かぜ薬承認基準」の実施に伴い、昭和40年、その一部が改訂され、昭和49年、覚せい剤取締法の改正に伴い、覚せい剤原料の取り締りが厳格化されたため、覚せい剤原料に該当する「*dl*-塩酸メチルエフェドリン」の代わりに、その10倍散（覚せい剤原料より除外）を使用させるための改正（8処方追加、この時点で、55処方となる。）が行われた。

更に、昭和51年4月、第九改正日本薬局方の公布に伴い、漢方処方28品目が追加され、83処方となった。引き続き、昭和52年6月、ピリン系薬剤を一般薬から追放するため、薬局製剤についても処方変更する必要が生じたが、これと同時に、「83処方（47処方）」について全面的な見直しを行い、そのうち14処方を削除、漢方処方13品目を含めて42処方を追加し、薬局方外薬局製剤は、この時点で、名目上「125処方」となったのである。

最も名目上の処方数は「125処方」であるが、その中には削除されている品目も含まれていたので、その品目数は、実質的には「104品目」であった。

昭和55年には、改正薬事法の施行に伴い、再び全面的見直しが行われ、「104品目」のうち、覚せい剤原料（塩酸メチルエフェドリン）を配合成分として使用する4品目（当該4品目については、倍散を配合成分とする同一処方品目があるので、実質的には、品目削減とはならない。）が削除され、新たに漢方処方を主とする153品目が追加された。いわゆる煎剤として使用される漢方製剤は、長期保存が難しいこと、多種多品目ではあるが、その各品目の販売数量は必ずしも多くないこと等、薬局製剤としては適当な面があり、当該漢方品目が、薬局製剤として飛躍的に多数認められた所以もこのあたりにあるのであろう。

その後、昭和56年4月には第十改正薬局方の公布があり、昭和57年8月にはフェナセチン含有製剤、昭和60年8月にはホウ酸・ホウ砂を含有する製剤の削除等があり、昭和63年5月には280品目と変わってきた。

この間、局方外薬局製剤は、漢方が41品目追加され194品目、更に7品目追加されて201品目となり、十一局、十二局改正を経て、平成4年、漢方以外の112品目とあわせて313品目となっていた。平成8年の改正では、局方外が局方に1品目変更される一方、局方から削除及び局方外への変更が16品目あるため、漢方以外は127品目となり、11品目が追加され漢方製剤は212品目となり、あわせて339品目となった。そして、十四局、十五局改正と薬局製剤指針の改正を経て、漢方以外が131品目、漢方製剤が212品目、あわせて343品目となり、現在は、第十六局改正と平成27年3月及び平成28年3月の薬局製剤指針改正を経て、漢方以外が184品目、漢方製剤が236品目、あわせて420品目となっている。

薬局製剤として適当な薬局方品目及びその変遷

昭和30年、国民医薬品集は改正され、第二改正国民医薬品集が公布された。この改正により、第二部収載の薬局製剤120処方は98処方に削減された。折りしも、ラジオ、テレビによる一般用医薬品のはなばなしい宣伝時代に突入した時期でもあり、公定書収載薬局製剤への魅力は薄かったとみえて、この処方の削減については、あまり抵抗はなかったようである。

昭和35年、薬事法（現、医薬品医療機器等法）は全面改正され、薬剤師法及び薬事法（現、医薬品医療機器等法）に分離して制定、公布された。身分法と業務法を分離したことは、一応、評価すべき法改正であったといってよかろう。ところで、薬局製剤に関係のある第1の改正点としては、国民医薬品集がなくなり、日本薬局方として統合されたことである。この結果、国民医薬品集は日本薬局方第二部とその名称を改めたが、当時の薬事法第41条第2項の後段において、「第二部には、主として混合製剤及びその原薬たる医薬品を収める。」とある。

ここでいう混合製剤とは、国民医薬品集から移行した98処方を指している。当該98処方が、薬局製剤として適当なものであることは前述のとおりであるが、日本薬局方第一部でも、マーキュロクロム液等の薬局製剤として適当なものは少なくない。

第二部でも、98処方の他、第一部と同様、薬局製剤として適当なものは少なくないのである。もちろん、ここにいう薬局製剤とは、薬局売薬の流れを汲むものではなく、薬局の構造設備によって製造することができるという品目であり、その意味では、冒頭で述べた薬律第1条に基づく薬局製剤の流れを汲むものであるといってよかろう。

昭和36年5月18日、当時の厚生省（現、厚生労働省）は、第七改正日本薬局方の公布に伴い、薬局製剤として適当な品目を具体的に示し通知しているが、これによれば、日本薬局方収載品目は、第一部43品目、第二部177品目が適当とされている。これに、前述の日本薬局方外「47処方」をあわせたものが、薬局製剤品目である。

その後、薬局方の度重なる改訂（昭和41年、第二部大改訂及び昭和46年、第八改正日本薬局方、昭和51年、第九改正日本薬局方、昭和56年、第十改正日本薬局方、昭和61年、第十一改正日本薬局方、平成3年、第十二改正日本薬局方、平成8年、第十三改正日本薬局方、平成13年、第十四改正日本薬局方、平成18年、第十五改正日本薬局方、平成23年、第十六改正日本薬局方)、及びピリン系薬剤、フェナセチン、ホウ酸·ホウ砂を含有する製剤を一般用から削除する方針等や、薬局製剤指針の改正に伴い、薬局製剤としての薬局方品目も改正されているが、その具体的な品目については、行政通知により示されているので、本書付録の行政通知により理解されたい。平成28年6月現在、薬局製剤の薬局方品目は、承認を要するもの44品目、承認を要しないもの9品目となっている。

薬局製造医薬品の製造業の許可地方移譲

製造品目を中心とした薬局製剤の変遷は以上のとおりであるが、薬局製剤の取り扱いについて、ここで特筆すべきことがある。それは、昭和39年、国の行政の簡素化政策の一環として、薬局製剤の許可、承認事務が地方庁に移譲されたことである。

すなわち、昭和39年11月16日付け政令第348号をもって、薬事法施行令の一部を改正する政令が、また、同日付で、薬事法施行規則の一部を改正する省令がそれぞれ公布され、いずれも昭和39年12月1日から施行されたのであるが、この薬事法施行令の一部改正により、薬事法（現、医薬品医療機器等法）に規定する厚生大臣（現、厚生労働大臣）の権限のうち、次に掲げる権限が都道府県知事に委任された。

(1)　薬局開設者が、当該薬局における設備及び器具をもって製造することができる医薬品（薬局製造医薬品）を製造する場合における製造業（薬局製造医薬品の製造業）の許可及び製造品目の変更等の許可の権限。

(2)　薬局製造医薬品であって、厚生大臣の指定する有効成分(昭和39年12月、厚生省告示第545号)〔当該告示は、その後改正。現在は昭和55年、厚生省告示第169号〕以外の有効成分を含有しない医薬品を製造する場合における製造の承認の権限。

(3) 薬局製造医薬品の製造業者に係る休廃止の届け出の受理、管理者の変更命令及び許可の取り消し等の権限。

許可、承認の行政事務が地方庁に移されたというだけで、厚生大臣（現、厚生労働大臣）が行っていた場合と審査方針等で基本的に変わるところはないが、許可、承認に要する時間は短縮されたといってよかろう。

なお、現在では、当時の製造業は製造販売業に、また、製造承認は製造販売承認になる等、法律及び制度が当時と変わっているが、薬局製剤の承認・許可に係る行政事務が厚生労働大臣から地方自治体に移譲されている点は同様である。

薬事法の大改正と医薬品医療機器総合機構法

昭和37年、いわゆるサリドマイドエピソード（サリドマイドが催眠剤等として用いられ、胎児に重大な催奇形性を引き起こした事件）を契機に、医薬品の安全性問題が大きくクローズアップされてきたことは、周知のとおりである。これに拍車をかける形で、昭和40年、前述のアンプルかぜ薬事件が発生し、更にはスモン、クロロキン事件等、医薬品の重篤な副作用が、次から次へと明るみに出ることによって、医薬品公害という言葉すら登場するに至ったのである。厚生省（現、厚生労働省）は、これに対処するために、昭和42年10月、いわゆる「基本方針（医薬品の製造承認等に関する基本方針）」を示し、更には副作用モニター制度の採用、あるいは医薬品再評価の実施等、次々と行政指導による対策を行ってきたのであるが、医薬品の安全性を確保するためには、薬事法（現、医薬品医療機器等法）を改正すべきであるという声が日増しに強くなってきたのである。

政府は、こうした要望に応えて、昭和53年に改正作業に着手し、昭和54年春、漸く同法改正案が国会に上程された。同法案は、目的等について一部修正のうえ、衆院で可決成立、参院でも通過の見通しであったが、他の案件に係る与野党の激突から、当該国会では、遂に審議未了、廃案ということになった。しかし、次の臨時国会で成立、昭和54年10月1日付けをもって公布され、昭和55年4月1日からその一部が、同年9月30日から全面的に施行されたのである。

同改正薬事法の内容について詳述することは割愛することにするが、いずれにしても、安全性の確保を第一義とする改正であることに、異論はないであろう。

最も、いかに安全性確保の見地から法律を改正し整備したとしても、医薬品による予測できない副作用の発現は、現在の科学技術からみて、さけがたい宿命であるといってもよいのである。こうした医薬品の副作用による被害者を何らかの形で救済すべきではないかという論議が盛んになり、当時の厚生省（現、厚生労働省）は、医薬品副作用被害救済基金法を制定するために、同法案を前述の薬事法改正案と同時に国会に提案したのである。同案は、薬事法改正案と一括して審議され、同時に成立し、昭和54年10月1日付けをもって公布施行された。同法は、医薬品の製造（輸入販売）業者から、その生産（輸入）販売額に見合う拠出金を徴収し、医薬品の副作用による被害者を救済しようとするものであるが、薬局製造医薬品の製造業者も、薬事法（現、医薬品医療機器等法）による医薬品製造業者であるから、当然のことながら、同法の対象となることになったわけである。

なお、その後、昭和62年10月から医薬品副作用被害救済基金は、医薬品副作用被害救済・研究振興基金に改組され、更に、平成4年4月、医薬品副作用被害救済・研究振興調査機構に改められ、民間で進められる医薬品等の研究開発に対し、出資・融資により振興するとともに、医薬品の品質、有効性及び安全性の向上に資する調査等の業務を行う目的をあわせもつこととなった（平成6年4月1日施行）。その後、平成13年に閣議決定された特殊法人等整理合理化計画を受けて、国立医薬品食品衛生研究所医薬品医療機器審査センターと財団法人医療機器センターの一部の業務を統合し、独立行政法人医薬品医療機器総合機構法に基づいて、平成16年4月に医薬品医療機器総合機構が誕生した。

薬局方収載医薬品に対する承認制度の適用

昭和55年の薬事法（現、医薬品医療機器等法）の改正に伴い、薬局製剤の取り扱いについては、直接、間接的に種々の影響が生じてきた。その最も大きな改正点の一つは、日本薬局方医薬品についても、承認制度が課されることになったことである。従来、日本薬局方に収載されている医薬品については製造承認は必要としないという制度がとられてきた。しかし、前項で述べた薬事法（現、医薬品医療機器等法）の改正により、昭和55年9月30日以降申請する品目については、日本薬局方品目（一部の製剤原料等を除く。）であっても、その製造（輸入）を行おうとする者は、品目ごとに製造承認を要することになった。このことは、薬局製剤に限られたことではないが、薬局製剤のおいたちという立場からみて、特筆に値するといってよかろう。

承認手数料と薬局製剤指針

昭和54年の改正薬事法において、薬局製剤に係るもう一つの大きな改正点は、製造承認に際して、審査手数料が課されることになったことである。このことも、薬局製剤に特定な事項ではないが、やはり薬局製剤の歩みを考えるうえで、見逃しにできない事柄であるといわなければなるまい。

医薬品は、国民にとって、保健衛生上きわめて重要なものであることは、いうまでもない。ということは、新しい優良な医薬品が次々と登場することは、国民にとって非常に望ましいことである。そこで、医薬品の製造承認手数料は、原則として、徴収しないという方針がとられてきたのである。しかし、前記薬事法の改正により、すべての医薬品について、実費の額を考慮して政令で定める額の承認審査手数料を納める必要が生じた。当該手数料については、日本薬局方収載、非収載の別なく、また、薬局製剤を除く等の例外規定もない。当該手数料は、品目ごとに徴収することになった。

専業の医薬品製造業は、一般的にそれぞれのメーカーにおいて特異性をもっており、その製造品目数も限定されるものである。また、１品目あたりの売上高もかなりな額に達するために、１品目あたりにつき相当額の審査手数料を課されても、さほど問題にはならない。これに反し、薬局製剤については、１薬局あたりの品目数が、かなり多く、また専業の場合とは逆に、１品目ごとの売上高は、きわめて少額である。したがって、専業と同程度の審査手数料が課されることになれば、薬局製造医薬品の製造業にとっては、由々しい問題となる。しかし手数料の額は、実費の額を考慮して定めるべきものであり、実費を無視して不当に低額に定めるわけにもいかないのである。そこで、薬局製剤の審査手数料をいくらに定めるべきかが、大きな論点となったことは当然であろう。

幸にも薬局製剤は、日本薬局方に収載、非収載の別を問わず、前述のとおり特定品目に制限されている。そこで、その申請内容を統一すれば、審査は実質上、きわめて簡略化されるわけである。かかる観点から、薬局製剤については、その全品目について申請内容の統一化が図られたのであるが、それがすなわち、薬局製剤指針［昭和55年10月9日付け薬発第1337号薬務局長通知「薬局製剤の承認・許可に関する取扱いについて」（以下、旧局長通知）］である。当該薬局製剤指針に基づき一括申請するという方法をとることにより、いわゆる承認審査は前述のとおり、きわめて簡素化され、その審査手数料も１品目あたり50円（昭和55年）、平成6年4月改訂90円と低額に抑えることができた。本指針は、全国薬局製剤の統一化、申請手続きの簡素化等について、薬局製剤の利用者あるいは申請者に裨益するところ大なるものがあるが、その誕生に際しては、前記手数料問題が大きく介在したことは、薬局製剤のおいたちを考えるうえで、忘れてはならない。

なお、「旧局長通知」は、平成27年3月31日付け薬食発0331第1号医薬食品局長通知の発出に伴い、廃止されている。

医薬品製造販売業への移行

従来、医薬品製造業者は、医薬品製造承認と医薬品製造業許可を受けたうえで、「医薬品の製造行為」と「製品の上市行為（薬局開設者や製造業者、販売業者への販売若しくは授与）」の両面を担っていたわけであるが、平成17年の薬事法（現、医薬品医療機器等法）の改正により、それまでの医薬品製造業から、製品を市場へ送りだす行為を分離した「医薬品製造販売業」が新設された。

本改正により、医薬品製造業者はあくまで製造のみを担うこととなり、製品の市場への出荷、製品の品質保証、そして安全確保に係る役目は、医薬品製造販売業者が一切を負うこととなった。

これにあわせて、薬局製剤の承認・許可制度についても変更が行われ、それまでの薬局製剤の製造承認は製造販売承認となり、薬局製剤の製造業許可は製造販売業許可となった。加えて、薬局製剤の場合は、自らの薬局を製造所とするわけなので、製造業の許可は以前のまま必要である。

薬事法・薬剤師法の一部を改正する法律

平成21年6月に施行された改正薬事法施行規則により、薬局製剤は医療用医薬品と共に「薬局医薬品」と位置づけられた。このことは、薬局製剤の歴史の中でも重要な変更といえる。

法改正にあたり、薬局医薬品の販売、情報提供及び指導等については、要指導医薬品と同様に規定されたが、薬局製剤（薬局開設者が当該薬局における設備及び器具をもって製造し、当該薬局において直接消費者に販売し、又は授与する医薬品）については、一部に関し必要な特例が認められた。

更に平成25年12月17日に薬事法及び薬剤師法の一部を改正する法律が公布され、平成26年6月12日より「医薬品、医療機器等の品質、有効性及び安全性の確保等に関する法律（以下、医薬品医療機器等法）」が施行され、関係政省令も併せて改正が行われ、薬局製剤のインターネット販売等の特定販売が可能となった。

参考までに、現行の医薬品医療機器等法の薬局医薬品の販売、情報提供及び指導等に関する規定を抜粋し、以下に記載する。また、法改正により見直された医薬品の分類は、図1に示す。

薬局医薬品※の販売、情報提供及び指導等について

○薬局開設者は、厚生労働省令で定めるところにより、薬局医薬品につき、薬剤師に販売させ、又は授与させなければならない（法第36条の3第1項）。

○薬局開設者は、薬局医薬品を使用しようとする者以外の者に対して、正当な理由なく、薬局医薬品を販売し、又は授与してはならない（法第36条の3第2項）。

○薬局開設者は、薬局医薬品の適正な使用のため、薬局医薬品を販売し、又は授与する場合には、厚生労働省令で定めるところにより、その薬局において医薬品の販売又は授与に従事する薬剤師に、対面により、厚生労働省令で定める事項を記載した書面を用いて必要な情報を提供させ、及び必要な薬学的知見に基づく指導を行わせなければならない（法第36条の4第1項）。

○薬局開設者は、前項の規定による情報の提供及び指導を行わせるに当たつては、当該薬剤師に、あらかじめ、薬局医薬品を使用しようとする者の年齢、他の薬剤又は医薬品の使用の状況その他の厚生労働省令で定める事項を確認させなければならない（法第36条の4第2項）。

○薬局開設者は、第1項本文に規定する場合において、同項の規定による情報の提供又は指導ができないとき、その他薬局医薬品の適正な使用を確保することができないと認められるときは、薬局医薬品を販売し、又は授与してはならない（法第36条の4第3項）。

○薬局開設者は、薬局医薬品の適正な使用のため、その薬局において薬局医薬品を購入し、若しくは譲り受けようとする者又はその薬局において薬局医薬品を購入し、若しくは譲り受けた者若しくはこれらの者によつて購入され、若しくは譲り受けられた薬局医薬品を使用する者から相談があつた場合には、厚生労働省令で定めるところにより、その薬局において医薬品の販売又は授与に従事する薬剤師に、必要な情報を提供させ、又は必要な薬学的知見に基づく指導を行わせなければならない（法第36条の4第4項）。

○薬局開設者が当該薬局における設備及び器具をもつて医薬品を製造し、その医薬品を当該薬局において販売し、又は授与する場合については、政令で、第三章、第四章及び第七章の規定の一部の適用を除外し、その他必要な特例を定めることができる（法第 80 条第 7 項）。

※薬局医薬品：要指導医薬品及び一般用医薬品以外の医薬品

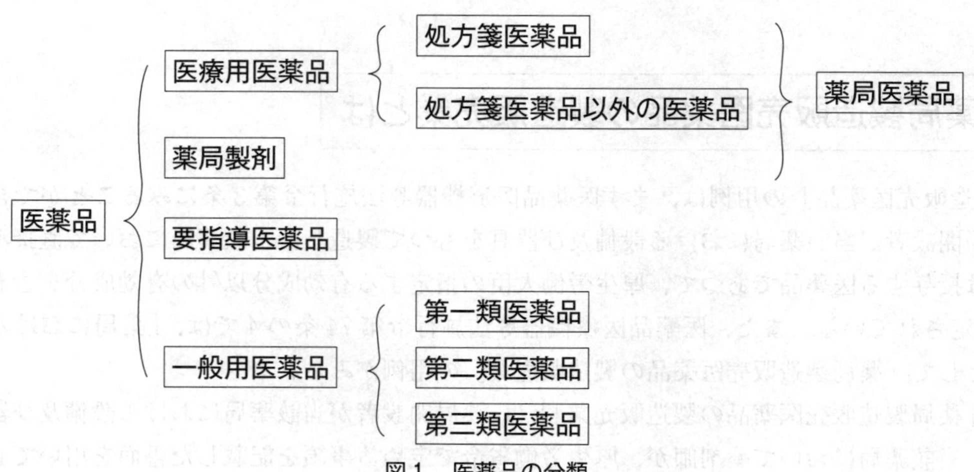

図 1　医薬品の分類

ま　と　め

薬局製剤のおいたちを薬事制度の変遷に沿って解説したが、最近のことは、「おいたち」というより、むしろ薬局製剤関連事項と称すべきかもしれない。また、「おいたち」である以上、時日を追って述べるのが筋であるが、事項別にまとめて取り上げることとしたため、時間的には前後するところが出てきたが、薬局製剤の歴史、及び薬局製剤をめぐる重要事項に関する経緯を知るうえで、本稿がいささかでも役立つなら望外の喜びである。

2 薬局製造販売医薬品の製造業・製造販売業と薬局製剤

1） 薬局製造販売医薬品の製造販売業とは

「薬局製造販売医薬品」の用例は、まず医薬品医療機器等法施行令第３条にみることができる。ここでは「薬局開設者が当該薬局における設備及び器具をもつて製造し、当該薬局において直接消費者に販売し、又は授与する医薬品であつて、厚生労働大臣の指定する有効成分以外の有効成分を含有しないもの。」と規定されている。また、医薬品医療機器等法施行令第74条の４では、「薬局における製造販売の特例」として「薬局製造販売医薬品の製造販売業」の用例がみられる。

つまり、「薬局製造販売医薬品の製造販売業」とは、薬局開設者が当該薬局における設備及び器具をもって製造し、当該薬局において薬剤師が、厚生労働省令で定める事項を記載した書面を用いて必要な情報を提供し、消費者に販売し、又は授与する医薬品の製造販売業ということができる。

2） 薬局製造販売医薬品の製造販売業の特性

薬局製造販売医薬品の製造販売業は、専業の医薬品製造販売業とどのようなところに相違点があるのかについて以下に述べる。

基本的には、両者とも医薬品医療機器等法第12条第１項の規定に基づく「医薬品製造販売業」であるという点において、法律上の形式的地位は全く同一である。このことは、薬局における医薬品販売業とは本質的に異なるところであり、重要なポイントである。ちなみに、医薬品医療機器等法第２条第12項において『この法律で「薬局」とは、薬剤師が販売又は授与の目的で調剤の業務を行う場所（その開設者が医薬品の販売業を併せ行う場合には、その販売業に必要な場所を含む。）をいう。ただし、病院若しくは診療所又は飼育動物診療施設の調剤所を除く。』と定義されている。つまり、薬局で医薬品販売業を行っている場合は、薬局開設者の資格によって行っている。一方、医薬品医療機器等法において薬局開設者が医薬品の製造販売業を行う場合は、薬局開設者の立場によって行うのではなく、医薬品製造販売業者という立場で行う必要がある。

このことは許認可のうえでも明確に区分されており、薬局開設者は、当該薬局で医薬品の販売業を営む場合は許可の手続きを要しないが、医薬品の製造販売業を営む場合は改めて医薬品製造販売業の許可を必要とする。

法律上の形式的地位については、薬局製造販売医薬品の製造販売業とその他の者（以下、「専業医薬品製造販売業」と称することとする。）の間に差はないが、実際面では多くの相違点がある。以下、それらについて、事項別に取り上げる。

（1） 製造業・製造販売業の許可権者

薬局製造販売医薬品の製造販売業の許可については、医薬品医療機器等法施行令第74条の４第３項で「薬局製造販売医薬品の製造販売に係る法第12条第1項の許可は、厚生労働大臣が薬局ごとに与える。」とされているが、同条第6項で『第80条第1項（第1号に係る部分に限る。）の規定により都道府県知事（薬局製造販売医薬品の製造販売をする薬局の所在地が保健所を設置する市又は特別区の区域にある場合においては、市長又は区長）が薬局製造販売医薬品の製造販売業の許可又は製造販売の承認を行うこととされている場合における第3項又は第4項の規定の適用については、これらの規定中「厚生労働大臣」とあるのは、「当該薬局の所在地の都道府県知事（その所在地が保健所を設置する市又は特別区の区域にある場合においては、市長又は区長）」とする。』とされている。第80条第1項では、「薬局製造販売医薬品の製造販売に係る法第12条第1項並びに第14条第1項、第9項及び第10項に規定する権限に属する事務」については都道府県知事（薬局製造販売医薬品の製造販売をし、又は薬局製造販売医薬品を製造する薬局の所在地が保健所を設置する市又は特別区の区域にある場合においては、市長又は区長）が行うこととされており、薬局製造販売医薬品の製造販売業の許可については、その権限が都道府県知事に委任されている。

同様に、薬局製造販売医薬品の製造業の許可についても、その権限は都道府県知事に委任されている。

（2）構造設備に関する許可の基準

薬局製造販売医薬品の製造業における製造所の構造設備基準は、薬局等構造設備規則第11条において、同規則第1条第1項に規定する基準をもって、その基準とする旨が定められている。

（3）　製造品目の制限

薬局製造販売医薬品は、質的・量的にみて、下記要件を超えてはならない（薬局等構造設備規則第11条）。

- 混和、溶解等の簡単な物理的操作により製造することができる医薬品（注射剤を除く。）であること。
- 薬局の構造設備及び器具をもって製造することができること。
- その薬局の管理者がその製造に関し完全な管理をすることができる限度で、かつ、その薬局の業務の遂行に支障を生ずることのない限度の規模において、製造されるものであること。

（4）　総括製造販売責任者と製造管理者

薬局製造販売医薬品の総括製造販売責任者については、当該薬局製剤の製造販売を行う薬局において、薬事に関する実務に従事する薬剤師のうちから選任することとされている。また、製造管理者については、薬局等構造設備規則第11条の規定を踏まえ、薬局管理者が兼務することとされている。なお、同一の者が当該薬局における総括製造販売責任者、製造管理者及び薬局の管理者を兼務することができる（平成17年3月25日付け薬食審査発第0325009号厚生労働省医薬食品局審査管理課長通知等）。

（5）　製造業・製造販売業許可申請の手数料

自治体により異なることがあるので、都道府県薬務主管課・保健所等に確認されたい。

（6）　製造販売承認権の一部委譲

専業医薬品製造販売業に係る製造販売承認権者は、一部の医薬品を除き厚生労働大臣であるが（医薬品医療機器等法第14条）、薬局製造販売医薬品の製造販売承認は、その権限が厚生労働大臣から各都道府県知事に委任されている（医薬品医療機器等法施行令第74条の4第4項及び第6項、同第80条第1項）。法律上は、厚生労働大臣の指定する有効成分以外の有効成分を含有しない薬局製剤の製造販売承認が委任されているのであるが、現在のところ、これら以外の品目については承認されることはないと考えられるので、実質的には、薬局製剤の製造販売承認に関する権限は、都道府県知事に委任されているといっても支障はないと思われる。

3） 薬局製剤とは

「薬局製剤」とは、薬局製造販売医薬品の製造販売業に係る製造販売品目を指しているわけであるが、法令上に定義されている用語ではない。むしろ慣用語というべきものであるが、古くは「再評価に関する薬務局長通知（昭和46年12月16日付け薬発第1179号）」に用例があり、また、「薬局製造販売医薬品の取扱いに関する医薬食品局審査管理課長通知(平成17年3月25日付け薬食審査発第0325009号)」等の最近の行政通知の中でも用いられている。なお、過去の製薬課長通知（昭和40年1月13日付け薬製第4号）においては「薬局製剤品目」という用例もある。

現行の医薬品医療機器等法施行令、医薬品医療機器等法施行規則及び行政通知等では「薬局製造販売医薬品」で統一されており、これが正式な用語と考えられるが、単に「薬局製剤」といっても誤りではないといえる。

本解説では「薬局製剤」を主に用いることとする。

4） 薬局製剤の要件

薬局製剤は、無制限に認められるものではなく、一定の要件に適合するものでなければならない。このことについては、前に触れたところ〔2）の(3)参照〕であるが、薬局製剤の法律上の要件に関しては、大きく二つに分けて考えることができる。

その一つは、質的要件あるいは製法要件と称すべきものであるが、薬局製剤は、薬局の構造設備及び器具をもって製造することができ、かつ、混和、溶解等の簡単な物理的操作をもって製造することのできるものでなければならないというものである。

もう一つは、量的要件あるいは規模要件と称すべきもので、薬局製剤は、薬局管理者が、その製造に関し、完全な管理をすることができる限度で、かつ、薬局の業務遂行に支障を生ずるものであってはならないというものである。

第一の質的要件に適合する薬局製剤ということは、具体的にいえば、剤形については、水剤、液剤、散剤等はよいが、注射剤等は不可ということであり、また、いわゆる合成を要するものは適当でないということである。

第二の量的要件については、たとえば、卸売りする程度にまで量産することは適当でないということである。

薬局製剤は、以上の二つの要件を同時に満足するものでなければならないことは当然であるが、これを同時に満足する限り、法律上問題はないはずである。厚生労働省においては、行政上、薬局製剤について、具体的にその範囲を定め、その範囲のものだけを認めるという方針をとっている。その具体的な範囲については、次項のとおり通知によって示されている。

5） 薬局製剤の範囲

薬局製剤については、現在のところ、具体的にその範囲を示し、そのものだけを認めるという方針をとっている。すなわち、その品目名を具体的に指定している。そして、今後、許可を受けようとする者については、これら以外のものは認めないという方針なのである。

なお、厚生労働省は、薬局製剤の具体的範囲の指定、すなわち、品目指定にあたっては、日本薬剤師会の意見を十分斟酌し、医薬食品局長通知等をもって行っている。

平成27年4月現在、通知により示されている品目数は、日本薬局方品目については、承認を要するもの44品目、承認を要しないもの9品目、合計53品目、日本薬局方外品目について、376品目（漢方以外140、漢方236)、あわせて429品目、承認を要するもの420品目であるが、それぞれについて簡単に解説する。

（1） 日本薬局方品目

薬局製剤として適当な日本薬局方医薬品の範囲は、昭和38年3月25日付け薬発第141号、昭和41年4月22日付け薬発第259号、昭和46年5月12日付け薬発第439号、昭和51年4月1日付け薬発第289号及び昭和52年6月1日付け薬発第534号薬務局長通知をもって示されていたが、昭和55年9月30日、改正薬事法の施行を契機に全面的に見直しが行われ、昭和55年10月9日付け薬発第1337号薬務局長通知（以下、旧局長通知）をもって示された（旧局長通知は、平成27年3月31日付け薬食発0331第1号医薬食品局長通知の発出に伴い、廃止されている)。

その後、昭和56年4月と昭和61年4月の日本薬局方の改正、昭和57年8月と昭和60年8月のフェナセチン、ホウ酸・ホウ砂を含有する製剤の削除等及び昭和63年5月の改正、平成3年4月の12局改正、平成8年4月の13局改正、平成13年4月の14局改正、平成18年4月の15局改正と同年5月の血圧降下薬（レセルピン散）の薬局製剤指針からの削除、平成21年1月の薬局製剤指針の改正、平成23年4月の16局改正、そして、平成27年3月の薬局製剤指針の改正により、品目数は変化している。

（2） 日本薬局方外品目

薬局製剤として適当な日本薬局方外医薬品の範囲は、昭和40年1月13日付け薬製第4号、昭和42年5月2日付け薬製第209号、昭和48年12月3日付け薬製第1307号、昭和51年4月1日付け薬審第463号及び昭和52年6月1日付薬審第945号をもって示されているが、その品目が、いわゆる「薬局製剤125処方」である。

その後、改正薬事法の施行を契機に全面的に見直しが行われ、漢方製剤を主とする153品目が新たに追加され、旧局長通知により、薬局製剤として適当とされる日本薬局方外品目数は、253品目となった。

その後も、日本薬局方の改正やフェナセチン、ホウ酸・ホウ砂を含有する製剤の削除等を経て、昭和63年5月の通知により、薬局製剤として適当とされる日本薬局方外品目数は280となっていた。平成3年4月の12局改正、平成8年4月の13局改正、平成13年4月の14局改正、平成18年4月の15局改正と同年5月の薬局製剤指針の改正、平成21年1月の薬局製剤指針の改正、平成23年4月の16局改正、そして平成27年3月の薬局製剤指針の改正により、次のような品目数となった。

薬局製剤　薬効群別品目数（平成 28 年 6 月現在）

薬効群	局方品	局方外	合計
催眠鎮静薬	1	2	3
鎮暈薬		2	2
解熱鎮痛薬		10	10
かぜ薬		10	10
眼科用薬	1		1
耳鼻科用薬		1	1
アレルギー用薬	1	5	6
鎮咳・去痰薬	1	13	14
吸入薬		2	2
歯科口腔用薬	3	4	7
胃腸薬	10	28	38
外用痔疾用薬		3	3
外皮用薬	26	52	78
駆虫薬	1	1	2
ビタミン主薬製剤		6	6
その他		1	1
小計	44	140	184
漢方薬		236	236
合計	44	376	420

3 薬局製剤の製造販売と法律事項

1） 薬局における医薬品の製造と販売

薬局製造販売医薬品（以下、薬局製剤）の製造販売業は、前述のとおり独立した製造販売業者であり、法律上の地位は、専業医薬品製造販売業と何ら異なるものではない。つまり、薬局製剤を製造、製造販売するためには、医薬品医療機器等法上において、薬局ごとに薬局製剤の製造販売承認、製造販売業許可及び製造業許可等を受ける必要がある。

2） 製造販売承認、製造販売業許可と製造業許可

（1） 承認と許可

平成17年の薬事法改正により、薬局製剤の製造販売業を営もうとする場合には、その製造販売品目についての製造販売承認（医薬品医療機器等法第14条）を受け、かつ、製造販売業の許可（医薬品医療機器等法第12条）を受けることとなった。また、薬局製剤の場合には、当該薬局を製造所として医薬品を製造するため、製造業の許可（医薬品医療機器等法第13条）も併せて受ける必要がある。

なお、前にも触れたとおり、薬局製造販売医薬品の製造販売承認、製造販売業許可及び製造業許可の権限は、都道府県知事に委任されている（医薬品医療機器等法施行令第80条第1項）。このことは、後の手続きの項でも触れることとする。

（2） 承認を要しない日本薬局方品目

平成28年6月現在、薬局製剤として認められている承認を要しない日本薬局方収載品目は、①吸水クリーム、②親水クリーム、③精製水、④単軟膏、⑤白色軟膏、⑥ハッカ水、⑦マクロゴール軟膏、⑧加水ラノリン、⑨親水ワセリン、の計9品目である。

これら9品目については、製造販売承認は不要であるが、薬局ごとに都道府県知事にあらかじめ製造販売の届出を行う必要がある。

（3） 承認の拒否事由及び承認の取り消し

医薬品医療機器等法第14条第2項において、次の各号に該当するときには、製造販売承認は与えないと規定されている。

1．申請者が、第12条第1項の許可（申請をした品目の種類に応じた許可に限る。）を受けていないとき。

2．申請に係る医薬品、医薬部外品又は化粧品を製造する製造所が、第13条第1項の許可（申請をした品目について製造ができる区分に係るものに限る。）又は前条第1項の認定（申請をした品目について製造ができる区分に係るものに限る。）を受けていないとき。

3．申請に係る医薬品、医薬部外品又は化粧品の名称、成分、分量、用法、用量、効能、効果、副作用その他の品質、有効性及び安全性に関する事項の審査の結果、その物が次のイからハまでのいずれかに該当するとき。

イ　申請に係る医薬品又は医薬部外品が、その申請に係る効能又は効果を有すると認められないとき。

ロ　申請に係る医薬品又は医薬部外品が、その効能又は効果に比して著しく有害な作用を有することにより、医薬品又は医薬部外品医療機器として使用価値がないと認められるとき。

ハ　イ又はロに掲げる場合のほか、医薬品、医薬部外品又は化粧品として不適当なものとして厚生労働省令で定める場合に該当するとき。

4．申請に係る医薬品、医薬部外品又は化粧品が政令で定めるものであるときは、その物の製造所における製造管理又は品質管理の方法が、厚生労働省令で定める基準に適合していると認められないとき。

また、医薬品医療機器等法第74条の2では、承認の取り消しについて規定されており、前記3．のイ～ハの承認拒否事由に該当する場合には、その承認は取り消されることになる。

（4）　承認申請時の添付資料

医薬品の製造販売承認の申請にあたっては、医薬品医療機器等法第14条第3項において、「第1項の承認を受けようとする者は、厚生労働省令で定めるところにより、申請書に臨床試験の試験成績に関する資料その他の資料を添付して申請しなければならない。この場合において、当該申請に係る医薬品が厚生労働省令で定める医薬品であるときは、当該資料は、厚生労働省令で定める基準に従つて収集され、かつ、作成されたものでなければならない。」と規定されている。

この規定に基づき、医薬品医療機器等法施行規則第40条において承認申請時に添付すべき資料が定められているが、その中で「前項の規定にかかわらず、法第14条第3項（同条第9項において準用する場合を含む。）の規定により第38条第1項又は第46条第1項の申請書に添付しなければならない資料について、当該申請に係る事項が医学薬学上公知であると認められる場合その他資料の添付を必要としない合理的理由がある場合においては、その資料を添付することを要しない。」とされており、薬局製剤指針によって基準が定められている薬局製剤については、資料の添付の必要はないと考えられる。

（5）　製造販売承認の承継

薬局製剤については、薬局ごとに製造販売承認が必要であるとともに、当該薬局の開設者が変更となる場合は新規の開設許可が必要となることから、製造販売承認の承継は想定されないとされている（平成17年3月25日付け薬食審査発第0325009号、厚生労働省医薬食品局審査管理課長通知等）。

3）　許可、承認の手続きと様式

（1）　薬局製造販売医薬品の製造販売業の許可申請

薬局製造販売医薬品の製造販売業の許可を受けようとする場合には、当該薬局の所在地の都道府県知事あてに、医薬品医療機器等法施行規則第19条の規定に基づき、薬局ごとに同規則様式第9による申請書を提出しなければならない。ただし、薬局製剤の製造販売業許可申請書については、その名称を「薬局製剤製造販売業許可申請書」とする等、様式第9を各都道府県において適宜変更して差し支えないこととされており（平成17年3月25日付け薬食審査発第0325009号、厚生労働省医薬食品局審査管理課長通知等)、各都道府県において様式に若干の差がある可能性がある。また、申請書の提出窓口も都道府県の薬務主管課又は保健所等、必ずしも同じではないので、申請に際しては都道府県薬務主管課、保健所等にあらかじめ相談されることをおすすめする。

日本薬剤師会が作成した「薬局製剤製造販売業許可申請書」の様式例を表3-1.（p. A-28）に掲載するので、参照されたい。

（2） 薬局製造販売医薬品の製造販売業の許可の更新

薬局製造販売医薬品の製造販売業の許可の有効期間は、医薬品医療機器等法第12条第2項に基づく医薬品医療機器等法施行令第3条により、6年と定められている。更新に際しては、医薬品医療機器等法施行規則第23条の規定に基づき、同規則様式第11による更新申請書を提出しなければならない。当該申請を怠ると、製造販売業の許可は失効することになるので、注意されたい。

日本薬剤師会が作成した「薬局製剤製造販売業許可更新申請書」の様式例を表3-2.（p. A-29）に掲載する。

（3） 薬局製造販売医薬品の製造業の許可申請

薬局製造販売医薬品の製造業の許可を受けようとする場合には、都道府県知事あてに、医薬品医療機器等法施行規則第25条の規定に基づき、薬局ごとに同規則様式第12による申請書を提出する必要がある。申請の詳細については、薬局製剤製造販売業許可と併せて、都道府県薬務主管課、保健所等に相談されたい。

日本薬剤師会が作成した「薬局製剤製造業許可申請書」の様式例を表3-3.（p. A-30）に掲載する。

（4） 薬局製造販売医薬品の製造業の許可の更新

薬局製造販売医薬品の製造業の許可の有効期間は、医薬品医療機器等法第13条第3項に基づく医薬品医療機器等法施行令第10条により、6年と定められている。更新に際しては、医薬品医療機器等法施行規則第30条の規定に基づき、同規則様式第14による更新申請書を提出しなければならない。

日本薬剤師会が作成した「薬局製剤製造業許可更新申請書」の様式例を表3-4.（p.A-31）に掲載する。

（5） 製造販売承認の申請

医薬品の製造販売承認を受けようとする場合には、医薬品医療機器等法施行規則第38条の規定に基づき、同規則様式第22による申請書を提出しなければならない。ただし、薬局製剤の製造販売承認申請書の場合は、名称を「薬局製剤製造販売承認申請書」とする等、各都道府県において適宜、様式第22を変更して差し支えないとされている（平成17年3月25日付薬食審査発第0325009号、厚生労働省医薬食品局審査管理課長通知等)。

日本薬剤師会が作成した「薬局製剤製造販売承認申請書」の様式例を表3-5.⑴（p. A-32）に掲載する。

薬局製剤については、平成27年3月31日付け薬食発第0331第1号医薬食品局長通知等により、「薬局製剤指針」が定められているので、指針に収載されている品目の承認申請については、きわめて簡便な方法により申請することができる。すなわち、様式例（表3-5.⑴参照）に必要事項を記入し、別紙として様式例（表3-5.⑵（p. A-33）参照）を添付して、薬局所在地の都道府県知事あてに申請書を提出すればよいわけである。これについても提出窓口その他取り扱いが、各都道府県によって必ずしも一定ではないので、製造販売業許可・製造業許可の申請の場合と同様、あらかじめ都道府県薬務主管課、保健所等に相談されることをおすすめする。

なお、薬局製剤指針の改正等に伴う変更により製造販売承認された事項について、変更したいときには、医薬品医療機器等法施行規則第46条の規定に基づき、同規則様式第23（表3-6⑴.（p. A-34）参照）の申請書を提出することになっている。また、厚生労働省令で定める軽微な変更については、医薬品医療機器等法施行規則第48条の規定に基づき、同規則様式第24（表3-6⑵.（p. A-35）参照）の届け出を提出することになっている。その詳細については都道府県薬務主管課、保健所等に相談されたい。

（承認事項の軽微な変更の範囲）

施行規則第47条

法第14条第9項の厚生労働省令で定める軽微な変更は、次の各号に掲げる変更以外のものとする。

一　当該品目の本質、特性及び安全性に影響を与える製造方法等の変更

二　規格及び試験方法に掲げる事項の削除及び規格の変更

三　病原因子の不活化又は除去方法に関する変更

四　用法若しくは用量又は効能若しくは効果に関する追加、変更又は削除

五　前各号に掲げる変更のほか、製品の品質、有効性及び安全性に影響を与えるおそれのあるもの

（6）　製造販売品目の追加・変更

薬局製剤の製造販売品目の追加・変更を行う場合には、前述した製造販売承認の申請と、後述する承認整理届書を提出する。

（7）　製造販売業の廃止等の届出

薬局製剤の製造販売業者は、その事業を廃止し、休止し、若しくは休止した事業を再開したとき、又は総括製造販売責任者その他厚生労働省令で定める事項を変更したときは、30日以内に都道府県知事にその旨を届け出なければならない（医薬品医療機器等法第19条第1項、医薬品医療機器等法施行令第80条第1項）。

また同様に、薬局製剤の製造業者は、その製造所を廃止し、休止し、若しくは休止した製造所を再開したとき、又は製造管理者その他厚生労働省令で定める事項を変更したときは、30日以内に都道府県知事にその旨を届け出なければならない（医薬品医療機器等法第19条第2項、医薬品医療機器等法施行令第80条第1項）。

（8）　製造販売承認の承継

前述のとおり、薬局製剤の製造販売承認の承継は想定されない。

（9）　承認の整理

厚生労働省（当時は厚生省）は、昭和46年6月29日に薬発第588号、薬務局長通知「医薬品の製造等の承認の整理について」を、平成18年3月24日に薬食審査発第1324002号、医薬食品局審査管理課長通知「医薬品等の製造業許可事務等の取扱いについて」を発し、すでにその用途を果たした等の理由により、今後製造されることのないものについては、承認を整理させるという方式を打ち出しており、この場合、同通知の別紙様式による届書を提出することとされている。他の書類同様、承認整理届書も各都道府県で様式が若干異なることがあるので、都道府県薬務主管課、保健所等にあらかじめ相談されることをおすすめする。

なお、表3-7.（p. A-36）として、日本薬剤師会が作成した、同通知に基づく薬局製剤の「承認整理届書」の様式例を掲載する。

4）副作用報告義務（PMS）

医薬品の製造販売業者は、医薬品医療機器等法第68条の10及び医薬品医療機器等法施行規則第228条の20の規定により、副作用等について厚生労働大臣に報告する義務がある。

5）製造物責任法（PL法）

製造物責任法（PL法）は、平成6年7月に公布、平成7年7月1日に施行された。

製造物に欠陥があり、他人の生命・身体・財産等に被害を与えたとき、製造販売業者が賠償する制度である。薬局製剤は薬局製造販売医薬品の製造販売業の許可により行われるので、当然責任を負うことになる。したがって、法に定められた表示と用法等に対する説明、指示が適切になされなければならない。使用上の注意（添付文書）を添付すると同時に、その説明と必要なチェックを必ず行う。また、製造に際しては、製造記録の作成と試験を行うことが必要である。各都道府県薬剤師会に相談窓口が設置されているので、事故が発生した場合には相談する。薬局の過失により薬局製剤を原因とする事故が発生した場合には、薬剤師賠償責任保険で保障（ただし、日本薬剤師会正会員が対象）されるので、必ず加入しておく必要がある。

6）薬局医薬品と薬局製剤

平成21年6月施行の改正薬事法施行規則第15条の5により薬局医薬品は、「薬局製造販売医薬品その他の一般用医薬品以外の医薬品（以下「薬局医薬品」という。）」とされ、薬局製剤は医療用医薬品とともに「薬局医薬品」として位置づけられた。これは、薬局製剤の歴史の中でも重要な変更といえるであろう。更に、「薬局医薬品」は、平成25年の法改正により、医薬品医療機器等法の第4条第5項の二に「薬局医薬品　要指導医薬品及び一般用医薬品以外の医薬品（専ら動物のために使用されることが目的とされているものを除く。）をいう。」に改められている。

平成21年の改正では、販売方法、情報提供方法、陳列方法、製造業者・製造販売業者の遵守事項等が定められ、薬局製剤を製造・販売する際には、これらの規定を遵守して行うこととなった。

特に、書面を用いた情報提供については、以前は規定されていなかったものであるので、十分に注意する必要がある（平成21年5月8日付薬食発第0508003号厚生労働省医薬食品局長）。

また、平成25年の法改正により、薬局医薬品の販売記録の作成及び2年間の保存が義務化されたり、薬局又は店舗以外の場所にいる者に対する薬局製剤（毒薬及び劇薬を除く）の販売は、特定販売（いわゆるインターネット販売等）により、可能となっている。

以下、医薬品医療機器施行規則（以下、施行規則）より、薬局製剤に関連する主な部分を抜粋して示す。

（開設の申請）

施行規則第1条の2

2　法第4条第2項第6号の厚生労働省令で定める事項は、次のとおりとする。

施行規則第１条第２項第４号

特定販売（その薬局又は店舗におけるその薬局又は店舗以外の場所にいる者に対する一般用医薬品又は薬局製造販売医薬品（毒薬及び劇薬であるものを除く。第４項第２号ホ及び第15条の６において同じ。）の販売又は授与をいう。以下同じ。）の実施の有無

施行規則第１条の３

法第４条第３項第４号イの厚生労働省令で定める区分は、次のとおりとする。

一　薬局医薬品（薬局製造販売医薬品を除く。）
二　薬局製造販売医薬品
三　要指導医薬品
四　第一類医薬品
五　指定第二類医薬品（第二類医薬品のうち、特別の注意を要するものとして厚生労働大臣が指定するものをいう。以下同じ。）
六　第二類医薬品（指定第二類医薬品を除く。次項第２号ハ及び第15条の６第３号において同じ。）
七　第三類医薬品

施行規則第１条第４項

法第４条第３項第４号ロの厚生労働省令で定める事項は、次のとおりとする。

一　特定販売を行う際に使用する通信手段
二　次のイからホまでに掲げる特定販売を行う医薬品の区分
　イ　第一類医薬品
　ロ　指定第二類医薬品
　ハ　第二類医薬品
　ニ　第三類医薬品
　ホ　薬局製造販売医薬品
三　特定販売を行う時間及び営業時間のうち特定販売のみを行う時間がある場合はその時間
四　特定販売を行うことについての広告に、法第４条第２項の申請書に記載する薬局の名称と異なる名称を表示するときは、その名称
五　特定販売を行うことについてインターネットを利用して広告をするときは、主たるホームページアドレス及び主たるホームページの構成の概要
六　都道府県知事（その所在地が地域保健法（昭和22年法律第101号）第５条第１項の政令で定める市（以下「保健所を設置する市」という。）又は特別区の区域にある場合においては、市長又は区長。第６項、第６条及び第15条の６第４号において同じ。）又は厚生労働大臣が特定販売の実施方法に関する適切な監督を行うために必要な設備の概要（その薬局の営業時間のうち特定販売のみを行う時間がある場合に限る。）

（医薬品の譲受け及び譲渡に関する記録）

施行規則第14条第２項・同第３項

2　薬局開設者は、薬局医薬品、要指導医薬品又は第一類医薬品（以下この項において「薬局医薬品等」という。）を販売し、又は授与したときは、次に掲げる事項を書面に記載しなければならない。

一　品名
二　数量

三　販売又は授与の日時

四　販売し、又は授与した薬剤師の氏名並びに法第36条の4第1項若しくは第36条の6第1項の規定による情報の提供及び指導又は法第36条の10第1項の規定による情報の提供を行つた薬剤師の氏名

五　薬局医薬品等を購入し、又は譲り受けようとする者が、法第36条の4第1項若しくは第36条の6第1項の規定による情報の提供及び指導の内容又は法第36条の10第1項の規定による情報の提供の内容を理解したことの確認の結果

3　薬局開設者は、第1項の書面を、記載の日から3年間、前項の書面を記載の日から2年間、保存しなければならない。

(薬局医薬品の貯蔵等)

施行規則第14条の2

薬局開設者は、薬局医薬品を調剤室（薬局等構造設備規則（昭和36年厚生省令第2号）第1条第1項第9号に規定する調剤室をいう。）以外の場所に貯蔵し、又は陳列してはならない。ただし、要指導医薬品又は一般用医薬品を通常陳列し、又は交付する場所以外の場所に貯蔵する場合は、この限りでない。

(濫用等のおそれのある医薬品の販売等)

施行規則第15条の2

薬局開設者は、薬局製造販売医薬品又は一般用医薬品のうち、濫用等のおそれがあるものとして厚生労働大臣が指定するもの（以下「濫用等のおそれのある医薬品」という。）を販売し、又は授与するときは、次に掲げる方法により行わなければならない。

一　当該薬局において医薬品の販売又は授与に従事する薬剤師又は登録販売者に、次に掲げる事項を確認させること。

イ　当該医薬品を購入し、又は譲り受けようとする者が若年者である場合にあつては、当該者の氏名及び年齢

ロ　当該医薬品を購入し、又は譲り受けようとする者及び当該医薬品を使用しようとする者の他の薬局開設者、店舗販売業者又は配置販売業者からの当該医薬品及び当該医薬品以外の濫用等のおそれのある医薬品の購入又は譲受けの状況

ハ　当該医薬品を購入し、又は譲り受けようとする者が、適正な使用のために必要と認められる数量を超えて当該医薬品を購入し、又は譲り受けようとする場合は、その理由

ニ　その他当該医薬品の適正な使用を目的とする購入又は譲受けであることを確認するために必要な事項

二　当該薬局において医薬品の販売又は授与に従事する薬剤師又は登録販売者に、前号の規定により確認した事項を勘案し、適正な使用のために必要と認められる数量に限り、販売し、又は授与させること。

(薬局における医薬品の広告)

施行規則第15条の5

薬局開設者は、その薬局において販売し、又は授与しようとする医薬品について広告をするときは、当該医薬品を購入し、若しくは譲り受けた者又はこれらの者によつて購入され、若しくは譲り受けられた医薬品を使用した者による当該医薬品に関する意見その他医薬品の使用が不適正なものとなるお

それのある事項を表示してはならない。

2　薬局開設者は、医薬品の購入又は譲受けの履歴、ホームページの利用の履歴その他の情報に基づき、自動的に特定の医薬品の購入又は譲受けを勧誘する方法その他医薬品の使用が不適正なものとなるおそれのある方法により、医薬品に関して広告をしてはならない。

(特定販売の方法等)
施行規則第 15 条の 6

薬局開設者は、特定販売を行う場合は、次に掲げるところにより行わなければならない。

一　当該薬局に貯蔵し、又は陳列している一般用医薬品又は薬局製造販売医薬品を販売し、又は授与すること。

二　特定販売を行うことについて広告をするときは、インターネットを利用する場合はホームページに、その他の広告方法を用いる場合は当該広告に、別表第1の2及び別表第1の3に掲げる情報を、見やすく表示すること。

三　特定販売を行うことについて広告をするときは、第一類医薬品、指定第二類医薬品、第二類医薬品、第三類医薬品及び薬局製造販売医薬品の区分ごとに表示すること。

四　特定販売を行うことについてインターネットを利用して広告をするときは、都道府県知事及び厚生労働大臣が容易に閲覧することができるホームページで行うこと。

(医薬品、医薬部外品及び化粧品の製造販売業者の遵守事項)
施行規則第 92 条の 3

薬局製造販売医薬品の製造販売業者である薬局開設者は、当該薬局以外の薬局開設者又は医薬品の製造販売業者、製造業者若しくは販売業者に対して、薬局製造販売医薬品を販売し、又は授与してはならない。

(薬局製造販売医薬品の製造業者の遵守事項)
施行規則第 96 条の 2

薬局製造販売医薬品の製造業者である薬局開設者は、当該薬局で調剤に従事する薬剤師に当該薬局における設備及び器具をもつて、薬局製造販売医薬品を製造させなければならない。

2　薬局製造販売医薬品の製造業者である薬局開設者は、当該薬局以外の医薬品の製造販売業者又は製造業者に対して、薬局製造販売医薬品を販売し、又は授与してはならない。

(薬局医薬品の販売等)
施行規則第 158 条の 7

薬局開設者は、法第 36 条の 3 第 1 項の規定により、薬局医薬品につき、次に掲げる方法により、その薬局において医薬品の販売又は授与に従事する薬剤師に販売させ、又は授与させなければならない。

一　当該薬局医薬品を購入し、又は譲り受けようとする者が、当該薬局医薬品を使用しようとする者であることを確認させること。この場合において、当該薬局医薬品を購入し、又は譲り受けようとする者が、当該薬局医薬品を使用しようとする者でない場合は、当該者が法第 36 条の 3 第 2 項に規定する薬剤師等である場合を除き、同項の正当な理由の有無を確認させること。

二　当該薬局医薬品を購入し、又は譲り受けようとする者及び当該薬局医薬品を使用しようとする者の他の薬局開設者からの当該薬局医薬品の購入又は譲受けの状況を確認させること。

三　前号の規定により確認した事項を勘案し、適正な使用のために必要と認められる数量に限り、販売し、又は授与させること。

四　法第36条の4第1項の規定による情報の提供及び指導を受けた者が当該情報の提供及び指導の内容を理解したこと並びに質問がないことを確認した後に、販売し、又は授与させること。

五　当該薬局医薬品を購入し、又は譲り受けようとする者から相談があつた場合には、法第36条の4第4項の規定による情報の提供又は指導を行つた後に、当該薬局医薬品を販売し、又は授与させること。

六　当該薬局医薬品を販売し、又は授与した薬剤師の氏名、当該薬局の名称及び当該薬局の電話番号その他連絡先を、当該薬局医薬品を購入し、又は譲り受けようとする者に伝えさせること。

(薬局医薬品に係る情報提供及び指導の方法等)

施行規則第158条の8

薬局開設者は、法第36条の4第1項の規定による情報の提供及び指導を、次に掲げる方法により、その薬局において医薬品の販売又は授与に従事する薬剤師に行わせなければならない。

一　当該薬局内の情報の提供及び指導を行う場所（薬局等構造設備規則第1条第1項第12号に規定する情報を提供し、及び指導を行うための設備がある場所をいう。）において行わせること。

二　当該薬局医薬品の用法、用量、使用上の注意、当該薬局医薬品との併用を避けるべき医薬品その他の当該薬局医薬品の適正な使用のために必要な情報を、当該薬局医薬品を購入し、若しくは譲り受けようとする者又は当該薬局医薬品を使用しようとする者の状況に応じて個別に提供させ、及び必要な指導を行わせること。

三　当該薬局医薬品の副作用その他の事由によるものと疑われる症状が発生した場合の対応について説明させること。

四　情報の提供及び指導を受けた者が当該情報の提供及び指導の内容を理解したこと並びに質問の有無について確認させること。

五　必要に応じて、当該薬局医薬品に代えて他の医薬品の使用を勧めさせること。

六　必要に応じて、医師又は歯科医師の診断を受けることを勧めさせること。

七　当該情報の提供及び指導を行つた薬剤師の氏名を伝えさせること。

2　法第36条の4第1項の厚生労働省令で定める事項は、次のとおりとする。

一　当該薬局医薬品の名称

二　当該薬局医薬品の有効成分の名称及びその分量

三　当該薬局医薬品の用法及び用量

四　当該薬局医薬品の効能又は効果

五　当該薬局医薬品に係る使用上の注意のうち、保健衛生上の危害の発生を防止するために必要な事項

六　その他当該薬局医薬品を販売し、又は授与する薬剤師がその適正な使用のために必要と判断する事項

3　法第36条の4第1項の厚生労働省令で定める方法は、同項に規定する電磁的記録に記録された事項を紙面又は出力装置の映像面に表示する方法とする。

4　法第36条の4第2項の厚生労働省令で定める事項は、次のとおりとする。

一　年齢

二　他の薬剤又は医薬品の使用の状況

三　性別

四　症状

五　前号の症状に関して医師又は歯科医師の診断を受けたか否かの別及び診断を受けたことがある場合にはその診断の内容

六　現にかかつている他の疾病がある場合は、その病名

七　妊娠しているか否かの別及び妊娠中である場合は妊娠週数

八　授乳しているか否かの別

九　当該薬局医薬品に係る購入、譲受け又は使用の経験の有無

十　調剤された薬剤又は医薬品の副作用その他の事由によると疑われる疾病にかかつたことがあるか否かの別並びにかかつたことがある場合はその症状、その時期、当該薬剤又は医薬品の名称、有効成分、服用した量及び服用の状況

十一　その他法第36条の4第1項の規定による情報の提供及び指導を行うために確認が必要な事項

施行規則第158条の9

薬局開設者は、法第36条の4第4項の規定による情報の提供又は指導を、次に掲げる方法により、その薬局において医薬品の販売又は授与に従事する薬剤師に行わせなければならない。

一　当該薬局医薬品の使用に当たり保健衛生上の危害の発生を防止するために必要な事項について説明を行わせること。

二　当該薬局医薬品の用法、用量、使用上の注意、当該薬局医薬品との併用を避けるべき医薬品その他の当該薬局医薬品の適正な使用のために必要な情報を、その薬局において当該薬局医薬品を購入し、若しくは譲り受けようとする者又はその薬局において当該薬局医薬品を購入し、若しくは譲り受けた者若しくはこれらの者によつて購入され、若しくは譲り受けられた当該薬局医薬品を使用する者の状況に応じて個別に提供させ、又は必要な指導を行わせること。

三　必要に応じて、当該薬局医薬品に代えて他の医薬品の使用を勧めさせること。

四　必要に応じて、医師又は歯科医師の診断を受けることを勧めさせること。

五　当該情報の提供又は指導を行つた薬剤師の氏名を伝えさせること。

（薬局製造販売医薬品の特例）
施行規則第158条の10

薬局開設者がその薬局において薬局製造販売医薬品（毒薬及び劇薬であるものを除く。第3項において同じ。）を販売し、又は授与する場合について第158条の7（第4号から第6号までに係る部分に限る。）、第158条の8第1項（第5号に係る部分を除く。）及び第4項並びに第158条の9（第3号に係る部分を除く。）の規定を適用する場合においては、第158条の7第4号中「提供及び指導」とあるのは「提供」と、「並びに」とあるのは「及び」と、同条第5号中「提供又は指導」とあるのは「提供」と、第158条の8第1項各号列記以外の部分中「提供及び指導」とあるのは「提供」と、同項第1号中「提供及び指導」とあるのは「提供」と、「提供し、及び指導を行う」とあるのは「提供する」と、「ある場所」とあるのは「ある場所又は特定販売を行う場合にあつては、当該薬局内の場所」と、同項第2号中「提供させ、及び必要な指導を行わせる」とあるのは「提供させる」と、同項第4号中「提供及び指導」とあるのは「提供」と、「並びに」とあるのは「及び」と、同項第7号及び同条第4項第11号中「提供及び指導」とあるのは「提供」と、第158条の9各号列記以外の部分中「提供又は指導」とあるのは「提供」と、同条第2号中「提供させ、又は必要な指導を行わせる」とあるのは「提供させる」と、同条第5号中「提供又は指導」とあるのは「提供」とする。

2　前項に規定する場合については、第158条の7（第1号から第3号までに係る部分に限る。）、第

158条の8第1項（第5号に係る部分に限る。）及び第158条の9（第3号に係る部分に限る。）の規定を適用しない。

3　薬局開設者は、薬局製造販売医薬品の特定販売を行う場合においては、当該薬局製造販売医薬品を購入し、若しくは譲り受けようとする者又は当該薬局製造販売医薬品を購入し、若しくは譲り受けた者若しくはこれらの者によつて購入され、若しくは譲り受けられた当該薬局製造販売医薬品を使用する者が令第74条の2第1項の規定により読み替えて適用される法第36条の4第4項の規定による情報の提供を対面又は電話により行うことを希望する場合は、その薬局において医薬品の販売又は授与に従事する薬剤師に、対面又は電話により、当該情報の提供を行わせなければならない。

表 3-1.

薬局製剤製造販売業許可申請書

薬局の名称				
薬局の所在地				
許可の種類				
総括製造販売責任者	氏名		資格	
	住所			
申請者（法人にあっては、その業務を行う役員を含む。）の欠格条項	(1)法第75条第１項の規定により許可を取り消されたこと			
	(2)法第75条の２第１項の規定により登録を取り消されたこと			
	(3)禁錮以上の刑に処せられたこと			
	(4)薬事に関する法令又はこれに基づく処分に違反したこと			
	(5)後見開始の審判を受けていること			
備考				

上記により、薬局製剤の製造販売業の許可を申請します。

年　月　日

住　所（法人にあっては、主たる事務所の所在地）

氏　名（法人にあっては、名称及び代表者の氏名）　㊞

知事　　殿

表 3-2.

薬局製剤製造販売業許可更新申請書

許可番号及び年月日				
薬局の名称				
薬局の所在地				
許可の種類				
総括製造販売責任者	氏名		資格	
	住所			
申請者（法人にあっては、その業務を行う役員を含む。）の欠格条項	(1)法第75条第1項の規定により許可を取り消されたこと			
	(2)法第75条の2第1項の規定により登録を取り消されたこと			
	(3)禁錮以上の刑に処せられたこと			
	(4)薬事に関する法令又はこれに基づく処分に違反したこと			
	(5)後見開始の審判を受けていること			
備考				

上記により、薬局製剤の製造販売業の許可の更新を申請します。

年　月　日

住　所（法人にあっては、主たる事務所の所在地）

氏　名（法人にあっては、名称及び代表者の氏名）　㊞

知事　　　　殿

A—30

表 3-3.

薬局製剤製造業許可申請書

<table>
<tr><td colspan="2">薬局の名称</td><td colspan="3"></td></tr>
<tr><td colspan="2">薬局の所在地</td><td colspan="3"></td></tr>
<tr><td colspan="2">許可の区分</td><td colspan="3"></td></tr>
<tr><td colspan="2">薬局の構造設備の概要</td><td colspan="3"></td></tr>
<tr><td rowspan="2">管理者</td><td>氏名</td><td></td><td>資格</td><td></td></tr>
<tr><td>住所</td><td colspan="3"></td></tr>
<tr><td rowspan="5">申請者（法人にあっては、その業務を行う役員を含む。）の欠格条項</td><td>(1)法第75条第1項の規定により許可を取り消されたこと</td><td colspan="3"></td></tr>
<tr><td>(2)法第75条の2第1項の規定により登録を取り消されたこと</td><td colspan="3"></td></tr>
<tr><td>(3)禁錮以上の刑に処せられたこと</td><td colspan="3"></td></tr>
<tr><td>(4)薬事に関する法令又はこれに基づく処分に違反したこと</td><td colspan="3"></td></tr>
<tr><td>(5)後見開始の審判を受けていること</td><td colspan="3"></td></tr>
<tr><td colspan="2">備考</td><td colspan="3"></td></tr>
</table>

上記により、薬局製剤の製造業の許可を申請します。

年　月　日

住　所（法人にあっては、主たる事務所の所在地）

氏　名（法人にあっては、名称及び代表者の氏名）　㊞

知事　　　殿

表 3-4.

薬局製剤製造業許可更新申請書

許可番号及び年月日				
薬局の名称				
薬局の所在地				
許可の区分				
薬局の構造設備の概要				
管理者	氏名		資格	
	住所			
申請者（法人にあっては、その業務を行う役員を含む。）	(1)法第75条第1項の規定により許可を取り消されたこと			
	(2)法第75条の2第1項の規定により登録を取り消されたこと			
	(3)禁錮以上の刑に処せられたこと			
	(4)薬事に関する法令又はこれに基づく処分に違反したこと			
	(5)後見開始の審判を受けていること			
備考				

上記により、薬局製剤の製造業の許可の更新を申請します。

年　月　日

住　所（法人にあっては、主たる事務所の所在地）

氏　名（法人にあっては、名称及び代表者の氏名）　㊞

知事　　　　殿

表 3-5.（1）

薬局製剤製造販売承認申請書

名称					
名称	一般的名称				
名称	販売名	別紙のとおり			
成分及び分量又は本質		薬局製剤指針による			
製造方法		同　上			
用法及び用量		同　上			
効能又は効果		同　上			
貯蔵方法及び有効期間		同　上			
規格及び試験方法		同　上			
製造販売する品目の製造所	名称		所在地	許可区分又は認定区分	許可番号又は認定番号
原薬の製造所	名称		所在地	許可区分又は認定区分	許可番号又は認定番号
備考					

上記により、薬局製剤の製造販売の承認を申請します。

年　月　日

住　所（法人にあっては、主たる事務所の所在地）

氏　名（法人にあっては、名称及び代表者の氏名）　㊞

知事　　　　殿

表 3-5. (2)

別　紙

一連番号	薬局製剤指針による処方番号	左記品目の販売名
1	催眠鎮静薬1—①	○○薬局　催眠剤1号A
2	催眠鎮静薬2—①	〃　鎮静剤1号A
3	催眠鎮静薬3—①	〃　催眠剤2号A
4	鎮暈薬1—①	〃　よい止め1号
5	解熱鎮痛薬1—②	〃　解熱鎮痛剤1号A
6	解熱鎮痛薬2—③	〃　解熱鎮痛剤8号A
7	解熱鎮痛薬4—②	〃　解熱鎮痛剤9号
8	かぜ薬1—②	〃　感冒剤1号A
9	かぜ薬6—①	〃　こども感冒剤1号A
10	解熱鎮痛薬6—②	〃　解熱鎮痛剤5号A
⋮	⋮	⋮

表 3-6. ⑴様式第二十三（第四十六条関係）

収入印紙

医薬品
医薬部外品　製造販売承認事項一部変更承認申請書
化粧品

承認番号				承認年月日	
名称	一般的名称				
	販売名				
成分及び分量又は本質					
製造方法					
用法及び用量					
効能又は効果					
貯蔵方法及び有効期間					
規格及び試験方法					
製造販売する品目の製造所	名称	所在地	許可区分又は認定区分	許可番号又は認定番号	
原薬の製造所	名称	所在地	許可区分又は認定区分	許可番号又は認定番号	
備考					

上記により、医薬品／医薬部外品／化粧品の製造販売の承認事項の一部変更の承認を申請します。

年　月　日

住　所（法人にあつては、主たる事務所の所在地）
氏　名（法人にあつては、名称及び代表者の氏名）　㊞

厚生労働大臣
都道府県知事　　殿
保健所設置市市長
特別区区長

（注意）
1　用紙の大きさは、日本工業規格Ａ４とすること。
2　この申請書は、厚生労働大臣に提出する場合にあつては正本１通及び副本２通、都道府県知事、保健所を設置する市の市長又は特別区の区長に提出する場合にあつては正副２通提出すること。
3　字は、墨、インク等を用い、楷書ではっきりと書くこと。
4　収入印紙は、令第80条第１項第１号及び第２項第５号に規定する医薬品並びに同号に規定する厚生労働大臣の指定する医薬部外品の承認事項の一部変更の承認の申請書以外の申請書の正本にのみはり、消印をしないこと。
5　変更のない事項については、「変更なし」と記載すること。

表 3-6. ⑵様式第二十四（第四十八条関係）

収　入 印　紙

医　薬　品
医薬部外品　製造販売承認事項軽微変更届書
化　粧　品

承認番号			承認年月日	
名称	一般的名称			
	販売名			
変更内容	事項	変更前	変更後	
変更年月日				
変更理由				
備考				

上記により、医　薬　品／医薬部外品／化　粧　品　の製造販売の承認事項の軽微な変更の届出をします。

年　月　日

住　所（法人にあっては、主たる事務所の所在地）

氏　名（法人にあっては、名称及び代表者の氏名）　㊞

独立行政法人医薬品医療機器総合機構理事長
都道府県知事　殿
保健所設置市市長
特別区区長

（注意）

1　用紙の大きさは、日本工業規格Ａ４とすること。
2　この届書は、正副２通提出すること。
3　字は、墨、インク等を用い、楷書ではっきりと書くこと。

表 3-7.

承認整理届書

平成　　年　　月　　日

知　　事殿

住　所（法人にあっては、主たる事務所の所在地）

氏　名（法人にあっては、名称及び代表者の氏名）　㊞

下記品目については、今後製造販売することがないので、その製造承認の整理につきお取り計らい願います。

一連番号	販売名	承認番号	承認年月日	参考
63	○○薬局 フェバリン・マグネシア散	(　　) 第　　号	平成○年○月○日	
		(　　) 第　　号		
		(　　) 第　　号		
		(　　) 第　　号		
		(　　) 第　　号		
		(　　) 第　　号		
		(　　) 第　　号		
		(　　) 第　　号		
		(　　) 第　　号		
		(　　) 第　　号		
備考				

4 一般的調製法

1） 一般的調製法の概説

一般製薬会社において、製造所における医薬品の品質管理については、「医薬品及び医薬部外品の製造管理及び品質管理の基準に関する省令（以下、GMP 省令)」によって厳密に規定されている。

GMP は Good Manufacturing Practice の略語で、品質のよい医薬品を製造するための実施基準というべきものである。1963 年にアメリカで制定され、その後 WHO が、これに相当する Good Practice in the Manufacture and Quality Control of Drugs を作成し、これを加盟各国が採択するよう勧告した。

わが国では、1974 年（昭和 49 年 9 月 14 日）に GMP 省令が制定され、医薬品の原料から製造、包装、表示、出荷までのすべての段階で、品質管理のうえで厳重に守るべきものを広い範囲で規定している。

薬局製剤は、医薬品医療機器等法施行令第 20 条の規定により GMP 省令の適用外ではあるが、薬局製剤においても品質の確保に万全を期す必要がある。このことを念頭において、薬局において製剤過誤を防ぎ、品質のよい製剤を製造するための主な注意事項を列記すると、次のとおりである（なお、薬局製剤は薬局製剤指針で認められた品目のみ製造可能である)。

（1） 製剤上の一般的注意事項

1）製剤の剤形は、多種類にわたっているので、同一室内で種々の製剤を製造する場合は、異物の混入、細菌等の汚染に十分に注意すること。
2）室内の清潔の保持、整理整頓を行うこと。
3）使用機器類は清浄なものを用い、必要がある場合は無菌のものを使用すること。
4）原料医薬品は一定基準以上の品質を有し、適正に保管されたものであること。
5）同一人が同時に 2 種以上の製剤製造を行わないこと。
6）配合される医薬品の性状、薬理作用、用量、配合理由等を十分に理解しておくこと。
7）製品の安定性、安全性、均質性を保持するように配慮すること。
8）1 回の製造量は、使用量と製品の安定性を考慮して決定すること。
9）製品容器には、製品名、劇薬等の区分、用法・用量、製造年月日、製造者名の他、必要に応じロット番号、有効期限、保存方法、使用上の注意等を表示すること。
10）製品容器は、それぞれの材質に応じた検査を行い、主薬等の変質と関連のないものを選定すること。
11）製品については、それぞれに応じた化学試験、物理試験等を行うこと。
12）製品ごとの製剤カードを作成し、かつ製剤記録を明確にすること。
13）「デンプン、乳糖水和物又はこれらの混合物」について

1．デンプンは、局方にコメデンプン、コムギデンプン、トウモロコシデンプン、バレイショデンプンが収載されている。そのいずれを使用してもよいが、散剤の場合は、トウモロコシデンプン又はバレイショデンプンを使用する。コメデンプンは、最も粒子が細かいので外用散剤に適している。バレイショデンプンは、粒子が大きく吸湿力も大きい。流動性の点で、トウモロコシデンプンが内

用散剤に適している。製剤に際しては、乾燥器中で60℃、4～5時間乾燥し、更に80℃で1時間乾燥すると含水量は5％以下になる。

デンプンのみを賦形剤に用いることは、上記のいずれかに特定し品質を一定に保つ必要がある。製剤記録にも記録を残さねばならない。

2．乳糖水和物は、粉末、結晶、細粒があるが、製剤に際してはそのいずれかを特定しておかなければならない。乳糖水和物のみ使用するときは、末：結晶＝1：1が流動性最適である。

3．これらの混合物を用いるときは、混合割合によって流動性が異なるが、乳糖水和物：デンプン＝6：4が流動性良好である。この場合も、デンプン、乳糖水和物の種類及び配合比率は特定し、常に同じ品質のものを使用する。

以上、1、2、3のいずれかを賦形剤として使用してよいが、薬局にて、製剤ごとに常に特定したものを用いて製剤することが大切である。

また、薬局製造販売医薬品の製造業は医薬品の製造にあたり、次に掲げる事項を守り調製することが義務づけられている。すなわち、日本薬局方に収載されている「通則」、「製剤総則」、「一般試験法」、「生薬総則」を準用して調製することが規定されており、また、使用器具も法定備品を用いて製造調製し、試験することが義務づけられている。

たとえば、「製造方法」の項目に「散剤の製法により製する」とあるのは、日本薬局方製剤総則の散剤の規定に適合するように調製することである。また、「成分及び分量又は本質」の項目に微末、細末と規定のあるものは、通則19. に示されているように、その大きさに適合したふるいを通すことが規定されている。

日本薬局方製剤総則中の製剤通則は、製剤上の一般的必要事項並びに注意事項をまとめたもので、この規定を守って製剤を行わなければならない。

（2） 製剤通則（16局 ［1］製剤総則）

（1） 製剤通則は、製剤全般に共通する事項を記載する。

（2） 剤形は、［2］製剤各条において、主に投与経路及び適用部位別に分類し、更に製剤の形状、機能、特性から細分類する。

なお、主として生薬を原料とする製剤は、［3］生薬関連製剤各条に記載する。

（3） 製剤各条及び生薬関連製剤各条は、広く、一般に用いられている剤形を示したものであり、これら以外の剤形についても、必要に応じて、適切な剤形とすることができる。例えば、投与経路と製剤各条の剤形名などを組み合わせることにより、形状又は用途などに適した剤形名を使用することができる。

（4） 製剤各条及び生薬関連製剤各条においては、剤形に応じた製剤特性を規定する。製剤特性は、適切な試験により確認する。

（5） 製剤には、薬効の発現時間の調節や副作用の低減を図る目的で、有効成分の放出速度を調節する機能を付与することができる。放出速度を調節した製剤は、適切な放出特性を有する。

また、放出速度を調節した製剤に添付する文書及びその直接の容器又は直接の被包には、通例、付与した機能に対応した記載を行う。

（6） 添加剤は、製剤に含まれる有効成分以外の物質で、有効成分及び製剤の有用性を高める、製剤化を容易にする、品質の安定化を図る、又は使用性を向上させるなどの目的で用いられる。製剤には、必要に応じて、適切な添加剤を加えることができる。ただし、用いる添加剤はその製剤の投与量において薬理作用を示さず、無害でなければならない。また、添加剤は有効成分の治療効果を妨げるものであってはならない。

（7） 製剤の製造などに用いられる精製水は「精製水」及び「精製水（容器入り）」を示し、注射用水は「注射用水」及び「注射用水（容器入り）」を示す。

製剤に用いる植物油とは、医薬品各条に収載する植物性脂肪油中、通例、食用に供するものをいう。また、単にデンプンと記載するときは、別に規定するもののほか、医薬品各条に収載する各種デンプンのいずれを用いてもよい。

なお、vol%を規定したエタノールとは、エタノールをとり、精製水又は注射用水を加え、規定のvol%に調整したものである。

（8） 非無菌製剤であっても、微生物による汚染や増殖を避け、必要に応じて、微生物限度試験法 *〈4.05〉* を適用する。

（9） 製剤均一性試験法のうちの含量均一性試験及び溶出試験法は、生薬又は生薬関連製剤を原料とする製剤中の生薬成分については適用されない。

(10) 製剤の容器・包装は、製剤の品質確保と共に、適正な使用及び投与時の安全確保に適したものとする。空気中の酸素などから製剤の品質を保護するために、脱酸素剤を装てんすることや、容器などに低気体透過性の材料を用いることができる。

湿気が品質に影響を与えるおそれのある製剤では、乾燥剤を装てんすることや、容器などに水分透過の少ない材料を用いるなどの防湿包装とすることができる。

また、水分の蒸散により品質が変化するおそれのある製剤では、容器などに低水蒸気透過性の材料を用いることができる。

一回使用量ずつ包装したものは分包品と称する。

(11) 製剤は、別に規定するもののほか、室温で保存する。製剤の品質に光が影響を与える場合、遮光して保存する。

2） 剤形別一般的調製法

A　散剤、顆粒剤

A. 1-1　散剤の定義（16局製剤総則　[2] 製剤各条1. 4）

（1） 散剤は、経口投与する粉末状の製剤である。

（2） 本剤を製するには、通例、有効成分に賦形剤又はそのほかの添加剤を加えて混和して均質とする。

（3） 本剤の分包品は、別に規定するもののほか、製剤均一性試験法 *〈6.02〉* に適合する。

（4） 本剤は、別に規定するもののほか、溶出試験法 *〈6.10〉* に適合する。

（5） 本剤に用いる容器は、通例、密閉容器とする。製剤の品質に湿気が影響を与える場合は、防湿性の容器を用いるか、又は防湿性の包装を施す。

A. 1-2　顆粒剤の定義（16局製剤総則　[2] 製剤各条1. 3）

（1） 顆粒剤は、経口投与する粒状に造粒した製剤である。本剤には、発泡顆粒剤が含まれる。

（2） 本剤を製するには、通例、次の方法による。必要に応じて、剤皮を施す。また、適切な方法により、徐放性顆粒剤又は腸溶性顆粒剤とすることができる。

（ⅰ）粉末状の有効成分に賦形剤、結合剤、崩壊剤又はそのほかの添加剤を加えて混和して均質にした後、適切な方法により粒状とする。

（ⅱ）あらかじめ粒状に製した有効成分に賦形剤などの添加剤を加えて混和し、均質とする。

（ⅲ）あらかじめ粒状に製した有効成分に賦形剤などの添加剤を加えて混和し、適切な方法により粒状とする。

（3） 製剤の粒度の試験法 *〈6. 03〉* を行うとき、18 号（850 µm）ふるいを全量通過し、30 号（500 µm）ふるいに残留するものは全量の 10％以下のものを細粒剤と称することができる。

（4） 本剤の分包品は、別に規定するもののほか、製剤均一性試験法 *〈6. 02〉* に適合する。

（5） 本剤は、別に規定するもののほか、溶出試験法 *〈6. 10〉* 又は崩壊試験法 *〈6. 09〉* に適合する。
ただし、発泡顆粒剤のうち溶解させる製剤には適用しない。また、製剤の粒度の試験法 *〈6. 03〉* に準じてふるうとき、30 号（500 µm）ふるいに残留するものが 10％以下のものには崩壊試験法を適用しない。

（6） 本剤のうち、微粒状に造粒したもの（製剤の粒度の試験法 *〈6. 03〉* を行うとき、18 号（850 µm）ふるいを全量通過し、30 号（500 µm）ふるいに残留するものは全量の 5％以下のもの）を散剤と称することができる。

（7） 本剤に用いる容器は、通例、密閉容器とする。製剤の品質に湿気が影響を与える場合は、防湿性の容器を用いるか、又は防湿性の包装を施す。

散剤は、粒子径が 850 µm 以下の粉体であり、使用目的により内用散剤と外用散剤とに分けられるが、調製法に関してはほとんど同じであるので、内用散剤を中心に述べる。

散剤は、15 局で「医薬品を粉末又は微粒状に製したもの」と規定されていたが、「微粒状」が削除され、「経口投与する粉末状の製剤」と定義された。併せて、これまで散剤に設定されていた粒度の規格「製剤の粒度の試験 *〈6. 03〉* を行うとき、18 号（850 µm）ふるいを全量通過し、30 号（500 µm）ふるいに残留するものは全量の 5％以下である」も削除された。

11 局より、散剤に規定されていた細粒剤は、16 局では散剤に包括された。

15 局の顆粒剤の定義には、粒度の規格として「製剤の粒度の試験 *〈6. 03〉* を行うとき、10 号（1700 µm）ふるいを全量通過し、12 号（1400 µm）ふるいに残留するものは全量 5％以下であり、また 42 号（355 µm）ふるいに残留するものは全量の 15％以下である」があったが、16 局より粒度の規格は削除され、「粒状に造粒した製剤」全般を包括することとなった。また、16 局において顆粒剤は、「微粒状に造粒したもの（製剤の粒度の試験法 *〈6. 03〉* を行うとき、18 号（850 µm）ふるいを全量通過し、30 号（500 µm）ふるいに残留するものは全量の 5％以下のもの）を散剤と称することができる」と規定され、微粒状であっても造粒したものは全て顆粒剤に分類し、併せて従来の散剤の規格に合致するものは、散剤と称することができるようになった。

A．2 一般的調製法

散剤の調製は、日本薬局方の製剤総則における製剤通則、一般試験法、散剤の定義等の記載事項を守り、原料の選定、器具の選択、秤量、混和、分割分包、保管管理、包装等に十分に注意して調製することが必要である。

薬局製剤を行う場合の 1 回の調製量は、一般に 100 g～ 2 kg 程度の少量であり、簡単な器具を使用して調製することができるが、常に品質のよい均質な製品でなければならない。すなわち、製品は常に正しい成分を含んだ同じ医薬品であることが求められるので、原料の取り違い等の製剤過誤を絶対に起こさないこと、また、理由もなく賦形剤や添加剤を変更しないことが必要である。

このような過誤を防止するために製剤カードあるいは製剤メモを作成し、秤量ごとの原料医薬品のチェックを行い、その製剤記録を保存する必要がある。また、製品は異物や細菌等の汚染を受けない純度の高いものでなければならないので、使用器具類は清浄なものを用い、清潔な環境の中で調製することが必要である。更に、製品は有効成分の正確な量を常に含有していることが必要であるため、原料を18号ふるい（細末は100号、微末は200号）で篩過し、正確に秤量し、混和を十分に行い、有効成分を均一に分布させなければならない（15局において、散剤に規定されていた粒度規格に関する200号（75 μm）ふるいの記載は、16局では削除されているが、薬局製剤を調製する上で、製剤の粒度を揃えるために、粒子に応じたふるいを使用することは望ましいと考える）。分割分包も誤差を生じないように注意し、薬包紙あるいは分包紙は製品の安定性を考慮して、適切なものを選択する必要がある。パッケージも保存期間等を考慮し防湿性の高いものが望ましい。

A．3　原　　料

原料医薬品は、品質のよいもの、適正に保管されたものであることの他に、製剤の操作が容易なもの、あるいは混和等の操作で均質に混和できやすい原料を選択すべきである。原料医薬品の形状の種類には、結晶、粉末、細粒等があり、各製剤により適宜使い分けることが必要である。

A．3-1　細　粒　剤

粉末状の散剤の取り扱い上の欠点である飛散性、付着性、集合性等を改善して、調剤や製剤上の操作を容易にするためにつくられた剤形で、9局から新たに「細粒剤」として規定されていたが、11局から散剤に包括された。しかし、再度製剤の定義が見直されて、16局では、顆粒剤が「粒状に造粒された製剤」と定義されたことから、細粒剤も含めた造粒散剤は全て顆粒剤に包括された。

15局において細粒剤は、散剤に「製剤の粒度の試験〈*6.03*〉を行うとき、18号（850 μm）ふるいを全量通過し、30号（500 μm）ふるいに残留するものは全量の5％以下である。本剤のうち、200号（75 μm）ふるいを通過するものが全量の10％以下のものを細粒と称することができる」と規定されていた。しかし、16局では、顆粒剤に「製剤の粒度の試験〈*6.03*〉を行うとき、18号（850 μm）ふるいを全量通過し、30号（500 μm）ふるいに残留するものは全量の10％以下のものを細粒剤と称することができる」と規定され、粒度の下限規格「200号（75 μm）ふるいを通過するものが全量の10％以下」が廃止された。

細粒剤の物理的性質は、安息角の値が30〜45°、逃飛率が30％以下、集合率が10％以下である場合が多く、粉末状の散剤のように器具に付着したり、微粉末が舞い上がらない等の長所をもっている。しかし、粉末散剤と細粒剤あるいは細粒剤相互の混合においては、不完全混合や粒子の分離等が起こることもあるので注意が必要である。

A．3-2　原料の吸湿

原料医薬品のうちで含水量が大きく変化するものは、デンプンである。また、生薬粉末も空気中に放置すると空気中の湿度によって含水量が増減するので、注意が必要である。賦形剤のデンプン、乳糖水和物等は低温で乾燥してから使用するのが望ましいが、そうでない場合は吸湿に注意して保管管理を行う。また、その他の吸湿性医薬品においても同様に適切に保管管理されたものを選定し、吸湿に注意すべきである。

A．3-3　医薬品の使用期限

原料医薬品には、ジアスターゼやパンクレアチン等のように使用期限のあるものがあるので、薬局製造販売医薬品の製造にあたっては失活した原料を用いないように注意し、できるだけ使用期限の長いものを使用すべきである。また、製剤により使用期限が決められているものもあるので、注意する。

A．4 器　具

乳鉢・乳棒、ふるい、スパーテル等の操作器具は、洗浄、乾燥したものを製剤ごとに取りかえて使用する。また、その他の器具も清潔な状態で使用する。製剤器具類は、調製量によって多少の相違があるので、100 g 前後の場合と 1,000 g 前後の場合について述べる。

(1) 調製量が 100 g 前後の場合

上皿天秤：感量 100 mg、秤量 100 g〔自動上皿天秤：感量 100 mg、秤量 100 g。自動上皿天秤：感量 200 mg、秤量 240 g 等が便利である。〕、また、原料医薬品が微量で正確な秤量を必要とする場合は、感量 10 mg の天秤を使用する。磁製乳鉢・乳棒 210 mm、局方ふるい（直径 240 mm、50 号、100 号、200 号)、スパーテル、硫酸紙、秤量紙等。

(2) 調製量が 1,000 g 前後の場合

上皿手動バカリ：感量 0.5 g、秤量 1 kg（手動バカリでなくザートリウス、メトラー等の自動上皿天秤で最大秤量 1,500 g、最終読取値 0.1 g 程度のものがあると便利である。)、磁製乳鉢・乳棒 360 mm、JIS ステンレス製ふるい（18 号、100 号)、スパーテル、硫酸紙、秤量紙等。

A．5 粉　砕

原料医薬品を微細に粉砕することは、薬品を均一に混合するために重要であるばかりでなく、水に難溶性の医薬品では生物学的利用能 Bioavailability に関係する。

一般に、溶解速度は温度が一定であれば結晶が小さくなるほど大きくなるので、消化管からの吸収も大きくなり、血中濃度も高くなる。このように、結晶の大きさが薬効に影響を及ぼす場合があるので、原料医薬品の粉砕は常に一定の方法で行い、結晶の粒子径の大きさの変動を小さくすることが望ましい。

アセトアミノフェン、ブロモバレリル尿素等は、結晶が大きく 18 号ふるいを通過しにくいので、あらかじめ乳鉢と乳棒で粉砕してから用いる。また、粉砕し粒子径をそろえることは原料医薬品の均一混合にも重要である。

A．6 篩(し) 過

原料医薬品は、それぞれ 18 号、100 号、200 号のふるいで篩（し）過する。たとえば、トウモロコシデンプン、乳糖水和物（粉末）等は 200 号ふるいで、乳糖水和物（結晶)、重曹（結晶）等は 18 号ふるいで篩過する。金属の存在を嫌うアセトアミノフェン、アスピリン等が処方された場合は金属ふるいをさけ、ナイロン等のふるいで篩過することが望ましい。

医薬品は、まず粉砕し、次に篩過するのが順序であるが、医薬品の粒子が微細な場合には初めに篩過を行い、ふるい上に残存する粗粒につき粉砕を行う。製剤原料の中でアスピリン、ブロモバレリル尿素、アセトアミノフェン等を除き、大部分の医薬品は粒子が細かいので、初めに篩過を行った後、粗粒を粉砕し篩過する方が便利である。

また、篩過を行う際に、空気の乾燥する冬期においては、粒子径の比較的大きいアスピリンあるいは細粒剤等においては帯電して、製剤上非常に不都合であるので少量ずつ篩過を行った方がよい。

16 局通則 19 及び製剤総則 1．3．顆粒剤の項に規定する医薬品の切度、粉末度及びふるいの規格は表 4-1. のとおりである。

表4－1．医薬品の切度及び粉末度の名称とふるいの規格

ふ　る　い　番　号	4号	6.5号	8.6号	18号
ふるいの呼び寸法(μm)	4750	2800	2000	850
上のふるいを通ったものの名称	粗切	中切	細切	粗末
ふ　る　い　番　号	30号	50号	100号	200号
ふるいの呼び寸法(μm)	500	300	150	75
上のふるいを通ったものの名称		中末	細末	微末

A．7　秤　　量

はかり落とし、また、秤量違い等による製剤過誤を防ぐ意味で、製剤しようとするものの製剤メモをつくり、その都度、医薬品と量のチェックを行い秤量する。また、各医薬品を全部秤量後、全重量を秤量して再確認を行う（表4-2.）。

A．8　混　　和

製剤の場合は、やや大量の医薬品を混合するので、V型ミキサー等の混合機を用いるのが望ましいが、そうでない場合は、乳鉢に混合すべき原料を入れて混和し、次に18号のふるいを通す。この操作を5～6回くり返して行う。すなわち、乳鉢・乳棒のみでは良好な混合は得られないので、篩過による混合とを交互に操作し、完全な混合を行う必要がある。

また、混合に影響する因子として、粒子径の差異、密度の差異、粒子の形態、粒子の表面活性、配合比、装入率・装入方法、混合機の特性等があげられる。流動性のよい散剤、細粒剤の場合は、粒子径に差があると混合性が悪化する。しかし、付着凝集性のある微粉末の場合は、粒子径の差があっても混合性は良好である。乳糖水和物（粉末）と乳糖水和物（結晶）の場合、取り扱いやすさのうえからは、乳糖水和物（結晶）が乳糖水和物（粉末）より優れているが、他の医薬品と混ぜる場合、粒子径や密度に差のあるときは乳糖水和物（粉末）の方がよく混合する。したがって、流動性のよい散剤、細粒と同じ流動性のよいもので粒子径、密度の異なるものを混合する場合は、付着凝集性のある乳糖水和物（粉末）やトウモロコシデンプンを添加するとよく混合する。また、倍散等の賦形剤として乳糖水和物（結晶）に乳糖水和物（粉末）の10～20％を配合したものは、取り扱い上も容易で、他の医薬品との混合も良好である。

表4-2.　(例)　製剤メモ（№11 解熱鎮痛薬7-①　100日分）

薬品名	1日量	100日分	チェック	メーカー、Lot、秤取量
アセトアミノフェン	0.68 g	68 g	✓	(A社　Lot　A 103　38 g B社　Lot　B 100　30 g)
エテンザミド	1.02 g	102 g	✓	A社　Lot　XY 103　102 g
カフェイン	0.25 g	25 g	✓	C社　Lot　N 112　25 g
ブロモバレリル尿素	0.6 g	60 g	✓	K社　Lot　M 223　60 g
乳糖水和物	1.95 g	195 g	✓	A社　Lot　N 889　195 g
合計	4.5 g	450 g	✓	450 g

A. 9 分割・分包

少量の場合は手分割でもよいが、分割誤差を小さくするように注意が必要である。比較的大量の場合は合匙を用いるか、分包器による自動配分を行う。分包は昔から薬包紙が使われているが、防湿及び異物、細菌等の汚染を考慮した場合には、分包機を使用してセロファン、ラミネート、グラシン、ポリエチレン等の分包紙を用いた方がよい。分包機には、分割と分包がともに自動のものと、分割は合匙又は薬匙を用いて従来の方法と同じ方法で行い、包装のみが自動のものとがある。また、分割、包装を手動的に行う簡易分包器（岡大式等）等もある。

分割は、一般に合匙が繁用されており、合匙による分取量は、合匙にパラフィンを滴下して調整する。また、合匙は取り扱いが悪いと分割誤差を生じるので、操作にあたっては次のことに注意する。

(1)　合匙を使用する人は、できるだけ同一人にして、検量をできるだけ多くする。
(2)　合匙切りに対する合匙の傾斜を一定に保つように心がける。
(3)　容器中の散剤の量は20～80%に保つ。一般に、散剤の量が少なくなると分取量も少なくなる。

B　経口液剤、外用液剤

B. 1-1　経口液剤の定義（16局製剤総則［2］製剤各条1. 5）

（1）　経口液剤は、経口投与する、液状又は流動性のある粘稠なゲル状の製剤である。
本剤には、エリキシル剤、懸濁剤、乳剤及びリモナーデ剤が含まれる。
（2）　本剤を製するには、通例、有効成分に添加剤及び精製水を加え、混和して均質に溶解、又は乳化若しくは懸濁し、必要に応じて、ろ過する。
（3）　本剤のうち変質しやすいものは、用時調製する。
（4）　本剤の分包品は、別に規定するもののほか、製剤均一性試験法〈6.02〉に適合する。
（5）　本剤に用いる容器は、通例、気密容器とする。製剤の品質に水分の蒸散が影響を与える場合は、低水蒸気透過性の容器を用いるか、又は低水蒸気透過性の包装を施す。

B. 1-2　外用液剤の定義（16局製剤総則［2］製剤各条11. 2）

（1）　外用液剤は、皮膚（頭皮を含む）又は爪に塗布する液状の製剤である。
本剤には、リニメント剤及びローション剤が含まれる。
（2）　本剤を製するには、通例、有効成分に溶剤、添加剤などを加え、溶解、乳化又は懸濁し、必要に応じて、ろ過する。
本剤のうち、変質しやすいものは、用時調製する。

（3）　本剤の分包品は、乳化又は懸濁したものを除き、別に規定するもののほか、製剤均一性試験法〈6.02〉に適合する。

（4）　本剤に用いる容器は、通例、気密容器とする。製剤の品質に水分の蒸散が影響を与える場合は、低水蒸気透過性の容器を用いるか、又は低水蒸気透過性の包装を施す。

B．2　一般的調製法

液剤の調製は、日本薬局方製剤総則の製剤通則、一般試験法の記載事項を守り、原料の選定、器具の選択、秤量、混和・溶解、薬液のろ過、投薬びんの選択、保管管理等に十分に注意して調製することが必要である。

一般に液剤を調製するには、水又は熱湯をビーカー、熱湯計又は共栓シリンダーにとり、医薬品を加えて攪拌・溶解した後、水を加えて全量となし、ろ過して調製する。医薬品が液状の場合は容量 mL でとり、固体粉末の医薬品は重量 g でとる。医薬品によっては溶解の順序、方法を誤ると溶けにくくなるものがあるため注意が必要である。液剤の濃度は、固形医薬品を溶剤に溶かすときは W/V%（100 mL 中の医薬品含量 g）、液体医薬品を溶剤に溶かすときは vol%（100 mL 中の医薬品含量 mL）とする。

溶剤は常水、精製水、エタノール、グリセリン、植物油等が用いられる。常水は清浄な井戸水、泉水、水道水等で、いずれも新鮮なもので局方に適合するものを用いる。遊離塩素、鉄分を含む場合は、これらにより変化を受けるヨウ化カリウム、サリチル酸ナトリウム等には使用できない。いずれにしても常水は、微量の不純物を含むので液剤の溶剤としてあまり適当でない。最近は、精製水が繁用されている。精製水は新鮮なものを用いる。本品は微生物により汚染されていることがあるため、注意が必要である。また、無菌を必要とする点眼剤、注入剤、創傷洗浄剤等の溶剤には、滅菌精製水を用いる。

医薬品を溶解する場合には、溶解性を考えねばならない。これについて日本薬局方の通則には、次のように規定している。

溶　解　性（16 局通則　29）

性状の項において、溶解性を示す用語は次による。溶解性は、別に規定するもののほか、医薬品を固形の場合は粉末とした後、溶媒中に入れ、20 ± 5℃で 5 分ごとに強く 30 秒間振り混ぜるとき、30 分以内に溶ける度合をいう。

用　　語	溶質 1 g 又は 1 mL を溶かすに要する溶媒量
極めて溶けやすい	1 mL 未満
溶けやすい	1 mL 以上　10 mL 未満
やや溶けやすい	10 mL 以上　30 mL 未満
やや溶けにくい	30 mL 以上　100 mL 未満
溶けにくい	100 mL 以上　1000 mL 未満
極めて溶けにくい	1000 mL 以上　10000 mL 未満
ほとんど溶けない	10000 mL 以上

B．3　器　　具

上皿天秤（感量 100 mg、10 mg）、メートグラス、メスシリンダー、共栓シリンダー、ビーカー、ガラス棒、熱湯計、標準滴びん、液剤用乳鉢・乳棒、ミキサー、ガラス製ロート、ロート支持具、ろ紙、脱脂綿、ガーゼ、薬びん等。

B．4 溶　　解

B．4-1 粉　　砕

液剤用の乳鉢に医薬品をとり、粉砕して細末として溶剤に溶かすと速やかに溶ける。これは、医薬品の結晶粒子が小さくなればなるほど、その表面積が広がり、溶質と溶剤の接する面が大きくなるためである。溶剤に溶けにくい結晶、あるいは塊状の医薬品を速やかに溶解させるときに行う簡便法である。

B．4-2 攪拌、振とう

医薬品を溶剤に入れて攪拌、振とうすることにより、医薬品の溶解を速やかにする。攪拌は医薬品をビーカーあるいは熱湯計等の容器に入れ、溶媒を加えてからガラス棒等でかき混ぜる方法と攪拌器を用いる方法がある。

口攪拌器として便利なものにマグネチックスターラーがあり、100 mL 程度の少量の溶液から 3 L 程度の比較的大量の溶液の攪拌まで使用できるものがある。また、粘稠度の高い溶液にも使用できる。

この攪拌器は、図 4-1. に示すように電磁的に容器中に入れてある攪拌子（マグネット）を 200〜1200 rpm で回転させ溶液を攪拌する。攪拌子はポリエチレン、テフロン等で被覆してあるから耐水、耐薬品性で直接溶液の中に入れて使用できる。大量の液剤を調製するときは、攪拌翼をもった電動式攪拌器を使用する。

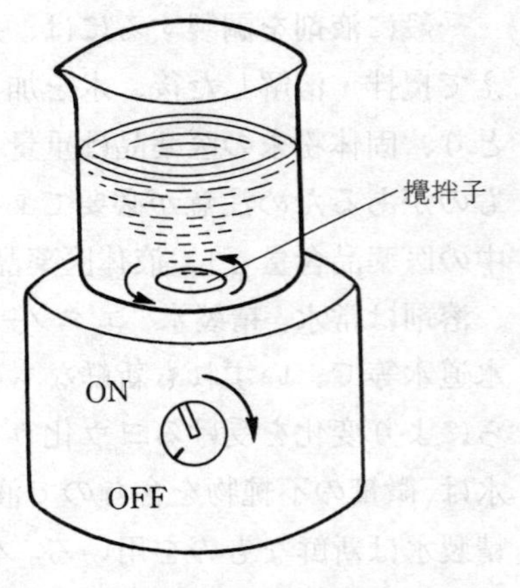

図 4-1. マグネチックスターラー

振とうによる場合は、比較的溶解しやすい医薬品を共栓シリンダー等に入れ、溶剤を加えて振とうして溶解する。

B．4-3 加　　熱

アクリノール等は温湯を使用すると溶けやすくなる。しかし、チオ硫酸ナトリウム、炭酸水素ナトリウム、プロテイン銀、アンモニウム塩等のように、加熱により分解する医薬品の場合は温湯の使用はさける。

B．4-4 循 環 溶 解

医薬品をガーゼ又はサラシ布の袋に入れて溶剤中の上部に懸垂させておく方法で、医薬品を溶かした液は比重の違いによって下方の新しい溶剤と入れかわり、次第に溶解していく。これを循環拡散溶解法といい、マーキュロクロム液やヨードチンキの調製法に用いられる。マーキュロクロム液は、マーキュロクロムの結晶を精製水に溶かして調製するが、溶解時にしばしば容器の底に付着して溶解に長時間を要するので、循環拡散溶解法により一昼夜放置して十分に溶解し、更に、不溶性水銀化合物やその他の不溶性物質を十分に析出沈殿させてからろ過して製する。

B．4-5 浮遊法・湿潤法

アラビアゴム、トラガント、カルメロースナトリウム（CMC-Na）、メチルセルロース（MC）等の膨潤性の大きな医薬品やプロテイン銀等に適用される溶解法である。プロテイン銀は溶剤に入れて攪拌したり、振とうしたりすると溶解前にあわだち、塊となってうまく調製することができないので、浮遊法により、溶剤の液面にプロテイン銀を散布し、かき混ぜないで放置して溶解する。この場合に容器はできるだけ口径の大きいものを用いる。アラビアゴム等も同様の方法で溶解する。しかし、急を要するときは湿潤法により、プロテイン銀はグリセリンを加えてねり混ぜ、泥状とした後、溶剤（ハッカ水、精製水）を徐々に加えて溶解する。また、アラビアゴム等は、水の所要量の ⅕～½ 量の熱湯に 20～30 分間浸して十分に膨潤させた後、かき混ぜながら精製水を徐々に加えて溶解する。

B．5　ろ　過

B．5-1　ろ紙によるろ過

ひだ付ろ紙を折ってろ過する。ろ紙は繊維がとれてろ液中に混入するおそれがあるので、溶剤でくり返し洗浄し、繊維くずの入らないように注意する。大量の溶液をろ過する場合には、ろ紙の先端が破れることがあるので、中心部を尖らせないようにする。ろ紙はろ過速度の比較的速いろ紙〔東洋ろ紙 No.4 A（約 1.5 μm）、No.131（約 2.5 μm）等〕がよい。また、筋目ロートを用いるとろ過が速くなる。

B．5-2　綿せんろ過

脱脂綿に精製水をしみこませ、薄くはがして２つに折って巻いていく。この場合、折り曲げた方を下にして中心部を固めにし、徐々に円錐状を形づくるように巻いてロートにはめ込む。ろ過速度は、一条の水流とならずに１滴１滴が分離して落下する程度にする。ろ紙と同様にろ液中に繊維の小片が出やすいので、精製水、溶剤で十分に洗浄してから薬液をろ過する。

B．5-3　ガラスフィルターによるろ過

ガラスフィルターは大量の溶液をろ過するのに用いられる。このフィルターはガラス粒子からなる多孔性の円板でロートに溶接してあり、吸引びんと接続して使用する。ろ過板の細孔の大きさにより No.1 から No.4 までである（表 4-3.）。一般には No.3、4が用いられるが、粘稠度の大きい溶液の場合は No.1、2が適当である。ガラスフィルターの長所は、ろ紙、綿せんろ過のように繊維くずがろ液中に入り込まないことと、吸引によって速やかにろ過ができることである。

表 4-3.　ガラスフィルターの№と孔径

№	目の大きさ
1	120～100 μm
2	60～ 40 μm
3	40～ 20 μm
4	10～　5 μm

フィルターの目のよごれを取り去るには、ろ過時と逆の方向に水を流し込んで洗浄し、次にクロム硫酸液に浸して、再び水で十分に洗浄する。

B．5-4　セルロースエステルフィルターによるろ過

メンブランフィルターやミリポアフィルター等がある。フィルターをホルダーに装着し、吸引びんあるいはロック式の注射筒に接続してろ過する。このフィルターは厚さ 50～150 μm 程度の薄膜で、用途によって孔径 0.01～14 μm の各 10 数種がある。一般に、高圧蒸気滅菌等のできない点眼剤や注射剤のろ過に用いられる。孔径 0.45 μm、0.2 μm のものが繁用されており、ろ過液中への細菌の混入を防止する。

B．6　容 器・保 存

薬びんは洗浄に便利なように、なるべくナデ肩のものを選び、口径は比較的大きい方が便利である。

内用には目盛付の無色透明のびんを用い、外用には目盛のない無色又は着色びんを用いる。いずれも十分に洗浄、滅菌し乾燥してから使用する。薬びん、計量カップ、点眼びん等の滅菌は、通常次の方法で行う。

高圧蒸気滅菌　115℃、30分又は121℃、20分
流通蒸気滅菌　30～60分
煮 沸 滅 菌　沸騰水中に沈め、15分間以上煮沸する。

薬びんにはガラス製とポリエチレン製があるが、ガラスの質の粗悪なもの、滅菌時に変形を起こすようなポリエチレンはさける必要がある。洗びんは、最初に洗剤を用いてブラシ洗浄を行い、次いで十分に水洗し、最後に精製水で洗浄してから滅菌を行う。

内用液剤は、保存剤を含まない場合においては用時調製し、5日以内に服薬を終えることが望ましい。保存剤を含む場合においても、保存期間はできるだけ短くすべきである。外用液剤の場合は、それぞれの製品の安定性と容器の性質とのバランスにおいて保存期間を考えなければならないが、薬局製剤は長期保存をさけるのが原則であろう。

C　軟 膏 剤、クリーム剤

C．1-1　軟膏剤の定義（16局製剤総則　[2] 製剤各条11．4）

（1）　軟膏剤は、皮膚に塗布する、有効成分を基剤に溶解又は分散させた半固形の製剤である。
本剤には、油脂性軟膏剤及び水溶性軟膏剤がある。

（2）　油脂性軟膏剤を製するには、通例、油脂類、ろう類、パラフィンなどの炭化水素類などの油脂性基剤を加温して融解し、有効成分を加え、混和して溶解又は分散させ、全体が均質になるまで混ぜて練り合わせる。
水溶性軟膏剤を製するには、通例、マクロゴールなどの水溶性基剤を加温して融解し、有効成分を加え、全体が均質になるまで混ぜて練り合わせる。
本剤のうち、変質しやすいものは、用時調製する。

（3）　本剤は、皮膚に適用する上で適切な粘性を有する。

（4）　本剤に用いる容器は、通例、気密容器とする。製剤の品質に水分の蒸散が影響を与える場合は、低水蒸気透過性の容器を用いるか、又は低水蒸気透過性の包装を施す。

C．1-2　クリーム剤の定義（16局製剤総則　[2] 製剤各条11．5）

（1）　クリーム剤は、皮膚に塗布する、水中油型又は油中水型に乳化した半固形の製剤である。油中水型に乳化した親油性の製剤については油性クリームと称することができる。

（2）　本剤を製するには、通例、ワセリン、高級アルコールなどをそのまま、又は乳化剤などの添加剤を加えて油相とし、別に、精製水をそのまま、又は乳化剤などの添加剤を加えて水相とし、そのいずれかの相に有効成分を加えて、それぞれ加温し、油相及び水相を合わせて全体が均質になるまでかき混ぜて乳化する。
本剤のうち、変質しやすいものは、用時調製する。

（3）　本剤は、皮膚に適用する上で適切な粘性を有する。

（4）　本剤に用いる容器は、通例、気密容器とする。製剤の品質に水分の蒸散が影響を与える場合は、低水蒸気透過性の容器を用いるか、又は低水蒸気透過性の包装を施す。

15局までは、クリーム剤は、乳剤性軟膏として軟膏剤に分類されていたが、16局より、軟膏剤とクリーム剤は区別され、各々規定された。

軟膏剤及びクリーム剤は、基剤に他の医薬品を均等に混和して製するが、基剤に求められる条件として、皮膚に対する親和性が高いこと、酸敗することなく安定であること、のびがよく刺激性がないこと、医薬品の性質や効力に変化を与えないこと、水や液状医薬品をよく吸収すること、薬物を容易に局所に放出すること等があげられる。しかし、このような性質をすべて満足する剤はあり得ないので、患部の状態にあわせて適切な基剤を選択することが必要である。

基剤は、その性質により油脂性基剤、乳剤性基剤及び水溶性基剤の３種に分類される（表4-4.）。

表4-4．基剤の分類

分類			成分等	浸透性の有無
疎水性基剤	油脂性基剤		動植物性の油脂及びロウ、ワセリン、流動パラフィン等のパラフィン、炭化水素、シリコン	非浸透性
親水性基剤	乳剤性基剤	水中油型基剤	親水クリーム、バニシングクリーム	浸透性
		油中水型基剤	（i）水相を欠くもの 親水ワセリン、精製ラノリン （ii）水相を有するもの 吸水クリーム、加水ラノリン、コールドクリーム	
	水溶性基剤		マクロゴール1500、マクロゴール軟膏	非浸透性

C．2　一般的調製法

軟膏剤及びクリーム剤の調製は、散剤の調製と同じように日本薬局方の製剤総則における製剤通則、一般試験法、軟膏剤及びクリーム剤の定義等における記載事項をよく熟知したうえで、原料の選定、混和、保管管理、包装に十分に注意して調製しなければならない。また軟膏剤及びクリーム剤は、その使用目的から考えても無菌状態にあるのが理想であり、その調製にあたっては清潔な環境の中で可及的無菌の状態で行い、必要に応じてクリーンベンチ等の無菌箱内で操作を行う。

軟膏剤等の調製法には研和法と溶融法があり、これらの調製法の選択は、配合される医薬品と基剤成分の物理化学的性質によって行われる。一般に、基剤に不溶又は難溶性の医薬品は研和法により、基剤に可溶性の医薬品の場合は溶融法で調製する。

C．2-1　研　和　法

医薬品を軟膏板上にとり、ヘラで少量の基剤とよく練り合わせ、粒状物を認めなくなるまで練合し、これに残余の基剤を少量ずつ添加し練り合わせて製する。この場合に固型医薬品は、あらかじめ乳鉢（メノウ乳鉢が最適）中で粉砕し微細末としたものを用いる。また、アミノ安息香酸エチル、サリチル酸、ハッカ脳のようにエタノール、エーテル等の溶媒に溶けるものは、少量の溶媒を添加して粉末化する。練合に際しては、医薬品が基剤中に均質に分布するようにヘラを用いて、くり返し練り込む必要がある。また、粉末剤の量が多い場合は、流動パラフィン、植物油、グリセリン等の研和補助剤を加えてパスタ状にしてから基剤を練り合わせる。

軟膏板等の器具類は、使用後に付着する軟膏をティッシュペーパー等でふきとり、更に少量のアルコール又は石油ベンジンをしみ込ませた脱脂綿で清拭する。

液状医薬品や医薬品の溶液等を基剤の中に研和するとき、あるいは冬期に基剤が硬すぎるとき等は、乳鉢と乳棒による方法を用いることがある。乳鉢・乳棒に熱湯を注いで十分に温め、湯を去って乾かしてから医薬品を乳鉢にとり、少量の基剤と十分に研和した後、残余の基剤を加えて研和すれば基剤は軟化して容易に混合することができる。

多量の軟膏を調製する場合は、練合機、擂潰機が用いられる。一般的には擂潰機が繁用されており、油脂性軟膏剤をはじめ水溶性軟膏剤、クリーム剤の調製に利用される。

C．2-2 溶　融　法

ロウ、固形アルコール、樹脂やその他の溶融し得る物質とやわらかい油脂性の物質を混合するとき、固形マクロゴールと液状マクロゴールとを混ぜるとき、乳剤性軟膏基剤をつくるとき、あるいはカンフル、ハッカ脳等の油溶性医薬品を油脂性基剤に混ぜるとき等に用いられる方法である。

溶融はカセロールを用い、水浴又は蒸気浴上で加温するか、又は加温用の擂潰機を用いる。温度は約75℃で高融点のものから先に溶かし、順次低融点のものを加えて溶かし、かき混ぜながら混合する。攪拌はあまり早すぎると気泡が入るので適当に調節する。攪拌しながら外部を冷水等で冷やして製する。基剤に不溶性の医薬品を配合するときには、溶融物の凝固直前に医薬品の微細末を加え、固まってのり状になるまでよくかき混ぜる。

クリーム剤を調製するには、油脂性物質を共融して油相をつくり、別の水性溶液からなる水相をつくる。乳化剤はその性質により油相あるいは水相に溶かし、両者を同温度約75℃にしてよく混合し、乳化して固まるまで攪拌を続けて製する。これに他薬を配合するときは、練合法によるか、又は水溶性医薬品は水相へ、油溶性医薬品は油相に溶かし、不溶性又は難溶性医薬品は凝固直前に医薬品の微細末を加えて固まるまで攪拌する。

C．3 原　　料

原料医薬品は品質のよいもの、適正に保管されたものを選択する。一般に動植物油を用いた軟膏基剤は比較的早く変化して敗油臭を帯びやすく、また、水を含む基剤はカビの発生や水分の喪失が起こりやすいので注意が必要である。

軟膏中に練合する粉末医薬品は、200号、100号のふるいを通して微末、細末として使用するようにする。粗い粉末を使用した場合は、皮膚を刺激し炎症を増大するので不都合である。また、基剤に難溶性で有機溶媒に溶ける固型医薬品は、少量の有機溶媒に溶かし研磨して微細末とする。亜鉛華は保存中に固まりを生じやすいので、このような原料は購入する際に細末又は微末と指定し、配合直前に篩過を行ってから使用する。

研和法で軟膏を調製する場合に、主薬が粉末でそのままでは基剤と練合しにくいときは、研和補助剤を用いて医薬品を微細化し、基剤中に均一に練り込むようにする。この場合は、基剤の性質あるいは主薬の性質に応じて適当な補助剤を選定する。一般にワセリン、親水ワセリン、精製ラノリンには流動パラフィン、単軟膏にはオリブ油、親水クリームにはグリセリン又はプロピレングリコール、マクロゴール軟膏にはマクロゴール400又は300を用いる。あるいは主薬が水溶性の場合は、少量の水に溶解して吸水性基剤と研和する。また、疎水性基剤と医薬品の水溶液を練合するときは、あらかじめ少量の精製ラノリン又は吸水クリーム、あるいは少量の界面活性剤を加えたワセリンに水溶液を練合して吸収させ、これを疎水性基剤の一部と置きかえて練合する。

C．4　容 器・保 存

軟膏剤及びクリーム剤の投薬容器にはガラス製、金属製、プラスチック製があるが、現在、金属性の容器はあまり使用されず、ほとんどプラスチック製である。容器の洗浄は、洗剤を用いてブラシ洗浄を行い、水洗い後5,000倍（0.02%）の逆性石ケン液に30分以上浸漬し、容器を取り出し、常水、精製水により水洗い後、低温で乾燥する。

プラスチック容器の場合にクリーム剤では、水分が蒸発するおそれがあり、また、マクロゴール軟膏等の水溶性軟膏剤では、逆に空気中の水分を吸収して軟化するおそれがあるので保存期間は短い方がよく、できればガラス製の容器が望ましい。プラスチック容器からの水分の蒸発等をある程度防止する方法には、パラフィルムをパッキングとして蓋とともにネジ込む方法がある。軟膏剤等の保存温度はできるだけ低温がよく、特にクリーム剤は冷蔵庫に保存することが望ましい。

D 酒 精 剤

D．1　酒精剤の定義（16局製剤総則　［3］生薬関連製剤各条3）

（1）　酒精剤は、通例、揮発性の有効成分をエタノール又はエタノールと水の混液に溶解して製した液状の製剤である。
（2）　本剤は、火気を避けて保存する。
（3）　本剤に用いる容器は、気密容器とする。

本来、酒精剤は揮発性精油を含む生薬をエタノールとともに蒸留して得るものであったが、現在は、大部分、揮発性医薬品をエタノール又はエタノールと水の混液に溶解して製する。酒精剤には、内用としてアンモニア・ウイキョウ精、外用としてサリチル酸精、複方サリチル酸メチル精、ヨードチンキ、希ヨードチンキ等がある。

D．2　一般的調製法

内用・外用液剤の調製法に準じて行う。すなわち、揮発性医薬品をエタノールに溶解し、溶剤及びその他の医薬品を加えて全量とし、ろ過して製する。溶液のろ過は、ろ紙又は綿せんろ過により行う。

E 茶 剤

E．1　茶剤の定義（16局製剤総則　［生薬関連製剤各条　5］）

（1）　茶剤は、通例、生薬を粗末から粗切の大きさとし、一日量又は一回量を紙又は布の袋に充てんした製剤である。
（2）　本剤は、通例、「4．浸剤・煎剤」の製法に準じ用いられる。
（3）　本剤に用いる容器は、通例、密閉容器又は気密容器とする。

茶剤は、16局より新たに規定された剤形である。茶剤は、通常、液体ではなく、刻んだ生薬類を紙や不織布等で包装したものを水等により抽出できるようにティーバッグ状に製した生薬製剤である。

浸剤・煎剤が最終形態として液体であるのに対し、茶剤は、液体ではないため、保存性や流通上の利点等がある。

E．2　一般的調整法

浸剤・煎剤の調整法に準じ用いられる。すなわち、茶剤のまま服用するのではなく、生薬の有効成分を常水等で熱時抽出し、液体とする。

F　チンキ剤

F．1　チンキ剤の定義（16局製剤総則 ［3］生薬関連製剤各条6.）

（1）　チンキ剤は、通例、生薬をエタノール又はエタノールと精製水の混液で浸出して製した液状の製剤である。

（2）　本剤を製するには、別に規定するもののほか、通例、生薬を粗末又は細切とし、次の浸出法又はパーコレーション法による。

（i）　浸出法：生薬を適切な容器に入れ、全量又は全量の約3/4に相当する量の浸出剤を加え、密閉して時々かき混ぜながら約5日間又は可溶性成分が十分に溶けるまで室温で放置した後、遠心分離などにより固液分離する。全量の約3/4に相当する量の浸出剤を加えた場合には、更に、残留物に適量の浸出剤を加えて洗い、必要に応じて圧搾し、浸出液及び洗液を合わせて全量とする。また、全量の浸出剤を加えた場合には、必要に応じて減量分の浸出剤を加え全量とすることができる。約2日間放置した後、上澄液をとるか、又はろ過して澄明な液とする。

（ii）　パーコレーション法：生薬にあらかじめ浸出剤を少量ずつ加え、よく混和して潤し、密閉して室温で約2時間放置する。これを適切な浸出器になるべく密に詰め、浸出器の下口を開いた後、生薬が覆われるまで徐々に上方から浸出剤を加え、浸出液が滴下し始めたとき、下口を閉じて密閉し、室温で2～3日間放置した後、毎分1～3 mLの速度で浸出液を流出させる。更に、浸出器に適量の浸出剤を加えて流出を続け全量とし、よく混和し、約2日間放置した後、上澄液をとるか、又はろ過して澄明な液とする。この操作中放置時間及び流出速度は生薬の種類と量とによって適切に変更することができる。

ただし、前記いずれかの方法によって得た製剤で、成分含量及びエタノールの含量の規定があるものは、浸出液の一部をとり、含量を測定し、結果に従い浸出剤などを加えて規定の含量に調節する。

（3）　本剤は、火気を避けて保存する。

（4）　本剤に用いる容器は、気密容器とする。

チンキ剤は古くからある剤形で、以前に繁用されていたが現在はあまり使用されない。苦味チンキ、トウヒチンキ、トウガラシチンキ、ホミカチンキ等がある。ヨードチンキ、希ヨードチンキは酒精剤に属するものであり、ヨウ素精又はヨード精と称するのが適当と考えられるが、古くからの慣習によりチンキという名が用いられている。

F．2　一般的調製法

操作上注意を要する事項は、次のとおりである。

F．2-1　浸　出　法

常温では約5日間浸出するが、生薬の種類、量及び気温によって適当に伸縮し、冬期は夏期より浸出日数を延長する。浸出液は布ごしし、一般に2日間放置するが、夏期に長時間かけて浸出したものは、冬期になって沈殿を生じやすいので、放置時間は長い方がよい。

F．2-2　パーコレーション法

抽出に先だって、あらかじめ生薬に浸出剤を加えて十分膨潤させ2時間ほど放置する。この操作をせずに生薬を直接パーコレーターに詰めて浸出剤を加えると、生薬の表面だけが膨潤し、液の内部浸透を妨げるため、抽出が円滑に行われない。膨潤のための浸出剤は、全体が潤う程度の量で行う。通常、少量の場合は適当大の皿で、多量の場合はミキサー又はシャベル等でかき混ぜて行う。

生薬を浸出器中にあまり密に詰めすぎると、圧のためパーコレーションは円滑に進まず、また、粗にすぎると液の通過が速く浸出が不完全になるので、詰める要領は重要である。同時に浸出剤が水平に一様に流下するように詰めることも必要で、勾配が正しくないと、一方に圧がかかってルーズな個所が不飽和の状態となる。また、浸出時の生薬の浮上を防止するために、生薬の表面を布等でおおい、適当なおもりで押えることも必要である。また、毎分1～3 mLの流出速度は生薬1 kgに対する速度である。

G　リニメント剤

G．1　リニメント剤の定義（16局製剤総則　［2］製剤各条11．2．1）

（1）　リニメント剤は、皮膚にすり込んで用いる液状又は泥状の外用液剤である。

昔からリニメント剤、軟膏剤、ローション剤等の区分は明確でなく、現在でも、ある場合にはローション剤、ある場合にはリニメント剤と呼ばれるものが多く、厳密な区別は困難である。しかし、剤形、稠度からいえばローション剤と軟膏剤の中間に位置する。リニメント剤は液状又は泥状を呈し、塗布後速やかに乾燥し、包帯を要せず、患者に清涼感を与える。夏等包帯による発汗や分泌物増加をさけ、乾燥をはかるのに適している。本剤は湿潤面に用いられず、紅斑、丘疹面等に用いられる。

G．2　一般的調製法

リニメント剤は使用する基剤からみて、アルコール性溶液剤、油性溶液剤及び乳剤・懸濁剤の3種に分けて考えることができる。アルコール性溶液剤では、カリ石ケン、カンフル等をアルコールに溶かし、これに他の医薬品及び精製水を加えて全量とし、24時間放置後にろ過して製する。

アルコールは他の医薬品に対してきわめてよい溶剤であるばかりでなく、皮膚浸透力もあり、それだけで緩和な発赤剤、皮膚誘導剤、収れん剤としての作用がある。このアルコール性リニメントには、より滑らかさを付与し、塗擦作用を容易にするためにしばしば石ケンと油類が加えられる。

油性溶液剤にはカンフルリニメント、メントールリニメント等があり、油溶性の医薬品を40℃程度に温めたオリーブ油、ゴマ油等に溶解して製する。

乳剤・懸濁剤にはフェノール・亜鉛華リニメントがあり、最も繁用されている製剤である。液状フェノール、グリセリン及び精製水を混和し、トラガント末を少量ずつかき混ぜながら加えて、一夜放置し、これにカルメロースナトリウムを少量ずつかき混ぜながら加えてのり状とし、あらかじめ微細末にした酸化亜鉛を少量ずつ加えて均質として製する。

大量に製するときには、熱湯計等の適当な容器にトラガント、石炭酸及びグリセリンをとり、精製水

を加えてトラガント漿をつくり、24時間放置後にガーゼで圧ろ過する。これを擂潰機に移し、攪拌しながらあらかじめ微細末とした酸化亜鉛を徐々に加えて、酸化亜鉛の粒子が認められなくなるまで十分に練り合わせて製する。この場合に、酸化亜鉛は100号又は200号ふるいで篩過してから使用する。また、トラガントは粘度に差がある場合が多いので品質を吟味する必要がある。トラガント末及びカルメロースナトリウムのそれぞれ5g以内の量を互いに増減して、全量をあわすことができる。

H　ローション剤

H. 1　ローション剤の定義（16局製剤総則　[2] 製剤各条11. 2. 2）

（1）　ローション剤は、有効成分を水性の液に溶解又は乳化若しくは微細に分散させた外用液剤である。
（2）　本剤を製するには、通例、有効成分、添加剤及び精製水を用いて溶液、懸濁液又は乳濁液として全体を均質とする。
（3）　本剤は、保存中に成分を分離することがあっても、その本質が変化していないときは、用時混和して均質とする。

ローション剤は水と混和しない固体、あるいは液体の医薬品を水性の液中に微細均等に分散した製剤で、その物理的性状により懸濁性ローションと乳剤性ローションの2つの型に分けられる。本剤は一般に70～80％の水分を含み、リニメント剤より流動性が大きいのが特徴である。ローション基剤に抗菌性物質、殺菌薬、収れん薬、鎮痛薬又は鎮痒薬が配合される。また、懸濁性ローションは皮膚浸透性が少なく乳剤性ローションは浸透性がある。

H. 2　一般的調製法

懸濁性のものには懸濁化剤として、アラビアゴム、アルギン酸ナトリウム、CMC-Na、MC又はベントナイト等が用いられる。

乳剤性のものには界面活性剤として、ラウリル硫酸ナトリウム（o/w型）、ポリソルベート80（Tween類）（o/w型）、ソルビタンモノ脂肪酸エステル（Span類）（w/o型）、あるいはステアリン酸ポリオキシル40（o/w、w/o型）が用いられる。

本剤の調製は、小規模には乳鉢・乳棒を使用して行う。大量の調製又は安定した製剤をつくるには、高速度ミキサー、ホモジナイザーあるいはコロイドミル等を使用する。

懸濁性ローションの調製は、不溶性又は難溶性の医薬品をできるだけ微細な粉末とし、これにグリセリンあるいはエタノールを加えてぬれやすくし、更に懸濁化剤の溶液又はローション基剤を徐々に加えて研和し、全質均等にする。

乳剤性ローションの調製法は乳剤性軟膏に準じて行う。すなわち、油溶性医薬品は油相に溶かし、水溶性医薬品は水相に溶かしてそれぞれ75℃に加温する。o/w型乳剤をつくるときは、水相中に油相を徐々に注加し、w/o型乳剤をつくるときは、油相に水相を徐々に注加して攪拌し、均質な液状になるまで混合する。

I 坐　剤

I．1　坐剤の定義（16局製剤総則 ［2］製剤各条9．1）

（1）　坐剤は、直腸内に適用する、体温によって溶融するか、又は水に徐々に溶解若しくは分散することにより有効成分を放出する一定の形状の半固形の製剤である。

（2）　本剤を製するには、通例、有効成分に分散剤、乳化剤などの添加剤を加えて混和して均質としたものを、加熱するなどして液状化させた基剤中に溶解又は均一に分散させ、容器に一定量充てんし、固化・成形する。基剤として、通例、油脂性基剤又は親水性基剤を用いる。

（3）　本剤は、通例、円錐形又は紡錘形である。

（4）　本剤は、別に規定するもののほか、製剤均一性試験法〈*6. 02*〉に適合する。

（5）　本剤は、適切な放出性を有する。

（6）　本剤に用いる容器は、通例、密閉容器とする。製剤の品質に湿気が影響を与える場合は、防湿性の容器を用いるか、又は防湿性の包装を施す。

坐剤は、薬物を肛門、腟等に挿入して用いる場合の剤形であるが、局所作用を目的とするものと、適用部位から主薬を吸収させることにより全身作用を期待するものに分けられる。局所作用を目的とするものには肛門坐剤、腟用坐剤等があり、局所麻酔薬、収れん薬、殺菌薬、副腎皮質ホルモンあるいは抗生物質等の感染症治療薬等が配合される。

また、全身作用を目的とする場合には、肛門から坐剤を挿入し直腸から薬物を吸収させる。坐剤は、直腸内において軟化溶融し、含有する薬物は直腸粘膜から比較的速やかに吸収され、直接静脈血流中へ運ばれる。したがって、胃腸障害を起こすことも少なく、胃腸が弱く内服の困難な患者あるいは乳幼児に用いやすいという利点があり、欧米ではかなり繁用されている。

また、わが国でも最近は多く用いられるようになった。全身適用の坐剤は、適当な基剤を選択することにより、薬物の投与手段としてきわめて有用であり、アスピリン、アミノフィリン、スルピリン、バルビツール酸誘導体をはじめ、鎮静・鎮痛薬、抗炎症薬、循環器官用薬、抗ヒスタミン薬、抗腫瘍薬、抗生物質等、きわめて多くの薬物がこの剤形で用いられている。

坐剤の調製にあたって、基剤の選択は最も重要である。坐剤は体温によって溶けるか、軟化するか又は分泌物で徐々に溶けなければならないので、使用目的や医薬品の性質によって基剤又は基剤の組み合わせを選択する必要がある。特に全身作用を目的とする坐剤では、基剤及び添加剤の種類と量によって坐剤からの薬物の放出能が異なり、吸収に影響を及ぼし、血中濃度等のBioavailabilityが違ってくるので注意が必要である。

坐剤の基剤には、表4-5. に示すように油脂性基剤、乳剤性基剤（w/o型、o/w型）及び水溶性基剤の3種に分類することができる。

油脂性基剤には、カカオ脂、ラウリン脂、ウイテプゾール等がある。ウイテプゾールは最も繁用されている基剤でC_{12}〜C_{18}の植物性飽和脂肪酸のトリグリセリドに、モノ及びジグリセリドを配合したものである。Witepsol H 15はAdeps Solidus（独）に合致する。

また、このものに界面活性剤あるいはミツロウ等の硬化剤を配合した製品もある。油脂性坐剤あるいは乳剤性坐剤の融点を高めるためにサラシミツロウ、固型パラフィン等の硬化剤を添加することがあるが、このような場合に薬物の放出能を低下させたり、あるいは保存中に融点が高くなりすぎたりすることがあるので、調製に先だって添加剤の種類や量を十分に検討する必要がある。

表 4-5．坐剤基剤の分類とその融点

水溶性基剤		乳剤性基剤		油脂性基剤		
1 PEG 6000	45%	1 W/O type		1 Cacao butter type		2 Witepsol type
PEG 1500	35%	a Cacao butter	95%	a Cacao butter		a H-5
PEG 400	20%	Emulgen 408	5%		100%	(35-36°)
(50-51°)		(30-32°)		(31-32°)		b H-15
		b Cacao butter	93%	b Cacao butter	98%	(34-35°)
2 PEG 4000	45%	Bees wax	2%	Bees wax	2%	c W-35
PEG 1500	35%	Emulgen 408	5%	(32-33°)		(34-35°)
PEG 400	20%	(31-33°)		c Cacao butter	97%	d S-52
(48-49°)		2 O/W type		Bees wax	3%	(32-33°)
		PEG 4000	85%	(32-34°)		e S-55
		Propylene glycol	3%	d Cacao butter	95%	(34-35°)
				Bees wax	5%	f E-75
		Sodium laurylsulfate	2%	(34-35°)		(38-39°)
						g E-85
		Cacao butter	10%			(43-44°)
		(49-50°)				

(　)：melting point　　　PEG：ポリエチレングリコール

丹野慶記，今井明子：病院薬学 3 巻第 1 号．p.35．1977 より

水溶性基剤にポリエチレングリコール（PEG・マクロゴール）、CMC-Na、MC、グリセロゼラチン、グリセリン等がある。これらの基剤を用いた坐剤は、体腔内の粘膜からの分泌物によって溶けるか、分泌液と混じって含有する薬物を放出し薬効を発揮する。

I．2　一般的調製法

I．2-1　手　工　法

医薬品を秤量して乳鉢にとり、できるだけ少量の水又は脂肪油に溶かす。水に溶かした場合、あるいは液状の医薬品は少量の精製ラノリンと研和する。また、医薬品が不溶性又は難溶性の場合は微細末として脂肪油と研和する。

次に、基剤、たとえばカカオ脂を細かくけずったものを必要量とり、両者をよくこねて主薬を均等に分布させる。この混合物を手にとり球状にまるめ、それを平板上でころがして細長い円柱状とし、定められた数に切断し、切断した各個の一端を尖らせて成型する。本法は簡単な器具で即席にできる利点はあるが、でき上がりの均一性がよくない点と、成型に熟練を要する欠点がある。

I．2-2　溶　融　法

カセロールにカカオ脂、ウイテプゾール、PEG 等をとり、これに医薬品を加えて攪拌混合する。数種の基剤又は添加剤を溶融するときは、融点の高いものから先に溶融する。医薬品が基剤に不溶性又は難溶性の場合は微細末とする。

この混合物の温度を基剤の融点よりやや高めに保ちながら（油脂性基剤では 40～45℃）、金属性の坐剤型あるいはプラスチック坐剤トレイに流し込み、冷却して成型する。溶融法では、基剤に難溶性の医薬品と溶融した基剤との比重の差が大きい場合、主薬の沈降が起こる。これを防止するためにできるだけ低温で、攪拌しながら坐剤型へ流し込む必要がある。

I．2-3 容　器・保　存

油脂性坐剤はパラフィン紙又はアルミホイルに包み、適当な容器に入れる。乳剤性坐剤、水溶性坐剤、グリセロゼラチン坐剤、グリセリン坐剤はアルミホイル又はパラフィン紙に包み、広口びんに入れて密せんする。またはプラスチックトレイに入れて密封するか、プラスチック坐剤トレイで成型しそのまま密封する。保存期間はできるだけ短くし、冷蔵庫に保管するのが望ましい。

J 漢　方　製　剤

漢方製剤についての詳細な解説は、(「漢方業務指針」日本薬剤師会編) を参照のこと。

3） 製剤機械・器具

薬局製剤における調製及び試験は、当然のことながら医薬品医療機器等法における法定備品によって、調製並びに試験が可能なはずである。しかし、我々開局者が開設の際に揃えた法定備品そのままでは、実際に薬局製剤を調製及び試験する場合に、不便をきたす場合があるので、ここに法定備品の他に、あると便利な器具を紹介する。製剤機械・器具を購入する場合の参考にしてほしい。

3-1　薬局の構造設備

薬局が最低揃えておかなければならない設備及び器具は、薬局等構造設備規則により定められているので、その一覧を示すことにする。

（薬局の構造設備）

第1条　薬局の構造設備の基準は、次のとおりとする。

一〜十二（略）

十三　次に掲げる調剤に必要な設備及び器具を備えていること。ただし、イからカまでに掲げる設備及び器具については、それぞれ同等以上の性質を有する設備及び器具を備えていれば足りるものとする。

イ　液量器

ロ　温度計（100度）

ハ　水浴

ニ　調剤台

ホ　軟膏(こう)板

ヘ　乳鉢（散剤用のもの）及び乳棒

ト　はかり（感量10ミリグラムのもの及び感量100ミリグラムのもの）

チ　ビーカー

リ　ふるい器

ヌ　へら（金属製のもの及び角製又はこれに類するもの）

ル　メスピペット

ヲ　メスフラスコ又はメスシリンダー

ワ　薬匙(ひ)（金属製のもの及び角製又はこれに類するもの）

カ　ロート

ヨ　調剤に必要な書籍（磁気ディスク（これに準ずる方法により一定の事項を確実に記録しておくことができる物を含む。）をもつて調製するものを含む。以下同じ。）**(注)**

十四　医薬品、医療機器等の品質、有効性及び安全性の確保等に関する法律施行令（昭和36年政令第11号）第10条ただし書に規定する許可に係る薬局については、次に掲げる試験検査に必要な設備及び器具を備えていること。ただし、試験検査台については、調剤台を試験検査台として用いる場合であつて、試験検査及び調剤の双方に支障がないと認められるとき、ニ、ホ、ト及びリに掲げる設備及び器具については、施行規則第12条第1項に規定する登録試験検査機関を利用して自己の責任において試験検査を行う場合であつて、支障がなく、かつ、やむを得ないと認められるときは、この限りでない。

イ　顕微鏡、ルーペ又は粉末X線回折装置
ロ　試験検査台
ハ　デシケーター
ニ　はかり（感量1ミリグラムのもの）
ホ　薄層クロマトグラフ装置
ヘ　比重計又は振動式密度計
ト　pH計
チ　ブンゼンバーナー又はアルコールランプ
リ　崩壊度試験器
ヌ　融点測定器
ル　試験検査に必要な書籍 **(注)**

(注)　調剤及び試験検査に必要な書籍とは、次のようなものをいう。
1　日本薬局方及びその解説に関するもの
2　薬事関係法規に関するもの
3　調剤技術等に関するもの
4　当該薬局で取扱う医薬品の添付文書に関するもの
5　薬局製剤に関するもの（薬局製造販売医薬品の製造業の許可を受けている薬局）

3-2　薬局製剤であると便利な器具

一般に、薬局製剤の製造は原料医薬品の

乾燥 ― 粉砕 ― 篩過 ― 秤量 ― 混和 ― 分割・分包

の順序で行われる。以下にこの操作上で便利な器具を紹介する。

(1)　クリーンベンチ

無菌作業をするときに必要である。薬局製剤には、点眼薬として硫酸亜鉛点眼液があり、これを製剤するときに必要となろう。クリーンベンチは、コンパクトな卓上型から各種発売されている。

(2)　電気定温乾燥器

サーモスタットにより温度調節可能である。器具の乾燥にも使用でき、小型のものから各種ある。マイクロコンピュータを搭載し、温度コントロール制御が正確に行える。熱風循環式のものから、熱風を嫌う試料の処理等に便利な簡易型の定温乾燥器まであり、どれも簡単に操作できる。

(3)　は　か　り

はかりも医薬品医療機器等法上で、はかり（感量1 mg、10 mg、100 mg）の三種類を揃えるよう規定されているが、薬局製剤を調製するにあたっては、次のようなはかりを購入すると非常に便利であると思われる。

a）　電子上皿天秤

（感量１、10 mg）　デジタル表示で、最大 330 g～最小１mg まで量れるものと、最小 10 mg まで量れるものがある。また、プリンタを接続できるものもある。

b）　電子上皿天秤

（感量 100 mg）　上皿ハカリ（感量 100 mg）の代用として、分銅加除をワンタッチのダイヤル操作のみで迅速・正確に計量できるものと、デジタル式でａ）と同様のものがある。

c）　電子上皿天秤

ａ)、ｂ）同様デジタル式で、１台で感量１mg～最大 100 g 以上を量れるものがある。その他、原理が簡単で、大量に必要な原料医薬品を秤量する場合に、非常に便利で故障も少ない上皿手動秤がある。100 g 以上を秤量する場合に必要である。

⑷　ふ　る　い　器

医薬品医療機器等法上は、ふるい器としてのみ規定されているため、どんなふるい器でもよい。しかし、薬局製剤を調製するうえにおいては、次のようなふるい器が非常に便利であると思われる。

ふるいは、原料や製剤済みの製品の粒度を揃えるために用いる他に、調製の際に原料を混合する等、小規模な混合機の代わりに手軽に使用できるので利用価値が大きい。

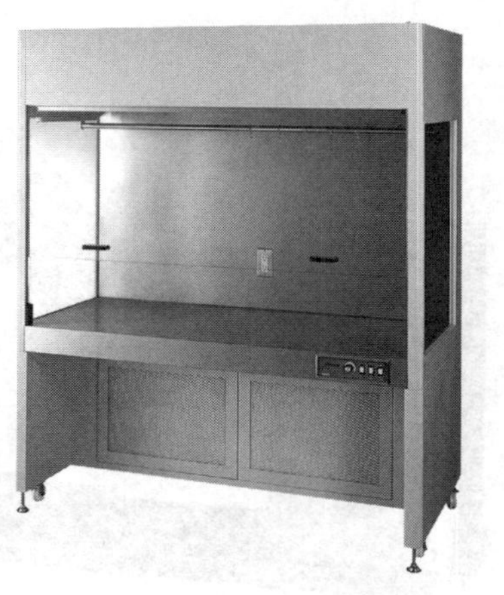

クリーンベンチ

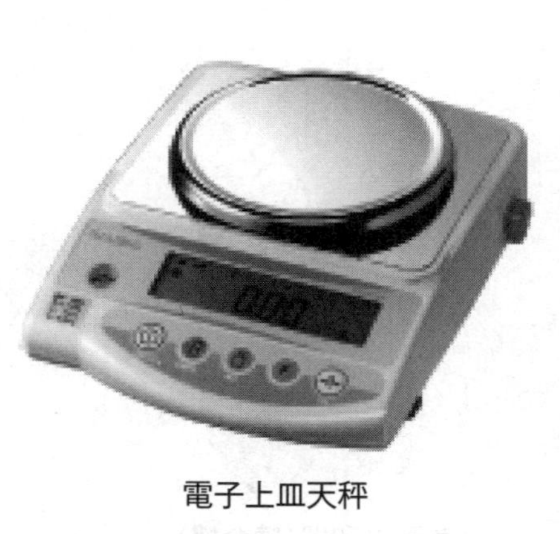

電子上皿天秤

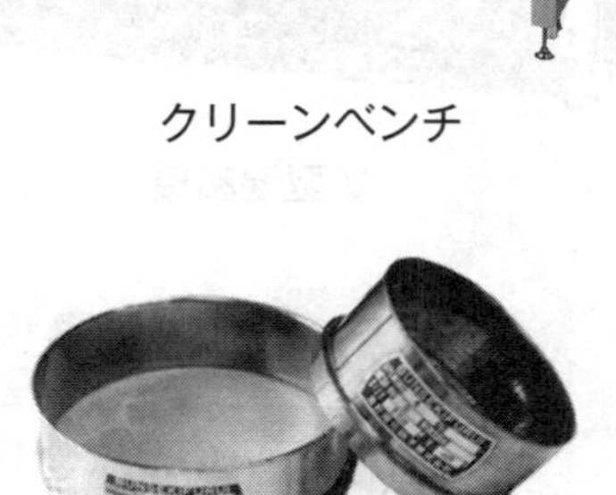

分析ふるい

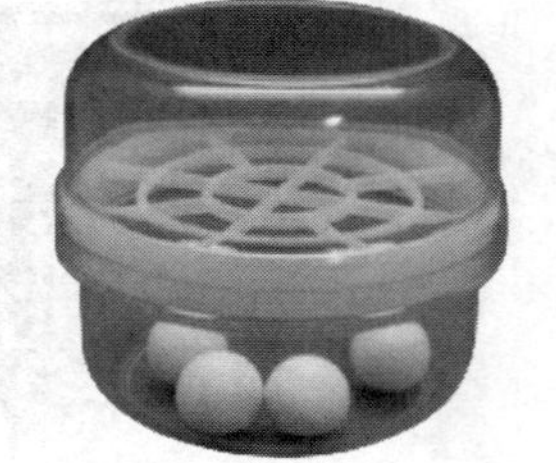

散薬混和器

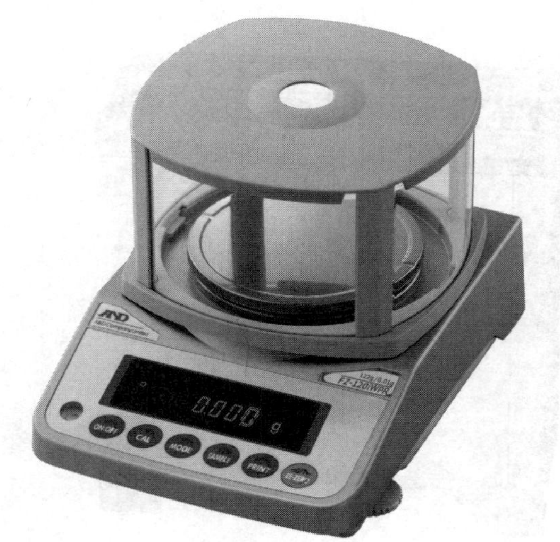

上皿電子分析天秤

分 析 ふ る い　JIS規格のふるいで、直径25 cm ステンレス製のふるいがあると500 g～1 kgを混合するのに便利である。

Mesh は、No.18（粗末）、No.100（細末）、No.200（微末）の3種類は最低必要である。また、ふるい目に使用される針金の材質は、ステンレス、黄銅、リン青銅等がある。その他、腐食されやすい医薬品を篩過する場合は、ナイロン等を用いるとよい。

(5) 混 和 器

a）　手動式混和機

ポリカーボネート製で受容器に秤量済みの医薬品を入れ、すき間があってプラスチックのボールが入っている攪拌部を上に重ね、上下反転し、20～30回軽く回転するとプラスチックボールで医薬品の粒子をつぶすことなく攪拌し、均一化することができる。均一化された医薬品は再び上下反転させると元の受容器に移り、乳鉢でつぶすことの不適当な医薬品を均一に混和することができる。

b）　自動混和器

攪拌式のものとV字型のものがあり、容量により各種の大きさがある。

攪拌型混合機はポリカーボネート製の容器に被混合物を入れて台上に置き、スイッチを入れると、縦型シャフトの先端についたプロペラが回転し、攪拌、混和する。

散剤及び顆粒＋散剤の混和ができ、改良された回転バネにより粉塵を生じることなく少量でも非常に均一な混和ができ、大きな労力を要せず長期使用に耐えるようになっている。

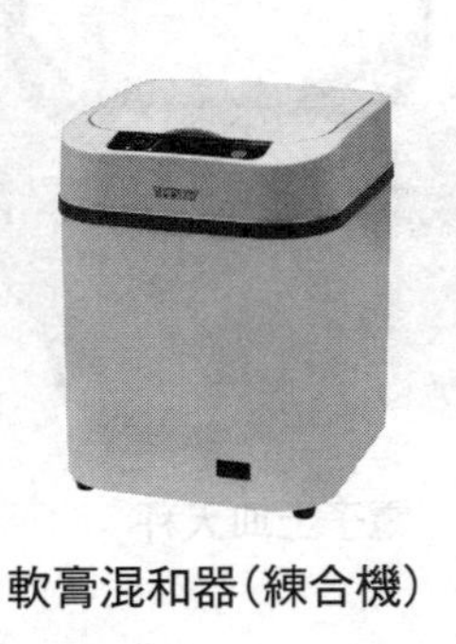
軟膏混和器（練合機）

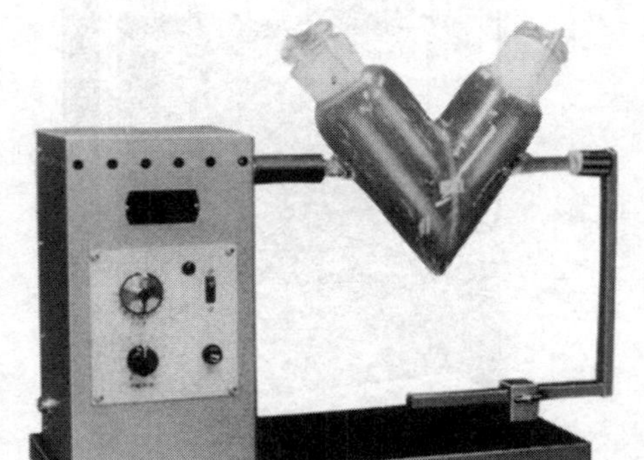
V型混和機

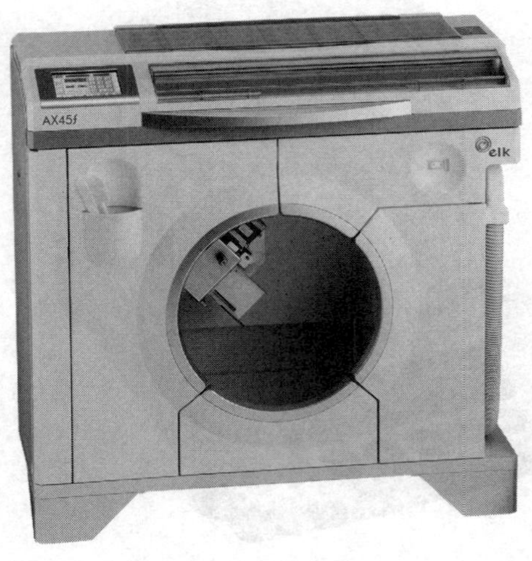

自動分割分包機

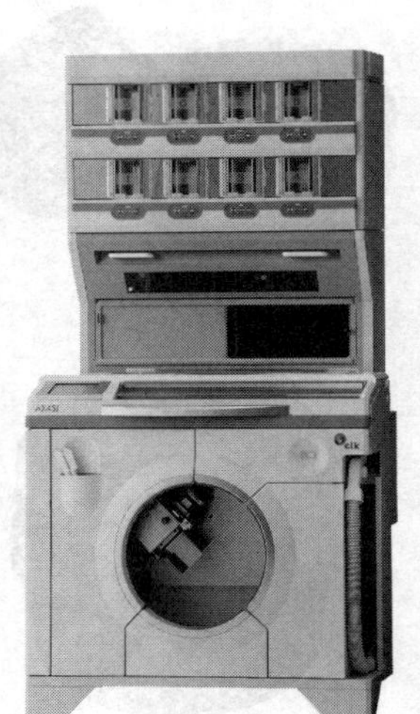
PTPシート直接装填錠剤供給ユニット

特長として顆粒と散剤の混和が均一にでき、少量（2g）の混和もできる。また、容量と医薬品の物性に応じてタイマーをセットできる。

V型混合機は構造が簡単で、管体は混合状態が外部より観察できるガラス製のものとステンレス製のものがある。内部に邪魔物がなく、かつ滑らかになっており、作業、洗浄に便利である。

粉体あるいは粒体の混合機として、比重差の大きいものや、大量のものと少量のものとを混合する機械として大変優れている。他に、内部に強制攪拌棒のついたミックスウェル混合機がある。

(6) 分　包　機

簡易手動型分包機や、1分間に約30～40包位の能力をもつ平板型（パイルパッカー）及び回転型自動分割分包機の他に、マイクロコンピュータ制御の自動分割分包機や錠剤包装機が発売されている。

分包スピードを変えられるもの、漢方薬用、飛散性の多い医薬品用、1包あたりの分包量の多いもの用、散剤専用分包機等、種類も多く、また、剤形を選ばない多機能型分包機も発売されている。

(7) 攪　拌　器

医薬品を溶剤に入れ溶解を速やかにするとき、攪拌器を使用するとよい。特に大量の医薬品を溶解したり、難溶性の医薬品を溶解するとき、手間が省け多忙時には、その効力を十分に発揮するものと思われる。

攪拌器として便利なものに、100 mL程度から3L程度までの溶液を攪拌できるマグネチックスターラーと大量の液剤を調製するときに使用する攪拌翼をもった電動式攪拌器がある。容器や内容医薬品によりシャフト、ペラをステンレス、テフロン、ガラス等に簡単に交換できるものや、モーターの出力、回転数を0～1400 rpmくらいまで無段変速でき、反転機構付の攪拌器等、各種発売されている。

(8) 合　　匙

合匙（阪大式等）は散剤を分包するうえで必要である。

(9) 硫　酸　紙

硫酸紙は、散剤を秤量したり、エキス剤を秤量する場合に非常に便利であり、また、ふるい器で散剤を混和する場合の下じきとしても、非常に便利なので使用するとよい。

(10) 卓上小型滅菌器

容器、器具の消毒に場所もとらず便利である。

加圧蒸気滅菌器は、乾熱滅菌器と異なり、飽和蒸気を利用するので熱エネルギーが大きく、多孔質な物体の内部まで滅菌できる。注射器・注射針・ピンセット類・リネン類等のあらゆる器具類をスピーディに完全滅菌処理ができ安全性も高い。

4） 容器・包装

（1） 容器等に関する定義（16局）

① 容　　器（通則　37）

容器とは、医薬品を入れるもので、栓、ふたなども容器の一部である。容器は内容医薬品に規定された性状及び品質に対して影響を与える物理的、化学的作用を及ぼさない。

容器に関する一般的定義で、容器の本体以外に栓、ふた、あるいは薬袋の内袋、外袋等も容器とみなされる。内容医薬品の品質の保持は、容器の優劣により左右されるので容器の選択は重要である。

最近広く用いられているポリエチレン袋でヒートシールしてあるようなものは、相当の通気性と吸着性等があるので、気密容器あるいは密封容器としては不適当である。また、密閉容器としても内容医薬品の品質を低下させるおそれのある場合は適当でない。しかし、間接的な容器又は包装材料として用いる分には支障はない。

② **密閉容器**（通則　38）

> 密閉容器とは、通常の取扱い、運搬又は保存状態において、固形の異物が混入することを防ぎ、内容医薬品の損失を防ぐことができる容器をいう。
> 密閉容器の規定がある場合には、気密容器を用いることができる。

密閉容器は、一般に広く用いられている容器であるが、液体又は気体の異物の混入を防止することは困難である。特に湿度の影響を受けやすいので、散剤あるいは坐剤等で吸湿性のある医薬品は、できるだけ気密容器に近いものを選択する必要がある。密閉容器は、主として散剤、細粒剤、顆粒剤あるいは錠剤等の一部のものに用いられる。

③ **気密容器**（通則　39）

> 気密容器とは、通常の取扱い、運搬又は保存状態において、固形又は液状の異物が侵入せず、内容医薬品の損失、風解、潮解又は蒸発を防ぐことができる容器をいう。
> 気密容器の規定がある場合には、密封容器を用いることができる。

気密容器は、気体は通過することがあるが、固形又は液状の異物の通過を防止できる容器である。ガラスびん、かん、合成樹脂容器等である。気密容器は、主として液剤、軟膏剤等に用いられる。また、散剤、錠剤等の一部のものにも用いられる。

④ **密封容器**（通則　40）

> 密封容器とは、通常の取扱い、運搬又は保存状態において、気体の侵入しない容器をいう。

容器としては最も厳密なもので、主として注射剤の容器としてのアンプル、バイアル等である。また、ものによっては注射薬を封入した注射筒もある。

⑤ **遮　　光**（通則　41）

> 遮光とは、通常の取扱い、運搬又は保存状態において、内容医薬品に規定された性状及び品質に対して影響を与える光の透過を防ぎ、内容医薬品を光の影響から保護することができることをいう。

遮光容器は、容器そのものが遮光性であることが望ましいが、外装で遮光してもよいことになっている。遮光密閉容器に保存するものとしては、カイニン酸・サントニン散、リボフラビン散等がある。また、遮光気密容器に保存するものとしては、液剤ではプロテイン銀液、複方ヨード・グリセリン、クレゾール水等、軟膏類ではヒドロコルチゾン・ジフェンヒドラミン軟膏、ジフェンヒドラミン・フェノール・亜鉛華リニメント等がある。

（2）　容器・包装の種類と性能

① **薬 包 紙**

手包装用の薬包紙には、片面が滑らかな純白模造紙、両面が滑らかな特Ａ模造紙、パラフィン紙及び片面にアルミ箔を加工したものがあり、片面アルミ箔加工紙以外は、それぞれ白（内用薬）、赤（外用薬）、青色（頓服）のものがある（組み合わせ散剤の場合は白と青色を用い、遮光の場合は薬包紙の内側に赤色紙を重ねて用いる）。

一般には特Ａ模造紙が散剤等の分包に用いられ、パラフィン紙及びアルミ箔加工紙は吸湿性の散剤、細粒剤あるいは坐剤の分包に用いられる。これらの薬包紙の防湿性はアルミ箔紙＞パラフィン紙＞特Ａ

模造紙>模造紙の順であるが、いずれの場合も間隙からの液体及び気体の混入を防止することはできない。分包した散剤を数個とり、これをチューブ状のポリエチレン又は厚手の塩化ビニルのフィルムの中に入れて、両端を熱板で密着させ包装することにより、空気中の水分の吸収をかなり防止することができる。この場合にフィルム中にシリカゲル等の乾燥剤を入れると更に効果的である。

また、最近は手分包よりも分包機による分包が多くなっている。分包機による包装に用いられる薬包紙（分包紙）には、防湿セロファン、ポリエチレン、ポリエチレンラミネートセロファン、ポリエチレンラミネートグラシン紙等がある。

⑴　ポリエチレンラミネートグラシン紙

乳白色・半透明のグラシン紙にポリエチレンフィルムをラミネートしたもので、腰が強く、耐湿性、電気絶縁性があり、印刷もしやすい。調剤用のコニシ式分包機、東和式分包機あるいは岡大式簡易分包器等はこのフィルムを用いており、現在繁用されている分包紙である。また、岡大式には青、赤色にラインを引いた分包紙もある。

⑵　防湿セロファン

普通セロファンにニトロセルロース又はビニル樹脂溶液等の防湿剤を塗布したもので、普通セロファンに比べて高度な防湿性と熱接着性をもっている。気体通過性、帯電性が小さく、また、引裂抵抗が小さい（開封しやすい）ことから医薬品の包装に適している。高速運転に耐えられることから、一般に散剤、顆粒剤、錠剤等の予製に用いられる。

⑶　ポリエチレンフィルム

エチレンを高重合させて得られる合成樹脂で、高圧法、中圧法、低圧法の各ポリエチレンがある。調剤用のパイルパッカー分包機は、中圧法の0.04 mm及び0.02 mmの厚さのフィルムを用いている。ポリエチレンフィルムはシール性に非常に優れており、また、耐水性、耐湿性、電気絶縁性もよいが、比較的腰が弱いのでセロファン、アルミ箔、グラシン紙等とともに複合させたフィルムとして使用される場合が多い。

⑷　ポリエチレンラミネートセロファン（ポリセロ）

ポリエチレンフィルムとセロファンを貼りあわせたもので、ヒートシール性に優れ、140～180℃の範囲でシールが可能である。フィルムに腰の強さがあり、自動包装機への適性が優れている。また、透明でフィルム面への印刷もしやすい。

⑸　透　湿　度

散剤等の医薬品の保存上で最も重要なものは防湿であるが、各種の包装フィルムの透湿度は表4-6. に示した。これは温度40±1℃において、フィルムを境界面とし、一方の側の空気を湿度90±2％に、反対側の空気を乾燥状態に保ったとき、24時間にこの境界面を通過する水蒸気の重量（g）をその材料1 m^2あたりに換算した値である。

表 4-6. 各種包装材料の透湿度

種　　類	g/m^2/24hr
アルミ箔(0.009 mm)	1～10
〃 (0.025 mm)	0～0.2
アルミ箔＋ワックス＋グラシン紙	0
アルミ箔＋防湿セロファン	0～0.15
ポリエチレン(0.09 mm)	7
〃 (0.013 mm)	40～50
ポリプロピレン(0.03 mm)	8～15
塩化ビニル(0.3～0.5 mm)	6～80
セロファン	大
防湿セロファン	10～80

青木　大, 病院薬局の実際（南山堂）より

② 液剤の容器

液剤の容器としてはガラス製のびん、あるいはポリエチレン、ポリプロピレン等のプラスチック製のびんが用いられる。

(1) ガ　ラ　ス

ガラス容器中に液状の医薬品を貯える場合に、ガラスからの溶出物が最も問題になってくる。ガラス中に含まれているアルカリが水と反応してアルカリを溶出するが、その因子としてはガラスの組成、内容液、温度、保存時間等があげられる。

したがって、品質のよいものを選択するとともに、保存温度、保存期間を適正に保つ必要がある。また、ガラス容器に液剤を保存中にきらきらと光るフレイクスを生ずることがあるが、これはアルカリの溶出、ガラス表面の組成の不均一に由来する成分の溶出、あるいはガラスと医薬品の反応による生成分が原因と考えられる。ときに、着色ガラスにこのような現象が起こりやすいので注意が必要である。

(2) プラスチック

プラスチックは医薬品の包装材料、容器として非常に多く用いられている。プラスチックフィルムは散剤等の包装に、プラスチックの成型品は液剤、点眼剤、軟膏剤等の容器に用いられる。

プラスチック材料の特長は軽いこと、柔軟性に富むこと、加工性があること等であるが、ガラスと比較した場合、透明性、耐熱性、水分・気体の透過性、耐医薬品性等において劣る点がみられる。

現在用いられているプラスチック容器の材料は、ポリエチレン、ポリプロピレン、ポリ塩化ビニル等であるが、耐熱性の点ではポリプロピレンが優れており、ポリエチレンもやや優れているが、ポリ塩化ビニルは劣る。また、価格の点ではポリプロピレンが高く、ポリエチレン、ポリ塩化ビニルは安い。ガス透過防止性はすべてが低い。容器の選定にあたっては、ポリ塩化ビニルは加熱滅菌を必要とする場合は不適当である。したがって、ポリエチレンあるいはポリプロピレン製等で耐熱性があり、材質からの異物の溶出の少ない品質のものを選定する必要がある。

③ 軟膏剤・クリーム剤・坐剤等の容器

軟膏剤及びクリーム剤の容器としては金属製、ガラス製、陶器製、プラスチックのものが用いられるが、現在はプラスチック成型品がほとんどである。金属性のものは遮光性、耐湿性に優れているが、耐薬品性が低く乳剤性軟膏の場合は腐食が起こりやすい欠点がある。

ガラス製あるいは陶器製の場合は耐湿性、耐薬品性、耐ガス透過性に優れており、また、乳剤性軟膏からの水分の蒸発等もなく、容器の性能としては優れているが、衝撃でこわれやすいこと、重さがあり

携帯や輸送に不便である等の欠点がある。この点、ポリエチレン製、ポリプロピレン製の容器は、軽くて衝撃にも強く携帯に便利で、かつ安価である等の利点がある。

しかし、ガラス等のように完全な耐湿性、耐ガス透過性はない。また、プラスチック容器はふたと本体の間のねじ込み部分に間隙ができやすく、乳剤性軟膏の場合には水分の蒸発することがあるので注意が必要である。これを防ぐには、ふたと容器の本体との間にパラフィルムを入れて、ふたをねじ込むとよい。プラスチック容器は、短期間で容器中の医薬品を消費する場合は適当であるが、予製剤のように相当期間保存する場合は、ガラスあるいは陶器製の容器の方がよい。

坐剤は成型後にパラフィン紙又はアルミ箔紙に包み、ガラスびん中に保存する。あるいはプラスチック坐剤トレイで直接成型し、そのままトレイの流し口の部分をヒートシールし、チューブ状のポリエチレンフィルム等で包装する。できるだけ低温で保存することが望ましい。

5）試　験　法

日本薬局方収載品目については、第十六改正日本薬局方各条及び「一般試験法」を参照のこと。

日本薬局方外品目については、本書第一部及び日本薬局方外医薬品規格（局外規）、日本薬局方外生薬規格（局外生規）、医薬品添加物規格（薬添規）を参照のこと。

医薬品試験については、従来確認試験が主であったが、近年では主成分の定量をとり入れ機器分析を採用しているので、都道府県の薬剤師会試験センターに依頼して実施するのが望ましい。

6）作業（管理）記録

（1）作業（管理）記録の作成と保存の義務

医薬品医療機器等法施行規則第90条において、「医薬品、医薬部外品又は化粧品の製造所の医薬品管理者又は医薬部外品等責任技術者は、製造及び試験に関する記録その他当該製造所の管理に関する記録を作成し、かつ、これを3年間〔当該記録に係る医薬品、医薬部外品又は化粧品に関して有効期間又は使用の期限（以下第152条第2項を除き「有効期間」という。）の記載が義務づけられている場合には、その有効期間に一年を加算した期間〕保管しなければならない。ただし、この省令の他の規定又は薬事に関する他の法令の規定により、記録の作成及びその保管が義務づけられている場合には、この限りではない。」と規定されている。

また、製造物責任法（PL法）の観点からも、作業（管理）記録を充実しなければならない。

（2）作業記録の記載事項

専業医薬品製造業者に対しては、薬事法（現、医薬品医療機器等法）の改正により昭和55年10月以降、いわゆるGMP〔医薬品の製造管理及び品質管理に関する規則（昭和55年厚生省令第31号）〕が適用され、作業記録の作成についても詳細に指示されているところである。薬局製造販売医薬品の製造業には、当該GMPは適用されていない（医薬品医療機器等法施行令第20条）ので、現在のところ、なお昭和33年5月7日薬発第264号による薬務局長通知「薬局、医薬品製造業、医薬品輸入販売業及び医薬品販売業の業務について」及び昭和33年5月8日薬発第267号薬務局長通知「作業記録並びに医薬品の規格及び試験方法について」により、指示されているとみてよかろう。

同通知によれば、作業記録は、次の各項を参照し、各製品の特質に応じ、作業工程の管理が十分行われるよう勘案し、記載することと指示されている。

i） 作業責任者名

ii） 製造開始年月日及び終了年月日

iii） 製造過程及びこれらの中における各工程の管理状況

iv） 製造数量及び使用した原料の数量

v） 自家試験の年月日及びその成績（含原料）

vi） 原料及び製品の保管状況

（3） 作業記録の様式

作業記録の様式については、法令上は定められていない。また、薬局製造販売医薬品の製造業者によって、必ずしもその製造品目の範囲は同一ではないので、統一的にこれを決めることも適切ではない。ということは、必ずしも、様式にこだわる必要はなく、各製造業者によって、独自の様式を工夫し、それによることが適当だということである。

次に示す様式も、散剤の製造記録について一例を示し、参考に供したにすぎず、この様式によることを強要するものではない。

本様式には、原料の試験、原料及び製品の保管管理上の記録は含まれていないので、これらについて、別個の記録簿を作成しなければならない。

記録様式（参考）

製　造　記　録　　　管理者

<table>
<tr><td colspan="3">品　名</td><td>Lot. No</td></tr>
<tr><td colspan="2">調製　年　月　日</td><td>温度</td><td>湿度</td></tr>
<tr><td>成　分</td><td>分　量</td><td>原料メーカー</td><td>原　料　Lot. No</td></tr>
<tr><td></td><td></td><td></td><td></td></tr>
<tr><td>出　来　高</td><td>g</td><td colspan="2">調　製　者　名</td></tr>
<tr><td>分　包</td><td colspan="3">年　月　日　分包者名</td></tr>
<tr><td>包　装</td><td>月　日
月　日
月　日</td><td colspan="2">g × 　包　　個</td></tr>
<tr><td rowspan="2">試験</td><td colspan="3">年　月　日　試験者名</td></tr>
<tr><td>確定
重定</td><td>量偏</td><td>認性差量　　判定</td></tr>
</table>

5 表示と封

1） 表示とは

医薬品の「表示」とは、医薬品の容器、被包又は添付文書に記載された事項（文字、図形等）をいう。現行薬事法では、「表示」という用語は使用されていないが、旧薬事法（昭和23年）では、その第2条第10項において、「医薬品の直接の容器又は直接の被包（内袋を含まない。）に記載される文字、図形その他の表示」という記載がある。

また、同法の第41条において、「不正表示医薬品」という用例があったことから、「表示」という概念は、薬業界では、一般的な法令用語として、ほぼ、定着しているといってもよかろう。

医薬品の「表示」は、法令上、二つに分けられる。その一つは、直接の容器又は直接の被包の表示である（以下、本項では、「直接容器の表示」と呼ぶこととする）。もう一つは、医薬品の容器（被包）、外部容器（被包）又は添付文書に記載されている事項をいう（以下、本項では、「添付文書等の表示」と呼ぶこととする）。

2）「表示」の義務

「表示」は、消費者に正しい情報を伝えるため、あるいは、その医薬品の責任の所在を明らかにするために、きわめて重要なものである。「表示」は、また、当該医薬品の製造業者にとっても、製品の品質管理上必要欠くべからざるものである。したがって、医薬品、医療機器等の品質、有効性及び安全性の確保等に関する法律（以下、医薬品医療機器等法）では、医薬品には、すべて特定事項を表示することを義務づけているのである。薬局製造販売医薬品（以下、薬局製剤）も「表示」については、この義務をまぬがれることはできない。

医薬品の表示義務は、二つに分けて考えることが適当である。その一つは、「直接容器の表示」に関するものであり、もう一つは、「添付文書等の表示」に関するものである。以下、両者に分けて詳述することとするが、ここで注意してほしいことは、「添付文書等の表示」は、必ず添付文書に記載しなければならないということではなく、容器、添付文書等のどこかに記載されていればよいということである。

（1） 直接容器の表示義務

医薬品は、その直接の容器又は直接の被包に、次に掲げる事項が記載されていなければならない。ただし、厚生労働省令で別段の定め（注1）をしたときは、この限りでない。

① 製造販売業者の氏名又は名称及び住所

② 名称（日本薬局方に収められている医薬品にあつては日本薬局方において定められた名称、その他の医薬品で一般的名称があるものにあつてはその一般的名称）

③　製造番号又は製造記号
④　重量、容量又は個数等の内容量
⑤　日本薬局方に収められている医薬品にあつては、「日本薬局方」の文字及び日本薬局方において直接の容器又は直接の被包に記載するように定められた事項
⑥　要指導医薬品にあつては、厚生労働省令で定める事項
⑦　一般用医薬品にあつては、第36条の7第1項に規定する区分ごとに、厚生労働省令で定める事項
⑧　第41条第3項の規定によりその基準が定められた体外診断用医薬品にあつては、その基準において直接の容器又は直接の被包に記載するように定められた事項
⑨　第42条第1項の規定によりその基準が定められた医薬品にあつては、貯法、有効期間その他その基準において直接の容器又は直接の被包に記載するように定められた事項
⑩　日本薬局方に収められていない医薬品にあつては、その有効成分の名称（一般的名称があるものにあつては、その一般的名称）及びその分量（有効成分が不明のものにあつては、その本質及び製造方法の要旨）
⑪　習慣性があるものとして厚生労働大臣の指定する医薬品にあつては、「注意—習慣性あり」の文字
⑫　前条第1項の規定により厚生労働大臣の指定する医薬品にあつては、「注意—医師等の処方箋により使用すること」の文字
⑬　厚生労働大臣が指定する医薬品にあつては、「注意—人体に使用しないこと」の文字
⑭　厚生労働大臣の指定する医薬品にあつては、その使用の期限（**注2**）
⑮　前各号に掲げるもののほか、厚生労働省令で定める事項（**注3**）

（医薬品医療機器等法第50条）

また、毒薬については黒地に白枠、白字をもって、その品名及び「毒」の文字が、劇薬については白地に赤枠、赤字をもって、その品名及び「劇」の文字が、直接の容器又は直接の被包に記載されていなければならない（**医薬品医療機器等法第44条**）。

（注1）　このただし書きに基づく表示の特例については、医薬品医療機器等法施行規則（第212〜第216条）に詳細に定められているが、薬局製剤に関連することはないと考えられるので、省略する。

（注2）　「使用の期限」に関する表示義務規定は、昭和55年の薬事法改正により設けられたものである。本規定に基づき、次のものを指定している。最も製造又は輸入後適切な保存条件のもとで、3年を超えて性状及び品質が安定な医薬品及び法第50条第5号又は第6号の規定により有効期間又は有効期限が記載されている医薬品は除かれている。（昭和55年厚生省告示第166号）

(1)　亜硝酸アミル及びその製剤
(2)　アスコルビン酸、そのエステル及びそれらの塩類の製剤
(3)　アスピリン及びその製剤
(4)　アデノシン三リン酸、その塩類及びそれらの製剤
(5)　アンモニア水
(6)　イドクスウリジン及びその製剤
(7)　インシュリン及びその製剤
(8)　エピネフリン、その塩類及びそれらの製剤
(9)　塩化ツボクラリン及びその製剤
(10)　塩化ベタネコール及びその製剤
(11)　塩酸ピロカルピン及びその製剤
(12)　塩酸フェニレフリン及びその製剤
(13)　過酸化化合物及びその製剤
(14)　肝油及びその製剤

(15)　クロルピリホスメチル及びその水和剤、乳剤又は粒剤
(16)　血清性性腺刺激ホルモン及びその製剤
(17)　酵素及びその製剤
(18)　コルチコトロピン及びその製剤
(19)　サラシ粉及びその製剤
(20)　次亜塩素酸ナトリウムの製剤
(21)　シクロホスファミド及びその製剤
(22)　ジクロルボス及びその燻煙剤、蒸散剤又は乳剤
(23)　ジメルカプロール及びその製剤
(24)　ジノプロスト及びその製剤
(25)　酒石酸エルゴタミン及びその製剤
(26)　硝酸イソソルビトール及びその製剤
(27)　スルピリン及びその製剤
(28)　ダイアジノンの水性乳剤
(29)　胎盤性性腺刺激ホルモン及びその製剤
(30)　チアミン、その誘導体又はそれらの塩類及びそれらの製剤
(31)　チオテパ及びその製剤
(32)　トコフェロール及びその製剤
(33)　トリクロルホンの乳剤又は水性乳剤
(34)　トロンビン及びその製剤
(35)　ナレドの乳剤
(36)　乳酸菌及びその製剤
(37)　ニトログリセリン及びその製剤
(38)　ノルエピネフリン、その塩類及びそれらの製剤
(39)　発泡剤型の製剤
(40)　ビタミンA油及びその製剤
(41)　ピレスロイド系殺虫成分の粉剤
(42)　フィトナジオン及びその製剤
(43)　フェンチオンの水性乳剤
(44)　マレイン酸エルゴメトリン及びその製剤
(45)　マレイン酸メチルエルゴメトリン及びその製剤
(46)　有機リン系殺虫成分の毒餌剤又は粉剤
(47)　ヨード造影剤
(48)　レチノール、そのエステル及びそれらの製剤
(49)　前各号に掲げるものの他、法第14条（第23条において準用する場合を含む。）の規定に基づく承認事項として有効期限が定められている医薬品

〔注記〕「使用の期限」について、法律上表示義務が課されているものは、上記のとおりである。最も薬局製剤の中には、その製造方法において、「用時製する。」とされているものも少なくない。「用時製する。」ということは、有効期間が短いものであるといってよかろう。したがって、このような品目については、医薬品医療機器等法第52条の規定（使用及び取扱上必要な注意の記載義務）を踏まえ、当然、使用期限を表示すべきであるといえよう（参考までに、専業医薬品製造業においては、「用時製する。」といった製造方法は認められない）。この他にも、漢方薬あるいは薬局製剤という剤形等からみて、自発的に使用の期限を表示すべきものもあるかもしれない。したがって、薬局製剤の使用期限については、その期間をいかにするのかを含めて、今後全面的に再検討すべきものと考えられる。なお、薬局製剤のうち、法律上使用期限を表示すべきものは、次表のとおりである。（付録の「薬局製剤」関係質疑応答集の問15（p. A-222）を参照）

◉「使用期限」の表示を要すると認められる薬局製剤

一連番号	処方番号	備考	一連番号	処方番号	備考
7	解熱鎮痛薬 4-②	アスピリン	73	〃 25—②	〃，〃
8	かぜ薬 1-②	アスピリン	74	〃 26—①	〃
49	胃腸薬 1-①	ジアスターゼ	75	〃 27—②	〃，パンクレアチン
53	〃 5-①	〃，パンクレアチン	77	〃 29—①	〃
66	〃 18-①	乳酸菌	100	外皮用薬 11—①	レチノールパルミチン酸エステル
71	〃 23-①	ジアスターゼ，パンクレアチン	118	外皮用薬 29—①	〃
72	〃 24-③	ジアスターゼ，パンクレアチン	171	ビタミン主薬製剤 2—①	チアミン硝化物

(注３)　現在のところ、この規定による省令は、医薬品医療機器等法施行規則第210条により、次のように制定されている。

(医薬品の直接の容器等の記載事項)

法第50条第15号の規定により医薬品の直接の容器又は直接の被包に記載されていなければならない事項は、次のとおりとする。

一　専ら他の医薬品の製造の用に供されることを目的として医薬品の製造販売業者又は製造業者に販売し、又は授与される医薬品（以下「製造専用医薬品」という。）にあつては、「製造専用」の文字

二　法第19条の２第１項の承認を受けた医薬品にあつては、外国製造医薬品等特例承認取得者の氏名及びその住所地の国名並びに選任外国製造医薬品等製造販売業者の氏名及び住所

三　法第23条の２の17第１項の承認を受けた体外診断用医薬品にあつては、外国製造医療機器等特例承認取得者の氏名及びその住所地の国名並びに選任外国製造医療機器等製造販売業者の氏名及び住所

四　基準適合性認証を受けた指定高度管理医療機器等（体外診断用医薬品に限る。）であつて本邦に輸出されるものにあつては、外国製造医療機器等特例認証取得者の氏名及びその住所地の国名並びに選任外国製造指定高度管理医療機器等製造販売業者の氏名及び住所

五　法第31条に規定する厚生労働大臣の定める基準に適合するもの以外の一般用医薬品にあつては、「店舗専用」の文字

六　指定第二類医薬品にあつては、枠の中に「２」の数字

(２)　添付文書等の表示義務

医薬品は、これに添付する文書又はその容器若しくは被包（以下この条において「添付文書等」という。）に、当該医薬品に関する最新の論文その他により得られた知見に基づき、次に掲げる事項（次項及び次条において「添付文書等記載事項」という。）が記載されていなければならない。ただし、厚生労働省令で別段の定めをしたときは、この限りでない。(注１)、(注２)

①　用法、用量その他使用及び取扱い上の必要な注意（注３）

②　日本薬局方に収められている医薬品にあつては、日本薬局方において添付文書等に記載するように定められた事項

③　法第41条第３項の規定によりその基準が定められた体外診断用医薬品にあつては、その基準において添付文書等に記載するように定められた事項

④　法第42条第１項の規定によりその基準が定められた医薬品にあつては、その基準において添付文書等に記載するように定められた事項

⑤　前各号に掲げるもののほか、厚生労働省令で定める事項

(医薬品医療機器等法第52条)

(注１)　添付文書等への記載事項とは、前にも述べたとおり、必ず添付文書に記載しなければならないということではない。添付文書、容器等のいずれかに記載されていればよい、ということである。

(注２)　ただし書きにより、「製造専用医薬品」については、法第52条第１項第１号及び第２項並びに第52条の２の適用が除外されているが、日本薬局方収載品目は除外されていない（医薬品医療機器等法施行規則第214条参照）。

(注３)「使用上の注意」は、「薬局製剤」についても十分に記載しなければならないことはいうまでもない。特に、製造物責任法（PL法）施行後、その記載について、行政の指導、規制がきびしく行われていることは、

周知のとおりである。個々の「薬局製剤」の「使用上の注意」については、本書第三部の使用上の注意編を参照されたい。なお、効能又は効果については明確な規定はないが、当然記載すべきである（付録の「薬局製剤」関係質疑応答集の問6（p. A-220）を参照）。

3）　表示の禁止と留意事項

（1）　表示の禁止

医薬品には、前項で述べたとおり、一定事項については、表示の義務が課せられている。しかし、表示義務事項の他、一切表示してはならないというものではない。最も、およそ医薬品であるから何を記載してもよいということが許されるはずはない。法律では、次の事項は記載してはならないとしている。

①　当該医薬品に関し虚偽又は誤解を招くおそれのある事項

②　承認を受けていない効能、効果又は性能

③　保健衛生上危険がある用法、用量又は使用期間

④　名称、製造方法、効能、効果又は性能に関して、明示的であると暗示的であるとを問わず、虚偽又は誇大な記事（注）

⑤　効能、効果又は性能について、医師その他の者がこれを保証したものと誤解されるおそれがある記事（注）

⑥　堕胎を暗示し、又はわいせつにわたる文書又は図画（注）

（医薬品医療機器等法第 54 条、第 66 条）

（注）　④～⑥は、誇大広告の禁止に係るものであるが、医薬品の「表示」も一種の広告であるから、当然禁止されているものと考えられる。

（2）　表示における留意事項

医薬品の表示で、法律上記載することが義務づけられている事項については、他の文字、記事、図画又は図案に比較して見やすい場所に記載されていなければならず、かつ、当該医薬品を一般に購入し、又は使用する者が読みやすく、理解しやすい用語による正確な記載がなければならない。

このため、法律上表示しなければならない事項は、すべて邦文で記載されていなければならない。

（医薬品医療機器等法第 53 条、同法施行規則第 217 条、第 218 条）

4） 表示の具体例と記載上の注意

日本薬局方収載品目と日本薬局方外品目につき、それぞれ、表示の具体例を示すこととする。

（1） 日本薬局方収載品目

A 表 示 例（希ヨードチンキ）

日本薬局方……………………………①日本薬局方（以下、日局）の表示
希ヨードチンキ………………………②名称
（販売名　東京薬局希ヨードチンキ）………③販売名（局方名以外の名称）
100 mL……………………④内容量
〔その他〕……………………………⑤用法及び用量
創傷面の消毒…………………………⑥効能又は効果
製造販売元　東京都千代田区丸の内１―１―１……⑦製造販売業者住所、氏名又は名称
有限会社　東京薬局
製造番号 123……………⑧製造番号又は製造記号
……………………⑨使用期限

B 記載上の注意（根拠条項）

①〔医薬品医療機器等法（以下、「法」と省略）第 50 条第５号〕:「日本薬局方」と表示し、「局方」、「日局」、「JP」等省略しないこと。（注１）

②〔法第 50 条第２号〕: 日局で定められた名称どおり記載すること。

③〔医薬品医療機器等法施行規則（以下、「規」と省略）第 217 条第２項〕: 販売名の記載は必ずしも必要でないが、日局の名称以外に販売名を記載することもできる。この場合、承認を得ておく必要がある。日局の名称は、販売名に比較して同等程度に明瞭に記載すること。（注２）

④〔法第 50 条第４号〕
内容量（重量、容量、個数等）の記載については下記によること。
ア．容器その他包装材料を内容量に含めないこと。
イ．散剤（分包されたもの）は１包の重量と個数との組み合わせにより記載すること。（注３）
ウ．計量の単位は日局の通則による（mg、g、mL、L）こと。

⑤、⑥〔その他〕:「その他」としたのは、直接容器の表示事項（法第 50 条第１項参照）ではないからである。最も用法、用量、使用上の注意、取り扱い上の注意については、日局収載品目といえども、添付文書等への表示義務（法第 52 条）は課せられているのであるから、注意されたい。
ア．効能、効果には、承認を受けた範囲内のものを記載すること。
イ．用法、用量は、承認を受けた範囲内のものを記載すること。
ウ．使用上の注意は、副作用情報等を重視して、販売時点において、最も適切なものでなければならない。

⑦〔法第 50 条第１号〕
ア．氏名……開設者が個人の場合は個人名を記載すること〔薬局の名称（通称）のみは不可〕
名称……法人の場合
イ．住所……薬局の住所

⑧〔法第 50 条第３号〕

ア．ロット番号とは、医薬品のロットを区別するために製品に付された番号又は記号をいう。ただし、製造、管理、包装及び出荷までの完全な経過が確認できるものであること。

イ．製造記録及び試験記録と関連づけること。

⑨ 例が希ヨードチンキなので必要がないが、製剤によっては、使用期限が必要である。

（注１） 表示の特例（規第211条）により記載事項の一部を省略する場合は、容器の容量が小さいか又は直接印刷されている場合に限られる。したがって、薬局製剤については、本規定が適用されることは、まず、考えられない。

（注２） 日局の名称以外の販売名は、その日局医薬品の効能、効果について事実に反する認識を与えるおそれのあるものであってはならない。また、他社の商標権を侵害したり、食品的な販売名を使用してはならない。

（注３） 「薬事法の施行について」（昭和36年2月8日付け薬発第44号厚生省薬務局長通知第9の3を参照）

（2） 日本薬局方外品目

A 表 示 例〔薬局製剤のうち、一連番号7〕（処方番号 解熱鎮痛薬4—②）

○○薬局解熱鎮痛剤9号……①名 称
1包1.0g9包入り……②内容量
有効成分（3包3.0g中）
　アスピリン　0.5g
　エテンザミド　1.0g……③有効成分の名称及びその分量
　アセトアミノフェン　0.4g
　デンプン　1.1g
効能又は効果
○頭痛・歯痛・抜歯後の疼痛・咽喉痛・耳痛・関節痛・神経痛・腰痛・筋肉痛・肩こり痛・打撲痛・骨折痛・ねんざ痛・月経痛（生理痛）・外傷痛の鎮痛
○悪寒・発熱時の解熱……④効能又は効果
用法及び用量
1回量を次のとおりとし、1日3回を限度とする。なるべく空腹時をさけて服用する。
服用間隔は4時間以上おくこと。
大人（15才以上）1包1.0g……⑤用法及び用量
製造販売元　東京都千代田区丸の内1—1—1
　有限会社　東京薬局……⑥製造販売業者住所、氏名又は名称
Lot.No.123……⑦製造番号又は製造記号
使用期限：平成○年○月……⑧使用期限

B 記載上の注意（根拠条項）

① 〔法第50条第2号〕：承認を受けた販売名どおり記載すること。

② 4）(1)Bの④参照

③ 〔法第50条第10号〕：日本薬局方収載品以外は有効成分の名称と分量を記載することになっている。

④ 〔法第54条〕：承認を受けた効能、効果どおり記載すること。

⑤ 〔法第52条〕：用法、用量の他、使用上の注意を記載する必要があるので留意すること。4）(1)Bの⑤参照

⑥ 4）(1)Bの⑦参照

⑦ 4）(1)Bの⑧参照

⑧ アスピリンを含有する製剤については、原則として使用期限を記載する必要がある。記載要領は、

例示のとおりである。

5）医薬品の封

（1）「封」とは

医薬品の「封」とは、医薬品医療機器等法第58条の規定に基づき、医薬品の製造販売業者が、医薬品製造販売業者又は製造業者以外の者に、販売し、又は授与するときに、その容器又は被包に施すことが義務づけられている「封」をいう。

（2）封の方法

医薬品の封については、医薬品医療機器等法施行規則第219条で、「封を開かなければ、医薬品を取り出すことができず、かつ、封を開いた後には、容易に原状に復することができないように施されなければならない。」と規定されている。この規定に照らし、具体的には、おおむね、次のものをいうものであるとされている。（昭和36年2月8日付け薬発44号厚生省薬務局長通知第9の4を参照）したがって、必ずしも「封かん紙」を貼付する必要はないが、薬局製剤については、一般に、「封かん紙」を貼ることが最も適当であろう。

1）エキスプレッソ	6）セロハンテープ	11）ヒートシール	16）巻き締め封
2）エコパック	7）鉛玉	12）ビニールチューブ	17）ミシンがけ
3）王冠シール	8）箱ノリ展着	13）鋲止め	18）熔接
4）かん詰め	9）ハンダ付け	14）封かん紙のちょう付	19）ロウ付け
5）ジプテープ	10）ビスコイド	15）閉鎖チューブ	20）アンプル

6

2016年6月現在

独立行政法人医薬品医療機器総合機構法

1） 医薬品医療機器総合機構法のあらまし

（1） 医薬品医療機器総合機構の目的

昭和54年10月に医薬品副作用被害救済基金が設立され、昭和55年10月に業務開始、昭和62年10月に医薬品副作用被害救済・研究振興基金に改組された。さらに、平成5年10月から希少疾病用医薬品関係業務を、平成6年4月から医薬品等の調査等を追加し、医薬品副作用被害救済・研究振興調査機構に改組された。その後、平成13年に閣議決定された特殊法人等整理合理化計画を受けて、国立医薬品食品衛生研究所医薬品医療機器審査センターと医薬品副作用被害救済・研究振興調査機構及び財団法人医療機器センターの一部の業務を統合し、独立行政法人医薬品医療機器総合機構法（以下、機構法）に基づいて、平成16年4月に独立行政法人医薬品医療機器総合機構（PMDA：Pharmaceuticals and Medical Devices Agency）が設立された。

医薬品医療機器総合機構は、医薬品の副作用又は生物由来製品を介した感染等による健康被害の迅速な救済を図り、並びに医薬品等の品質、有効性及び安全性の向上に資する審査等の業務を行い、もって国民保健の向上に資することを目的としている。

（2） 許可医薬品等の副作用とは

「許可医薬品等の副作用」とは何か、ということが重要な問題になってくる。機構法の第4条で、『この法律において「許可医薬品等の副作用」とは、許可医薬品又は許可再生医療等製品（がんその他の特殊疾病に使用されることが目的とされている再生医療等製品であって厚生労働大臣の指定するもの及び専ら動物のために使用されることが目的とされている再生医療等製品を除く。以下「副作用救済給付に係る許可再生医療等製品」という。）が適正な使用目的に従い適正に使用された場合においてもその許可医薬品又は副作用救済給付に係る許可再生医療等製品により人に発現する有害な反応をいう。』と規定している。つまり、使用方法、使用量を誤った場合の副作用は除かれる。

（3） 医薬品医療機器総合機構の業務等

医薬品医療機器総合機構では、医薬品の副作用や生物由来製品を介した感染等による健康被害の救済業務、医薬品・医療機器等の審査関連業務及び安全対策業務等が行われている。薬局製造販売医薬品に関連する業務も含め、医薬品医療機器総合機構法に基づき、業務内容等を紹介すると主に次の事項がある。

（Ⅰ） 業 務 内 容（機構法第15条）

機構は、第3条の目的を達成するため、次の業務を行う。

一 許可医薬品等の副作用による健康被害の救済に関する次に掲げる業務

イ 許可医薬品等の副作用による疾病、障害又は死亡につき、医療費、医療手当、障害年金、障害児養育年金、遺族年金、遺族一時金及び葬祭料の給付（以下「副作用救済給付」という。）を行うこと。

ロ　次条第1項第1号及び第2号に掲げる給付の支給を受ける者並びに同項第3号に掲げる給付の支給を受ける者に養育される同号に規定する18歳未満の者について保健福祉事業を行うこと。

ハ　拠出金を徴収すること。

ニ　イからハまでに掲げる業務に附帯する業務を行うこと。

二　許可生物由来製品等を介した感染等による健康被害の救済に関する次に掲げる業務

イ　許可生物由来製品等を介した感染等による疾病、障害又は死亡につき、医療費、医療手当、障害年金、障害児養育年金、遺族年金、遺族一時金及び葬祭料の給付（以下「感染救済給付」という。）を行うこと。

ロ　第20条第1項第1号及び第2号に掲げる給付の支給を受ける者並びに同項第3号に掲げる給付の支給を受ける者に養育される同号に規定する18歳未満の者について保健福祉事業を行うこと。

ハ　拠出金を徴収すること。

ニ　イからハまでに掲げる業務に附帯する業務を行うこと。

三　医薬品、医薬部外品、化粧品、医療機器及び再生医療等製品（以下この号において「医薬品等」という。）に関する次に掲げる業務

イ　行政庁の委託を受けて、医薬品、医療機器等の品質、有効性及び安全性の確保等に関する法律第13条の2第1項（同法第13条の3第3項及び第80条第4項において準用する場合を含む。）、第14条の2第1項（同法第14条の5第1項（同法第19条の4において準用する場合を含む。）、第14条の7第1項（同法第19条の4において準用する場合を含む。）並びに第19条の2第5項及び第6項において準用する場合を含む。）、第23条の2の7第1項（同法第23条の2の10第1項（同法第23条の2の19において準用する場合を含む。）並びに第23条の2の17第5項及び第6項において準用する場合を含む。）、第23条の6第2項（同条第4項において準用する場合を含む。）、第23条の23第1項(同法第23条の24第3項及び第80条第5項において準用する場合を含む。)、第23条の27第1項(同法第23条の30第1項(同法第23条の39において準用する場合を含む。)、第23条の32第1項（同法第23条の39において準用する場合を含む。）並びに第23条の37第5項及び第6項において準用する場合を含む。）又は第80条の3第1項の規定による調査又は審査を行うこと、同法第23条の2の7第1項（同法第23条の2の17第5項及び第6項において準用する場合を含む。）の規定による基準適合証の交付又は返還の受付を行うこと、第23条の18第2項の規定による基準適合性認証を行うこと、同法第80条の10第1項の規定による登録等を行うこと及び同法第14条の2第4項、第14条の5第2項、第14条の10第1項、第23条の2の7第4項、第23条の2の10第2項、第23条の2の13第1項、第23条の5第2項、第23条の27第4項、第23条の30第2項、第52条の3第2項(第64条及び第65条の5において準用する場合を含む。)、第80条の3第4項又は第80条の10第3項の報告又は届出を受理すること。

ロ　民間において行われる治験その他医薬品等の安全性に関する試験その他の試験の実施、医薬品等の使用の成績その他厚生労働省令で定めるものに関する調査の実施及び医薬品、医療機器等の品質、有効性及び安全性の確保等に関する法律の規定による承認の申請に必要な資料の作成に関し指導及び助言を行うこと。

ハ　医薬品等の品質、有効性及び安全性に関する情報を収集し、整理し、及び提供し、並びにこれらに関し相談に応じることその他医薬品等の品質、有効性及び安全性の向上に関する業務を行うこと。(ロに掲げる業務及び厚生労働省の所管する他の独立行政法人の業務に属するものを除く。)

ニ　イ及びロに掲げる業務（これらに附帯する業務を含み、政令で定める業務を除く。）に係る手数

料を徴収すること。

ホ　ハに掲げる業務（これに附帯する業務を含み、政令で定める業務を除く。）に係る拠出金を徴収すること。

ヘ　イからホまでに掲げる業務に附帯する業務を行うこと。

四　予防接種に関する次に掲げる業務

イ　予防接種法（昭和23年法律第68号）第14条第1項の規定による情報の整理及び同条第2項の規定による調査を行うこと。

ロ　イに掲げる業務に附帯する業務を行うこと。

五　再生医療等（再生医療等の安全性の確保等に関する法律（平成25年法律第85号）第2条第1項に規定する再生医療等をいう。）に関する次に掲げる業務

イ　再生医療等の安全性の確保等に関する法律第38条第1項（同法第39条第2項において準用する場合を含む。）の調査を行うこと。

ロ　イに掲げる業務に附帯する業務を行うこと。

六　医薬品、医療機器等の品質、有効性及び安全性の確保等に関する法律第69条の2第1項若しくは第2項又は第80条の5第1項の規定による政令で定める立入検査、質問及び収去

七　遺伝子組換え生物等の使用等の規制による生物の多様性の確保に関する法律（平成15年法律第97号）第32条第1項の規定による立入り、質問、検査及び収去

八　再生医療等の安全性の確保等に関する法律第53条第1項の規定による立入検査及び質問

（Ⅱ）　副作用救済給付（機構法第16条）

1　副作用救済給付は、次の各号に掲げる区分に応じ、それぞれ当該各号に定める者に対して行うものとし、副作用救済給付を受けようとする者の請求に基づき、機構が支給を決定する。

一　医療費及び医療手当　許可医薬品等の副作用による疾病について政令で定める程度の医療を受ける者

二　障害年金　許可医薬品等の副作用により政令で定める程度の障害の状態にある18歳以上の者

三　障害児養育年金　許可医薬品等の副作用により政令で定める程度の障害の状態にある18歳未満の者を養育する者

四　遺族年金又は遺族一時金　許可医薬品等の副作用により死亡した者の政令で定める遺族

五　葬祭料　許可医薬品等の副作用により死亡した者の葬祭を行う者

2　副作用救済給付は、前項の規定にかかわらず、次の各号のいずれかに該当する場合は、行わない。

一　その者の許可医薬品等の副作用による疾病、障害又は死亡が予防接種法の規定による予防接種を受けたことによるものである場合

二　その者の許可医薬品等の副作用による疾病、障害又は死亡の原因となった許可医薬品又は副作用救済給付に係る許可再生医療等製品について賠償の責任を有する者があることが明らかな場合

三　その他厚生労働省令で定める場合

3　副作用救済給付の額、請求の期限、支給方法その他副作用救済給付に関し必要な事項は、政令で定める。

（Ⅲ）　厚生労働大臣への判定の申出（機構法第17条）

1　機構は、前条第1項の規定による支給の決定につき、副作用救済給付の請求のあった者に係る疾病、障害又は死亡が、許可医薬品等の副作用によるものであるかどうかその他医学的薬学的判定を要する事項に関し、厚生労働大臣に判定を申し出るものとする。

2　厚生労働大臣は、前項の規定による判定の申出があったときは、薬事・食品衛生審議会の意見を聴いて判定を行い、機構に対し、その結果を通知するものとする。

（Ⅳ）　副作用救済給付の中止等（機構法第18条）

1　機構は、副作用救済給付を受けている者に係る疾病、障害又は死亡の原因となった許可医薬品又は副作用救済給付に係る許可再生医療等製品について賠償の責任を有する者があることが明らかとなった場合には、以後副作用救済給付は行わない。

2　機構は、副作用救済給付に係る疾病、障害又は死亡の原因となった許可医薬品又は副作用救済給付に係る許可再生医療等製品について賠償の責任を有する者がある場合には、その行った副作用救済給付の価額の限度において、副作用救済給付を受けた者がその者に対して有する損害賠償の請求権を取得する。

（Ⅴ）　副作用拠出金の徴収等（機構法第19条）

1　各年4月1日において医薬品、医療機器等の品質、有効性及び安全性の確保等に関する法律第12条第1項の規定による許可医薬品の製造販売業の許可を受けている者（第4条第6項各号に掲げる医薬品のみの製造販売をしている者を除く。以下「許可医薬品製造販売業者」という。）又は同法第23条の20第1項の規定による許可再生医療等製品の製造販売業の許可を受けている者（副作用救済給付に係る許可再生医療等製品以外の許可再生医療等製品のみの製造販売をしている者を除く。以下「副作用拠出金に係る許可再生医療等製品製造販売業者」という。）は、機構の第15条第1項第1号に掲げる業務（以下「副作用救済給付業務」という。）に必要な費用に充てるため、各年度（毎年4月1日から翌年3月31日までをいう。以下同じ。）、機構に対し、拠出金を納付しなければならない。

2　前項の拠出金（以下「副作用拠出金」という。）の額は、許可医薬品製造販売業者又は副作用拠出金に係る許可再生医療等製品製造販売業者（以下「許可医薬品製造販売業者等」という。）が製造販売をした許可医薬品又は副作用救済給付に係る許可再生医療等製品の前年度における総出荷数量を基礎として厚生労働省令で定めるところにより算定される算定基礎取引額に拠出金率を乗じて得た額（その額が政令で定める額に満たないときは、当該政令で定める額）とする。

3　前項の拠出金率（以下この条において「副作用拠出金率」という。）は、機構が定める。

4　機構は、副作用拠出金率を定め、又はこれを変更しようとするときは、厚生労働大臣の認可を受けなければならない。

5　機構は、前項の認可の申請に際し、あらかじめ、許可医薬品製造販売業者の団体で許可医薬品製造販売業者の意見を代表すると認められるもの及び副作用拠出金に係る許可再生医療等製品製造販売業者の団体で副作用拠出金に係る許可再生医療等製品製造販売業者の意見を代表すると認められるものの意見を聴かなければならない。

6　副作用拠出金率は、副作用救済給付に要する費用の予想額並びに副作用救済給付業務に係る予定運用収入の額及び副作用救済給付業務に係る政府の補助金があるときはその額に照らし、将来にわたって機構の副作用救済給付業務に係る財政の均衡を保つことができるものでなければならず、かつ、少なくとも5年ごとに、この基準に従って再計算されるべきものとし、当分の間、1,000分の2を超えない範囲内の率とする。

7　機構が前年度において副作用救済給付の支給を決定した者に係る疾病、障害又は死亡の原因となった許可医薬品又は副作用救済給付に係る許可再生医療等製品（以下この項において「原因許可医薬品等」という。）の製造販売をした許可医薬品製造販売業者の副作用拠出金の額は、第2項の規定による額に、機構が前年度に支給を決定した副作用救済給付のうち、当該許可医薬品製造販売業者等が製造販売をした原因許可医薬品等によるものの現価に相当する額を基礎として厚生労働省令で定める算定方法により算定した額を加えた額とする。

8　副作用拠出金の納期限、延納その他副作用拠出金の納付に関し必要な事項は、政令で定める。

(Ⅵ)　安全対策等拠出金（機構法第22条）

1　各年4月1日において医薬品、医療機器等の品質、有効性及び安全性の確保等に関する法律第12条第1項の規定による医薬品の製造販売業の許可、同法第23条の2第1項の規定による医療機器の製造販売業の許可又は同法第23条の20第1項の規定による再生医療等製品の製造販売業の許可を受けている者（以下「医薬品等製造販売業者」という。）は、機構の第15条第1項第5号ハに掲げる業務（これに附帯する業務を含み、同号ホの政令で定める業務を除く。）に必要な費用に充てるため、各年度、機構に対し、拠出金を納付しなければならない。

2　前項の拠出金（以下「安全対策等拠出金」という。）の額は、医薬品等製造販売業者が製造販売をした医薬品、医療機器又は再生医療等製品の前年度における総出荷数量を基礎として厚生労働省令で定めるところにより算定される算定基礎取引額に拠出金率を乗じて得た額（その額が政令で定める額に満たないときは、当該政令で定める額）とする。

3　前項の拠出金率（以下この条において「安全対策等拠出金率」という。）は、機構が定める。

4　機構は、安全対策等拠出金率を定め、又はこれを変更しようとするときは、厚生労働大臣の認可を受けなければならない。

5　機構は、前項の認可の申請に際し、あらかじめ、医薬品等製造販売業者の団体で医薬品等製造販売業者の意見を代表すると認められるものの意見を聴かなければならない。

6　安全対策等拠出金の納期限、延納その他安全対策等拠出金の納付に関し必要な事項は、政令で定める。

(Ⅶ)　業務の特例等（機構法附則第15条）

機構は、第15条に規定する業務のほか、当分の間、旧機構法附則第3条の規定により読み替えられた旧機構法第31条第1項の厚生大臣が告示で定める日から起算して6月を経過した日前に使用された特定の医薬品の副作用による健康被害（以下この条及び次条において「健康被害」という。）の救済を円滑に行うことが特に必要であると認めた場合には、厚生労働大臣の認可を受けて、次の業務を行うことができる。

一　健康被害の救済のために必要な事業を行う者の委託を受けて、その事業を行うこと。

二　健康被害の救済のための給付を行う者に対し、当該給付に必要な限度で資金を貸し付けること。

2　前項第2号の貸付けを受けた者は、同号に掲げる業務の事務の執行に要する費用に充てるため、厚生労働省令で定めるところにより、機構に対し、納付金を納付しなければならない。

3　政府は、法人に対する政府の財政援助の制限に関する法律（昭和21年法律第24号）第3条の規定にかかわらず、国会の議決を経た金額の範囲内において、第1項第2号の貸付け（国と連帯して行う健康被害の救済のための給付に必要な資金の貸付けに限る。）のための資金に充てるため機構がする借入金に係る債務（借換えに係る債務を含む。）について保証することができる。

4　機構は、第1項に規定する業務については、特別の勘定を設けて経理しなければならない。

5　第1項の規定により機構が同項の業務を行う場合には、第31条第3項及び第4項中「副作用救済勘定及び感染救済勘定」とあるのは「副作用救済勘定、感染救済勘定及び附則第15条第4項に規定する特別の勘定」と、第32条第1項中「副作用救済給付業務及び感染救済給付業務」とあるのは「副作用救済給付業務、感染救済給付業務及び附則第15条第1項第2号に掲げる業務」とする。

6　第１項に規定する業務は、第45条第２号の規定の適用については、第15条第１項第１号に掲げる業務とみなす。

2）医薬品医療機器総合機構法と薬局製剤

薬局製剤と医薬品医療機器総合機構法の関係は、法的には、専業医薬品製造販売業の場合と全く同一である。

薬局製造販売医薬品（以下、薬局製剤）の製造販売業者が、医薬品医療機器総合機構法の対象となるということは、前項で述べた「副作用拠出金」及び「安全対策等拠出金」の納付の義務が生じるということである。拠出金の額は、製造販売業者の前年度の総出荷数量を基礎として定めることとされているが、その最低納付金額は各々1,000円と定められている。したがって、薬局製剤の製造販売業者も年間2,000円は、医薬品医療機器総合機構に納付しなければならない。

なお、当該拠出金の徴収の業務は、機構の委託を受けて日本薬剤師会が都道府県薬剤師会を経由して行うことになっている。

医薬品各条解説

附表　薬効群別一覧表

薬局製剤　薬効群別品目数（漢方以外）

	局方品	局方外	計
催眠鎮静薬	1	2	3
鎮暈薬		2	2
解熱鎮痛薬		10	10
かぜ薬		10	10
眼科用薬	1		1
耳鼻科用薬		1	1
アレルギー用薬	1	5	6
鎮咳・去痰薬	1	13	14
吸入剤		2	2
歯科口腔用薬	3	4	7
胃腸薬	9	28	38
外用痔疾用薬		3	3
外皮用薬	26	52	78
駆虫薬	1	1	2
ビタミン主薬製剤		6	6
その他		1	1
計	44	140	184

「1　中枢神経系用薬」～「12　その他」の一覧表の単位は g、液剤については mL を基本とした。

凡例［外皮用薬販売名称］

主剤		基剤	
レチノールパルミチン酸エステル	A	吸水クリーム	Aクリーム
ジフェンヒドラミン（塩酸塩）	B	親水クリーム	Hクリーム
クロタミトン	C	白色軟膏	W軟膏
ジブカイン塩酸塩	D	マクロゴール軟膏	M軟膏
トコフェロール酢酸エステル	E	ゲル化炭化水素	P軟膏
酸化亜鉛	Z	白色ワセリン	V軟膏
ヒドロコルチゾン酢酸エステル	コーチ	亜鉛華軟膏	Z軟膏
グリチルレチン酸	グリチ		
サリチル酸	サリチ		
尿素	U		
アクリノール	R		
グリセリン	GL		
グリテール	GT		
フェノール	P		
スルフイソミジン	スルフ		

従来皮膚剤○号とあったのを主剤と基剤の略称で販売名を示すこととした。たとえば、皮膚剤1号はB・Z・Aクリームでジフェンヒドラミン、酸化亜鉛、吸水クリームを示す。

1　中枢神経系用薬

1-1)　催眠鎮静薬

一連番号	1	3	2
製剤名 ＼ 薬品名	催眠剤1号A	(局)〃2号A	鎮静剤1号A
タンニン酸ジフェンヒドラミン		0.09	
ブロモバレリル尿素	0.5	0.5	0.6
賦形剤	適量	適量	適量
全量	1.0	1.0	3.0
用法	屯	屯	分3
備考	成人用	成人用	成人用

1-2)　鎮暈薬

一連番号	4	161
製剤名 ＼ 薬品名	よい止め1号	〃2号
カフェイン水和物		0.03
ジフェニドール塩酸塩	0.025	
スコポラミン臭化水素酸塩水和物		0.00015
炭酸水素ナトリウム	1.0	
タンニン酸ジフェンヒドラミン		0.05
ピリドキシン塩酸塩		0.01
ブロモバレリル尿素	0.2	
l−メントール	0.03	0.03
ジプロフィリン		0.03
賦形剤	適量	適量
全量	2.0	2.5
用法	屯	屯

1-3)　解熱鎮痛薬

一連番号	5	6	7	10	11	12	13	167	168	169
製剤名 ＼ 薬品名	解熱鎮痛剤1号A	〃8号A	〃9号	〃5号A	〃2号A	〃3号A	〃4号A	〃6号	〃6号カプセル	〃7号A
アスピリン			0.5							
アセトアミノフェン	0.9	0.9	0.4		0.68	0.6	0.6			
イソプロピルアンチピリン				0.15						
イブプロフェン								0.15	0.15	0.45
エテンザミド			1.0	0.25	1.02	1.0	1.0			
カフェイン水和物				0.05	0.25		0.24			0.2
ブロモバレリル尿素					0.6	0.4				
カンゾウ末	0.3	0.5								1.0
ケイヒ末	0.3									1.0
シャクヤク末		0.5								
ショウキョウ末	0.1									0.3
賦形剤	適量	適量	適量	適量	適量	適量	適量	適量	適量	適量
全量	3.0	3.0	3.0	1.0	4.5	3.0	3.0	1.0	0.4	4.5
用法	分3	分2	分3	屯	分3	分2	分2	屯	屯	分3
備考	11才以上用		成人用	成人用	1才以上用			成人用	成人用	成人用

1-4)　かぜ薬

一連番号	8	17	15	16	18	19	166	175	9	14
製剤名 ＼ 薬品名	感冒剤1号A	〃 2号A	〃 3号A	〃 9号A	〃 12号A	〃 13号A	〃 14号A	〃 15号A	こども感冒剤1号A	〃 2号A
アスピリン	0.75									
アセトアミノフェン	0.45	0.45	0.45	0.3	0.36	0.36	0.45		0.45	0.45
アリメマジン酒石酸塩							0.005			
イソプロピルアンチピリン							0.3			
イブプロフェン								0.45		
エテンザミド		0.75	0.75	1.0	0.9	0.9				
カフェイン水和物	0.15	0.075	0.075	0.15		0.075	0.075	0.075	0.075	
クロルフェニラミンマレイン酸塩	0.0075	0.0075	0.0075	0.0075	0.0075	0.0075		0.0075	0.00375	0.00375
ジヒドロコデインリン酸塩散1%		2.4	2.4		2.4	2.4	2.4	2.4		
ノスカピン		0.048	0.048							
dl−メチルエフェドリン塩酸塩散10%		0.6	0.6		0.6	0.6	0.6	0.6		
カンゾウ末			0.8							
キキョウ末			1.6							
賦形剤	適量	適量	適量	適量	適量	適量	適量	適量	適量	適量
全量	3.0	6.0	7.5	4.5	6.0	6.0	4.5	4.5	3.0	3.0
用法	分3	分3	分3	分3	分3	分3	分3	分3	分3	分3

2　眼科用薬

薬品名	硫酸亜鉛水和物	塩化ナトリウム	ホウ酸	ウイキョウ油	滅菌精製水（容器入り）	全量
一連番号　20 (局)硫酸亜鉛点眼液	0.3	0.5	2.0	0.2mL	適量	100mL

3　耳鼻科用薬

一連番号	21
製剤名 ＼ 薬品名	ナファゾリン・クロルフェニラミン液A
クロルフェニラミンマレイン酸塩	0.1
ナファゾリン塩酸塩	0.05
クロロブタノール	0.2
グリセリン	5.0mL
精製水又は精製水（容器入り）	適量
全量	100mL

4　アレルギー用薬

4-1）抗ヒスタミン薬

一連番号	22	23	25	176
製剤名／薬品名	アレルギー用剤4号	〃 3号	〃 2号A	(局)クロルフェニラミン・カルシウム散
クロルフェニラミンマレイン酸塩		0.012	0.012	0.009
d-クロルフェニラミンマレイン酸塩	0.006			
ニコチン酸アミド	0.05			
パントテン酸カルシウム		0.03		
ピリドキシン塩酸塩	0.05	0.05	0.05	
リボフラビン	0.012	0.012		
リボフラビン酪酸エステル			0.012	
リン酸水素カルシウム水和物		2.896		2.4
賦形剤	適量	適量	適量	適量
全量	3.0	4.5	3.0	3.0
用法	分3	分3	分3	分3

4-2）鼻炎用内服薬

一連番号	24	26
製剤名／薬品名	鼻炎散1号A	〃 2号A
アリメマジン酒石酸塩	0.005	
カフェイン水和物	0.15	0.15
d-クロルフェニラミンマレイン酸塩		0.006
塩酸プソイドエフェドリン	0.18	0.18
カンゾウ末	1.5	
ロートエキス散		0.6
グリチルリチン酸		0.2
賦形剤	適量	適量
全量	4.2	3.6
用法	分3	分3

5　呼吸器官用薬

5-1）鎮咳・去痰薬

一連番号	28	38	37	39	33	34	35	36	29	30	31	32	177	41
製剤名 ／ 薬品名	鎮咳去痰剤1号	〃 2号A	〃 3号A	〃 5号B	〃 6号	〃 7号	〃 8号	〃 9号	〃 10号	〃 11号	〃 13号	〃 14号	鎮咳剤15号	(局) アンモニア・ウイキョウ精
安息香酸ナトリウムカフェイン				0.3										
グアイフェネシン				0.3		0.3	0.3					0.3		
クロルフェニラミンマレイン酸塩							0.012	0.012	0.012	0.012	0.012			
ジヒドロコデインリン酸塩散1%					3.0		3.0	3.0			3.0			
タンニン酸ジフェンヒドラミン					0.05									
チペピジンヒベンズ酸塩				0.075										
dl-メチルエフェドリン塩酸塩散10%					0.5	0.5	0.75	0.75	0.5	0.5	0.75			
トリメトキノール塩酸塩水和物												0.003		
ノスカピン	0.06									0.06	0.06			
ブロモバレリル尿素					0.6									
アンモニア水														17.0mL
塩酸プソイドエフェドリン				0.162										
ジプロフィリン									0.1	0.1		0.15		
キキョウ末				1.0						0.5	0.5			
カンゾウ末				0.75						1.0	1.0			
アンモニア・ウイキョウ精		2.0mL												
ウイキョウ油														3.0mL
キキョウ流エキス			6.0mL											
キョウニン水			3.0mL											
セネガシロップ		10.0mL	10.0mL			10.0mL							15.0mL	
車前草エキス末	3.0													
桜皮エキスA						4.5mL							6.0mL	
桜皮エキスB		10.0mL												
パラオキシ安息香酸エチル		0.03	0.03			0.03							0.03	
エタノール														適量
賦形剤	適量			適量	適量		適量	適量	適量	適量	適量	適量		
精製水又は精製水（容器入り）		適量	適量			適量							適量	
全量	4.5	60mL	60mL	4.8	6.0	60mL	6.0	6.0	4.5	4.5	7.5	3.0	60mL	100mL
用法	分3	分6	分6	分3	分3	分6	分3	分3	分3	分3	分3	分3	分6	

5　呼吸器官用薬

5-2)　吸入剤

一連番号	42	43
製剤名 ＼ 薬品名	吸入剤1号	吸入剤2号
塩化ナトリウム	0.8	0.8
炭酸水素ナトリウム	1.0	1.0
d-カンフル又は*dl*-カンフル	0.08	
エタノール	0.8mL	
グリセリン	1.0mL	1.0mL
精製水又は精製水（容器入り）	適量	適量
全量	100mL	100mL

6　歯科口腔用薬

一連番号	44	45	46	47	48	178	179
製剤名 ＼ 薬品名	ピオクタニン液	(局)ミョウバン水	(局)複方ヨード・グリセリン	(局)プロテイン銀液	ジブカイン・アネスタミン液	アズレンうがい薬	ポビドンヨード・グリセリン液
アミノ安息香酸エチル					1.0		
液状フェノール			0.5 mL				
ジブカイン塩酸塩					0.2		
炭酸水素ナトリウム						1.998	
プロテイン銀				3.0			
ポビドンヨード							0.45
メチルロザニリン塩化物	0.2						
ヨウ素			1.2				
硫酸アルミニウムカリウム水和物		0.3					
アズレンスルホン酸ナトリウム						0.002	
ホモスルファミン					0.5		
トラガント末					0.7		
ヨウ化カリウム			2.4				
グリセリン			90.0mL	10.0mL			50.0mL
ハッカ水		5.0 mL	4.5 mL	適量			4.5mL
精製水又は精製水（容器入り）	適量		適量		適量		適量
常水又は精製水又は精製水（容器入り）		適量					
全量	100mL	100mL	100mL	100mL	100mL	2.0	100mL

7　胃腸薬

7-1)　胃腸鎮痛鎮痙薬

一連番号	59	50	51	52	54	56	58	78
製剤名／薬品名	胃腸鎮痛剤1号	〃2号A	〃3号A	〃4号A	〃5号A	〃6号A	〃7号A	(局)ロートエキス散
アミノ安息香酸エチル		0.6		0.2				
乾燥水酸化アルミニウムゲル細粒	2.0					1.8	3.0	
ケイ酸マグネシウム						1.8		
酸化マグネシウム	0.6	0.5	0.3	0.2			0.5	
炭酸水素ナトリウム		3.0						
パパベリン塩酸塩				0.02				
ブチルスコポラミン臭化物						0.03		
メチルベナクチジウム臭化物			0.03				0.03	
l－メントール	0.02						0.02	
臭化メチルアトロピン				0.002				
メタケイ酸アルミン酸マグネシウム			3.0					
メチルオクタトロピン臭化物		0.03			0.01			
エンゴサク、細末		1.0	1.0					
カンゾウ末					0.5			
コウボク末		1.5	1.0					
シャクヤク末			1.0		0.5			
ロートエキス	0.06							0.06
賦形剤	適量	適量	適量	適量	適量	適量	適量	適量
全量	3.6	7.5	7.5	1.0	1.5	4.5	4.5	0.6
用法	分3	分3	分3	屯	屯	分3	分3	分3

7-2)　制酸薬

一連番号	82	83	84	85
製剤名／製品名	制酸剤1号	〃2号	〃3号	〃4号
アルジオキサ		0.3	0.3	
L－グルタミン	2.0			
酸化マグネシウム			0.6	
炭酸水素ナトリウム			2.0	
l－メントール		0.02	0.02	
アズレンスルホン酸ナトリウム		0.006		
銅クロロフィリンナトリウム	0.1			
メタケイ酸アルミン酸マグネシウム	2.0	3.0		3.0
カンゾウ末				1.5
ロートエキス散			0.3	
賦形剤	適量	適量	適量	
全量	4.5	4.5	4.5	4.5
用法	分3	分3	分3	分3

7　胃腸薬

7-3)　健胃薬

一連番号	60	79	80	55	57
製剤名 / 薬品名	健胃剤2号A	〃3号A	ガジュツ・三黄散	(局)センブリ・重曹散	(局)塩酸リモナーデ
ウルソデオキシコール酸	0.06				
酸化マグネシウム	0.6				
炭酸水素ナトリウム	2.0			1.05	
l－メントール	0.05		0.02		
希塩酸					0.5mL
カルニチン塩化物		0.4			
オウゴン末			1.2		
オウバク末			0.8		
オウレン末			0.8		
ガジュツ		2.0	3.0		
ケイヒ末	0.2				
ゲンチアナ末	0.3				
センブリ末				0.045	
ホミカエキス散	0.3				
単シロップ					8.0mL
賦形剤	適量	適量	適量	適量	
精製水又は精製水(容器入り)					適量
全量	6.0	3.0	6.0	1.5	100mL
用法	分3	分3	分3	分3	1回30mL

調剤原料(81)（局）トウヒシロップ

7-4)　健胃消化薬

一連番号	53	72	73	75
製剤名 / 薬品名	健胃消化剤1号A	〃3号B	〃4号A	〃5号A
ウルソデオキシコール酸		0.06	0.06	
乾燥酵母	3.0	2.0		
乾燥水酸化アルミニウムゲル細粒				1.0
ジアスターゼ	0.6	0.6	1.0	1.0
炭酸水素ナトリウム		2.0		
パンクレアチン	0.6	0.6	0.5	1.0
ゲンチアナ末	0.3	0.3		0.3
ホミカエキス散		0.3		
l－メントール		0.05	0.02	0.02
賦形剤		適量	適量	適量
全量	4.5	6.0	3.0	4.5
用法	分3	分3	分3	分3

7-5)　二以上の効能・効果を有するもの

一連番号	76	77	49	74	71
製剤名／薬品名	ロートエキス・重曹・ケイ酸アルミ散	複方ロートエキス・水酸化アルミ散	(局)複方ロートエキス・ジアスターゼ散	(局)複方ジアスターゼ・重曹散	健胃剤1号
乾燥水酸化アルミニウムゲル		3.0			1.0
合成ケイ酸アルミニウム	3.6				
酸化マグネシウム	0.6	0.72	0.6	0.9	
ジアスターゼ		0.72	1.2	1.2	0.5
炭酸水素ナトリウム	1.2	0.9	1.5	3.6	2.0
沈降炭酸カルシウム			1.8		
パンクレアチン					0.5
l−メントール					0.02
ゲンチアナ末			0.3	0.3	0.3
ロートエキス	0.048	0.048	0.048		
賦形剤	適量	適量	適量		適量
全量	6.0	6.0	6.0	6.0	4.5
用法	分3	分3	分3	分3	分3
効能・効果	制酸＋鎮痛	制酸＋鎮痛＋消化	健胃＋鎮痛＋消化	健胃＋消化＋制酸	健胃＋消化＋制酸

7-6)　止瀉薬

一連番号	68	69	66	67	70
製剤名／薬品名	下痢止め3号	〃4号	〃5号	〃6号A	(局)オウバク・タンナルビン・ビスマス散
アクリノール水和物		0.1			
次硝酸ビスマス					1.2
タンニン酸アルブミン	3.0	3.0	3.0	2.0	1.8
天然ケイ酸アルミニウム				4.0	
乳酸カルシウム水和物			3.0		
ベルベリン塩化物水和物		0.2		0.3	
オウバク末	2.0				1.8
ゲンチアナ末	0.3				
ゲンノショウコ末				1.5	
ロートエキス					0.06
ロートエキス散	0.3				
乳酸菌又は酪酸菌の製剤			3.0		
賦形剤	適量	適量		適量	適量
全量	6.0	4.5	9.0	9.0	6.0
用法	分3	分3	分3	分3	分3

7-7)　整腸薬

一連番号	86
製剤名／薬品名	整腸剤1号
乾燥酵母	3.0
リン酸水素カルシウム水和物	1.0
ミヤBM細粒	3.0
賦形剤	適量
全量	7.5
用法	分3

7　胃腸薬

7-8）瀉下薬

一連番号	62	64	61	65	180
製剤名／薬品名	（局）複方ダイオウ・センナ散	（局）硫酸マグネシウム水	便秘薬	便秘薬2号	（局）便秘薬3号
イオウ	4.995				
酸化マグネシウム	2.025				2.0
硫酸マグネシウム水和物		15.0			
水酸化マグネシウム				2.1	
カンゾウ末			0.2		
シャクヤク末			0.2		
センナ末	0.99		0.6		
ダイオウ末	0.99		0.2		
希塩酸		0.5mL			
苦味チンキ		2.0mL			
賦形剤				適量	
精製水又は精製水(容器入り)		適量			
全量	9.0	100mL	1.2	4.0	2.0
用法	分3	1回30mL	屯	1回2～4g	1回0.66～1.98g
備考		成人用		成人用	成人用

8　外用痔疾用薬

一連番号	87	88	89
製剤名／薬品名	ヘモ坐剤1号	〃2号	ヘモ軟膏1号
ジブカイン塩酸塩	0.1	0.1	0.5
タンニン酸	1.0		5.0
トコフェロール酢酸エステル			3.0
ヒドロコルチゾン酢酸エステル		0.05	0.5
クロタミトン			5.0
＊ハードファット又は適当な基剤	適量	適量	
ゲル化炭化水素			適量
全量	15	15	100

＊15g = 10個

9　外皮用薬

9-1)　皮膚殺菌消毒薬

一連番号	93	91	90	94	95	96	98	160
製剤名 / 薬品名	(局)マーキュロクロム液	(局)塩化ベンゼトニウム液	(局)塩化ベンザルコニウム液	(局)クレゾール水	(局)希ヨードチンキ	(局)消毒用エタノール	塩化アルミニウム・ベンザルコニウム液	皮膚消毒液
ジブカイン塩酸塩								0.1
ナファゾリン塩酸塩								0.1
ベンゼトニウム塩化物		10.0						
ベンザルコニウム塩化物			10.0				0.02	
マーキュロクロム	2.0							
ヨウ素					3.0			
エタノール						83.0mL		
クレゾール石ケン液				3.0mL				
ハッカ水								2.0mL
ベンザルコニウム塩化物液（10％）								1.0mL
塩化アルミニウム（Ⅲ）六水和物							20.0	
ヨウ化カリウム					2.0			
プロピレングリコール								3.0mL
70 vol％エタノール					適量			
精製水又は精製水（容器入り）	適量					適量	適量	適量
常水又は精製水又は精製水（容器入り）		適量	適量	適量				
全量	100mL	100mL	100mL	100mL	100mL	100mL	100mL	100mL

9-2)　化膿性皮膚疾患用薬

一連番号	105	92	104	106	131	99	187
製剤名 / 薬品名	スルフ・Z軟膏	アクリノール液	注1 R・M軟膏	注1 (局)アクリノール・亜鉛華軟膏	R・D・Z軟膏	ピオクタニン・Z・W軟膏	サリチル酸・カーボン軟膏
アクリノール水和物		0.2	0.1	1.0	1.0		
サリチル酸							10.0
酸化亜鉛						10.0	
ジブカイン塩酸塩					0.3		
メチルロザニリン塩化物						0.05	
薬用炭							10.0
スルフイソミジン	5.0						
亜鉛華軟膏	95.0			99.0	適量		
単軟膏							適量
白色軟膏						適量	
マクロゴール軟膏			適量				
精製水又は精製水（容器入り）		適量					
全量	100	100mL	100	100	100	100	100

注1「あせも」の「効能又は効果」を有する製剤

9　外皮用薬

9-3)　湿疹・皮膚炎・鎮痒用薬（非ステロイド）

一連番号	116	126	127	112	113	114	128	115	117	101	102	181
製剤名／薬品名	注2 B・D液	注2 B・Z・Aクリーム	注2 B・Z・M軟膏	注1、2 G・L・P・Z液	注1、2 (局)フェノール・亜鉛華リニメント	注1、2 (局)ジフェンヒドラミン・フェノール・亜鉛華リニメント	注1 チンク油・Z軟膏	注1 (局)チンク油	注1 (局)亜鉛華軟膏	注1 (局)アクリノール・チンク油	(局)複方アクリノール・チンク油	注1 G・T・Z・Aクリーム
亜鉛華軟膏							60.0					
アクリノール水和物										1.0	1.0	
アミノ安息香酸エチル、細末											5.0	
l－メントール	2.0											
酸化亜鉛		5.0	5.0	15.0	10.0	10		50.0	20.0			5.0
ジフェンヒドラミン		1.0	1.0			2.0						
ジフェンヒドラミン塩酸塩			1.0									
ジブカイン塩酸塩	0.3											
チンク油							40.0			99.0	65.0	
dl－カンフル	2.0											
液状フェノール				1.5mL	2.2mL	2.2mL						
脱脂大豆の乾留タール												0.5
カルメロースナトリウム					3.0	3						
トラガント末					2.0	2						
サラシミツロウ											2.0	
親水ワセリン											27.0	
流動パラフィン									3.0			
キョウニン水				3.0mL								
グリセリン	10.0mL			5.0mL	3.0mL	3mL						
吸水クリーム		適量										適量
消毒用エタノール	適量											
植物油								適量				
白色軟膏									適量			
マクロゴール軟膏			適量									
精製水又は精製水（容器入り）				適量	適量	適量						
全量	100mL	100	100	100mL	100	100	100	100	100	100	100	100

注1「あせも」の「効能又は効果」を有する製剤
注2「虫さされ」の「効能又は効果」を有する製剤

9-4）湿疹・皮膚炎・鎮痒用薬（ステロイド）

一連番号	103	124	120	149	109	121	122	132	147	123	125	158	159	185	186
製剤名／薬品名	コーチ・Hクリーム	コーチ・Z・Hクリーム	コーチ・M軟膏	コーチ・Z軟膏	コーチ・C・P・V軟膏	コーチ・V軟膏	コーチ・グリチ・M軟膏	注1、2 コーチ・グリチ・Hクリーム	注2 D・コーチ・Hクリーム	コーチ・Z・GT・V軟膏	注1、2（局）ヒドロコルチゾン・ジフェンヒドラミン軟膏	デキサメタゾン・C・P・V軟膏	注1、2 デキサメタゾン・Hクリーム	注2 CD・デキサメタゾン・Hクリーム	注1、2 デキサメタゾン・E・Cローション
dl−カンフル									1.0					1.0	
酸化亜鉛		5.0								2.0					
ジフェンヒドラミン											0.5				
ジブカイン塩酸塩									0.5					0.5	
トコフェロール酢酸エステル															2.0
ヒドロコルチゾン酢酸エステル	0.5	0.5	0.5	0.5	0.5	0.5	0.5	0.5	0.5	0.5	0.5				
l−メントール									1.0					1.0	
グリチルレチン酸							0.5	1.0							
クロタミトン					5.0							5.0		5.0	5.0
デキサメタゾン酢酸エステル												0.025	0.025	0.025	0.025
脱脂大豆の乾留タール										1.0					
ゲル化炭化水素					50							50			
パラオキシ安息香酸プロピル															0.007
パラオキシ安息香酸メチル															0.013
プロピレングリコール								5.0mL							
マクロゴール400							5.0mL								
亜鉛華軟膏				適量											
親水クリーム	適量	適量						適量	適量				適量	適量	30.0
白色ワセリン					適量	適量				適量	適量	適量			
マクロゴール軟膏			適量				適量								
精製水又は精製水（容器入り）															適量
全量	100	100	100	100	100.0	100	100	100	100	100	100	100.0	100	100	100mL

注1「あせも」の「効能又は効果」を有する製剤
注2「虫さされ」の「効能又は効果」を有する製剤

9 外皮用薬

9-5) 皮膚軟化・ひび・あかぎれ・しもやけ用薬

一連番号	148	156	118	100	151	150	146	111
製剤名 ＼ 薬品名	ステアリン酸・グリセリンクリーム	U・Hクリーム	A・E・Z・P軟膏	A・E・P軟膏	U・E・Hクリーム	E・V軟膏	(局)グリセリンカリ液	U20・ローション
アクリノール水和物								
dl－カンフル						5.0		
グリセリン	16.0						20.0mL	
酸化亜鉛			10.0					
水酸化カリウム							0.3	
ステアリン酸	10.0							
トコフェロール酢酸エステル			0.5	0.5	0.5	0.5		
尿素		10.0			5.0			20.0
l－メントール						2.0		
レチノールパルミチン酸エステル			0.067	0.067				
ハチミツ								
トリエタノールアミン	4.0							
カカオ脂	2.0							
サラシミツロウ	1.0							
パラオキシ安息香酸プロピル								0.007
パラオキシ安息香酸メチル								0.013
流動パラフィン	1.0							
エタノール							25.0mL	
親水クリーム		適量			適量			25.0
ゲル化炭化水素			適量	適量				
白色ワセリン						適量		
精製水又は精製水（容器入り）	適量							適量
常水又は精製水又は精製水(容器入り)							適量	
芳香剤							微量	
全量	100	100	100	100	100	100	100mL	100mL

9-6)　外用消炎・鎮痛薬

一連番号	119	157	107	108
製剤名 ／ 薬品名	インドメタシン1％外用液	インドメタシン1％・M軟膏	(局)複方サリチル酸メチル精	複方ヨード・トウガラシ精
インドメタシン	1.0	1.0		
d-又は*dl*-カンフル			5.0	5.5
l-メントール	3.0	3.0		
液状フェノール				2.0mL
サリチル酸メチル			4.0mL	1.0mL
ヨードチンキ				20.0mL
トウガラシチンキ			10.0mL	10.0mL
ヒマシ油				10.0mL
プロピレングリコール	10.0mL			
ベンザルコニウム塩化物液（10％）	0.1mL			
マクロゴール400		5.0mL		
エタノール	80.0mL		適量	適量
マクロゴール軟膏		適量		
精製水又は精製水（容器入り）	適量			
全量	100mL	100	100mL	100mL

9-7)　パップ薬

製剤名 ／ 薬品名	*l*-又は*dl*-メントール	*d*-又は*dl*-カンフル	オウバク末	サンシシ末	全量
一連番号　110（局）パップ用複方オウバク散	0.5	1.0	66.0	32.5	100

9-8)　にきび用薬

製剤名 ／ 薬品名	イオウ	*d*-又は*dl*-カンフル	ヒドロキシプロピルセルロース	水酸化カルシウム	エタノール	常水又は精製水又は精製水(容器入り)	全量
一連番号　155（局）イオウ・カンフルローション	6.0	0.5	0.4	0.1	0.4mL	適量	100mL

9　外皮用薬

9-9)　寄生性皮膚疾患用薬

一連番号	135	136	137	138	139	140	141	142	143	144	129	130	145	182	183	184
製剤名 ／ 薬品名	サリチ・レゾルシン液	(局)複方チアントール・サリチル酸液	(局)サリチル酸精	(局)複方サリチル酸精	ヨード・サリチル酸・フェノール精A	サリチ・V軟膏	(局)イオウ・サリチル酸・チアントール軟膏	ハクセン・V軟膏	ハクセン・Z軟膏	クロトリマゾール・M軟膏	(局)トルナフタート液	ハクセン・P軟膏	複方ベンゼトニウム・タルク散	トルナフタート・サリチ液	クロトリマゾール・サリチ・フェノール液	クロトリマゾール液
亜鉛華軟膏									89.0							
安息香酸					8.0											
イオウ							10.0	3.0								
液状フェノール				0.5mL	2.2mL										0.5mL	
クロトリマゾール										1.0					1.0	1.0
サリチル酸	2.0	2.0	3.0	2.0	5.0	5.0	3.0	3.0	3.0					3.0	2.0	
酸化亜鉛							10.0						35.0			
ジフェンヒドラミン									1.0							
タルク													30.0			
チアントール		20.0mL					10.0mL									
トルナフタート											2.0	2.0		2.0		
フェノール		2.0														
ベンゼトニウム塩化物													0.5			
ヨードチンキ					20.0mL											
ウンデシレン酸									2.0							
ウンデシレン酸亜鉛									5.0							
レゾルシン	2.0															
クロタミトン												5.0				
流動パラフィン								3.0								
エーテル		10.0mL														
オリブ油		5.0mL						10.0								
グリセリン	3.0		5.0mL	4.0mL											4.0mL	
マクロゴール400											50.0mL			50.0mL		50.0mL
エタノール	70.0mL		適量	80.0mL							適量			適量	80.0mL	適量
ゲル化炭化水素												適量				
消毒用エタノール					適量											
石油ベンジン		適量														
デンプン													適量			
単軟膏又は適当な軟膏基剤							適量									
白色ワセリン						適量		適量								
マクロゴール軟膏										適量						
精製水又は精製水(容器入り)	適量															
常水又は精製水又は精製水(容器入り)				適量											適量	
全量	100mL	100mL	100mL	100mL	100mL	100	100	100	100	100	100mL	100	100	100mL	100mL	100mL

9-10）　散布薬・制汗薬

一連番号	133	134
製剤名／薬品名	注1 (局)亜鉛華デンプン	注1 (局)サリチル・ミョウバン散
乾燥硫酸アルミニウムカリウム、微末		64.0
サリチル酸		3.0
酸化亜鉛	50.0	
タルク		適量
デンプン	適量	
全量	100	100

注1「あせも」の「効能又は効果」を有する製剤

9-11）　毛髪用薬

一連番号	152	153	154
製剤名／薬品名	クロラール・サリチル酸精	(局)トウガラシ・サリチル酸精	サリチル酸・フェノール軟膏
液状フェノール		2.0mL	
サリチル酸	1.0	5.0	5.0
フェノール			3.0
抱水クロラール	5.0		
dl−又は*l*−メントール	0.5		
トウガラシチンキ		4.0mL	
ヒマシ油	10.0mL	10.0mL	
エタノール	適量	適量	
＊芳香剤	微量	微量	微量
＊＊緑色着色剤	微量		
白色ワセリン又は適当な軟膏基剤			適量
全量	100mL	100mL	100

＊ベルガモット油（0.1mL）、ローズ油（0.1mL）等
＊＊0.1%ライトグリーン液1滴

9-12）　口唇用薬

薬品名／製剤名	アクリノール水和物	グリセリン	ハチミツ	全量
一連番号97 アクリノール・ハネー	0.1	49.9	50.0	100

10　駆虫薬

一連番号	162	163
製剤名／薬品名	(局)カイニン酸・サントニン散	サントニン散
カイニン酸水和物	0.02	
サントニン	0.1	0.1
賦形剤	適量	適量
全量	1.0	1.0
用法	分1～2	分1～2

11　ビタミン主薬製剤

一連番号	164	170	171	172	173	174
製剤名／薬品名	混合ビタミン剤5号	〃 2号A	〃 3号A	〃 1号	〃 4号	ニンジン・E散
チアミン硝化物			0.03			
ニコチン酸アミド			0.06	0.06	0.06	
パントテン酸カルシウム		0.03		0.03		
ピリドキシン塩酸塩		0.1	0.05	0.1	0.1	
フラビンアデニンジヌクレオチドナトリウム					0.045	
リボフラビン酪酸エステル		0.02	0.012	0.02		
イノシトールヘキサニコチネート	0.4					
コンドロイチン硫酸ナトリウム	0.9					
ニンジン末						1.5
ヨクイニン末		3.0				
L－塩酸システイン					0.16	
d-α-トコフェロール酢酸エステル	0.6					0.6
賦形剤	適量	適量	適量	適量	適量	適量
全量	6.0	4.5	3.0	4.5	4.5	3.0
用法	分3	分3	分3	分3	分3	分3

12　その他

薬品名／製剤名	ピリドキシン塩酸塩	リボフラビン酪酸エステル	ヨクイニン末	カンゾウ末	リン酸水素カルシウム水和物	全量	用法
一連番号 165 内用皮膚剤1号A	0.04	0.012	3.0	0.15	適量	4.5	分3

1

中枢神経系用薬

1）　催眠鎮静薬

㊖ ㊗ 催眠剤１号Ａ（使用上の注意 p. B-1 参照）

【1】　催眠鎮静薬１—①

処　　方

ブロモバレリル尿素	0.5 g
デンプン、乳糖水和物又はこれらの混合物	適　量
全　　量	1.0 g

製造方法　以上をとり、散剤の製法により製する。なお、分包散剤とする場合もある。

各薬局では、デンプン等使用する種類及び混合比率を決めて製すること。

用法及び用量　大人（15才以上）１回1.0 g、１日１回、就寝前に服用する。

効能又は効果　催　眠

作　　用　ブロモバレリル尿素は皮質性催眠鎮静薬で、１回0.5～0.8 g の服用後10～30分で就眠し、３～４時間持続し、以後自然催眠に移行する。

貯蔵方法　密閉容器

備　　考　催眠の効能があるため、劇薬かつ習慣性医薬品となる（ブロモバレリル尿素２倍散）。

㊖ ㊗ ㊐ 催眠剤２号Ａ（使用上の注意 p. B-5 参照）

【3】　催眠鎮静薬３—①

（ジフェンヒドラミン・バレリル尿素散）

処　　方

タンニン酸ジフェンヒドラミン	9.0 g
ブロモバレリル尿素	50.0 g
デンプン、乳糖水和物又はこれらの混合物	適　量
全　　量	100 g

製造方法　以上をとり、散剤の製法により製する。ただし、分包散剤とする。

各薬局では、デンプン等使用する種類及び混合比率を決めて製すること。

用法及び用量　大人（15才以上）１回１包1.0 g、１日１回、就寝前に服用する。

効能又は効果　催　眠

作　　用　じんましんその他アレルギー性疾患に際し、鎮静止痒作用を期待し得る処方である。

タンニン酸ジフェンヒドラミンは抗ヒスタミン薬であるが、催眠作用が強い。これと催眠鎮静薬であるブロモバレリル尿素の配合では、催眠鎮静作用の増強が期待できる。

この処方はじんましんその他のアレルギー性皮膚疾患で、かゆみを伴い睡眠の妨げられるような場合に用いて適当な処方である。

乗物酔等にも効果が期待できるが、自動車を運転する場合に用いることは危険である。

貯蔵方法　密閉容器

備　　考　催眠の効能があるため、劇薬かつ習慣性医薬品となる。

㊞ 鎮静剤１号Ａ（使用上の注意 p. B-3参照）

【2】　催眠鎮静薬２－①

処　　方

ブロモバレリル尿素	0.6 g
デンプン、乳糖水和物又はこれらの混合物	適　量
全　　量	3.0 g

製造方法　以上をとり、散剤の製法により製する。なお、分包散剤とする場合もある。

各薬局では、デンプン等使用する種類及び混合比率を決めて製すること。

用法及び用量　大人（15才以上）１回1.0 g、１日３回を限度とする。服用間隔は４時間以上おくこと。

効能又は効果　鎮　静

作　　用　ブロモバレリル尿素は皮質性催眠薬で、少量では鎮静作用となる。

１日量0.6 g、１日３回の冷水服用で鎮静の目的を達する。

貯蔵方法　密閉容器

備　　考　分包品は普通薬（ブロモバレリル尿素５倍散）。

2）　鎮暈薬

㊞ よい止め１号（使用上の注意 p. B-8参照）

【4】　鎮暈薬　１－①

処　　方

ジフェニドール塩酸塩	0.025 g
ブロモバレリル尿素	0.2 g
l－メントール	0.03 g
炭酸水素ナトリウム	1.0 g
デンプン、乳糖水和物又はこれらの混合物	適　量
全　　量	2.0 g

製造方法　以上をとり、散剤の製法により製する。ジフェニドール塩酸塩に替えて、ジフェニドール塩酸塩10％散を用いてもよい。

各薬局では、デンプン等使用する種類及び混合比率を決めて製すること。

用法及び用量　１回量を次のとおりとし、乗物酔いの予防には乗車船30分前に服用する。ただし、追加服用する場合は４時間以上の間をおいて服用する。なお、１日の服用回数は３回までとする。

大人（15才以上）１包2.0 g、11才以上15才未満　大人の2/3、７才以上11才未満　大人の

1/2、3才以上7才未満　大人の1/3

効能又は効果　乗物酔いによるめまい・吐き気・頭痛の予防及び緩和

作　　用　ジフェニドール塩酸塩は内耳障害に基づくめまい感、めまい発作等のめまい症候群の改善作用がある平衡障害治療剤である。*l*−メントール、炭酸水素ナトリウム、ブロモバレリル尿素の配合により、嘔吐を伴う船・車酔いの治療にも使用できる。ただし、ねむけを催すことがあるので、自動車を運転する場合には危険である。

貯蔵方法　遮光した密閉容器

備　　考　分包品は普通薬。

㊙ よい止め2号（使用上の注意 p. B-349参照）

【161】　鎮暈薬2－①

処　　方

タンニン酸ジフェンヒドラミン	0.05 g
スコポラミン臭化水素酸塩水和物	0.00015 g
ジプロフィリン	0.03 g
カフェイン水和物	0.03 g
l−メントール	0.03 g
ピリドキシン塩酸塩	0.01 g
デンプン、乳糖水和物又はこれらの混合物	適　量
全　　量	2.5 g

製造方法　以上をとり、散剤の製法により製する。

各薬局では、デンプン等使用する種類及び混合比率を決めて製すること。

用法及び用量　1回量を次のとおりとし、乗物酔いの予防には乗車船30分前に服用する。ただし、追加服用する場合は4時間以上の間をおいて服用する。なお、1日の服用回数は3回までとする。

大人（15才以上）1包2.5 g、11才以上15才未満　大人の2/3、7才以上11才未満　大人の1/2、3才以上7才未満　大人の1/3

効能又は効果　乗物酔いによるめまい・吐き気・頭痛の予防及び緩和

作　　用　よい止め1号はねむけを催すので、本剤はジプロフィリン、カフェイン水和物を加え抗ヒスタミン薬によるねむけを少なくした。スコポラミン臭化水素酸塩水和物は副交感神経遮断薬、鎮痙薬で中枢興奮抑制作用により、吐き気、悪心、嘔吐を抑える。ピリドキシン塩酸塩は自律神経調節作用があり、悪心、嘔吐に効果がある。更に、タンニン酸ジフェンヒドラミンを配合し、制吐作用、乗物酔いに対する効果を期待した。

貯蔵方法　遮光した気密容器

備　　考　分包品は普通薬。

3）　解熱鎮痛薬

解熱鎮痛剤１号Ａ（使用上の注意 p. B-10参照）

【5】　解熱鎮痛薬１－②

処　　方

アセトアミノフェン	0.9 g
ケイヒ末	0.3 g
ショウキョウ末	0.1 g
カンゾウ末	0.3 g
デンプン、乳糖水和物又はこれらの混合物	適　量
全　　量	3.0 g

製造方法　以上をとり、散剤の製法により製する。ただし、分包散剤とする。

各薬局では、デンプン等使用する種類及び混合比率を決めて製すること。

用法及び用量　１回量を次のとおりとし、１日３回を限度とする。なるべく空腹時をさけて服用する。服用間隔は４時間以上おくこと。

大人（15才以上）１包1.0 g、11才以上15才未満　大人の2/3

効能又は効果　１）頭痛・歯痛・抜歯後の疼痛・咽喉痛・耳痛・関節痛・神経痛・腰痛・筋肉痛・肩こり痛・打撲痛・骨折痛・ねんざ痛・月経痛（生理痛）・外傷痛の鎮痛

２）悪寒・発熱時の解熱

作　　用　アセトアミノフェンの解熱・鎮痛作用を期待したもの。胃への刺激を防止する意味でカンゾウを配している。

ケイヒ、ショウキョウは漢方では発汗を促し、頭痛や熱を去るのに用いる。

カンゾウの成分としてはグリチルリチンが５～10％含まれているが、強い甘味を有し、副腎皮質ホルモン作用を有している。この他、カンゾウから発見されたFM-100は抗潰瘍作用を有することが明らかとなった。

貯蔵方法及び有効期間　密閉容器

備　　考　カンゾウ末については、昭和53年２月13日薬発第158号で取り扱いについての通知が出ているが、本処方はこれに該当しない。

解熱鎮痛剤８号Ａ（使用上の注意 p. B-13参照）

【6】　解熱鎮痛薬２－③

処　　方

アセトアミノフェン	0.9 g
カンゾウ末	0.5 g
シャクヤク末	0.5 g
デンプン、乳糖水和物又はこれらの混合物	適　量
全　　量	3.0 g

製造方法　以上をとり、散剤の製法により製する。ただし、分包散剤とする。

各薬局では、デンプン等使用する種類及び混合比率を決めて製すること。

用法及び用量　1回量を次のとおりとし、1日2回を限度とする。なるべく空腹時をさけて服用する。服用間隔は6時間以上おくこと。

大人（15才以上）1包1.5g、11才以上15才未満　大人の2/3

効能又は効果　1）頭痛・歯痛・抜歯後の疼痛・咽喉痛・耳痛・関節痛・神経痛・腰痛・筋肉痛・肩こり痛・打撲痛・骨折痛・ねんざ痛・月経痛（生理痛）・外傷痛の鎮痛

2）悪寒・発熱時の解熱

作　　用　解熱・鎮痛作用を有するアセトアミノフェンに、急性症状（筋肉の急激な緊縮による痛み）を解消するカンゾウ及び腹筋等の緊張を緩和するシャクヤクを配して、解熱・鎮痛作用を期待したもの。芍薬甘草湯にアセトアミノフェンを加えた処方でもある。

カンゾウは、漢方では急迫症状といわれる腹痛、裏急、咽喉熱等を緩解するといわれるが、どの成分によるものかは明らかでない。

シャクヤクの主成分としてはテルペン体のペオニフロリンと、アルカロイドのペオニンを含有しているが、腹部の筋肉、特に腹直筋を緩解し、腹痛、腹満、筋肉痛等に有効といわれている。

貯蔵方法及び有効期間　密閉容器

備　　考　カンゾウ末については、昭和53年2月13日に薬発第158号の取り扱いについて通知が出ているが、本処方はカンゾウ末が1日量1g以下であるので該当しない。

㊎ 解熱鎮痛剤9号（使用上の注意 p. B-16参照）

【7】　解熱鎮痛薬4—②

処　　方

アスピリン	0.5g
エテンザミド	1.0g
アセトアミノフェン	0.4g
デンプン、乳糖水和物又はこれらの混合物	適　量
全　　量	3.0g

製造方法　以上をとり、散剤の製法により製する。ただし、分包散剤とする。

各薬局では、デンプン等使用する種類及び混合比率を決めて製すること。

用法及び用量　1回量を次のとおりとし、1日3回を限度とする。なるべく空腹時をさけて服用する。服用間隔は4時間以上おくこと。

大人（15才以上）1包1.0g

効能又は効果　1）頭痛・歯痛・抜歯後の疼痛・咽喉痛・耳痛・関節痛・神経痛・腰痛・筋肉痛・肩こり痛・打撲痛・骨折痛・ねんざ痛・月経痛（生理痛）・外傷痛の鎮痛

2）悪寒・発熱時の解熱

作　　用　解熱・鎮痛作用は強いが胃刺激作用も強いアスピリンの量を1/3に減らし、代わりに同じくサリチル酸系でありながら薬物代謝の異なるエテンザミドを配して、胃刺激を低下させ、さらに解熱・鎮痛作用の強化をはかる目的でアセトアミノフェンを配したもの。

貯蔵方法及び有効期間　遮光した密閉容器、使用期限6カ月。用時製する。

備　　考　分包品は普通薬。

㊓ 解熱鎮痛剤５号Ａ（使用上の注意 p. B-25 参照）

【10】 解熱鎮痛薬６－②

処　方		
	イソプロピルアンチピリン	0.15 g
	エテンザミド	0.25 g
	カフェイン水和物	0.05 g
	デンプン、乳糖水和物又はこれらの混合物	適　量
	全　　量	1.0 g

製造方法　以上をとり、散剤の製法により製する。ただし、分包散剤とする。

各薬局では、デンプン等使用する種類及び混合比率を決めて製すること。

用法及び用量　大人（15才以上）１回１包1.0 g、１日３回を限度とする。なるべく空腹時をさけて服用する。服用間隔は４時間以上おくこと。

効能又は効果　１）頭痛・歯痛・抜歯後の疼痛・咽喉痛・耳痛・関節痛・神経痛・腰痛・筋肉痛・肩こり痛・打撲痛・骨折痛・ねんざ痛・月経痛（生理痛）・外傷痛の鎮痛

２）悪寒・発熱時の解熱

作　　用　イソプロピルアンチピリン（IPA）はピラゾロン系であるが、過敏症の発生が他のピラゾロン系に比し少なく、かつ体内でニトロソ化合物（発癌物質）を生成しない。カフェインと協力作用があり、解熱鎮痛頓服として収載した。

貯蔵方法　密閉容器

備　　考　イソプロピルアンチピリン１包中0.5 g以下普通薬。

㊓ 解熱鎮痛剤２号Ａ（使用上の注意 p. B-27 参照）

【11】 解熱鎮痛薬７－①

処　方		
	アセトアミノフェン	0.68 g
	エテンザミド	1.02 g
	カフェイン水和物	0.25 g
	ブロモバレリル尿素	0.6 g
	デンプン、乳糖水和物又はこれらの混合物	適　量
	全　　量	4.5 g

製造方法　以上をとり、散剤の製法により製する。ただし、分包散剤とする。

各薬局では、デンプン等使用する種類及び混合比率を決めて製すること。

用法及び用量　１回量を次のとおりとし、１日３回を限度とする。なるべく空腹時をさけて服用する。服用間隔は４時間以上おくこと。

大人（15才以上）１包1.5 g、11才以上15才未満　大人の2/3、７才以上11才未満　大人の1/2、３才以上７才未満　大人の1/3、１才以上３才未満　大人の1/4

効能又は効果　１）頭痛・歯痛・抜歯後の疼痛・咽喉痛・耳痛・関節痛・神経痛・腰痛・筋肉痛・肩こり痛・打撲痛・骨折痛・ねんざ痛・月経痛（生理痛）・外傷痛の鎮痛

２）悪寒・発熱時の解熱

作　　用　解熱鎮痛薬として副作用の少ないアセトアミノフェンとエテンザミドに、脳血流を増加するカフェイン水和物を配し、カフェイン水和物の中枢興奮作用を抑える意味でブロモバレリル尿素を加えたもの。

貯蔵方法　遮光した密閉容器

備　　考　分包品は普通薬。

㊓ 解熱鎮痛剤３号Ａ（使用上の注意 p. B-30 参照）

【12】　解熱鎮痛薬８－①

処　　方

アセトアミノフェン	0.6 g
エテンザミド	1.0 g
ブロモバレリル尿素	0.4 g
デンプン、乳糖水和物又はこれらの混合物	適　量
全　　量	3.0 g

製造方法　以上をとり、散剤の製法により製する。ただし、分包散剤とする。

各薬局では、デンプン等使用する種類及び混合比率を決めて製すること。

用法及び用量　１回量を次のとおりとし、１日２回を限度とする。なるべく空腹時をさけて服用する。服用間隔は６時間以上おくこと。

大人（15 才以上）１包 1.5 g、11 才以上 15 才未満　大人の 2/3、７才以上 11 才未満　大人の 1/2、３才以上７才未満　大人の 1/3、１才以上３才未満　大人の 1/4

効能又は効果　１）頭痛・歯痛・抜歯後の疼痛・咽喉痛・耳痛・関節痛・神経痛・腰痛・筋肉痛・肩こり痛・打撲痛・骨折痛・ねんざ痛・月経痛（生理痛）・外傷痛の鎮痛

２）悪寒・発熱時の解熱

作　　用　解熱鎮痛剤２号Ａからカフェイン水和物を除いたもので、カフェイン水和物で不眠を訴える場合に本剤を用いる。

貯蔵方法　遮光した密閉容器

備　　考　分包品は普通薬。

㊓ 解熱鎮痛剤４号Ａ（使用上の注意 p. B-33 参照）

【13】　解熱鎮痛薬９－①

処　　方

アセトアミノフェン	0.6 g
エテンザミド	1.0 g
カフェイン水和物	0.24 g
デンプン、乳糖水和物又はこれらの混合物	適　量
全　　量	3.0 g

製造方法　以上をとり、散剤の製法により製する。ただし、分包散剤とする。

各薬局では、デンプン等使用する種類及び混合比率を決めて製すること。

用法及び用量　１回量を次のとおりとし、１日２回を限度とする。なるべく空腹時をさけて服用する。服用間隔は６時間以上おくこと。

大人（15才以上）1包1.5 g、11才以上15才未満　大人の2/3、7才以上11才未満　大人の1/2、3才以上7才未満　大人の1/3、1才以上3才未満　大人の1/4

効能又は効果　1）頭痛・歯痛・抜歯後の疼痛・咽喉痛・耳痛・関節痛・神経痛・腰痛・筋肉痛・肩こり痛・打撲痛・骨折痛・ねんざ痛・月経痛（生理痛）・外傷痛の鎮痛

2）悪寒・発熱時の解熱

作　　用　解熱鎮痛剤2号Aからブロモバレリル尿素を除き、昼間ねむけのないようにしたもの。

貯蔵方法　遮光した密閉容器

備　　考　分包品は普通薬。

解熱鎮痛剤6号（使用上の注意 p. B-362参照）

【167】　解熱鎮痛薬10

処　　方

イブプロフェン	0.15 g
デンプン、乳糖水和物又はこれらの混合物	適　量
全　　量	1.0 g

製造方法　以上をとり、散剤の製法により製する。

各薬局では、デンプン等使用する種類及び混合比率を決めて製すること。

用法及び用量　大人（15才以上）1回1.0 g、1日3回を限度としてなるべく空腹時をさけて服用する。服用間隔は4時間以上おくこと。

効能又は効果　1）頭痛、歯痛・抜歯後の疼痛・咽喉痛・耳痛・関節痛・神経痛・腰痛・筋肉痛・肩こり痛・打撲痛・骨折痛・ねんざ痛・月経痛（生理痛）・外傷痛の鎮痛

2）悪寒・発熱時の解熱

作　　用　イブプロフェンの抗炎症作用はアスピリンの16～32倍強力で、鎮痛作用もアスピリンより強い。吸収は空腹時の方がよいが、胃腸障害があるため、食後服用がよい。

貯蔵方法　密閉容器

備　　考　分包品1包中イブプロフェン150 mg以下は普通薬。イブプロフェンは水に殆ど溶けない。酸性基をもつためアルカリ性薬剤配合で湿潤する。

解熱鎮痛剤6号カプセル（使用上の注意 p. B-365参照）

【168】解熱鎮痛薬10－①

処　方

イブプロフェン	0.15 g
デンプン、乳糖水和物又はこれらの混合物	適　量
全　　量	0.4 g

製造方法　以上をとり、散剤の製法により製し、日本薬局方カプセル1個に充填し、カプセル剤として製する。

用法及び用量　大人（15才以上）1回1個、1日3回を限度としてなるべく空腹時をさけて使用する。服用間隔は4時間以上おくこと。

効能又は効果　1）頭痛、歯痛・抜歯後の疼痛・咽喉痛・耳痛・関節痛・神経痛・腰痛・筋肉痛・肩こり痛・打撲痛・骨折痛・ねんざ痛・月経痛（生理痛）・外傷痛の鎮痛

2）悪寒・発熱時の解熱

作　　用　イブプロフェンの抗炎症作用はアスピリンの16～32倍強力で、鎮痛作用もアスピリンより強い。吸収は空腹時の方がよいが、胃腸障害があるため、食後服用がよい。

貯蔵方法　気密容器

解熱鎮痛剤７号Ａ（使用上の注意 p. B-368参照）

（使用上の注意 p. B-368参照）

【169】　解熱鎮痛薬11－①

処　方		
	イブプロフェン	0.45 g
	カフェイン水和物	0.2 g
	ケイヒ末	1.0 g
	ショウキョウ末	0.3 g
	カンゾウ末	1.0 g
	デンプン、乳糖水和物又はこれらの混合物	適　量
	全　　量	4.5 g

製造方法　以上をとり、散剤の製法により製する。

各薬局では、デンプン等使用する種類及び混合比率を決めて製すること。

用法及び用量　大人（15才以上）１回1.5 g、１日３回を限度とし、なるべく空腹時をさけて服用する。服用間隔は４時間以上おくこと。

効能又は効果　１）頭痛・歯痛・抜歯後の疼痛・咽喉痛・耳痛・関節痛・神経痛・腰痛・筋肉痛・肩こり痛・打撲痛・骨折痛・ねんざ痛・月経痛（生理痛）・外傷痛の鎮痛

２）悪寒・発熱時の解熱

作　　用　イブプロフェンにカフェイン水和物を配合し、更に生薬のケイヒ、ショウキョウ、カンゾウを加えた。

貯蔵方法　密閉容器

備　　考　１包中イブプロフェン150 mg以下は普通薬。イブプロフェンは水に殆ど溶けない。酸性基をもつためアルカリ性薬剤配合で湿潤する。

４）　かぜ薬

感冒剤１号Ａ（使用上の注意 p. B-19参照）

【８】　かぜ薬１－②

処　方		
	アスピリン	0.75 g
	アセトアミノフェン	0.45 g
	カフェイン水和物	0.15 g
	クロルフェニラミンマレイン酸塩	0.0075 g
	デンプン、乳糖水和物又はこれらの混合物	適　量
	全　　量	3.0 g

製造方法　以上をとり、散剤の製法により製する。ただし、分包散剤とする。クロルフェニラミンマレイン酸塩に替えて、クロルフェニラミンマレイン酸塩酸１％を用いてもよい。

各薬局では、デンプン等使用する種類及び混合比率を決めて製すること。

用法及び用量　１回量を次のとおりとし、１日３回、食後服用する。

大人（15 才以上）１包 1.0 g

効能又は効果　かぜの諸症状（鼻水、鼻づまり、くしゃみ、のどの痛み、悪寒、発熱、頭痛、関節の痛み、筋肉の痛み）の緩和

作　　用　かぜの初期症状を緩解する目的で、解熱薬と抗ヒスタミン薬を配したもの。アスピリンとアセトアミノフェンを配したのは、それぞれの用量を半減して効力を強化し、副作用の軽減をはかったもの。

カフェイン水和物は頭痛を緩和し、更に、抗ヒスタミン薬によるねむけを防止するために加える。

貯蔵方法及び有効期間　遮光した密閉容器

㊞ 感冒剤２号Ａ（使用上の注意 p. B-45 参照）

（使用上の注意 p. B-45 参照）

【17】　かぜ薬９

処　方		
	dl-メチルエフェドリン塩酸塩散 10％	0.6 g
	クロルフェニラミンマレイン酸塩	0.0075 g
	ジヒドロコデインリン酸塩散１％	2.4 g
	ノスカピン	0.048 g
	アセトアミノフェン	0.45 g
	エテンザミド	0.75 g
	カフェイン水和物	0.075 g
	デンプン、乳糖水和物又はこれらの混合物	適　量
	全　　量	6.0 g

製造方法　以上をとり、散剤の製法により製する。ただし、分包散剤とする。クロルフェニラミンマレイン酸塩に替えて、クロルフェニラミンマレイン酸塩酸１％を用いてもよい。

各薬局では、デンプン等使用する種類及び混合比率を決めて製すること。

用法及び用量　１回量を次のとおりとし、１日３回、食後服用する。

大人（15 才以上）１包 2.0 g、11 才以上 15 才未満　大人の 2/3、７才以上 11 才未満　大人の 1/2、３才以上７才未満　大人の 1/3、１才以上３才未満　大人の 1/4

効能又は効果　かぜの諸症状（鼻水、鼻づまり、くしゃみ、のどの痛み、せき、たん、悪寒、発熱、頭痛、関節の痛み、筋肉の痛み）の緩和

作　　用　鼻閉、咽喉痛、せき、発熱を伴う感冒に用いる。

dl-メチルエフェドリン塩酸塩は血管を収縮し、鼻閉を去り、気管支を拡張してせきを抑制するが、抗ヒスタミン薬のクロルフェニラミンマレイン酸塩によってこれらの作用が増強される。また、鎮咳作用は中枢性の咳中枢を抑えるジヒドロコデインリン酸塩により強化される。

ノスカピンは気管支平滑筋を直接弛緩するので、せきを持続的に抑制する。

解熱薬としては、アセトアミノフェンとエテンザミドを配しているが、それぞれの用量を減少して副作用の軽減をはかっている。

カフェイン水和物は解熱薬と協力して、頭痛に対する鎮痛効果を増強する目的と、抗ヒスタミン薬

によるねむけを除く目的で加える。

貯蔵方法　遮光した密閉容器

備　　考　分包品は普通薬。

㊟ 感冒剤３号Ａ（使用上の注意 p. B-39 参照）

【15】　かぜ薬３－③

処　　方

dl−メチルエフェドリン塩酸塩散10％	0.6 g
クロルフェニラミンマレイン酸塩	0.0075 g
ジヒドロコデインリン酸塩散１％	2.4 g
ノスカピン	0.048 g
アセトアミノフェン	0.45 g
エテンザミド	0.75 g
カフェイン水和物	0.075 g
カンゾウ末	0.8 g
キキョウ末	1.6 g
デンプン、乳糖水和物又はこれらの混合物	適　量
全　　量	7.5 g

製造方法　以上をとり、散剤の製法により製する。ただし、分包散剤とする。クロルフェニラミンマレイン酸塩に替えて、クロルフェニラミンマレイン酸塩酸１％を用いてもよい。

各薬局では、デンプン等使用する種類及び混合比率を決めて製すること。

用法及び用量　１回量を次のとおりとし、１日３回、食後服用する。

大人（15才以上）１包2.5 g、11才以上15才未満　大人の2/3、７才以上11才未満　大人の1/2、３才以上７才未満　大人の1/3、１才以上３才未満　大人の1/4

効能又は効果　かぜの諸症状（鼻水、鼻づまり、くしゃみ、のどの痛み、せき、たん、悪寒、発熱、頭痛、関節の痛み、筋肉の痛み）の緩和

作　　用　感冒剤２号Ａに、更にカンゾウ末とキキョウ末とを配したもの。

カンゾウは筋肉の急激な緊縮による痛みを緩解し、また、抗潰瘍作用を有するので、解熱薬の胃粘膜刺激作用を緩和する目的で加える。また、キキョウはサポニンを含有し、気管支粘膜を溶かし、去たん、排膿の効果があるので加える。

せき、発熱、筋肉の痛みを伴うやや進行した感冒に用いる。

備　　考　カンゾウ末については、昭和53年２月13日に薬発第155号の取り扱いについての通知が出ているが、本処方は１日量１g以下であるので該当しない。分包品は普通薬。

貯蔵方法　遮光した密閉容器

㊫ 感冒剤9号A（使用上の注意 p. B-42 参照）

【16】　かぜ薬2－①

処　　方

アセトアミノフェン	0.3 g
エテンザミド	1.0 g
クロルフェニラミンマレイン酸塩	0.0075 g
カフェイン水和物	0.15 g
デンプン、乳糖水和物又はこれらの混合物	適　量
全　量	4.5 g

製造方法　以上をとり、散剤の製法により製する。ただし、分包散剤とする。クロルフェニラミンマレイン酸塩に替えて、クロルフェニラミンマレイン酸塩散1％を用いてもよい。

各薬局では、デンプン等使用する種類及び混合比率を決めて製すること。

用法及び用量　1回量を次のとおりとし、1日3回、食後服用する。

大人（15才以上）1包1.5 g、11才以上15才未満　大人の2/3、7才以上11才未満　大人の1/2、3才以上7才未満　大人の1/3、1才以上3才未満　大人の1/4

効能又は効果　かぜの諸症状（鼻水、鼻づまり、くしゃみ、のどの痛み、悪寒、発熱、頭痛、関節の痛み、筋肉の痛み）の緩和

貯蔵方法　遮光した密閉容器

備　　考　分包品は普通薬。

㊫ 感冒剤12号A（使用上の注意 p. B-48 参照）

【18】　かぜ薬4－②

処　　方

アセトアミノフェン	0.36 g
エテンザミド	0.9 g
クロルフェニラミンマレイン酸塩	0.0075 g
dl－メチルエフェドリン塩酸塩散10％	0.6 g
ジヒドロコデインリン酸塩散1％	2.4 g
デンプン、乳糖水和物又はこれらの混合物	適　量
全　量	6.0 g

製造方法　以上をとり、散剤の製法により製する。ただし、分包散剤とする。クロルフェニラミンマレイン酸塩に替えて、クロルフェニラミンマレイン酸塩酸1％を用いてもよい。

各薬局では、デンプン等使用する種類及び混合比率を決めて製すること。

用法及び用量　1回量を次のとおりとし、1日3回、食後服用する。

大人（15才以上）1包2.0 g、11才以上15才未満　大人の2/3、7才以上11才未満　大人の1/2、3才以上7才未満　大人の1/3、1才以上3才未満　大人の1/4

効能又は効果　かぜの諸症状（鼻水、鼻づまり、くしゃみ、のどの痛み、せき、たん、悪寒、発熱、頭痛、関節の痛み、筋肉の痛み）の緩和

貯蔵方法　遮光した密閉容器

備　　考　分包品は普通薬。

㊙ 感冒剤13号A（使用上の注意 p. B-51参照）

【19】　かぜ薬5－②

処　　方

アセトアミノフェン	0.36 g
エテンザミド	0.9 g
クロルフェニラミンマレイン酸塩	0.0075 g
dl-メチルエフェドリン塩酸塩散10％	0.6 g
カフェイン水和物	0.075 g
ジヒドロコデインリン酸塩散1％	2.4 g
デンプン、乳糖水和物又はこれらの混合物	適　量
全　　量	6.0 g

製造方法　以上をとり、散剤の製法により製する。ただし、分包散剤とする。クロルフェニラミンマレイン酸塩に替えて、クロルフェニラミンマレイン酸塩散1％を用いてもよい。

各薬局では、デンプン等使用する種類及び混合比率を決めて製すること。

用法及び用量　1回量を次のとおりとし、1日3回、食後服用する。

大人（15才以上）1包2.0 g、11才以上15才未満　大人の2/3、7才以上11才未満　大人の1/2、3才以上7才未満　大人の1/3、1才以上3才未満　大人の1/4

効能又は効果　かぜの諸症状（鼻水、鼻づまり、くしゃみ、のどの痛み、せき、たん、悪寒、発熱、頭痛、関節の痛み、筋肉の痛み）の緩和

貯蔵方法　遮光した密閉容器

備　　考　分包品は普通薬。

㊙ 感冒剤14号A（使用上の注意 p. B-359参照）

【166】　かぜ薬8－①

処　　方

アリメマジン酒石酸塩	0.005 g
アセトアミノフェン	0.45 g
イソプロピルアンチピリン	0.3 g
dl-メチルエフェドリン塩酸塩散10％	0.6 g
カフェイン水和物	0.075 g
ジヒドロコデインリン酸塩散1％	2.4 g
デンプン、乳糖水和物又はこれらの混合物	適　量
全　　量	4.5 g

製造方法　以上をとり、散剤の製法により製する。ただし、分包散剤とする。アリメマジン酒石酸塩に替えて、アリメマジン酒石酸塩散1％を用いてもよい。

各薬局では、デンプン等使用する種類及び混合比率を決めて製すること。

用法及び用量　1回量を次のとおりとし、1日3回、食後なるべく30分以内に服用する。

大人（15才以上）1包1.5 g、11才以上15才未満　大人の2/3、7才以上11才未満　大人の1/2、

3才以上7才未満　大人の1/3、1才以上3才未満　大人の1/4

効能又は効果　かぜの諸症状（鼻水、鼻づまり、くしゃみ、のどの痛み、せき、たん、悪寒、発熱、頭痛、関節の痛み、筋肉の痛み）の緩和

作　　用　抗ヒスタミン薬としてアリメマジン酒石酸塩を採用した。医療用では、感冒等上気道炎に伴うくしゃみ、鼻汁、咳嗽、アレルギー性鼻炎、皮膚疾患に伴うそう痒（湿疹、皮膚そう痒、小児ストロフルス、中毒疹、咬刺症）が適応症となっている。

薬理作用は抗ヒスタミン作用、自律神経抑制作用、止痒作用である。解熱鎮痛成分として、アセトアミノフェン、イソプロピルアンチピリンを、また、鎮咳成分として*dl*−メチルエフェドリン塩酸塩、ジヒドロコデインリン酸塩を配合し、ねむけ防止のためカフェイン水和物を加えた総合感冒剤である。

貯蔵方法　遮光した密閉容器

備　　考　分包品は普通薬。

感冒剤15号A（使用上の注意 p. B-381 参照）

【175】　かぜ薬10

処　　方

イブプロフェン	0.45 g
dl−メチルエフェドリン塩酸塩散10%	0.6 g
dl−クロルフェニラミンマレイン酸塩	0.0075 g
カフェイン水和物	0.075 g
ジヒドロコデインリン酸塩散1%	2.4 g
デンプン、乳糖水和物又はこれらの混合物	適　量
全　　量	4.5 g

製造方法　以上をとり、散剤の製法により製する。ただし、分包散剤とする。ただし、*dl*−クロルフェニラミンマレイン酸塩に替えて、*dl*−クロルフェニラミンマレイン酸塩散1%を用いてもよい。

用法及び用量　大人（15才以上）1回1.5 gを1日3回、食後服用する。

効能又は効果　かぜの諸症状（鼻水、鼻づまり、くしゃみ、のどの痛み、せき、たん、悪寒、発熱、頭痛、関節の痛み、筋肉の痛み）の緩和

作　　用　イブプロフェンが解熱鎮痛効果を、*dl*−メチルエフェドリン塩酸塩・クロルフェニラミンマレイン酸塩・ジヒドロコデインリン酸塩のそれぞれの働きで鼻水、鼻閉、せき、たん等の症状を緩解する。

貯蔵方法　遮光した密閉容器

㊗ こども感冒剤1号A（使用上の注意 p. B-22 参照）

【9】　かぜ薬6−①

処　　方

クロルフェニラミンマレイン酸塩	0.00375 g
アセトアミノフェン	0.45 g
カフェイン水和物	0.075 g
白糖、乳糖水和物又はこれらの混合物	適　量
全　　量	3.0 g

製造方法　以上をとり、散剤の製法により製する。ただし、分包散剤とする。クロルフェニラミンマレイン酸塩に替えて、クロルフェニラミンマレイン酸塩酸１％を用いてもよい。

用法及び用量　１回量を次のとおりとし、１日３回、食後服用する。

７才以上 11 才未満　１包 1.0 g、３才以上７才未満　１包の 2/3、１才以上３才未満　１包の 1/2

効能又は効果　かぜの諸症状（鼻水、鼻づまり、くしゃみ、のどの痛み、悪寒、発熱、頭痛、関節の痛み、筋肉の痛み）の緩和

作　　用　抗ヒスタミン薬のクロルフェニラミンマレイン酸塩に解熱剤のアセトアミノフェンを配し、カフェイン水和物は、解熱剤と協力して、頭痛に対する鎮痛効果を増強する目的と、抗ヒスタミン薬によるねむけを除く目的で加える。

貯蔵方法　遮光した密閉容器

備　　考　分包品は普通薬。「白糖、乳糖水和物又はこれらの混合物」については、同量の混合物が適当。これも特定した混合比率のものを常に使用すること。温湯に溶かして服用可能。

㊜ こども感冒剤２号Ａ（使用上の注意 p. B-36 参照）

【14】　かぜ薬７ー①

処　　方

クロルフェニラミンマレイン酸塩	0.00375 g
アセトアミノフェン	0.45 g
白糖、乳糖水和物又はこれらの混合物	適　量
全　　量	3.0 g

製造方法　以上をとり、散剤の製法により製する。ただし、分包散剤とする。クロルフェニラミンマレイン酸塩に替えて、クロルフェニラミンマレイン酸塩酸１％を用いてもよい。

用法及び用量　１回量を次のとおりとし、１日３回、食後服用する。

７才以上 11 才未満　１包 1.0 g、３才以上７才未満　１包の 2/3、１才以上３才未満　１包の 1/2

効能又は効果　かぜの諸症状（鼻水、鼻づまり、くしゃみ、のどの痛み、悪寒、発熱、頭痛、関節の痛み、筋肉の痛み）の緩和

作　　用　こども感冒剤１号Ａからカフェインを除いたもの。

貯蔵方法　遮光した密閉容器

備　　考　分包品は普通薬。「白糖、乳糖水和物又はこれらの混合物」については、同量の混合物が適当。これも特定した混合比率のものを常に使用すること。温湯に溶かして服用可能。

2 眼科用薬

㊟ 局 硫酸亜鉛点眼液（使用上の注意 p. B-54 参照）

（使用上の注意 p. B-54 参照）

【20】 眼科用薬１—①

処　方

硫酸亜鉛水和物	0.3 g
ホ ウ 酸	2.0 g
塩化ナトリウム	0.5 g
ウイキョウ油	0.2 mL
滅菌精製水（容器入り）	適　量
全　量	100 mL

製造方法　以上をとり、点眼剤の製法により製する。操作は無菌的に速やかに行う。また滅菌は、通例、100℃、30 分間、流通蒸気中で行う。

使用中汚染されるおそれがあるので適当な保存剤を加える方がよい。パラオキシ安息香酸メチル 0.026 % とパラオキシ安息香酸プロピル 0.014 % の混合物、クロロブタノール 0.3 %、ベンザルコニウム塩化物 0.01 % 等が用いられる。

ただし、プラスチック製容器を使用する場合は、当該容器は、昭和 48 年 9 月 26 日、薬発第 958 号通知に適合する。

用法及び用量　1 日 3 ～ 6 回、1 回 1 ～ 3 滴適宜点眼する。

効能又は効果　目の疲れ、結膜充血、眼病予防（水泳の後、ほこりや汗が目に入ったとき）、紫外線その他の光線による眼炎（雪目等）、眼瞼炎（まぶたのただれ）、ハードコンタクトレンズを装着しているときの不快感、目のかゆみ、目のかすみ（目やにの多いとき等）

作　用　硫酸亜鉛水和物は、収れん性、腐食性があって、粘膜の表層を収れんして刺激し、局所組織細胞の新生を促す作用がある。

ホウ酸は緩和な収れん腐食性があり、ウイキョウ油は矯臭剤として、塩化ナトリウムは等張化剤として添加されている。

副 作 用　刺激を現し炎症を起こすので角膜疾患には禁忌である。就寝前には用いない。

貯蔵方法　気密容器。通例、硬質ガラス製又はプラスチック製の点眼びんに入れる。

備　考　無菌製剤

3

耳鼻科用薬

ナファゾリン・クロルフェニラミン液Ａ（使用上の注意 p. B-56 参照）

（使用上の注意 p. B-56 参照）

【21】　耳鼻科用薬１－②

処　　方

ナファゾリン塩酸塩	0.05 g
クロルフェニラミンマレイン酸塩	0.1 g
クロロブタノール	0.2 g
グリセリン	5.0 mL
精製水又は精製水（容器入り）	適　量
全　　量	100 mL

製造方法　以上をとり、溶解混和して製する。１噴霧容器の最大容量は 30 mL 以下とする。
ただし、プラスチック製容器を使用する場合は、当該容器は、昭和 48 年 9 月 26 日薬発第 958 号通知〔透明性及び強熱残分を除く〕に適合する。

用法及び用量　成人（15 才以上）１日６回を限度として、３～４時間ごとに鼻汁をよくかんでから１～２回鼻腔内に噴霧する。

効能又は効果　急性鼻炎、アレルギー性鼻炎又は副鼻腔炎による次の諸症状の緩和:鼻づまり、鼻水（鼻汁過多）、くしゃみ、頭重（頭が重い）

作　　用　ナファゾリン塩酸塩は局所血管収縮作用を有し、アレルギー性又は炎症性の粘膜充血、腫脹の改善に有効である。特に、抗ヒスタミン薬であるクロルフェニラミンマレイン酸塩の配合は効果を増強する。グリセリンは本品を噴霧する際、乾燥を遅延し、クロロブタノールは保存剤として配合されている。

貯蔵方法　遮光した気密容器

備　　考　噴霧容器に 1/3 以上入れないこと。

4 アレルギー用薬

1）抗ヒスタミン薬

アレルギー用剤４号（使用上の注意 p. B-58 参照）

【22】 抗ヒスタミン薬１－②

処　方		
	d-クロルフェニラミンマレイン酸塩	0.006 g
	ニコチン酸アミド	0.05 g
	リボフラビン	0.012 g
	ピリドキシン塩酸塩	0.05 g
	デンプン、乳糖水和物又はこれらの混合物	適　量
	全　　量	3.0 g

製造方法　以上をとり、散剤の製法により製する。ただし、分包散剤とする。*d*-クロルフェニラミンマレイン酸塩に替えて、*d*-クロルフェニラミンマレイン酸塩散１％を用いてもよい。

各薬局では、デンプン等使用する種類及び混合比率を決めて製すること。

用法及び用量　１回量を次のとおりとし、１日３回、食後服用する。

大人（15 才以上）１包 1.0 g、11 才以上 15 才未満　大人の 2/3、７才以上 11 才未満　大人の 1/2、３才以上７才未満　大人の 1/3、１才以上３才未満　大人の 1/4

効能又は効果　湿疹・かぶれによるかゆみ、じんましん、鼻炎

作　　用　クロルフェニラミンマレイン酸塩は、抗ヒスタミン作用を有し、ねむけの比較的少ない医薬品で、本品に配合されている *d*-体は半量で *dl*-体と同等の効果をもつ。これに、湿疹、じんましん等皮膚のアレルギー疾患に有効なニコチン酸アミド、リボフラビン、ピリドキシン塩酸塩を配したものである。

相互作用　レボドパの作用を減弱することがある（ビタミン B_6 による）。

臨床検査値への影響　尿を黄変させ、臨床検査値に影響を与えることがある（ビタミン B_2 による）。

貯蔵方法　遮光した密閉容器

アレルギー用剤３号（使用上の注意 p. B-61 参照）

（使用上の注意 p. B-61 参照）

【23】　抗ヒスタミン薬２－①

処　　方

クロルフェニラミンマレイン酸塩	0.012 g
リボフラビン	0.012 g
ピリドキシン塩酸塩	0.05 g
パントテン酸カルシウム	0.03 g
リン酸水素カルシウム水和物	2.896 g
デンプン、乳糖水和物又はこれらの混合物	適　量
全　　量	3.0 g

製造方法　以上をとり、散剤の製法により製する。ただし、分包散剤とする。クロルフェニラミンマレイン酸塩に替えて、クロルフェニラミンマレイン酸塩散１％を用いてもよい。

各薬局では、デンプン等使用する種類及び混合比率を決めて製すること。

用法及び用量　１回量を次のとおりとし、１日３回、食後服用する。

大人（15 才以上）１包 1.5 g、11 才以上 15 才未満　大人の 2/3、７才以上 11 才未満　大人の 1/2、３才以上７才未満　大人の 1/3、１才以上３才未満　大人の 1/4

効能又は効果　湿疹・かぶれによるかゆみ、じんましん、鼻炎

作　　用　強力な抗ヒスタミン作用を有するクロルフェニラミンマレイン酸塩を主剤とし、じんましん等皮膚のアレルギー疾患に有効なリボフラビン、ピリドキシン塩酸塩、パントテン酸カルシウムを配したものである。

相互作用　レボドパの作用を減弱することがある（ビタミン B_6 による）。

臨床検査値への影響　尿を黄変させ、臨床検査値に影響を与えることがある（ビタミン B_2 による）。

貯蔵方法　遮光した密閉容器

アレルギー用剤２号Ａ（使用上の注意 p. B-67 参照）

【25】　抗ヒスタミン薬４－①

処　　方

クロルフェニラミンマレイン酸塩	0.012 g
リボフラビン酪酸エステル	0.012 g
ピリドキシン塩酸塩	0.05 g
デンプン、乳糖水和物又はこれらの混合物	適　量
全　　量	3.0 g

製造方法　以上をとり、散剤の製法により製する。ただし、分包散剤とする。クロルフェニラミンマレイン酸塩に替えて、クロルフェニラミンマレイン酸塩散１％を用いてもよい。

各薬局では、デンプン等使用する種類及び混合比率を決めて製すること。

用法及び用量　１回量を次のとおりとし、１日３回、食後服用する。

大人（15 才以上）１包 1.0 g、11 才以上 15 才未満　大人の 2/3、７才以上 11 才未満　大人の 1/2、３才以上７才未満　大人の 1/3、１才以上３才未満　大人の 1/4

効能又は効果　湿疹・かぶれによるかゆみ、じんましん、鼻炎

作　　用　ビタミンB_2の欠乏症状としては口角炎、口内炎、舌炎、口唇炎、肛門周囲・陰部びらん、結膜炎、角膜炎等、粘膜とその周囲の病変、脂漏性皮膚炎、急・慢性湿疹、更に高脂質血症がリボフラビン酪酸エステルの医療用で承認されている。リボフラビン酪酸エステルよりも体内貯留性が高く、持続的ビタミンB_2作用を発揮する。副作用として消化器症状があらわれることがある。

ビタミンB_6の欠乏症状としては脂漏性皮膚炎で、口内炎、舌炎、口唇炎等の皮膚粘膜部位や、多発性神経炎、脱力感、不眠、低色素性貧血が起こるとされている。通常適応症には、口内炎、口角炎、口唇炎、舌炎、湿疹、皮膚炎、ただれ、かぶれ、にきび、肌あれ、手足のしびれがある。

貯蔵方法　遮光した密閉容器

局 クロルフェニラミン・カルシウム散（使用上の注意 p. B-384 参照）

【176】　抗ヒスタミン薬6

処　方		
	dl-クロルフェニラミンマレイン酸塩	0.009 g
	リン酸水素カルシウム水和物	2.4 g
	デンプン、乳糖水和物又はこれらの混合物	適　量
	全　　量	3.0 g

製造方法　以上を取り、散剤の製法により製する。ただし、分包散剤とする。

各薬局では、デンプン等使用する種類及び混合比を決めて製すること。

用法及び用量　1回量を次のとおりとし、1日3回服用する。

大人（15才以上）1包1g、11才以上15才未満　大人の2/3、7才以上11才未満　大人の1/2、3才以上7才未満　大人の1/3、1才以上3才未満　大人の1/4、6カ月以上1才未満　大人の1/5、3カ月以上6カ月未満　大人の1/6

効能又は効果　湿疹・かぶれによるかゆみ、じんましん、鼻炎

作　　用　抗ヒスタミン作用を有するクロルフェニラミンマレイン酸塩を主剤とし、じんましん等皮膚のアレルギー疾患に有効なリン酸水素カルシウム水和物を配合したものである。

貯蔵方法　密閉容器

2）　鼻炎用内服薬

鼻炎散1号A（使用上の注意 p. B-64 参照）

【24】　抗ヒスタミン薬3－②

処　方		
	塩酸プソイドエフェドリン	0.18 g
	アリメマジン酒石酸塩	0.005 g
	カフェイン水和物	0.15 g
	カンゾウ末	1.5 g
	デンプン、乳糖水和物又はこれらの混合物	適　量
	全　　量	4.2 g

製造方法　以上をとり、散剤の製法により製する。ただし、分包散剤とする。アリメマジン酒石酸塩に

替えて、アリメマジン酒石酸塩散１％を用いてもよい。塩酸プソイドエフェドリンに替えて、塩酸プソイドエフェドリン散10％を用いてもよい。

各薬局では、デンプン等使用する種類及び混合比率を決めて製すること。

用法及び用量　１回量を次のとおりとし、１日３回、食後服用する。服用間隔は４時間以上おくこと。
大人（15才以上）１包1.4 g、11才以上15才未満　大人の2/3、７才以上11才未満　大人の1/2、３才以上７才未満　大人の1/3

効能又は効果　急性鼻炎、アレルギー性鼻炎又は副鼻腔炎による次の諸症状の緩和：くしゃみ、鼻水（鼻汁過多）、鼻づまり、なみだ目、のどの痛み、頭重（頭が重い）

作　　用　塩酸プソイドエフェドリンは交感神経興奮薬で、α_1作用による血管収縮作用を目的として配合し、鼻粘膜のうっ血を改善し、鼻づまりを緩和するが、副作用として心臓刺激作用、血圧上昇作用があり、心疾患や高血圧の人には注意する。

アリメマジン酒石酸塩はフェノチアジン系抗ヒスタミン薬で、医療用の適応症は皮膚疾患に伴うそう痒（湿疹、皮膚そう痒症、小児ストロフルス、中毒疹、咬刺症）、じんましん、感冒等上気道炎に伴うくしゃみ・鼻汁・咳嗽、アレルギー性鼻炎で、副作用としてねむけを催すことがあり、抗コリン作用により前立腺肥大症、緑内障には禁忌で、また肝障害、過敏症として発疹がある。

カンゾウはその主成分であるグリチルリチンの消炎作用、抗アレルギー作用を期待して配合したが、他のカンゾウを含む製剤との併用は注意を要する。

以上に、ねむけ防止のためカフェイン水和物を配合した製剤である。

貯蔵方法　遮光した密閉容器

鼻炎散２号Ａ（使用上の注意 p. B-70参照）

（使用上の注意 p. B-70参照）

【26】　抗ヒスタミン薬５－②

処　　方

d-クロルフェニラミンマレイン酸塩	0.006 g
ロートエキス散	0.6 g
塩酸プソイドエフェドリン	0.18 g
グリチルリチン酸	0.2 g
カフェイン水和物	0.15 g
デンプン、乳糖水和物又はこれらの混合物	適　量
全　　量	3.6 g

製造方法　以上をとり、散剤の製法により製する。ただし、分包散剤とする。d-クロルフェニラミンマレイン酸塩に替えて、d-クロルフェニラミンマレイン酸塩散１％を用いてもよい。塩酸プソイドエフェドリンに替えて、塩酸プソイドエフェドリン散10％を用いてもよい。

各薬局では、デンプン等使用する種類及び混合比率を決めて製すること。

用法及び用量　１回量を次のとおりとし、１日３回、食後服用する。服用間隔は４時間以上おくこと。
大人（15才以上）１包1.2 g、11才以上15才未満　大人の2/3、７才以上11才未満　大人の1/2、３才以上７才未満　大人の1/3

効能又は効果　急性鼻炎、アレルギー性鼻炎又は副鼻腔炎による次の諸症状の緩和：くしゃみ、鼻水（鼻汁過多）、鼻づまり、なみだ目、のどの痛み、頭重（頭が重い）

作　　用　d-クロルフェニラミンマレイン酸塩はヒスタミンH_1受容体を遮断し、抗アレルギー作用をあらわす。dl体の２倍の効力がある。副作用として抗コリン作用があるので緑内障、前立腺肥大症は禁忌となっている。

ロートエキスは抗コリン作用により外分泌を抑制し、鼻汁の分泌減少をきたす。抗ヒスタミン薬との相加作用を期待して配合した。

塩酸プソイドエフェドリンは交感神経興奮薬で、α_1作用による血管収縮作用を目的に配合し、鼻粘膜のうっ血を改善し鼻づまりを緩和する。副作用として心臓刺激作用、血圧上昇作用があるので、血圧の高い人、心臓障害のある人には注意を要する。

グリチルリチン酸は抗炎症作用、抗アレルギー作用を目的に配合した。副作用としてナトリウム貯留、低カリウム血症、血圧上昇作用があり、他のグリチルリチン含有製剤との併用には注意すること。

以上に、ねむけ防止のためカフェイン水和物を配合した。

貯蔵方法　遮光した密閉容器

5

呼吸器官用薬

1）　鎮咳・去痰薬

鎮咳去痰剤１号（使用上の注意 p. B-73 参照）

【28】　鎮咳去痰薬１－①

処　方		
	車前草エキス末	3.0 g
	ノスカピン	0.06 g
	デンプン、乳糖水和物又はこれらの混合物	適　量
	全　　量	4.5 g

製造方法　以上をとり、散剤の製法により製する。ただし、分包散剤とする。

各薬局では、デンプン等使用する種類及び混合比率を決めて製すること。

用法及び用量　１回量を次のとおりとし、１日３回を限度とする。なるべく空腹時をさけて服用する。服用間隔は４時間以上おくこと。

大人（15 才以上）１包 1.5 g、11 才以上 15 才未満　大人の 2/3、８才以上 11 才未満　大人の 1/2、５才以上８才未満　大人の 1/3、３才以上５才未満　大人の 1/4

効能又は効果　せき、たん

作　　用　ノスカピンの気管支弛緩作用と車前草エキスの去痰作用を期待したもの。

貯蔵方法　遮光した密閉容器

鎮咳去痰剤２号Ａ（使用上の注意 p. B-100 参照）

【38】　鎮咳去痰薬 11 －①

処　方		
	桜皮エキスＢ	10.0 mL
	セネガシロップ	10.0 mL
	アンモニア・ウイキョウ精	2.0 mL
	パラオキシ安息香酸エチル	0.03 g
	精製水又は精製水（容器入り）	適　量
	全　　量	60 mL

製造方法　以上をとり、用時溶解混和して製する。ただし、１回量を量り得るように画線を施した容器に収めるか、適当な計量器を添付する。全容量は成人の４日分以内とする。

本品の容器としてプラスチック製容器を使用する場合は、当該容器は、昭和 47 年２月 17 日薬製第

225 号通知に適合する。

3％パラベン予製液　パラベン３ｇをエタノール 82.5 mL に溶かし、水を加えて全量 100 mL とする。この３％パラベン液を内用液剤 60 mL につき１mL 加える。処方中の各薬剤は全部秤取し、なるべく多くの水を加えた後、最後にパラベン液を加える。

用法及び用量　１回量を次のとおりとし、１日６回服用する。服用間隔は、４時間以上おくこと。

大人（15 才以上）１回 10 mL、11 才以上 15 才未満　大人の 2/3、８才以上 11 才未満　大人の 1/2、５才以上８才未満　大人の 1/3、３才以上５才未満　大人の 1/4、１才以上３才未満　大人の 1/5、３カ月以上１才未満　大人の 1/10

効能又は効果　せき、たん

作　　用　桜皮エキスＢ（ブロチン液等）は 100 mL 中桜皮エキス 3.3 ｇを含む。

貯蔵方法　気密容器

鎮咳去痰剤３号Ａ（使用上の注意 p. B–98 参照）

【37】　鎮咳去痰薬 10 −①

処　　方

キキョウ流エキス	6.0 mL
キョウニン水	3.0 mL
セネガシロップ	10.0 mL
パラオキシ安息香酸エチル	0.03 ｇ
精製水又は精製水（容器入り）	適　量
全　　量	60 mL

製造方法　以上をとり、用時溶解混和して製する。ただし、１回量を量り得るように画線を施した容器に収めるか、適当な計量器を添付する。全容量は、成人の１〜４日分とする。

本品の容器としてプラスチック製容器を使用する場合は、当該容器は、昭和 47 年２月 17 日薬製第 225 号通知に適合する。

3％パラベン予製液　パラベン３ｇをエタノール 82.5 mL に溶かし、水を加えて全量 100 mL とする。この３％パラベン液を内用液剤 60 mL につき１mL 加える。処方中の各薬剤は全部秤取し、なるべく多くの水を加えた後、最後にパラベン液を加える。

用法及び用量　１回量を次のとおりとし、１日６回服用する。服用間隔は、４時間以上おくこと。

大人（15 才以上）１回 10 mL、11 才以上 15 才未満　大人の 2/3、８才以上 11 才未満　大人の 1/2、５才以上８才未満　大人の 1/3、３才以上５才未満　大人の 1/4、１才以上３才未満　大人の 1/5、３カ月以上１才未満　大人の 1/10

効能又は効果　せき、たん

作　　用　生薬性の去痰薬３種を配合したもの。

貯蔵方法　気密容器

鎮咳去痰剤５号Ｂ（使用上の注意 p. B-102 参照）

【39】　鎮咳去痰薬 12 ─③

処　　方

チペピジンヒベンズ酸塩	0.075 g
グアイフェネシン	0.3 g
塩酸プソイドエフェドリン	0.162 g
安息香酸ナトリウムカフェイン	0.3 g
キキョウ末	1.0 g
カンゾウ末	0.75 g
デンプン、乳糖水和物又はこれらの混合物	適　量
全　　量	4.8 g

製造方法　以上をとり、散剤の製法により製する。ただし、分包散剤とする。チペピジンヒベンズ酸塩に替えて、チペピジンヒベンズ酸塩散 10％を用いてもよい。塩酸プソイドエフェドリンに替えて、塩酸プソイドエフェドリン酸 10％を用いてもよい。

　各薬局では、デンプン等使用する種類及び混合比率を決めて製すること。

用法及び用量　１回量を次のとおりとし、１日３回、４時間以上の間隔をおいて適宜服用する。

大人（15 才以上）１包 1.6 g、11 才以上 15 才未満　大人の 2/3、８才以上 11 才未満　大人の 1/2、５才以上８才未満　大人の 1/3、３才以上５才未満　大人の 1/4

効能又は効果　せき、たん

作　　用　鎮咳去痰成分としてチペピジンヒベンズ酸塩、グアイフェネシンを採用し、ねむけ防止のため安息香酸ナトリウムカフェインを配合した。塩酸プソイドエフェドリンは血管収縮作用を有し鼻うっ血の緩解に使用されるが、鎮咳作用も有する交感神経興奮薬である。副作用として昇圧作用、心拍出量・心拍数の増加作用がある。更に、サポニン系統の成分を有するキキョウを加え、カンゾウによる去痰作用を期待した処方である。

貯蔵方法　遮光した密閉容器

備　　考　安息香酸ナトリウムカフェイン　カフェインとして 2.5％以下の散剤は普通薬。

㊧ 鎮咳去痰剤６号（使用上の注意 p. B-86 参照）

【33】　鎮咳去痰薬６─①

処　　方

dl−メチルエフェドリン塩酸塩散 10％	0.5 g
タンニン酸ジフェンヒドラミン	0.05 g
ブロモバレリル尿素	0.6 g
ジヒドロコデインリン酸塩散１％	3.0 g
デンプン、乳糖水和物又はこれらの混合物	適　量
全　　量	6.0 g

製造方法　以上をとり、散剤の製法により製する。ただし、分包散剤とする。

　各薬局では、デンプン等使用する種類及び混合比率を決めて製すること。

用法及び用量　１回量を次のとおりとし、１日３回、適宜服用する。

大人（15才以上）1包2.0g、11才以上15才未満　大人の2/3、8才以上11才未満　大人の1/2、5才以上8才未満　大人の1/3、3才以上5才未満　大人の1/4

効能又は効果　せき、たん

作　　用　ジヒドロコデインリン酸塩を配し強力な鎮咳作用を期待したもの。

貯蔵方法　遮光した気密容器

備　　考　分包品は普通薬。

鎮咳去痰剤7号（使用上の注意 p. B-89参照）

【34】　鎮咳去痰薬7－①

処　方		
	桜皮エキスA	4.5 mL
	dl－メチルエフェドリン塩酸塩散10％	0.5 g
	グアイフェネシン	0.3 g
	セネガシロップ	10.0 mL
	パラオキシ安息香酸エチル	0.03 g
	精製水又は精製水（容器入り）	適　量
	全　　量	60 mL

製造方法　以上をとり、用時溶解混和して製する。ただし、1回量を量り得るように画線を施した容器に収めるか、適当な計量器を添付する。全容量は、成人の2日分以内とする。

本品の容器としてプラスチック製容器を使用する場合は、当該容器は、昭和47年2月17日、薬製第225号通知に適合する。

3％パラベン予製液　パラベン3gをエタノール82.5mLに溶かし、水を加えて全量100mLとする。この3％パラベン液を内用液剤60mLにつき1mL加える。処方中の各薬剤は全部秤取し、なるべく多くの水を加えた後、最後にパラベン液を加える。

用法及び用量　1回量を次のとおりとし、1日6回服用する。服用間隔は、4時間以上おくこと。

大人（15才以上）1回10mL、11才以上15才未満　大人の2/3、8才以上11才未満　大人の1/2、5才以上8才未満　大人の1/3、3才以上5才未満　大人の1/4、1才以上3才未満　大人の1/5、3カ月以上1才未満　大人の1/10

効能又は効果　せき、たん

作　　用　去痰作用を有する桜皮エキスA（濃厚ブロチンコデイン液等）は、100mL中桜皮エキス1.65g、コデインリン酸塩水和物1.0gを含む。これにシロップ、防腐剤を加えたもの。

貯蔵方法　気密容器

㊙ 鎮咳去痰剤8号（使用上の注意 p. B-92参照）

【35】　鎮咳去痰薬8－①

処　方		
	クロルフェニラミンマレイン酸塩	0.012 g
	dl－メチルエフェドリン塩酸塩散10％	0.75 g
	ジヒドロコデインリン酸塩散1％	3.0 g
	グアイフェネシン	0.3 g

	デンプン、乳糖水和物又はこれらの混合物	適　量
	全　　　量	6.0 g

製造方法　以上をとり、散剤の製法により製する。ただし、分包散剤とする。クロルフェニラミンマレイン酸塩に替えて、クロルフェニラミンマレイン酸塩散1％を用いてもよい。

各薬局では、デンプン等使用する種類及び混合比率を決めて製すること。

用法及び用量　1回量を次のとおりとし、1日3回、適宜服用する。

大人（15才以上）1包2.0 g、11才以上15才未満　大人の2/3、8才以上11才未満　大人の1/2、5才以上8才未満　大人の1/3、3才以上5才未満　大人の1/4

効能又は効果　せき、たん

作　　用　気管支筋弛緩作用を有するグアイフェネシンを配したもの。

貯蔵方法　遮光した密閉容器

備　　考　分包品は普通薬。

㊗ 鎮咳去痰剤 9 号（使用上の注意 p. B-95 参照）

（使用上の注意 p. B-95 参照）

【36】　鎮咳去痰薬 9 －①

処　方		
	クロルフェニラミンマレイン酸塩	0.012 g
	dl-メチルエフェドリン塩酸塩散10％	0.75 g
	ジヒドロコデインリン酸塩散1％	3.0 g
	デンプン、乳糖水和物又はこれらの混合物	適　量
	全　　　量	6.0 g

製造方法　以上をとり、散剤の製法により製する。ただし、分包散剤とする。クロルフェニラミンマレイン酸塩に替えて、クロルフェニラミンマレイン酸塩散1％を用いてもよい。

各薬局では、デンプン等使用する種類及び混合比率を決めて製すること。

用法及び用量　1回量を次のとおりとし、1日3回、適宜服用する。

大人（15才以上）1包2.0 g、11才以上15才未満　大人の2/3、8才以上11才未満　大人の1/2、5才以上8才未満　大人の1/3、3才以上5才未満　大人の1/4

効能又は効果　せき、たん

貯蔵方法　遮光した密閉容器

備　　考　分包品は普通薬。

鎮咳去痰剤 10 号（使用上の注意 p. B-75 参照）

【29】　鎮咳去痰薬 2 －①

処　方		
	dl-メチルエフェドリン塩酸塩散10％	0.5 g
	ジプロフィリン	0.1 g
	クロルフェニラミンマレイン酸塩	0.012 g
	デンプン、乳糖水和物又はこれらの混合物	適　量
	全　　　量	4.5 g

製造方法　以上をとり、散剤の製法により製する。ただし、分包散剤とする。クロルフェニラミンマレ

イン酸塩に替えて、クロルフェニラミンマレイン酸塩散１％を用いてもよい。

各薬局では、デンプン等使用する種類及び混合比率を決めて製すること。

用法及び用量　１回量を次のとおりとし、１日３回、適宜服用する。服用間隔は、４時間以上おくこと。
大人（15才以上）１包1.5 g、11才以上15才未満　大人の2/3、８才以上11才未満　大人の1/2、５才以上８才未満　大人の1/3、３才以上５才未満　大人の1/4

効能又は効果　せき、ぜんそく、たん

作　　用　気管支喘息や痙攣性咳に有効な交感神経興奮薬の*dl*-メチルエフェドリン塩酸塩と抗ヒスタミン薬のクロルフェニラミンマレイン酸塩を配し、更に気管支筋を直接緩解する、テオフィリン類似体のジプロフィリンを配したもの。抗ヒスタミン薬は痰の濃度を高めるため痰が多い場合は不適当とされる。

貯蔵方法　遮光した密閉容器

鎮咳去痰剤11号（使用上の注意 p. B-78参照）

【30】　鎮咳去痰薬３－①

処　方		
	dl-メチルエフェドリン塩酸塩散10％	0.5 g
	クロルフェニラミンマレイン酸塩	0.012 g
	ジプロフィリン	0.1 g
	ノスカピン	0.06 g
	カンゾウ末	1.0 g
	キキョウ末	0.5 g
	デンプン、乳糖水和物又はこれらの混合物	適　量
	全　　量	4.5 g

製造方法　以上をとり、散剤の製法により製する。ただし、分包散剤とする。クロルフェニラミンマレイン酸塩に替えて、クロルフェニラミンマレイン酸塩散１％を用いてもよい。

各薬局では、デンプン等使用する種類及び混合比率を決めて製すること。

用法及び用量　１回量を次のとおりとし、１日３回、適宜服用する。服用間隔は、４時間以上おくこと。
大人（15才以上）１包1.5 g、11才以上15才未満　大人の2/3、８才以上11才未満　大人の1/2、５才以上８才未満　大人の1/3、３才以上５才未満　大人の1/4

効能又は効果　せき、ぜんそく、たん

作　　用　交感神経興奮薬と抗ヒスタミン薬、及びノスカピンの鎮咳作用を期待したもの。更に、カンゾウの副腎皮質ホルモン様の抗アレルギー作用とキキョウの去痰作用を付加したもの。

貯蔵方法　遮光した密閉容器

㊓ 鎮咳去痰剤13号（使用上の注意 p. B-81参照）

【31】　鎮咳去痰薬４－②

処　方		
	dl-メチルエフェドリン塩酸塩散10％	0.75 g
	クロルフェニラミンマレイン酸塩	0.012 g
	ジヒドロコデインリン酸塩散１％	3.0 g

ノスカピン	0.06 g
カンゾウ末	1.0 g
キキョウ末	0.5 g
デンプン、乳糖水和物又はこれらの混合物	適　量
全　　量	7.5 g

製造方法　以上をとり、散剤の製法により製する。ただし、分包散剤とする。クロルフェニラミンマレイン酸塩に替えて、クロルフェニラミンマレイン酸塩散1％を用いてもよい。

各薬局では、デンプン等使用する種類及び混合比率を決めて製すること。

用法及び用量　1回量を次のとおりとし、1日3回、適宜服用する。服用間隔は、4時間以上おくこと。
大人（15才以上）1包2.5 g、11才以上15才未満　大人の2/3、8才以上11才未満　大人の1/2、5才以上8才未満　大人の1/3、3才以上5才未満　大人の1/4

効能又は効果　せき、たん

作　　用　交感神経興奮薬と抗ヒスタミン薬の鎮咳作用は、ジヒドロコデインリン酸塩の中枢性鎮咳作用により強化される。更に、カンゾウの副腎皮質ホルモン様作用とキキョウの去痰作用を付加したもの。ノスカピンは気管支平滑筋を直接弛緩するので、せきを持続的に抑制する。

貯蔵方法　遮光した密閉容器

備　　考　分包品は普通薬。

㊎ 鎮咳去痰剤14号（使用上の注意 p. B-84参照）

（使用上の注意 p. B-84参照）

【32】　鎮咳去痰薬5－②

処　　方

トリメトキノール塩酸塩水和物	0.003 g
ジプロフィリン	0.15 g
グアイフェネシン	0.3 g
デンプン、乳糖水和物又はこれらの混合物	適　量
全　　量	3.0 g

製造方法　以上をとり、散剤の製法により製する。ただし、分包散剤とする。

各薬局では、デンプン等使用する種類及び混合比率を決めて製すること。

用法及び用量　1回量を次のとおりとし、1日3回、4時間以上おいて適宜服用する。
大人（15才以上）1包1.0 g、11才以上15才未満　大人の2/3、8才以上11才未満　大人の1/2、5才以上8才未満　大人の1/3、3才以上5才未満　大人の1/4

効能又は効果　せき、ぜんそく、たん

作　　用　トリメトキノール塩酸塩水和物は慢性気管支炎、気管支喘息による気道閉塞性障害に基づく諸症状の改善に用いるβ－受容体刺激作用による気管支拡張剤である。グアイフェネシンは鎮咳作用及び気管支筋弛緩作用があり、気道分泌を高め痰の喀出を容易にする去痰薬である。ジプロフィリンは強心・利尿・気管支拡張作用がある。これらの配合により痰を伴う喘息様のせきに用いる。

貯蔵方法　遮光した密閉容器

備　　考　トリメトキノール塩酸塩水和物1％以下の散剤及び分包品は普通薬。

鎮咳剤 15 号（使用上の注意 p. B-387 参照）

【177】 鎮咳去痰薬 15

処　方		
	桜皮エキスＡ	6 mL
	セネガシロップ	15 mL
	パラオキシ安息香酸エチル	0.03 g
	精製水又は精製水（容器入り）	適　量
	全　量	60 mL

製造方法　以上をとり、用時溶解混和して製する。ただし、１回量を量り得るように画線を施した容器に収めるか、適当な計量器を添付する。全容量は、成人の１～２日分とする。

本品の容器としてプラスチック製容器を使用する場合は、当該容器は、昭和 47 年２月 17 日薬製第 225 号通知に適合する。

３％パラベン予製液　パラベン３g をエタノール 82.5 mL に溶かし、水を加えて全量 100 mL とする。この３％パラベン液を内用液剤 60 mL につき１mL 加える。処方中の各薬剤は全部秤取し、なるべく多くの水を加えた後、最後にパラベン液を加える。

用法及び用量　１回量を次のとおりとし、１日６回服用する。服用間隔は、４時間以上おくこと。

大人（15 才以上）１回 10 mL、11 才以上 15 才未満　大人の 2/3、８才以上 11 才未満　大人の 1/2、５才以上８才未満　大人の 1/3、３才以上５才未満　大人の 1/4、１才以上３才未満　大人の 1/5、３カ月以上１才未満　大人の 1/10

効能又は効果　せき

作　　用　去痰作用を有する桜皮エキスＡ（濃厚ブロチンコデイン液等）は、100 mL 中桜皮エキス 1.65 g、コデインリン酸塩水和物 1.0 g を含む。これにシロップ、防腐剤を加えたもの。

貯蔵方法　気密容器

局 アンモニア・ウイキョウ精（使用上の注意 p. B-105 参照）

【41】 鎮咳去痰薬 14 —①

処　方		
	アンモニア水	17.0 mL
	ウイキョウ油	3.0 mL
	エタノール	適　量
	全　量	100 mL

製造方法　以上をとり、酒精剤の製法により製する。ただし、アンモニア水の代わりに強アンモニア水及び精製水又は精製水（容器入り）適量を用いて製することができる。

本品の容器としてプラスチック製容器を使用する場合は、当該容器は、昭和 47 年２月 17 日薬製第 225 号通知に適合する。

用法及び用量　大人１日２mL を１日３回に分服する。

効能又は効果　せき、たん

貯蔵方法　気密容器

備　　考　患者に与える場合は、１回量を量り得るように画線を施した容器に収めるか、適当な計量器

を添付する。

2）　吸入剤

吸入剤１号（使用上の注意 p. B-107 参照）

【42】　吸入剤１

処　　方

d–カンフル又は *dl*–カンフル	0.08 g
炭酸水素ナトリウム	1.0 g
塩化ナトリウム	0.8 g
グリセリン	1.0 mL
エタノール	0.8 mL
精製水又は精製水（容器入り）	適　量
全　　量	100 mL

製造方法　*d*–カンフル又は *dl*–カンフルをエタノールに溶かした後、他の成分を溶解混和して製する。ただし、本品の容器としてプラスチック製容器を使用する場合は、当該容器は、昭和 47 年 2 月 17 日薬製第 225 号通知に適合する。

用法及び用量　随時吸入器を用い、適宜吸入する。

効能又は効果　気管支炎、咽喉カタル、上気道炎症

作　　用　気管支の防腐作用を有するカンフルに、痰を溶かす炭酸水素ナトリウムに、粘膜を湿潤させるグリセリンを配した吸入剤。

貯蔵方法　遮光した気密容器

吸入剤２号（使用上の注意 p. B-109 参照）

【43】　吸入剤２

処　　方

炭酸水素ナトリウム	1.0 g
塩化ナトリウム	0.8 g
グリセリン	1.0 mL
精製水又は精製水（容器入り）	適　量
全　　量	100 mL

製造方法　以上をとり、溶解混和して製する。ただし、プラスチック製容器を使用する場合は、当該容器は、昭和 47 年 2 月 17 日薬製第 225 号通知に適合する。

用法及び用量　随時吸入器を用い、適宜吸入する。

効能又は効果　気管支炎、咽喉カタル、上気道炎症

作　　用　痰を溶かす炭酸水素ナトリウムに、粘膜を湿潤させるグリセリンを配した吸入剤。

貯蔵方法　気密容器

6 歯科口腔用薬

ピオクタニン液（使用上の注意 p. B-111 参照）

（使用上の注意 p. B-111 参照）

【44】 歯科口腔用薬 1

処　方		
	メチルロザニリン塩化物	0.2 g
	精製水又は精製水（容器入り）	適　量
	全　量	100 mL

製造方法　以上をとり、溶解混和して製する。

三角フラスコにメチルロザニリン塩化物 0.2 g をとり、精製水又は精製水（容器入り）約 80 mL を加え、水浴中で加温しながら混和溶解させた後、精製水又は精製水（容器入り）で全量 100 mL とし綿栓ろ過して製する。メチルロザニリン塩化物はピオクタニンブルー、ゲンチアナバイオレット、メチルバイオレット、クリスタルバイオレットと呼ばれることがある。

用法及び用量　適宜、患部に塗布する。

効能又は効果　口腔内の消毒・殺菌

作　用　メチルロザニリン塩化物は、主にグラム陽性菌、ある種の真菌に殺菌、消毒作用がある。

貯蔵方法　気密容器

局 ミョウバン水（使用上の注意 p. B-113 参照）

【45】 歯科口腔用薬 2

処　方		
	硫酸アルミニウムカリウム水和物	0.3 g
	ハ ッ カ 水	5.0 mL
	常水又は精製水又は精製水（容器入り）	適　量
	全　量	100 mL

製造方法　以上をとり、溶解混和して製する。

硫酸アルミニウムカリウム水和物を常水又は精製水又は精製水（容器入り）に溶解し、これにハッカ水及び常水又は精製水又は精製水（容器入り）を加えて全量とし、必要あればろ過して製する。

用法及び用量　本品適量をとり、含嗽する。

効能又は効果　口腔内の洗浄。口腔・咽頭のはれ。

作　用　ミョウバンの収れん作用と分泌抑制作用を目的とし、これにハッカ水を加えて矯臭と清涼感を与えるようにしている。

貯蔵方法　気密容器

局 複方ヨード・グリセリン（使用上の注意 p. B-115 参照）

【46】 歯科口腔用薬 3 ー①

処　方		
	ヨ ウ 素	1.2 g
	液状フェノール	0.5 mL
	グリセリン	90.0 mL
	ハッカ水	4.5 mL
	ヨウ化カリウム	2.4 g
	精製水又は精製水（容器入り）	適　量
	全　　量	100 mL

製造方法　ヨウ化カリウム及びヨウ素を精製水又は精製水（容器入り）約 2.5 mL に溶かし、これにグリセリンを加えた後、ハッカ水、液状フェノール及び精製水又は精製水（容器入り）を加えて全量を 100 mL とし、混和して製する。ただし、グリセリンの代わりに濃グリセリン及び精製水又は精製水（容器入り）適量を用いて製することができる。

用法及び用量　適宜、適量を患部に塗布又は噴霧する。

効能又は効果　のどの殺菌・消毒

作　　用　ヨウ素、液状フェノールの殺菌、防腐、消毒作用を目的とし、ハッカ水の清涼感とグリセリンの湿潤性と刺激緩和作用を利用した製剤である。

貯蔵方法　遮光した気密容器

局 プロテイン銀液（使用上の注意 p. B-117 参照）

【47】 歯科口腔用薬 4

処　方		
	プロテイン銀	3.0 g
	グリセリン	10.0 mL
	ハッカ水	適　量
	全　　量	100 mL

製造方法　以上をとり、溶解混和して製する。

ハッカ水の水面にプロテイン銀を散布し、かき混ぜないで放置して溶解させた後、グリセリンを加えるか、又はグリセリンに少量ずつプロテイン銀を加えてよく練り混ぜて泥状とした後、ハッカ水を徐々に加えてプロテイン銀を溶解して製する。

用法及び用量　綿棒などを用いて、適宜患部に適用する。

効能又は効果　咽頭炎、鼻炎

作　　用　プロテイン銀水溶液は防腐、殺菌、収れん作用がある。グリセリンは粘稠湿潤性を保つために、また、ハッカ水は清涼感を与えるために配合されている。

貯蔵方法　遮光した気密容器

㊟ ジブカイン・アネスタミン液 （使用上の注意 p. B-119 参照）

【48】 歯科口腔用薬 5

処　方

ジブカイン塩酸塩	0.2 g
ホモスルファミン	0.5 g
アミノ安息香酸エチル	1.0 g
トラガント末	0.7 g
精製水又は精製水（容器入り）	適　量
全　　量	100 mL

製造方法　トラガント末に精製水又は精製水（容器入り）30 mL を加えて溶かし、これをあらかじめジブカイン塩酸塩、ホモスルファミン及びアミノ安息香酸エチルを混合研和したものに少量ずつ加えて研和し、更に精製水又は精製水（容器入り）を加えて全量を 100 mL とし、振り混ぜて製する。

ジブカイン塩酸塩及びホモスルファミンは、水に溶けるが、アミノ安息香酸エチルはきわめて溶けにくいため、トラガント末を加えて懸濁液とする。

用法及び用量　本品少量を綿棒に浸して患部に塗布する。

効能又は効果　歯　痛

作　　用　ジブカイン塩酸塩とホモスルファミンの鎮痛作用を期待して配合したものである。

貯蔵方法　気密容器

アズレンうがい薬 （使用上の注意 p. B-389 参照）

【178】 歯科口腔用薬 6

処　方

アズレンスルホン酸ナトリウム	0.002 g
炭酸水素ナトリウム	1.998 g
全　　量	2.0 g

製造方法　以上をとり、散剤の製法により製する。ただし、分包散剤とする。

用法及び用量　通常、1包（2.0 g）を水又は微温水約 100 mL に入れ、よくかき混ぜて溶かした後、数回うがいする。これを1日数回行う。

効能又は効果　口腔・咽喉のはれ、口腔内の洗浄

作　　用　抗炎症作用等をもつアズレンスルホン酸ナトリウムに粘液溶解作用を有する炭酸水素ナトリウムを配合したもの。

貯蔵方法　遮光した気密容器

ポビドンヨード・グリセリン液（使用上の注意 p. B-391 参照）

（使用上の注意 p. B-391 参照）

【179】 歯科口腔用薬 7

処　　方		
	ポビドンヨード	0.45 g
	ハッカ水	4.5 mL
	グリセリン	50.0 mL
	精製水又は精製水（容器入り）	適　量
	全　　　量	100 mL

製造方法　以上をとり、溶解混和して製する。

用法及び用量　1日数回、のどの粘膜面に塗布又は噴射塗布する。

効能又は効果　のどの炎症によるのどのあれ・のどの痛み・のどのはれ・のどの不快感・声がれ

作　　用　ポビドンヨードを主成分とし、のどの殺菌・消毒に用いる。

貯蔵方法　気密容器

7

胃腸薬

1） 胃腸鎮痛鎮痙薬

㊀ 胃腸鎮痛剤１号（使用上の注意 p. B-143 参照）

（使用上の注意 p. B-143 参照）

【59】 胃腸薬 11 ―①

処　方		
	乾燥水酸化アルミニウムゲル細粒	2.0 g
	酸化マグネシウム	0.6 g
	l-メントール	0.02 g
	ロートエキス	0.06 g
	デンプン、乳糖水和物又はこれらの混合物	適　量
	全　　量	3.6 g

製造方法　以上をとり、散剤の製法により製し、分包散剤とする。

各薬局では、デンプン等使用する種類及び混合比率を決めて製すること。

用法及び用量　１回量を次のとおりとし、１日３回、適宜服用する。

大人（15 才以上）1.2 g、11 才以上 15 才未満　大人の 2/3 、８才以上 11 才未満　大人の 1/2 、５才以上８才未満　大人の 1/3

効能又は効果　胃痛、腹痛、さしこみ（疝痛、癪）、胃酸過多、胸やけ

作　　用　過酸症状を緩和し、胃痛を緩解する。

乾燥水酸化アルミニウムゲルの中和速度は、炭酸水素ナトリウムに比べて遅いが、炭酸ガスを遊離しないので二次的な胃酸分泌を起こすおそれはない。しかも本品は両性化合物で水にはほとんど溶けないが、酸又は適量のアルカリには溶け、胃液の酸度を pH 3.5～4.2 に維持し、また、吸収されることが少ないので副作用もないといわれる。しかし、本品の有効性は製品によっていろいろであり、かつ老化を起こすので品質について留意する必要がある。

また、長期連用によりアルミニウムの体内貯留による透析患者に脳障害の報告があるので長期連用しないほうが望ましい。

ロートエキスは副交感神経終末を遮断することにより胃液分泌を抑え、胃のぜん動を抑制する。

更に、胃痛にロートエキス、また、アルミニウムイオンの収れん作用のために起こる便秘を防ぐ目的で、制酸及び緩下作用のある酸化マグネシウムが配合されている。

相互作用　テトラサイクリン系の抗生物質は、水酸化アルミニウムゲルでキレート結合して失効することが多い。また、アルカロイドを含む薬剤と配合すれば、胃液中で水酸化アルミニウムゲルに吸着されて腸液に至っても離脱せず、作用発現しない場合が多いので、これらの薬剤との配合はさけなければならない。

貯蔵方法　密閉容器

備　　考　分包品は普通薬。

胃腸鎮痛剤２号Ａ（使用上の注意 p. B-123 参照）

【50】　胃腸薬２－②

処　　方		
	メチルオクタトロピン臭化物	0.03 g
	アミノ安息香酸エチル	0.6 g
	炭酸水素ナトリウム	3.0 g
	酸化マグネシウム	0.5 g
	エンゴサク、細末	1.0 g
	コウボク末	1.5 g
	デンプン、乳糖水和物又はこれらの混合物	適　量
	全　　　量	7.5 g

製造方法　以上をとり、散剤の製法により製する。ただし、分包散剤とする。

各薬局では、デンプン等使用する種類及び混合比率を決めて製すること。

用法及び用量　１回量を次のとおりとし、１日３回、食前又は食間に服用する。服用間隔は４時間以上おくこと。

大人（15 才以上）１包 2.5 g、11 才以上 15 才未満　大人の 2/3 、８才以上 11 才未満　大人の 1/2、６才以上８才未満　大人の 1/3

効能又は効果　胃痛、腹痛、さしこみ（疝痛、癪）、胃酸過多、胸やけ

作　　用　メチルオクタトロピン臭化物（臭化メチルアニソトロピン）は副交感神経抑制鎮痙剤で、適応症は胃・十二指腸潰瘍、胃炎、腸炎、胆石症における痙攣及び疼痛となっている。薬理作用は鎮痙作用、胆道系弛緩作用、胃液分泌抑制作用が認められている。胃炎・胃潰瘍に伴う疼痛・嘔吐に用いる局所麻酔剤であるアミノ安息香酸エチルを配合し、さらに制酸剤として炭酸水素ナトリウム、酸化マグネシウムを加え、佐薬としてエンゴサク、コウボクを加えた胃腸鎮痛剤である。

貯蔵方法　気密容器

備　　考　原体は劇薬であるが 10％散以下及び１包中 10 mg 以下は普通薬。

アミノ安息香酸エチル　６才未満の使用は認められない。

胃腸鎮痛剤３号Ａ（使用上の注意 p. B-126 参照）

【51】　胃腸薬３－②

処　方		
	メチルベナクチジウム臭化物	0.03 g
	酸化マグネシウム	0.3 g
	メタケイ酸アルミン酸マグネシウム	3.0 g
	コウボク末	1.0 g
	シャクヤク末	1.0 g
	エンゴサク、細末	1.0 g
	デンプン、乳糖水和物又はこれらの混合物	適　量
	全　　量	7.5 g

製造方法　以上をとり、散剤の製法により製する。ただし、分包散剤とする。メチルベナクチジウム臭化物に替えて、メチルベナクチジウム臭化物散10％を用いてもよい。

各薬局では、デンプン等使用する種類及び混合比率を決めて製すること。

用法及び用量　１回量を次のとおりとし、１日３回、食前又は食間に服用する。服用間隔は４時間以上おくこと。

大人（15才以上）１包2.5 g、11才以上15才未満　大人の2/3、８才以上11才未満　大人の1/2、５才以上８才未満　大人の1/3

効能又は効果　胃痛、腹痛、さしこみ（疝痛、癪）、胃酸過多、胸やけ

作　　用　メチルベナクチジウム臭化物はアトロピン同様の抗アセチルコリン作用があり、胃液分泌抑制作用、胃腸運動抑制、胃壁の緊張低下作用がある４級アンモニウム塩の鎮痙剤である。適応は次の疾患における痙攣並びに運動機能亢進：胃・十二指腸潰瘍、胃炎、及び夜尿症である。制酸剤として酸化マグネシウム、メタケイ酸アルミン酸マグネシウムを加え、更にコウボク、シャクヤク、エンゴサクを佐薬として配合した。メタケイ酸アルミン酸マグネシウムは分解により生じるシリカゲルが胃粘膜を被覆して保護する。また、非吸収性で便秘、緩下作用は殆どなく炭酸ガス発生を認められない。

貯蔵方法　密閉容器

㊀ 胃腸鎮痛剤４号Ａ（使用上の注意 p. B-129 参照）

【52】　胃腸薬４－②

処　方		
	臭化メチルアトロピン	0.002 g
	酸化マグネシウム	0.2 g
	パパベリン塩酸塩	0.02 g
	アミノ安息香酸エチル	0.2 g
	デンプン、乳糖水和物又はこれらの混合物	適　量
	全　　量	1.0 g

製造方法　以上をとり、散剤の製法により製する。ただし、分包散剤とする。

各薬局では、デンプン等使用する種類及び混合比率を決めて製すること。

用法及び用量　１回量を次のとおりとし、１日３回を限度とし、必要時に服用する。服用間隔は４時間

以上おくこと。

大人（15才以上）1包1.0g、11才以上15才未満　大人の2/3、8才以上11才未満　大人の1/2、6才以上8才未満　大人の1/3

効能又は効果　胃痛、腹痛、さしこみ（疝痛、癪）

作　　用　臭化メチルアトロピンは4級アンモニウム塩の副交感神経遮断剤である。医療用の適応は次の疾患における副交感神経機能亢進に伴う症状：胃潰瘍、十二指腸潰瘍、胃酸過多症、幽門痙攣、胃炎、腸炎、及び夜尿症又は遺尿症で、薬理作用としては胃液分泌抑制作用、抗潰瘍作用、胃腸管運動抑制作用が報告されている。

パパベリン塩酸塩は各種平滑筋の異常緊張及び痙攣を抑制する。内臓平滑筋・血管平滑筋の異常緊張及び痙攣を抑制し、血管拡張、血流量の増加をきたすことが報告されている。アミノ安息香酸エチルは粘膜表面に対し局所麻酔作用を有する。これに制酸剤として、酸化マグネシウムを配合し頓服剤とした。

貯蔵方法　遮光した気密容器

備　　考　臭化メチルアトロピンは1包中2mg以下普通薬。

胃腸鎮痛剤5号A（使用上の注意 p. B-133参照）

【54】　胃腸薬6—②

処　　方		
	メチルオクタトロピン臭化物	0.01g
	シャクヤク末	0.5g
	カンゾウ末	0.5g
	デンプン、乳糖水和物又はこれらの混合物	適　量
	全　　量	1.5g

製造方法　以上をとり、散剤の製法により製する。ただし、分包散剤とする。

各薬局では、デンプン等使用する種類及び混合比率を決めて製すること。

用法及び用量　1回量を次のとおりとし、1日3回を限度とし、必要時に服用する。服用間隔は4時間以上おくこと。

大人（15才以上）1包1.5g、11才以上15才未満　大人の2/3、8才以上11才未満　大人の1/2、5才以上8才未満　大人の1/3

効能又は効果　胃痛、腹痛、さしこみ（疝痛、癪）

作　　用　副交感神経遮断剤、鎮痙剤であるメチルオクタトロピン臭化物に、急激に起こる筋肉の痙攣を伴う疼痛に用いるシャクヤク・カンゾウを佐薬として配合した頓服剤である。

貯蔵方法　密閉容器

備　　考　分包品は普通薬。メチルオクタトロピン臭化物は1包中10mg以下は普通薬、10％散以下は普通薬。

㊝ 胃腸鎮痛剤６号Ａ（使用上の注意 p. B-137 参照）

【56】 胃腸薬８－②

処　方

ブチルスコポラミン臭化物	0.03 g
乾燥水酸化アルミニウムゲル細粒	1.8 g
ケイ酸マグネシウム	1.8 g
デンプン、乳糖水和物又はこれらの混合物	適　量
全　　量	4.5 g

製造方法　以上をとり、散剤の製法により製する。ただし、分包散剤とする。

各薬局では、デンプン等使用する種類及び混合比率を決めて製すること。

用法及び用量　大人（15才以上）１回１包1.5 g、１日３回、食前又は食間に服用する。服用間隔は４時間以上おくこと。

効能又は効果　胃痛、腹痛、さしこみ（疝痛、癪）、胃酸過多、胸やけ

作　　用　ブチルスコポラミン臭化物は４級アンモニウム塩の鎮痙剤で、効能は胃・十二指腸潰瘍、食道痙攣、幽門痙攣、胃炎、腸炎、腸疝痛、痙攣性便秘、機能性下痢、胆嚢、胆管炎、胆石症、胆道ジスキネジア、胆嚢切除後の後遺症、尿路結石症、膀胱炎、月経困難症における痙攣並びに運動機能亢進による諸症状に用いる。薬理作用は、鎮痙作用、消化管運動抑制作用、胃液分泌抑制作用、胆嚢収縮抑制作用、膀胱内圧上昇抑制作用、子宮収縮抑制作用が認められている。

制酸剤として乾燥水酸化アルミニウムゲル細粒、ケイ酸マグネシウムを加えた。乾燥水酸化アルミニウムゲル細粒は両性化合物で、過剰の胃酸を中和する。炭酸ガスを発生しないので二次的酸分泌を起こさない。また、粘膜保護作用がある。ケイ酸マグネシウムは、酸化マグネシウム20％、二酸化ケイ素45％以上を含み、制酸作用は長時間持続し、酸反動分泌やアルカローシスを起こさない。

貯蔵方法　密閉容器

備　　考　ブチルスコポラミン臭化物１包中10 mg以下は普通薬。

胃腸鎮痛剤７号Ａ（使用上の注意 p. B-141 参照）

【58】 胃腸薬10－②

処　方

メチルベナクチジウム臭化物	0.03 g
酸化マグネシウム	0.5 g
乾燥水酸化アルミニウムゲル細粒	3.0 g
l–メントール	0.02 g
デンプン、乳糖水和物又はこれらの混合物	適　量
全　　量	4.5 g

製造方法　以上をとり、散剤の製法により製する。ただし、分包散剤とする。メチルベナクチジウム臭化物に替えて、メチルベナクチジウム臭化物散10％を用いてもよい。

各薬局では、デンプン等使用する種類及び混合比率を決めて製すること。

用法及び用量　１回量を次のとおりとし、１日３回、食前又は食間に服用する。服用間隔は４時間以上おくこと。

大人（15才以上）１包1.5 g、11才以上15才未満　大人の2/3、８才以上11才未満　大人の1/2、５才以上８才未満　大人の1/3

効能又は効果　胃痛、腹痛、さしこみ（疝痛、癪）、胃酸過多、胸やけ

作　　用　メチルベナクチジウム臭化物は４級アンモニウム塩の鎮痙剤であり、胃・十二指腸潰瘍、胃炎における痙攣並びに運動機能亢進に用いる。他に夜尿症の適応がある。薬理作用は、アトロピン同様の抗アセチルコリン作用があり、胃液分泌抑制、胃腸運動抑制、胃壁の緊張低下が認められている。これに制酸剤として酸化マグネシウム、乾燥水酸化アルミニウムゲル細粒を加えた。

貯蔵方法　気密容器

㊟ ㊓ ㊏ ロートエキス散（使用上の注意 p. B-184参照）

【78】　胃腸薬30－①

処　　方		
	ロートエキス	10.0 g
	デンプン、乳糖水和物又はこれらの混合物	適　量
	全　　量	100 g

製造方法　ロートエキスをとり精製水又は精製水（容器入り）10 mLを加え、加温しながらかき混ぜて軟化し、冷後、デンプン、乳糖水和物又はこれらの混合物80 gを少量ずつ加えてよく混和し、なるべく低温で乾燥し、更にその適量を追加して均質とし、粉末として製する。なお、分包散剤とする場合もある。

各薬局では、デンプン等使用する種類及び混合比率を決めて製すること。

用法及び用量　１回量を次のとおりとし、１日３回を限度として服用する。服用間隔は４時間以上おくこと。

大人（15才以上）１包0.2 g、11才以上15才未満　大人の2/3、８才以上11才未満　大人の1/2、５才以上８才未満　大人の1/3

効能又は効果　胃痛、腹痛、さしこみ（疝痛、癪）、胃酸過多、胸やけ

作　　用　ロートエキスは副交感神経終末を遮断することにより胃液分泌を抑え、胃のぜん動を抑制する。したがって、鎮痙、鎮痛作用を期待するものである。

副 作 用　抗コリン作用（顔面紅潮、口渇、瞳孔散大、排尿障害、頻脈等）があらわれることがある。過敏症状があらわれた場合には、服用を中止すること。

貯蔵方法　気密容器

備　　考　１包中0.35 g以下は普通薬。

原料医薬品であるが、本品だけで使用する場合も考えられるので、使用上の注意を付した。

2） 制酸薬

制酸剤１号（使用上の注意 p. B-190 参照）

（使用上の注意 p. B-190 参照）

【82】 胃腸薬 34 —①

処　方		
	メタケイ酸アルミン酸マグネシウム	2.0 g
	L－グルタミン	2.0 g
	銅クロロフィリンナトリウム	0.1 g
	デンプン、乳糖水和物又はこれらの混合物	適　量
	全　　量	4.5 g

製造方法　以上をとり、散剤の製法により製する。ただし、分包散剤とする。
　各薬局では、デンプン等使用する種類及び混合比率を決めて製すること。

用法及び用量　１回量を次のとおりとし、１日３回、食前又は食間に服用する。
　大人（15 才以上）１包 1.5 g、11 才以上 15 才未満　大人の 2/3、８才以上 11 才未満　大人の 1/2、５才以上８才未満　大人の 1/3

効能又は効果　胃酸過多、胸やけ、胃部不快感、胃部膨満感、もたれ（胃もたれ）、胃重、胸つかえ、げっぷ（おくび）、はきけ（むかつき、胃のむかつき、二日酔・悪酔のむかつき、嘔気、悪心）、嘔吐、飲み過ぎ（過飲）、胃痛

作　　用　メタケイ酸アルミン酸マグネシウムは、胃内で分解生成したシリカゲルが胃粘膜表面を被覆し保護する。非吸収性で便秘、緩下作用は殆どなく炭酸ガス発生もない。
　L－グルタミンは防御因子生成促進作用、肉芽形成促進作用があり、酸による胃粘膜損傷時に胃内の水素イオンが粘膜内に侵入して潰瘍を誘発するのを阻止する。
　銅クロロフィリンナトリウムは粘膜修復作用がある。この製剤は副交感神経遮断剤、鎮痙剤を含まないのでその副作用のおそれはない。

貯蔵方法　遮光した密閉容器

制酸剤２号（使用上の注意 p. B-192 参照）

【83】 胃腸薬 35 —①

処　方		
	メタケイ酸アルミン酸マグネシウム	3.0 g
	アズレンスルホン酸ナトリウム	0.006 g
	アルジオキサ	0.3 g
	l－メントール	0.02 g
	デンプン、乳糖水和物又はこれらの混合物	適　量
	全　　量	4.5 g

製造方法　以上をとり、散剤の製法により製する。ただし、分包散剤とする。
　各薬局では、デンプン等使用する種類及び混合比率を決めて製すること。

用法及び用量　1回量を次のとおりとし、1日3回、食前又は食間に服用する。
通常、成人は1回量を多量の水（約200 mL）とともに服用する。
大人（15才以上）1包1.5 g、11才以上15才未満　大人の2/3、8才以上11才未満　大人の1/2、5才以上8才未満　大人の1/3

効能又は効果　胃酸過多、胸やけ、胃部不快感、胃部膨満感、もたれ（胃もたれ）、胃重、胸つかえ、げっぷ（おくび）、はきけ（むかつき、胃のむかつき、二日酔・悪酔のむかつき、嘔気、悪心）、嘔吐、飲み過ぎ（過飲）、胃痛

作　　用　粘膜修復剤であるアズレンスルホン酸ナトリウム、アルジオキサに制酸剤としてメタケイ酸アルミン酸マグネシウムを配合した。

貯蔵方法　遮光した気密容器

㊞ 制酸剤3号（使用上の注意 p. B-194参照）

【84】　胃腸薬36－①

処　　方

アルジオキサ	0.3 g
ロートエキス散	0.3 g
炭酸水素ナトリウム	2.0 g
酸化マグネシウム	0.6 g
l–メントール	0.02 g
デンプン、乳糖水和物又はこれらの混合物	適　量
全　　量	4.5 g

製造方法　以上をとり、散剤の製法により製する。ただし、分包散剤とする。
各薬局では、デンプン等使用する種類及び混合比率を決めて製すること。

用法及び用量　1回量を次のとおりとし、1日3回、食前又は食間に服用する。
大人（15才以上）1包1.5 g、11才以上15才未満　大人の2/3、8才以上11才未満　大人の1/2、5才以上8才未満　大人の1/3

効能又は効果　胃酸過多、胸やけ、胃部不快感、胃部膨満感、もたれ（胃もたれ）、胃重、胸つかえ、げっぷ（おくび）、はきけ（むかつき、胃のむかつき、二日酔・悪酔のむかつき、嘔気、悪心）、嘔吐、飲み過ぎ（過飲）、胃痛

作　　用　制酸剤として炭酸水素ナトリウム、酸化マグネシウム、ロートエキス散を配合し、粘膜修復剤であるアルジオキサ（ジヒドロキシアルミニウムアラントイネート）は胃潰瘍、十二指腸潰瘍、胃炎の自覚症状、他覚的所見の改善が適応であり、副作用として便秘のおそれがあるため、酸化マグネシウムを配合した。薬理作用は肉芽形成、胃粘膜微小血管新生・血流改善作用、粘液合成分泌促進作用、抗ペプシン作用、制酸作用が報告されている。

貯蔵方法　気密容器

制酸剤４号（使用上の注意 p. B-197 参照）

【85】　胃腸薬 37 ―①

処　方

カンゾウ末	1.5 g
メタケイ酸アルミン酸マグネシウム	3.0 g
全　量	4.5 g

製造方法　以上をとり、散剤の製法により製する。なお、分包散剤とする場合もある。

ただし分包散剤としない場合は、１回量を量り得る適当なさじを添付するものとする。

用法及び用量　１回量を次のとおりとし、１日３回、食前又は食間に服用する。

大人（15 才以上）１包 1.5 g、11 才以上 15 才未満　大人の 2/3、８才以上 11 才未満　大人の 1/2、５才以上８才未満　大人の 1/3

効能又は効果　胃酸過多、胸やけ、胃部不快感、胃部膨満感、もたれ（胃もたれ）、胃重、胸つかえ、げっぷ（おくび）、はきけ（むかつき、胃のむかつき、二日酔・悪酔のむかつき、嘔気、悪心）、嘔吐、飲み過ぎ（過飲）、胃痛

作　　用　メタケイ酸アルミン酸マグネシウムにカンゾウを配合した制酸剤で、メタケイ酸アルミン酸マグネシウムの適応は、次の疾患における制酸作用と症状の改善：胃・十二指腸潰瘍、胃炎（急・慢性胃炎、薬剤性胃炎を含む）、上部消化管機能異常（神経性食思不振、いわゆる胃下垂症、胃酸過多症を含む）となっている。

貯蔵方法　密閉容器

３）　健胃薬

健胃剤２号Ａ（使用上の注意 p. B-146 参照）

【60】　胃腸薬 12 ―②

処　方

ウルソデオキシコール酸	0.06 g
ホミカエキス散	0.3 g
炭酸水素ナトリウム	2.0 g
酸化マグネシウム	0.6 g
ゲンチアナ末	0.3 g
ケイヒ末	0.2 g
l−メントール	0.05 g
デンプン、乳糖水和物又はこれらの混合物	適　量
全　量	6.0 g

製造方法　以上をとり、散剤の製法により製する。ただし、分包散剤とする。

各薬局では、デンプン等使用する種類及び混合比率を決めて製すること。

用法及び用量　１回量を次のとおりとし、１日３回、食前又は食後に服用する。

大人（15 才以上）１包 2.0 g、11 才以上 15 才未満　大人の 2/3、８才以上 11 才未満　大人の 1/2、

5才以上8才未満　大人の1/3

効能又は効果　食欲不振（食欲減退）、胃部・腹部膨満感、消化不良、胃弱、食べ過ぎ（過食）、飲み過ぎ（過飲）、胸やけ、もたれ（胃もたれ）、胸つかえ、はきけ（むかつき、胃のむかつき、二日酔・悪酔のむかつき、嘔気、悪心）、嘔吐

作　　用　利胆剤であるウルソデオキシコール酸と苦味健胃薬のホミカエキス散、ゲンチアナ末、芳香性健胃薬のケイヒ末、制酸剤2種配合の健胃薬である。

貯蔵方法　気密容器

備　　考　分包品は普通薬（ホミカエキス10％以下かつ1日量30 mg以下含有するもの劇薬除外）。

健胃剤3号A（使用上の注意 p. B-186参照）

【79】　胃腸薬31—②

処　方		
	ガジュツ、細末	2.0 g
	カルニチン塩化物	0.4 g
	デンプン、乳糖水和物又はこれらの混合物	適　量
	全　　量	3.0 g

製造方法　以上をとり、散剤の製法により製する。ただし、分包散剤とする。

各薬局では、デンプン等使用する種類及び混合比率を決めて製すること。

用法及び用量　1回量を次のとおりとし、1日3回、食前又は食後に服用する。

大人（15才以上）1包1.0 g、11才以上15才未満　大人の2/3、8才以上11才未満　大人の1/2、5才以上8才未満　大人の1/3

効能又は効果　食欲不振（食欲減退）、胃部・腹部膨満感、消化不良、胃弱、食べ過ぎ（過食）、飲み過ぎ（過飲）、胸やけ、もたれ（胃もたれ）、胸つかえ、はきけ（むかつき、胃のむかつき、二日酔・悪酔のむかつき、嘔気、悪心）、嘔吐

作　　用　減酸症用健胃剤として胃液分泌促進作用、胃ぜん動運動・胃循環血流量の増加作用があるカルニチン塩化物に芳香性健胃薬であるガジュツを配合した。ガジュツは、胆汁分泌促進作用がある。この両者により消化機能低下のみられる慢性胃炎に用いるが、過酸症には禁忌である。

特記事項　カルニチン塩化物は吸湿性があり、ガジュツは精油成分を含むので気密保存とした。

貯蔵方法　気密容器

ガジュツ・三黄散（使用上の注意 p. B-188参照）

【80】　胃腸薬32—②

処　方		
	オウレン末	0.8 g
	オウゴン末	1.2 g
	オウバク末	0.8 g
	ガジュツ、細末	3.0 g
	l-メントール	0.02 g
	デンプン、乳糖水和物又はこれらの混合物	適　量
	全　　量	6.0 g

製造方法　以上をとり、散剤の製法により製する。なお、分包散剤とする場合もある。ただし分包散剤としない場合は、１回量を量り得る適当な計量器を添付するものとする。

各薬局では、デンプン等使用する種類及び混合比率を決めて製すること。

用法及び用量　１回量を次のとおりとし、１日３回、食前又は食間に服用する。

大人（15才以上）１包2.0ｇ、11才以上15才未満　大人の2/3、８才以上11才未満　大人の1/2、５才以上８才未満　大人の1/3

効能又は効果　食欲不振（食欲減退）、胃部・腹部膨満感、消化不良、胃弱、食べ過ぎ（過食）、飲み過ぎ（過飲）、胸やけ、もたれ（胃もたれ）、胸つかえ、はきけ（むかつき、胃のむかつき、二日酔・悪酔のむかつき、嘔気、悪心）、嘔吐

作　　用　黄連解毒湯のサンシシをガジュツに変えた苦味、芳香性健胃生薬製剤である。

貯蔵方法　気密容器

局 センブリ・重曹散（使用上の注意 p. B-135 参照）

【55】　胃腸薬７—①

処　　方

センブリ末	3.0ｇ
炭酸水素ナトリウム	70.0ｇ
デンプン、乳糖水和物又はこれらの混合物	適　量
全　　量	100ｇ

製造方法　以上をとり、散剤の製法により製する。なお、分包散剤とする場合もある。

ただし、分包散剤としない場合は、１回量を量り得る適当な計量器を添付するものとする。

各薬局では、デンプン等使用する種類及び混合比率を決めて製すること。

用法及び用量　１回量を次のとおりとし、１日３回、食前服用する。

大人（15才以上）１包0.5ｇ、11才以上15才未満　大人の2/3、８才以上11才未満　大人の1/2、５才以上８才未満　大人の1/3

効能又は効果　食欲不振、胃部・腹部膨満感、消化不良、胃弱、食べ過ぎ、飲み過ぎ、胸やけ、もたれ、胸つかえ、はきけ（むかつき、胃のむかつき、二日酔・悪酔のむかつき、嘔気、悪心）、嘔吐

作　　用　センブリの苦味による反射的胃液・唾液分泌を期待したもの。

貯蔵方法　密閉容器

局 塩酸リモナーデ（使用上の注意 p. B-139 参照）

【57】　胃腸薬９—①

処　　方

希塩酸	0.5 mL
単シロップ	8.0 mL
精製水又は精製水（容器入り）	適　量
全　　量	100 mL

製造方法　以上をとり、リモナーデ剤の製法により、用時製する。

ただし、１回量を量り得るように、画線を施した容器に収めるか適当な計量器を添付する。

本品の容器としてプラスチック製容器を使用する場合は、当該容器は、昭和47年２月17日薬製第

225号通知に適合する。

リモナーデは甘味及び酸味がある澄明な内用液をいい、本品を製するには希塩酸、単シロップに水を加え、必要ならばろ過する。

用法及び用量　１回量を次のとおりとし、１日３回、食前服用する。

大人（15才以上）30 mL、11才以上15才未満　大人の2/3、8才以上11才未満　大人の1/2、5才以上8才未満　大人の1/3

効能又は効果　食欲不振、胃部･腹部膨満感、消化不良、胃弱、食べ過ぎ、飲み過ぎ、胸やけ、もたれ、胸つかえ、はきけ（むかつき、胃のむかつき、二日酔・悪酔のむかつき、嘔気、悪心）、嘔吐

貯蔵方法　気密容器

㊖ 局 トウヒシロップ

【81】　胃腸薬33

処　方		
	トウヒチンキ	20.0 mL
	単シロップ	適　量
	全　　量	100 mL

製造方法　以上をとり、シロップ剤の製法により製する。ただし、白糖及び精製水又は精製水（容器入り）適量を用いて製することができる。単にトウヒチンキと単シロップとを混和して製するが、普通、白糖シロップを製する過程で加熱溶解しながらトウヒチンキを加えて製する。

ただし、本品の容器としてプラスチック製容器を使用する場合は、当該容器は、昭和47年2月17日薬製第225号通知に適合する。

用法及び用量　大人１日10 mL の服用を基準とし、調剤原料として用いる。

効能又は効果　調剤原料として用いる。芳香性健胃薬とし、また水剤の味、におい又は色づけに用いる。

貯蔵方法　気密容器

4）　健胃消化薬

健胃消化剤１号Ａ（使用上の注意 p. B-131 参照）

【53】　胃腸薬5－①

処　方		
	乾燥酵母	3.0 g
	ジアスターゼ	0.6 g
	パンクレアチン	0.6 g
	ゲンチアナ末	0.3 g
	全　　量	4.5 g

製造方法　以上をとり、散剤の製法により用時製する。ただし、分包散剤とする。

吸湿するとジアスターゼの効力が低下するので用時製する。

用法及び用量　１回量を次のとおりとし、１日３回、食後服用する。

大人（15才以上）１包1.5 g、11才以上15才未満　大人の2/3、8才以上11才未満　大人の1/2、

5才以上8才未満　大人の1/3

効能又は効果　食欲不振、消化不良、消化促進、食べ過ぎ、胃もたれ、胸つかえ、消化不良による胃部・腹部膨満感

貯蔵方法及び有効期間　密閉容器

健胃消化剤3号B（使用上の注意 p. B-170参照）

【72】　胃腸薬24－③

処　方		
	乾燥酵母	2.0 g
	ジアスターゼ	0.6 g
	パンクレアチン	0.6 g
	ゲンチアナ末	0.3 g
	ホミカエキス散	0.3 g
	炭酸水素ナトリウム	2.0 g
	ウルソデオキシコール酸	0.06 g
	l–メントール	0.05 g
	デンプン、乳糖水和物又はこれらの混合物	適　量
	全　量	6.0 g

製造方法　以上をとり、散剤の製法により用時製する。ただし、分包散剤とする。

用法及び用量　1回量を次のとおりとし、1日3回、食後服用する。

大人（15才以上）1包2.0 g、11才以上15才未満　大人の2/3、8才以上11才未満　大人の1/2、5才以上8才未満　大人の1/3

効能又は効果　胃弱、胸やけ、はきけ（むかつき、胃のむかつき、二日酔・悪酔のむかつき、嘔気、悪心）、嘔吐、消化促進、消化不良、食欲不振、食べ過ぎ、もたれ、胸つかえ、消化不良による胃部・腹部膨満感

作　　用　各種の消化酵素に、胃液分泌を促進するホミカエキス及び苦味健胃薬のゲンチアナを配したもの。炭酸水素ナトリウムは消化酵素の至適pHに近づけたもの。ウルソデオキシコール酸は脂質を分散させ、消化させやすくするために配合する。*l*–メントールは胃の爽快感を与えるもの。

貯蔵方法及び有効期間　気密容器、使用期限2カ月

健胃消化剤4号A（使用上の注意 p. B-172参照）

【73】　胃腸薬25－②

処　方		
	ウルソデオキシコール酸	0.06 g
	ジアスターゼ	1.0 g
	パンクレアチン	0.5 g
	l–メントール	0.02 g
	デンプン、乳糖水和物又はこれらの混合物	適　量
	全　量	3.0 g

製造方法　以上をとり、散剤の製法により用時製する。ただし、分包散剤とする。

各薬局では、デンプン等使用する種類及び混合比率を決めて製すること。

用法及び用量　1回量を次のとおりとし、1日3回、食後服用する。

大人（15才以上）1包1.0g、11才以上15才未満　大人の2/3、8才以上11才未満　大人の1/2、5才以上8才未満　大人の1/3

効能又は効果　消化促進、消化不良、食欲不振（食欲減退）、食べ過ぎ（過食）、もたれ（胃もたれ）、胸つかえ、消化不良による胃部・腹部膨満感

作　　用　利胆剤であるウルソデオキシコール酸により脂肪分解、脂肪酸分解促進作用、ジアスターゼ、パンクレアチンの消化酵素配合により消化を促進する。

炭酸水素ナトリウムを含まないので、ナトリウム摂取制限者にも使用できる。

貯蔵方法及び有効期間　密閉容器、使用期限6カ月

健胃消化剤5号A（使用上の注意 p.B-176参照）

（使用上の注意 p.B-176参照）

【75】　胃腸薬27—②

処　方		
	乾燥水酸化アルミニウムゲル細粒	1.0g
	ジアスターゼ	1.0g
	パンクレアチン	1.0g
	ゲンチアナ末	0.3g
	l−メントール	0.02g
	デンプン、乳糖水和物又はこれらの混合物	適　量
	全　量	4.5g

製造方法　以上をとり、散剤の製法により用時製する。ただし、分包散剤とする。

各薬局では、デンプン等使用する種類及び混合比率を決めて製すること。

用法及び用量　1回量を次のとおりとし、1日3回、食後服用する。

大人（15才以上）1包1.5g、11才以上15才未満　大人の2/3、8才以上11才未満　大人の1/2、5才以上8才未満　大人の1/3

効能又は効果　消化促進、消化不良、食欲不振（食欲減退）、食べ過ぎ（過食）、もたれ（胃もたれ）、胸つかえ、消化不良による胃部・腹部膨満感

作　　用　貯蔵により、炭酸水素ナトリウムは消化酵素の効力を低下させ、また、ナトリウム摂取制限患者には使用しないことが望ましいので、制酸剤として乾燥水酸化アルミニウムゲル細粒を採用した。ただし、長期連用によりアルミニウムの体内貯留による透析患者に脳障害の報告があるので、禁忌である。

相互作用　テトラサイクリン系の抗生物質は、水酸化アルミニウムゲルでキレートして失効することが多い。また、アルカロイドを含む薬剤と配合すれば、胃液中で水酸化アルミニウムゲルに吸着されて腸液に至っても離脱せず、作用発現しない場合が多いので、これらの薬剤との配合はさけなければならない。

貯蔵方法及び有効期間　密閉容器、使用期限6カ月

5） 二以上の効能・効果を有するもの

㊟ロートエキス・重曹・ケイ酸アルミ散（使用上の注意 p. B-178 参照）

【76】 胃腸薬 28 —①

処　　方

ロートエキス	0.8 g
炭酸水素ナトリウム	20.0 g
合成ケイ酸アルミニウム	60.0 g
酸化マグネシウム	10.0 g
デンプン、乳糖水和物又はこれらの混合物	適　量
全　　量	100 g

製造方法　以上をとり、散剤の製法により用時製し、分包散剤とする。

ただし、ロートエキスの代わりに、ロートエキス散を用いて製することができる。

各薬局では、デンプン等使用する種類及び混合比率を決めて製すること。

用法及び用量　1回量を次のとおりとし、1日3回、食間に服用する。

大人（15才以上）1包 2.0 g、11才以上15才未満　大人の2/3、8才以上11才未満　大人の1/2、5才以上8才未満　大人の1/3

効能又は効果　胃酸過多、胸やけ、胃部不快感、胃部膨満感、もたれ、胃重、胸つかえ、げっぷ、はきけ（むかつき、胃のむかつき、二日酔・悪酔のむかつき、嘔気、悪心）、嘔吐、飲み過ぎ、胃痛

作　　用　複方ロートエキス・水酸化アルミ散と類似の処方である。

合成ケイ酸アルミニウムは消化管内の異物を吸着し、粘膜を保護する作用がある。その他、炭酸水素ナトリウムの急速な中和作用と生じる重炭酸イオンの健胃作用と、ロートエキスの鎮痛及び分泌抑制作用を期待している。

更に、胃痛にロートエキス、また、アルミニウムイオンの収れん作用のために起こる便秘を防ぐ目的で、制酸及び緩下作用のある酸化マグネシウムが配合されている。

一般に制酸剤の作用は、化学的中和作用であり、これは種々の影響を与えるので注意しなければならない。

ただし、長期連用によりアルミニウムの体内貯留による透析患者に脳障害の報告があるので、禁忌である。

貯蔵方法　密閉容器

備　　考　分包品は普通薬。

㊓複方ロートエキス・水酸化アルミ散（使用上の注意 p.B-181参照）

（使用上の注意 p.B-181参照）

【77】　胃腸薬29－①

処　　方

ロートエキス	0.8 g
乾燥水酸化アルミニウムゲル	50.0 g
炭酸水素ナトリウム	15.0 g
ジアスターゼ	12.0 g
酸化マグネシウム	12.0 g
デンプン、乳糖水和物又はこれらの混合物	適　量
全　　量	100 g

製造方法　以上をとり、散剤の製法により用時製し、分包散剤とする。

ただし、ロートエキスの代わりに、ロートエキス散を用いて製することができる。

各薬局では、デンプン等使用する種類及び混合比率を決めて製すること。

用法及び用量　１回量を次のとおりとし、１日３回、食間又は食後に服用する。

大人（15才以上）１包2.0 g、11才以上15才未満　大人の2/3、８才以上11才未満　大人の1/2、５才以上８才未満　大人の1/3

効能又は効果　胃酸過多、胸やけ、胃部不快感、胃部膨満感、もたれ、胃重、胸つかえ、げっぷ、はきけ（むかつき、胃のむかつき、二日酔・悪酔のむかつき、嘔気、悪心）、嘔吐、飲み過ぎ、胃痛

作　　用　各種制酸剤を合理的に応用し、胃酸過多に伴う胃痛、胃痙攣防止にロートエキスを配合したものである。

胃痛にロートエキス、また、アルミニウムイオンの収れん作用のために起こる便秘を防ぐ目的で、制酸及び緩下作用のある酸化マグネシウムが配合されている。

ただし、長期連用によりアルミニウムの体内貯留による透析患者に脳障害の報告があるので、禁忌である。

相互作用　テトラサイクリン系の抗生物質は、水酸化アルミニウムゲルでキレートして失効することが多い。また、アルカロイドを含む薬剤と配合すれば、胃液中で水酸化アルミニウムゲルに吸着されて腸液に至っても離脱せず、作用発現しない場合が多いので、これらの薬剤との配合はさけなければならない。

貯蔵方法及び有効期間　密閉容器、使用期限３カ月

備　　考　分包品は普通薬。

劇 局 複方ロートエキス・ジアスターゼ散（使用上の注意 p. B-121 参照）

（使用上の注意 p. B-121 参照）

【49】 胃腸薬１－①

処　　方

ロートエキス	0.8 g
ジアスターゼ	20.0 g
沈降炭酸カルシウム	30.0 g
炭酸水素ナトリウム	25.0 g
酸化マグネシウム	10.0 g
ゲンチアナ末	5.0 g
デンプン、乳糖水和物又はこれらの混合物	適　量
全　　量	100 g

製造方法　以上をとり、散剤の製法により用時製し、分包散剤とする。ただし、ロートエキスの代わりに、ロートエキス散を用いて製することができる。

各薬局では、デンプン等使用する種類及び混合比率を決めて製すること。

用法及び用量　１回量を次のとおりとし、１日３回を限度とし、服用する。服用間隔は４時間以上おくこと。

大人（15 才以上）１包 2.0 g、11 才以上 15 才未満　大人の 2/3、８才以上 11 才未満　大人の 1/2、５才以上８才未満　大人の 1/3

効能又は効果　胃酸過多、胸やけ、胃部不快感、胃部膨満感、もたれ、胃重、胸つかえ、げっぷ、はきけ（むかつき、胃のむかつき、二日酔・悪酔のむかつき、嘔気、悪心）、嘔吐、飲み過ぎ、胃痛

作　　用　ゲンチアナ・重曹散に、制酸剤である沈降炭酸カルシウム並びに酸化マグネシウムを配合することによって、制酸効果を増強し持続性を与え、配合するジアスターゼの酸による活性減失を防ぐ。一方、ロートエキスの配合により鎮痛、鎮痙、胃液分泌抑制をも兼ねた処方である。

貯蔵方法及び有効期間　密閉容器、使用期限６カ月

備　　考　分包品は普通薬。

局 複方ジアスターゼ・重曹散（使用上の注意 p. B-174 参照）

【74】 胃腸薬 26 －①

処　　方

ジアスターゼ	20.0 g
炭酸水素ナトリウム	60.0 g
酸化マグネシウム	15.0 g
ゲンチアナ末	5.0 g
全　　量	100 g

製造方法　以上をとり、散剤の製法により用時製する。なお、分包散剤とする場合もある。

ただし、分包散剤としない場合には１回量を量り得る適当な計量器を添付するものとする。

吸湿するとジアスターゼの効力が低下するので用時製する。この効力低下に炭酸水素ナトリウムが共存すると促進される。

用法及び用量　１回量を次のとおりとし、１日３回、食後服用する。

大人（15才以上）1包2.0g、11才以上15才未満　大人の2/3、8才以上11才未満　大人の1/2、5才以上8才未満　大人の1/3

効能又は効果　胃酸過多、胸やけ、胃部不快感、もたれ、胃重、胸つかえ、げっぷ、はきけ（むかつき、胃のむかつき、二日酔・悪酔のむかつき、嘔気、悪心）、嘔吐、飲み過ぎ、胃痛、食欲不振、胃部・腹部膨満感、消化不良、胃弱、食べ過ぎ、消化促進、消化不良による胃部・腹部膨満感

作　　用　消化酵素に、制酸剤及び苦味健胃薬のゲンチアナ末を配合した処方である。炭酸水素ナトリウム、酸化マグネシウムは、制酸作用の他、ジアスターゼの胃酸による分解阻止を期待したもの。

貯蔵方法及び有効期間　密閉容器、使用期限2カ月

健胃剤1号（使用上の注意 p. B-168参照）

【71】　胃腸薬23—①

処　　方

炭酸水素ナトリウム	2.0g
乾燥水酸化アルミニウムゲル	1.0g
ジアスターゼ	0.5g
パンクレアチン	0.5g
ゲンチアナ末	0.3g
l-メントール	0.02g
デンプン、乳糖水和物又はこれらの混合物	適　量
全　量	4.5g

製造方法　以上をとり、散剤の製法により用時製する。ただし、分包散剤とする。

吸湿するとジアスターゼの効力が低下するので用時製する。

各薬局では、デンプン等使用する種類及び混合比率を決めて製すること。

用法及び用量　1回量を次のとおりとし、1日3回、食後服用する。

大人（15才以上）1包1.5g、11才以上15才未満　大人の2/3、8才以上11才未満　大人の1/2、5才以上8才未満　大人の1/3

効能又は効果　胸やけ、食欲不振、消化不良、はきけ（二日酔・悪酔のむかつき）、もたれ、胃部・腹部膨満感、食べ過ぎ、飲み過ぎ

作　　用　乾燥水酸化アルミニウムゲルの中和速度は、炭酸水素ナトリウムに比べて遅いが、炭酸ガスを遊離しないので二次的な胃酸分泌を起こすおそれはない。しかも本品は両性化合物で水には殆ど溶けないが、酸又は適量のアルカリに溶け、胃液の酸度をpH 3.5〜4.2に維持し、また、吸収されることが少ないので副作用もないといわれる。しかし、本品の効力は製品によって異なり、かつ老化を起こすので品質について留意する必要がある。

ただし、長期連用によりアルミニウムの体内貯留による透析患者に脳障害の報告があるので、禁忌である。

相互作用　テトラサイクリン系の抗生物質は、水酸化アルミニウムゲルでキレートして失効することが多い。また、アルカロイドを含む薬剤と配合すれば、胃液中で水酸化アルミニウムゲルに吸着されて腸液に至っても離脱せず、作用発現しない場合が多いので、これらの薬剤との配合はさけなければならない。

貯蔵方法及び有効期間　密閉容器、使用期限6カ月

6） 止瀉薬

㊀ 下痢止め３号（使用上の注意 p. B-160 参照）

【68】 胃腸薬20

処　方

ロートエキス散	0.3 g
ゲンチアナ末	0.3 g
オウバク末	2.0 g
タンニン酸アルブミン	3.0 g
デンプン、乳糖水和物又はこれらの混合物	適　量
全　　量	6.0 g

製造方法　以上をとり、散剤の製法により製する。ただし、分包散剤とする。

各薬局では、デンプン等使用する種類及び混合比率を決めて製すること。

用法及び用量　１回量を次のとおりとし、１日３回、食後服用する。

大人（15 才以上）１包 2.0 g、11 才以上 15 才未満　大人の 2/3、８才以上 11 才未満　大人の 1/2、５才以上８才未満　大人の 1/3、３才以上５才未満　大人の 1/4、１才以上３才未満　大人の 1/5、３カ月以上１才未満　大人の 1/10

効能又は効果　下痢、食あたり、はき下し、水あたり、くだり腹、軟便

作　　用　オウバク中のベルベリンによる腸内殺菌とタンニン酸アルブミンによる収れん、ロートエキスによる鎮痙とを期待したものである。

貯蔵方法　遮光した密閉容器

備　　考　分包品は普通薬。

下痢止め４号（使用上の注意 p. B-163 参照）

【69】 胃腸薬21

処　方

ベルベリン塩化物水和物	0.2 g
アクリノール水和物	0.1 g
タンニン酸アルブミン	3.0 g
デンプン、乳糖水和物又はこれらの混合物	適　量
全　　量	4.5 g

製造方法　以上をとり、散剤の製法により製する。ただし、分包散剤とする。

各薬局では、デンプン等使用する種類及び混合比率を決めて製すること。

用法及び用量　１回量を次のとおりとし、１日３回を限度とし、服用する。服用間隔は４時間以上おくこと。

大人（15 才以上）１包 1.5 g、11 才以上 15 才未満　大人の 2/3、８才以上 11 才未満　大人の 1/2、５才以上８才未満　大人の 1/3、３才以上５才未満　大人の 1/4、１才以上３才未満　大人の 1/5、３カ月以上１才未満　大人の 1/10

効能又は効果　下痢、消化不良による下痢、食あたり、はき下し、水あたり、くだり腹、軟便

作　　用　ベルベリン塩化物水和物とアクリノール水和物による腸内殺菌作用により、食あたりを防ぎ、また、タンニン酸アルブミンによる止瀉を期待したもの。

貯蔵方法　密閉容器

下痢止め5号（使用上の注意 p.B-156 参照）

【66】　胃腸薬18－①

処　　方

乳酸カルシウム水和物	3.0 g
タンニン酸アルブミン	3.0 g
乳酸菌又は酪酸菌の製剤	3.0 g
全　　量	9.0 g

製造方法　以上をとり、散剤の製法により製する。ただし、分包散剤とする。

乳酸菌又は酪酸菌の製剤は、通則ではビオヂアスミンF―2（天野製薬）、強力アタバニン「イナバタ」（日東薬品）、ビオフェルミン末（ビオフェルミン製薬）、ミヤBM細粒（ミヤリサン）等があるが、使用する種類を決めて製すること。

用法及び用量　1回量を次のとおりとし、1日3回、適宜服用する。

大人（15才以上）1包3.0 g、11才以上15才未満　大人の2/3、8才以上11才未満　大人の1/2、5才以上8才未満　大人の1/3、3才以上5才未満　大人の1/4、1才以上3才未満　大人の1/5、3カ月以上1才未満　大人の1/10

効能又は効果　下痢、消化不良による下痢、食あたり、はき下し、水あたり、くだり腹、軟便

貯蔵方法及び有効期間　密閉容器、乳酸菌製剤に限り使用期限6カ月

下痢止め6号A（使用上の注意 p.B-158 参照）

【67】　胃腸薬19－②

処　　方

タンニン酸アルブミン	2.0 g
天然ケイ酸アルミニウム	4.0 g
ゲンノショウコ末	1.5 g
ベルベリン塩化物水和物	0.3 g
デンプン、乳糖水和物又はこれらの混合物	適　量
全　　量	9.0 g

製造方法　以上をとり、散剤の製法により製する。ただし、分包散剤とする。

各薬局では、デンプン等使用する種類及び混合比率を決めて製すること。

用法及び用量　1回量を次のとおりとし、1日3回、食間に服用する。

大人（15才以上）1包3.0 g、11才以上15才未満　大人の2/3、8才以上11才未満　大人の1/2、5才以上8才未満　大人の1/3、3才以上5才未満　大人の1/4、1才以上3才未満　大人の1/5、3カ月以上1才未満　大人の1/10

効能又は効果　下痢、消化不良による下痢、食あたり、はき下し、水あたり、くだり腹、軟便

作　　用　吸着剤である天然ケイ酸アルミニウムとタンニン酸アルブミンの収れん作用、ベルベリン塩

化物水和物の腸内殺菌作用、腸管ぜん動抑制作用、腸内腐敗・発酵抑制作用、胆汁分泌促進作用、更にゲンノショウコ末を加えた製剤である。

貯蔵方法　遮光した気密容器

備　　考　ベルベリン塩化物水和物　アルプス薬品、散20％　仁丹ドルフ他。

注 劇 局 オウバク・タンナルビン・ビスマス散（使用上の注意 p. B-165 参照）

（使用上の注意 p. B-165 参照）

【70】胃腸薬22

処　　方

オウバク末	30.0 g
タンニン酸アルブミン	30.0 g
次硝酸ビスマス	20.0 g
ロートエキス	1.0 g
デンプン、乳糖水和物又はこれらの混合物	適　量
全　　量	100 g

製造方法　以上をとり、散剤の製法により製し、分包散剤とする。

ただし、ロートエキスの代わりに、ロートエキス散を用いて製することができる。

各薬局では、デンプン等使用する種類及び混合比率を決めて製すること。

用法及び用量　1回量を次のとおりとし、1日3回を限度とし、服用する。服用間隔は4時間以上おくこと。

大人（15才以上）1包2.0 g、11才以上15才未満　大人の2/3、8才以上11才未満　大人の1/2、5才以上8才未満　大人の1/3、3才以上5才未満　大人の1/4、1才以上3才未満　大人の1/5、3カ月以上1才未満　大人の1/10

効能又は効果　下痢、消化不良による下痢、食あたり、はき下し、水あたり、くだり腹、軟便、腹痛を伴う下痢

作　　用　オウバク中のベルベリンによる腸内殺菌と、タンニン酸アルブミンによる収れん、ロートエキスによる鎮痙、次硝酸ビスマスによる止瀉作用を期待したものである。

ロートエキスは副交感神経終末を遮断することにより胃液分泌を抑え、胃のぜん動を抑制する。

貯蔵方法　密閉容器

備　　考　分包品は普通薬。

7）　整腸薬

整腸剤１号（使用上の注意 p. B-199 参照）

【86】　胃腸薬 38 －①

処　方		
	ミヤBM細粒	3.0 g
	乾燥酵母	3.0 g
	リン酸水素カルシウム水和物	1.0 g
	デンプン、乳糖水和物又はこれらの混合物	適　量
	全　　　量	7.5 g

製造方法　以上をとり、散剤の製法により、用時製する。なお、分包散剤とする場合もある。

　ただし分包散剤としない場合は、１回量を量り得る適当なさじを添付するものとする。

　各薬局では、デンプン等使用する種類及び混合比率を決めて製すること。

用法及び用量　１回量を次のとおりとし、１日３回、食後に服用する。

大人（15 才以上）１包 2.5 g、11 才以上 15 才未満　大人の 2/3 、８才以上 11 才未満　大人の 1/2 、５才以上８才未満　大人の 1/3 、３才以上５才未満　大人の 1/4 、１才以上３才未満　大人の 1/5 、３カ月以上１才未満　大人の 1/10

効能又は効果　整腸（便通を整える）、腹部膨満感、軟便、便秘

作　　用　ミヤBM細粒は酪酸菌製剤で胃腸炎、下痢、消化不良、腹部症状、便秘の臨床適応が報告されている。これに乾燥酵母、カルシウムとリン酸補給源としてのリン酸水素ナトリウムを配合した整腸剤で幼児まで使用可能。

貯蔵方法　気密容器

8）　瀉下薬

局 複方ダイオウ・センナ散（使用上の注意 p. B-150 参照）

【62】　胃腸薬 14

処　方		
	センナ末	11.0 g
	ダイオウ末	11.0 g
	イオウ	55.5 g
	酸化マグネシウム	22.5 g
	全　　　量	100 g

製造方法　以上をとり、散剤の製法により製する。ただし、分包散剤とする。

用法及び用量　１回量を次のとおりとし、１日３回服用する。

大人（15 才以上）１包 3.0 g、11 才以上 15 才未満　大人の 2/3 、７才以上 11 才未満　大人の 1/2 、３才以上７才未満　大人の 1/3

効能又は効果　1）便　秘

2）便秘に伴う次の症状の緩和：頭重、のぼせ、肌あれ、吹出物、食欲不振（食欲減退）、腹部膨満、腸内異常醗酵、痔

作　　用　センナ、ダイオウに含まれるアントラキノン誘導体が大腸のぜん動を促進し、イオウは大腸内で腸内細菌により還元されて硫化水素を生じ、ぜん動を促す。作用は緩和で疝痛を伴わない。酸化マグネシウムは腸内の水分及び分泌液の再吸収を妨げ瀉下作用をあらわす。

酸化マグネシアルカリ性のため、センナ、ダイオウとの配合によりしだいに赤変するが、薬効に影響はない。

副 作 用　腸の疝痛がある。アントラキノン誘導体の一部が尿中に移行するので、尿は緑色を呈する。アルカリ性尿は赤変する。

使用禁忌　ダイオウは、その成分のアントラキノン誘導体が乳汁に移行するので授乳婦には使用不可である。また、妊婦、月経時にも使用しない。

貯蔵方法　密閉容器

局 硫酸マグネシウム水（使用上の注意 p. B-152 参照）

【64】　胃腸薬16

処　　方

硫酸マグネシウム水和物	15.0 g
苦味チンキ	2.0 mL
希　塩　酸	0.5 mL
精製水又は精製水（容器入り）	適　量
全　　量	100 mL

製造方法　以上をとり、用時製する。ただし、1回量を量り得るように画線を施した容器に収めるか、適当な計量器を添付する。

本品の容器としてプラスチック製容器を使用する場合は、当該容器は、昭和47年2月17日薬製第225号通知に適合する。

用法及び用量　大人（15才以上）1回30 mL、1日3回服用する。

効能又は効果　便　秘

作　　用　硫酸マグネシウム水和物は硫苦という異名をもつほど苦い塩類下剤であるが、効果は確実で水剤として便秘に応用される。単に水溶液としただけでは非常に飲みにくい。しかし矯味剤としてリモナーデ剤又は塩類を配合すると苦味を抑えて飲みやすくなる。苦味チンキは健胃薬というより飲みやすくする目的で配合され、また、希塩酸は矯味の目的で加えられる。

塩類下剤は濃い形で吸収されると、腸内で体液と等浸透圧になるまで水分を周囲の組織から吸収する。自らの溶解水及び腸内水分の吸収を妨げるだけでなく体液を腸内に移動させ、腸に大量の水分がたまったとき、その物理的刺激ではじめて便通が起こる。したがって、濃度の高い液を服用した場合に便通は遅くあらわれ、希薄な液（5％）では1～2時間で下痢があらわれる。これに反して高濃度（10～20％）で投与すると10～20時間でようやく下痢があらわれ、体液の減少を起こす。

副 作 用　腹痛、腹鳴、また、まれではあるが本品の長期内服により中毒を起こすことがある。小児にみられることが多いが、著明な中枢抑制があらわれる。その際の解毒にはグルコン酸カルシウムを静注する。連用すると栄養障害を起こすおそれがある。腎障害者に与えてはならない。カルシウムの排泄が障害されると神経麻ひを引き起こすからである。

貯蔵方法　気密容器

便秘薬（使用上の注意 p. B-148 参照）

【61】　胃腸薬 13

処　方		
	ダイオウ末	0.2 g
	カンゾウ末	0.2 g
	シャクヤク末	0.2 g
	センナ末	0.6 g
	全　　量	1.2 g

製造方法　以上をとり、散剤の製法により製する。ただし、分包散剤とする。

用法及び用量　１回量を次のとおりとし、１日１回、就寝前服用する。

大人（15 才以上）１包 1.2 g、11 才以上 15 才未満　大人の 2/3、７才以上 11 才未満　大人の 1/2、３才以上７才未満　大人の 1/3

効能又は効果　１）便　秘

２）便秘に伴う次の症状の緩和:頭重、のぼせ、肌あれ、吹出物、食欲不振（食欲減退)、腹部膨満、腸内異常醗酵、痔

作　　用　ダイオウ、センナの瀉下薬を主薬とし、これに腹直筋のこりを緩和するシャクヤクを配し、腹部膨満を去り、また、腹痛に効くカンゾウを加えたもの。

使用禁忌　ダイオウはその成分のアントラキノン誘導体が乳汁に移行するので、授乳婦には使用不可である。また、妊婦、月経時にも使用しない。

貯蔵方法　密閉容器

便秘薬２号（使用上の注意 p. B-154 参照）

【65】　胃腸薬 17 ー①

処　方		
	水酸化マグネシウム	2.1 g
	デンプン、乳糖水和物又はこれらの混合物	適　量
	全　　量	4.0 g

製造方法　以上をとり、散剤の製法により製する。ただし、１包 1.0 g の分包散剤とする。

各薬局では、デンプン等使用する種類及び混合比率を決めて製すること。

用法及び用量　大人（15 才以上）１日１回２～４包を就寝前（又は空腹時）コップ１杯の水で服用する。ただし初回は２包とし、必要に応じ増量又は減量すること。

効能又は効果　便秘、便秘に伴う次の症状の緩和：頭重、のぼせ、肌あれ、吹出物、食欲不振（食欲減退)、腹部膨満、腸内異常醗酵、痔

作　　用　水酸化マグネシウムは制酸作用、緩下作用の両作用をもつ。緩下剤として胃内の塩酸と反応し塩化マグネシウムになり、腸内で炭酸水素ナトリウムと反応して可溶性の非吸収性炭酸マグネシウム又は炭酸水素マグネシウムとなり、腸壁から水を吸収して等張になろうとする結果、腸内容物は膨大・軟化して大腸に達し、腸壁が刺激されぜん動が高まる。また、マグネシウムイオンによる結腸の緊張下降も、ある程度緩下作用を助けている。服用後６～12 時間で軟便を排泄する。

貯蔵方法　密閉容器

局 便秘薬３号（使用上の注意 p. B-393 参照）

（使用上の注意 p. B-393 参照）

【180】 胃腸薬 39

処　方		
	酸化マグネシウム	2.0 g
	全　量	2.0 g

製造方法　以上をとり、散剤の製法により製する。ただし、１包 0.66 g の分包散剤とする。

用法及び用量　大人（15 才以上）１日１回１～３包を就寝前（又は空腹時）コップ１杯の水で服用する。ただし、初回は１包とし、必要に応じ増量又は減量すること。

効能又は効果　便秘、便秘に伴う症状の緩和：頭重、のぼせ、肌あれ、吹出物、食欲不振（食欲減退）、腹部膨満、腸内異常発酵、痔

作　用　酸化マグネシウムは制酸及び緩下作用がある。緩下剤として腸内の水分及び分泌液の再吸収を妨げる結果、腸内容物は膨大・軟化して大腸に達し、腸壁が刺激され蠕動が高まる。

貯蔵方法　密閉容器

8

外用痔疾用薬

ヘモ坐剤１号（使用上の注意 p. B-201 参照）

【87】　外用痔疾用薬１

処　方		
	ジブカイン塩酸塩	0.1 g
	タンニン酸	1.0 g
	ハードファット又は適当な基剤	適　量
	全　　量	15 g（10 個）

製造方法　ハードファット H15 を水浴上で加熱（約 45℃）溶解し、あらかじめ少量の水で溶解したジブカイン塩酸塩、タンニン酸を加え攪拌し均一とする。攪拌しつつ放冷し、粘稠となったとき坐剤型に注入し、10 個とする。このとき温度が低いと中空になりやすく、温度が高いと主薬が沈降して不均一な脆い坐剤となる。冷却後コンテナの開放部をヒートシールするか、セロテープで閉じる。

基剤の量の算出法：坐剤10個分に必要な主薬を少量の基剤に溶かしたものを10個の型に流し込み、更に基剤のみをこれに追加して流し込み、冷後取り出して秤量し、この重量から主薬の量を差し引くと 10 個あたりに必要な基剤の量が算出できる。

用法及び用量　成人１回１個、１日３回を限度とし、直腸内に挿入する。

効能又は効果　きれ痔・いぼ痔の痛み、かゆみ、はれ、出血の緩和

作　　用　局所麻酔薬としてジブカイン塩酸塩、収れん薬としてタンニン酸を配合し、局所の出血、疼痛を軽減する。

貯蔵方法　密閉容器　保存温度１～30℃

参　　考　ハードファットは白色～微黄色のろう状固体。においはないか、又は僅かに特異なにおいがあり、味はない。加温して融解すると無色～淡黄色の液体となる。エタノールに溶けにくく、水には殆ど溶けない。クロロホルム又はエーテルに溶ける。

ハードファットは融点と凝固点との温度差が少ないので、坐剤の型へ流し込んでも、すぐに固まり、配合した不溶性の粉末薬も坐剤下部に沈降することがなく均一に分散する。水分もよく吸収する。主薬の放出が容易で吸収も速やかである。欠点は、急冷した場合、割れやすくなるので溶融法による場合は過熱をさける。

融点：33.5～35.5℃、凝固点：31.5～33.5℃　（薬添規）

商品名：ウィテプゾール（ミツバ貿易）、イソカカオ（花王）、ファーマゾール（日油）、ホスコ（丸石）

ヘモ坐剤２号（使用上の注意 p. B-203 参照）

【88】　外用痔疾用薬２

処　　方		
	ジブカイン塩酸塩	0.1 g
	ヒドロコルチゾン酢酸エステル	0.05 g
	ハードファット又は適当な基剤	適　量
	全　　量	15 g

製造方法　以上をとり、坐剤の製法により製し、10 個とする。（ヘモ坐剤１号【87】を参照のこと）。

用法及び用量　成人１回１個、１日３回を限度とし、直腸内に挿入する。

効能又は効果　きれ痔・いぼ痔の痛み、かゆみ、はれ、出血の緩和

作　　用　局所麻酔薬のジブカイン塩酸塩と消炎薬のヒドロコルチゾン酢酸エステルを配合した坐剤

貯蔵方法　密閉容器　保存温度１～30℃

ヘモ軟膏１号（使用上の注意 p. B-205 参照）

【89】　外用痔疾用薬３

処　　方		
	ジブカイン塩酸塩	0.5 g
	ヒドロコルチゾン酢酸エステル	0.5 g
	タンニン酸	5.0 g
	トコフェロール酢酸エステル	3.0 g
	クロタミトン	5.0 g
	ゲル化炭化水素	適　量
	全　　量	100 g

製造方法　ジブカイン塩酸塩、タンニン酸を乳鉢にとり、少量のエタノールを加え研和し、エタノールを蒸発させる。次に、ヒドロコルチゾン酢酸エステルをクロタミトンに加え加温溶解する。更に、トコフェロール酢酸エステルを秤取し、少量の基剤に加え練合し、残りの基剤を加え、よく練合し全質均等として製する。

用法及び用量　１日１～３回、適量を患部に塗布するか、ガーゼ又はリント布等にのばして貼付する。

効能又は効果　きれ痔・いぼ痔の痛み、かゆみ、はれ、出血、ただれの緩和

作　　用　ヒドロコルチゾン酢酸エステルの消炎作用。トコフェロール酢酸エステルの末梢血行改善作用、ジブカイン塩酸塩の局所麻酔作用、タンニン酸の収れん作用、クロタミトンの鎮痒作用を期待した軟膏剤

貯蔵方法　密閉容器

参　　考　局外規　ゲル化炭化水素（ヒドロカーボンゲル）

組成：ポリエチレン樹脂５%、流動パラフィン 95%

特徴：本剤は約 80℃で溶けるが、そのまま冷却しても原型に復することは困難であるので、主薬の配合は基剤を溶かさずにそのまま練合するか、又は約 70℃に加温して軟化した後、主薬を加え約 50℃になるまで激しくかき混ぜて製する。

本剤は殆ど無臭の白色～類白色で真珠様の光沢のある軟膏である。水又はエタノールに殆ど溶けな

い。融点が高く可塑性と柔軟性があり、ほどよい稠度は年間を通じ殆ど変化しない。皮膚に塗布するとき、ワセリン、その他にみられるようなべとつき感が少なく、ソフトな使用感を示し展延性、被覆性があり、刺激性も少なく皮膚面上で光沢を発することがない。反応性が少ないので配合薬とは殆ど変化を起こさない。本品は疎水性であるが、適当な界面活性剤を添加すれば、親水性基剤が得られる。たとえばセスキオレイン酸ソルビタン、又はグリセリンモノオレアートを５～10％使用して製したものは、水を加えて練合するときクリーム状基剤が得られる。

商品名：プラスチベース（大正）

9 外皮用薬

1）皮膚殺菌消毒薬

局 マーキュロクロム液（使用上の注意 p. B-213 参照）

【93】　外皮用薬 4

処　方

マーキュロクロム	2.0 g
精製水又は精製水（容器入り）	適　量
全　量	100 mL

製造方法　以上をとり、振り混ぜて製する。

マーキュロクロムを精製水又は精製水（容器入り）に溶かし、それを一定期間放置して不溶性水銀化合物やその他の不溶物を十分析出沈殿させ、その上澄液をろ過して製品とする。

用法及び用量　適宜、患部に塗布する。

効能又は効果　創傷面の殺菌・消毒

作　用　刺激のない緩和な消毒剤で、皮膚、粘膜に塗布すると静菌作用をあらわすが、殺菌作用はあまり強くない。浸透性もあまり強くなく、また、芽胞菌を殺すことはできないので、破傷風、ガス壊疽の予防には使用できない。

貯蔵方法　遮光した気密容器

局 塩化ベンゼトニウム液（使用上の注意 p. B-209 参照）

【91】　外皮用薬 2

処　方

ベンゼトニウム塩化物	10.0 g
常水又は精製水又は精製水（容器入り）	適　量
全　量	100 mL

製造方法　ベンゼトニウム塩化物をとり、常水又は精製水又は精製水（容器入り）に溶かして製する。

本品は定量するとき、表示量の93～107％に対応するベンゼトニウム塩化物（$C_{27}H_{42}ClNO_2$：448.09）を含む。

用法及び用量　次のように水で希釈して、塗布又は洗浄する。

手指・創傷面の殺菌・消毒：ベンゼトニウム塩化物として　0.1％

含嗽：ベンゼトニウム塩化物として　0.0025～0.005％

効能又は効果　手指・創傷面の殺菌・消毒

口腔内の殺菌・消毒

作　　用　本品は芽胞のない細菌、カビ類に広く抗菌性を有し、作用はベンザルコニウム塩化物に類似する。

貯蔵方法　遮光した気密容器

局 塩化ベンザルコニウム液（使用上の注意 p. B-207 参照）

（使用上の注意 p. B-207 参照）

【90】　外皮用薬1

処　　方

ベンザルコニウム塩化物	10.0 g
常水又は精製水又は精製水（容器入り）	適　量
全　　量	100 mL

製造方法　ベンザルコニウム塩化物をとり、常水又は精製水又は精製水（容器入り）に溶かして製する。ただし、濃厚なベンザルコニウム塩化物液をとり、常水又は精製水又は精製水（容器入り）で薄めて製することができる。

本品は定量するとき、表示量の93～107％に対応するベンザルコニウム塩化物（$C_{22}H_{40}ClN$：354.02）を含む。

用法及び用量　次のように水で希釈して、塗布又は洗浄する。

手指・創傷面の殺菌・消毒：ベンザルコニウム塩化物として　0.1％

含嗽：ベンザルコニウム塩化物として　0.005～0.01％

効能又は効果　手指・創傷面の殺菌・消毒

口腔内の殺菌・消毒

作　　用　本品は芽胞のない細菌、カビ類に広く抗菌作用を有する。すなわち、グラム陽性、陰性菌のみならず、真菌類に対しても抗菌性を有する。

貯蔵方法　遮光した気密容器

局 クレゾール水（使用上の注意 p. B-215 参照）

【94】　外皮用薬5

処　　方

クレゾール石ケン液	3.0 mL
常水又は精製水又は精製水（容器入り）	適　量
全　　量	100 mL

製造方法　以上をとり、混和して製する。

用法及び用量　手指の殺菌の場合：2～10倍に希釈して用いる。

便所等の殺菌・消毒には原液を用いる。

効能又は効果　手指の殺菌・消毒

便所、便器、ごみ箱、たんつぼ、浄化槽等、疾病の予防のために必要と思われる場所の殺菌・消毒

作　　用　クレゾールの薬理作用はフェノールと同じで、蛋白質変性によって微生物を死滅させ皮膚や粘膜を消毒する。

貯蔵方法　気密容器

局 希ヨードチンキ（使用上の注意 p. B-217 参照）

【95】 外皮用薬6

処　方		
	ヨウ素	3.0 g
	ヨウ化カリウム	2.0 g
	70 vol％エタノール	適　量
	全　量	100 mL

製造方法　以上をとり、酒精剤の製法により製する。ただし、エタノール及び精製水又は精製水（容器入り）適量を用いて製することができる。また、ヨードチンキ 50 mL をとり、70 vol％エタノールを加えて全量を 100 mL として製することができる。

用法及び用量　適宜、患部に塗布する。

効能又は効果　創傷面の殺菌・消毒

作　用　ヨードチンキを同量の 70 vol％エタノールで希釈したものであるから、皮膚、粘膜に対する作用はヨードチンキより緩和である。

貯蔵方法　気密容器

局 消毒用エタノール（使用上の注意 p. B-219 参照）

【96】 外皮用薬7

処　方		
	エタノール	83.0 mL
	精製水又は精製水（容器入り）	適　量
	全　量	100 mL

製造方法　以上をとり、混和して製する。

比重を測定して含量を求め規格にあうように調整する。本品は 15℃でエタノール（C_2H_6O：46.07）76.9～81.4 vol% を含む。

用法及び用量　適宜、患部に塗布する。

効能又は効果　皮膚及び創傷面の殺菌・消毒

作　用　エタノールの殺菌力の最適濃度については古くから種々の実験や説があり、その試験方法、条件あるいは使用殺菌の種類、また、皮膚に用いた場合は付着細菌の濃度、条件、個人差によって必ずしも一定していないが、だいたい 50～80％の間を適当とし、90％以上ではかえって効力が弱いといわれる。

貯蔵方法　遮光した気密容器に入れ、火気を避けて保存する。

塩化アルミニウム・ベンザルコニウム液（使用上の注意 p. B-223 参照）

（使用上の注意 p. B-223 参照）

【98】　外皮用薬 9 —①

処　方		
	塩化アルミニウム（Ⅲ）六水和物	20.0 g
	ベンザルコニウム塩化物	0.02 g
	精製水又は精製水（容器入り）	適　量
	全　　量	100 mL

製造方法　以上をとり、溶解混和して製する。ただし、濃厚なベンザルコニウム塩化物液をとり、精製水又は精製水（容器入り）で薄めて製することができる。

ベンザルコニウム塩化物は少量のため倍液を用いる。

ベンザルコニウム塩化物 1 g に精製水又は精製水（容器入り）を加えて 100 mL とした液 2 mL を使用する。

用法及び用量　必要に応じ、適宜患部に塗擦する。

効能又は効果　皮膚の殺菌・消毒

作　用　アルミニウムイオンは収れん作用を有する。これに殺菌消毒剤のベンザルコニウム塩化物を配合したもので、腋臭に用いられる。

貯蔵方法　遮光した気密容器

皮膚消毒液（使用上の注意 p. B-347 参照）

【160】　外皮用薬 71 —①

処　方		
	ベンザルコニウム塩化物液（10 %）	1.0 mL
	ジブカイン塩酸塩	0.1 g
	ナファゾリン塩酸塩	0.1 g
	ハッカ水	2.0 mL
	プロピレングリコール	3.0 mL
	精製水又は精製水（容器入り）	適　量
	全　　量	100 mL

製造方法　以上をとり、外用液剤の製法により製する。

用法及び用量　1 日数回、適宜患部に塗布するか、又は脱脂綿・ガーゼにしませて清拭する。

効能又は効果　すり傷、きり傷、靴ずれ、創傷面の殺菌・消毒、痔疾時の肛門消毒

作　用　鎮痛・鎮痒作用のある皮膚消毒剤である。

貯蔵方法　遮光した気密容器

2）化膿性皮膚疾患用薬

スルフ・Z 軟膏（使用上の注意 p. B-237 参照）

（使用上の注意 p. B-237 参照）

【105】　外皮用薬 16 —①

処　方		
	スルフイソミジン	5.0 g
	亜鉛華軟膏	95.0 g
	全　　量	100 g

製造方法　以上をとり、軟膏剤の製法により製する。

スルフイソミジンを秤取し、少量のグリセリン、プロピレングリコール、ポリエチレングリコール 400 又は流動パラフィン等を加え、研和したものを、別に秤取した亜鉛華軟膏に加え、よく練合して全質均等として製する。

用法及び用量　適宜、患部に塗布するか又はガーゼ等に展延し、患部に貼付する。

効能又は効果　化膿性皮膚疾患（とびひ、めんちょう、毛のう炎）

作　　用　局所の収れん、分泌物の減少、痂皮の軟化、上皮の形成等の作用を有し、局所の収れん、保護、緩和剤として湿疹、皮膚炎、創面、潰瘍面等、広く皮膚疾患に用いられる亜鉛華軟膏にスルフイソミジンを配合した軟膏である。

貯蔵方法　遮光した気密容器

注　　意　表Ⅰ（p. A-215）を参照。

アクリノール液（使用上の注意 p. B-211 参照）

【92】　外皮用薬 3

処　方		
	アクリノール水和物	0.2 g
	精製水又は精製水（容器入り）	適　量
	全　　量	100 mL

製造方法　以上をとり、溶解混和して製する。

アクリノール水和物に精製水又は精製水（容器入り）を加えて加温溶解し、精製水を追加し全量 100 mL とし、冷後綿栓ろ過して製する。

用法及び用量　適宜、患部に塗布するか、又はガーゼ等に浸し、患部に貼付する。

効能又は効果　創傷面の殺菌・消毒

作　　用　アクリノール水和物の殺菌作用を期待したもの。グラム陽性・陰性菌に効果がある。

貯蔵方法　遮光した気密容器

R・M軟膏（使用上の注意 p. B-235 参照）

【104】　外皮用薬15

処　　方		
	アクリノール水和物、微末	0.1 g
	マクロゴール軟膏	適　量
	全　　量	100 g

製造方法　以上をとり、軟膏剤の製法により製する。

マクロゴール軟膏を秤取し、その一部をとり、あらかじめ少量の流動パラフィン又はグリセリンにアクリノール水和物を加えたものを練合し均質とする。次に残りの基剤を加えて練合し、全質均等として製する。

用法及び用量　適宜、患部に塗布するか、又はガーゼ等に展延し、患部に貼付する。

効能又は効果　外傷、靴ずれ、火傷、腫物、にきび、あせも、とびひ、湿疹、ただれ

作　　用　マクロゴール軟膏は水溶性であり、皮膚病巣面の水性分泌物を吸収して除く力が強く、湿潤面に用いて効果がある。

本剤はこれに殺菌作用のあるアクリノール水和物を配合した製剤である。アクリノール水和物は皮膚、衣類等に付着すると着色し、おちにくい。

貯蔵方法　遮光した気密容器

注　　意　表Ⅰ（p. A-215）を参照。

局 アクリノール・亜鉛華軟膏（使用上の注意 p. B-239 参照）

【106】　外皮用薬17

処　　方		
	アクリノール水和物、微末	1.0 g
	亜鉛華軟膏	99.0 g
	全　　量	100 g

製造方法　以上をとり、軟膏剤の製法により製する。アクリノール水和物を少量の流動パラフィン又はグリセリンを加えて練合し、更に亜鉛華軟膏を加えて研和し、全質均等として製する。

用法及び用量　ガーゼ等に展延し、患部に貼布するか、又は適宜、患部に塗布する。

効能又は効果　湿疹・皮膚炎、ただれ、あせも、かぶれ、やけどによる潮紅

作　　用　亜鉛華軟膏の収れん、保護作用にアクリノール水和物の殺菌作用をもたせた軟膏である。

貯蔵方法　遮光した気密容器

注　　意　表Ⅰ（p. A-215）を参照。

R・D・Z軟膏（使用上の注意 p. B-289参照）

【131】 外皮用薬42－①

処　　方

アクリノール水和物	1.0 g
ジブカイン塩酸塩	0.3 g
亜鉛華軟膏	適　量
全　　量	100 g

製造方法　以上をとり、軟膏剤の製法により製する。

用法及び用量　適宜患部に塗布するか、又はガーゼ等に展延し、貼布する。

効能又は効果　すりきず、きりきず、靴ずれ、湿疹

作　　用　アクリノール水和物、亜鉛華軟膏に局所麻酔薬のジブカイン塩酸塩を加えた軟膏である。

貯蔵方法　遮光した気密容器

注　　意　表Ⅰ（p. A-215）を参照。

ピオクタニン・Z・W軟膏（使用上の注意 p. B-225参照）

【99】　外皮用薬10

処　　方

メチルロザニリン塩化物	0.05 g
酸化亜鉛	10.0 g
白色軟膏	適　量
全　　量	100 g

製造方法　以上をとり、軟膏剤の製法により製する。

用法及び用量　適宜、患部に塗布するか、又はガーゼ等に展延し、患部に貼布する。

効能又は効果　外傷、すり傷、さし傷、かき傷、靴ずれ、創傷面の殺菌・消毒

作　　用　メチルロザニリン塩化物は殺菌消毒作用を有する。

貯蔵方法　気密容器

備　　考　メチルロザニリン塩化物のついた手指やガラス器具は、3～5％塩酸エタノールで除いた後、十分水洗する。

注　　意　表Ⅰ（p. A-215）を参照。

サリチル酸・カーボン軟膏（使用上の注意 p. B-407参照）

【187】 外皮用薬78

処　　方

サリチル酸	10.0 g
薬用炭	10.0 g
単軟膏	適　量
全　　量	100 g

製造方法　以上をとり、軟膏剤の製法により製する。

フワフワした薬用炭と、乳鉢で微粉末にしたサリチル酸を、少量の単軟膏に溶かし、よく混ぜてから、少しずつ単軟膏を加えていく。かなり固く真っ黒なので、使用後の乳鉢は綺麗に洗う必要がある。

用法及び用量　適宜、患部に塗布するか、又はガーゼなどに展延し、患部に貼付します。

効能又は効果　おでき、面ちょう、吹出物などのはれものの吸い出し

作　　用　サリチル酸の防腐力は石炭酸に匹敵し、また角質軟化作用がある。その作用で角質部分を開き、薬用炭で中の膿を吸収する軟膏

貯蔵方法　気密容器

3）　湿疹・皮膚炎・鎮痒用薬（非ステロイド）

B・D液（使用上の注意 p. B-259 参照）

【116】　外皮用薬 27 ―①

処　　方

ジフェンヒドラミン塩酸塩	1.0 g
l–メントール	2.0 g
dl–カンフル	2.0 g
ジブカイン塩酸塩	0.3 g
グリセリン	10.0 mL
消毒用エタノール	適　量
全　　量	100 mL

製造方法　以上をとり、外用液剤の製法により製する。

用法及び用量　１日数回、適宜患部に塗擦する。

効能又は効果　虫さされ、かゆみ

貯蔵方法　気密容器

B・Z・Aクリーム（使用上の注意 p. B-279 参照）

【126】　外皮用薬 37 ―①

処　　方

ジフェンヒドラミン	1.0 g
酸化亜鉛	5.0 g
吸水クリーム	適　量
全　　量	100 g

製造方法　以上をとり、クリーム剤の製法により製する。

ジフェンヒドラミンを秤取し、これを少量の吸水クリームとよく練合し、あらかじめ 200 号（75 μm）ふるいで篩過した酸化亜鉛を少量ずつ加えてよく練合し、残りの吸水クリームを加えて、全質均等として製する。

用法及び用量　適宜、患部に塗布する。

効能又は効果　湿疹、小児ストロフルス、じんましん、皮膚瘙痒症、虫さされ

作　　用　吸水クリームに酸化亜鉛を加えるのは基剤による刺激を防ぎ、浸透性を減じて作用を緩和に

するためである。本剤はこれに抗ヒスタミン薬のジフェンヒドラミンを配合した製剤で、ジフェンヒドラミンは塩酸塩よりも皮膚浸透性の優れた遊離の塩基を用いている。

貯蔵方法　気密容器

注　　意　表Ⅰ（p. A-215）を参照。

B・Z・M軟膏（使用上の注意 p. B-281 参照）

【127】　外皮用薬38—①

処　　方

	ジフェンヒドラミン	1.0 g
	酸化亜鉛	5.0 g
	マクロゴール軟膏	適　量
	全　　量	100 g

製造方法　以上をとり、軟膏剤の製法により製する。

ジフェンヒドラミンを秤取し、これを少量のマクロゴール軟膏とよく練合し、あらかじめ200号（75 μm）ふるいで篩過した酸化亜鉛を少量ずつ加えてよく練合し、残りのマクロゴール軟膏を加えて、全質均等として製する。

用法及び用量　適宜、患部に塗布する。

効能又は効果　湿疹、小児ストロフルス、じんましん、皮膚瘙痒症、虫さされ

貯蔵方法　気密容器

注　　意　表Ⅰ（p. A-215）を参照。

GL・P・Z液（使用上の注意 p. B-251 参照）

【112】　外皮用薬23

処　　方

	酸化亜鉛	15.0 g
	グリセリン	5.0 mL
	液状フェノール	1.5 mL
	キョウニン水	3.0 mL
	精製水又は精製水（容器入り）	適　量
	全　　量	100 mL

製造方法　以上をとり、溶解混和して製する。

液状フェノール及びグリセリンにキョウニン水及び精製水又は精製水（容器入り）を加え、更に、時々攪拌しながら酸化亜鉛を少量ずつ加えて製する。

用法及び用量　1日数回、適量を患部に塗布する。用時よく振り混ぜること。

効能又は効果　虫さされ、かゆみ、あせも

貯蔵方法　気密容器

局 フェノール・亜鉛華リニメント（使用上の注意 p. B-253 参照）

【113】　外皮用薬 24 —①

処　　方

液状フェノール	2.2 mL
トラガント末	2.0 g
カルメロースナトリウム	3.0 g
グリセリン	3.0 mL
酸化亜鉛	10.0 g
精製水又は精製水（容器入り）	適　量
全　　量	100 g

製造方法　液状フェノール、グリセリン及び精製水又は精製水（容器入り）を混和し、トラガント末を少量ずつかき混ぜながら加えて、一夜放置し、これにカルメロースナトリウムを少量ずつかき混ぜながら加えてのり状とし、酸化亜鉛を少量ずつ加え、リニメント剤の製法により製する。ただし、トラガント末及びカルメロースナトリウムのそれぞれ0.5 g以内の量を互いに増減して、全量5 gとすることができる。トラガント末は粘度に差があるから、品質をよく吟味する必要がある。

用法及び用量　１日数回、適宜患部に塗布する。

効能又は効果　湿疹・皮膚炎、あせも、虫さされ、かぶれ、かゆみ

作　　用　フェノールの防腐、消毒、鎮痒作用と酸化亜鉛の収れん、保護作用の他、皮膚面に塗擦すると水分が蒸発してトラガント薄膜が残り、皮膚を保護する作用を有する。

貯蔵方法　遮光した気密容器

局 ジフェンヒドラミン・フェノール・亜鉛華リニメント（使用上の注意 p. B-255 参照）

【114】　外皮用薬 25 —①

処　　方

ジフェンヒドラミン	2.0 g
フェノール・亜鉛華リニメント	98.0 g
全　　量	100 g

製造方法　以上をとり、混和して製する。

用法及び用量　適宜、患部に塗布する。

効能又は効果　湿疹・皮膚炎、あせも、虫さされ、かぶれ、かゆみ

作　　用　フェノールの防腐、消毒、鎮痒作用、酸化亜鉛の収れん、保護作用にジフェンヒドラミンの抗ヒスタミン作用を期待した製剤である。

ジフェンヒドラミンを外用剤として用いるときは、塩酸塩よりも遊離塩基の方が健康な皮膚からの浸透性が優れている。

貯蔵方法　遮光した気密容器

チンク油・Z軟膏（使用上の注意 p. B-283 参照）

（使用上の注意 p. B-283 参照）

【128】 外皮用薬 39

処　方		
	チンク油	40.0 g
	亜鉛華軟膏	60.0 g
	全　　量	100 g

製造方法　以上をとり、軟膏剤の製法により製する。
用法及び用量　適宜、患部に塗布するか、又はガーゼ等に展延し、患部に貼付する。
効能又は効果　湿疹・皮膚炎、あせも、ただれ、かぶれ
貯蔵方法　気密容器
注　　意　表Ⅰ（p. A-215）を参照。

局 チンク油（使用上の注意 p. B-257 参照）

【115】 外皮用薬 26

処　方		
	酸化亜鉛	50.0 g
	植 物 油	適　量
	全　　量	100 g

製造方法　以上をとり、研和して製する。ただし、植物油の一部の代わりに、ヒマシ油又はポリソルベート 20 適量を用いることができる。植物油は使用する種類を決めて製すること。
用法及び用量　適宜、患部に塗布する。
効能又は効果　湿疹・皮膚炎、ただれ、あせも、かぶれ、やけどによる潮紅
作　　用　酸化亜鉛は収れん、保護作用、植物油は緩和作用を示す。
貯蔵方法　気密容器
備　　考　長く静置すると油が分離するから、用時よく混和する。

局 亜鉛華軟膏（使用上の注意 p. B-261 参照）

【117】 外皮用薬 28

処　方		
	酸化亜鉛	20.0 g
	流動パラフィン	3.0 g
	白色軟膏	適　量
	全　　量	100 g

製造方法　以上をとり、軟膏剤の製法により製する。
　酸化亜鉛を乾燥し、200 号（75 μm）ふるいで篩過した後、流動パラフィンと研和し、白色軟膏を加えて再び研和し、全質均等として製する。
用法及び用量　ガーゼ等に展延し、患部に貼布するか、又は適宜、患部に塗布する。
効能又は効果　湿疹・皮膚炎、ただれ、あせも、かぶれ、やけどによる潮紅

貯蔵方法　気密容器

注　　意　表Ⅰ（p. A-215）を参照のこと。

局 アクリノール・チンク油（使用上の注意 p. B-229 参照）

【101】　外皮用薬 12

処　方		
	アクリノール水和物、微末	1.0 g
	チンク油	99.0 g
	全　　量	100 g

製造方法　以上をとり、研和して製する。

アクリノール水和物を擂潰機あるいは外用乳鉢にとり、チンク油を徐々に加えて研和し、全質均等として製する。

用法及び用量　適宜、患部に塗布する。

効能又は効果　湿疹・皮膚炎、ただれ、あせも、かぶれ、やけどによる潮紅

作　　用　チンク油に殺菌作用のあるアクリノール水和物を配合したもので、皮膚びらん面に塗布する。アクリノール水和物・亜鉛華軟膏よりも局所乾燥作用が優れている。

貯蔵方法　遮光した気密容器

備　　考　長く静置すると油が分離するから、用時よく混和する。

局 複方アクリノール・チンク油（使用上の注意 p. B-231 参照）

【102】　外皮用薬 13

処　方		
	アクリノール水和物、微末	1.0 g
	チンク油	65.0 g
	アミノ安息香酸エチル、細末	5.0 g
	親水ワセリン	27.0 g
	サラシミツロウ	2.0 g
	全　　量	100 g

製造方法　以上をとり、研和して製する。

アミノ安息香酸エチルはできるだけ細かくしないと、製品にざらつきを生ずる。したがって、少量のエーテル、又はエタノールを加え研和して溶解し、溶媒をとばして細末として析出させたものを用いる。

用法及び用量　適宜、患部に塗布する。

効能又は効果　やけどによる潮紅、かゆみ

作　　用　アクリノール水和物・チンク油に局所麻酔薬のアミノ安息香酸エチルを配合して鎮痛性を与えた製剤である。

貯蔵方法　遮光した気密容器

注　　意　表Ⅰ（p. A-215）を参照。

GT・Z・Aクリーム（使用上の注意 p. B-395参照）

【181】 外皮用薬72

処　方		
	脱脂大豆の乾留タール	0.5 g
	酸化亜鉛	5.0 g
	吸水クリーム	適　量
	全　　量	100.0 g

製造方法　以上をとり、軟膏剤の製法により製する。

用法及び用量　適宜、患部に塗布する。

効能又は効果　湿疹、皮膚炎、あせも、かぶれ、かゆみ

作　　用　脱脂大豆の乾留タールの消炎・鎮痒作用に酸化亜鉛の収れん・保護作用を示す。

貯蔵方法　気密容器

4）湿疹・皮膚炎・鎮痒用薬（ステロイド）

コーチ・Hクリーム（使用上の注意 p. B-233参照）

【103】 外皮用薬14－①

処　方		
	ヒドロコルチゾン酢酸エステル	0.5 g
	親水クリーム	適　量
	全　　量	100 g

製造方法　以上をとり、クリーム剤の製法により製する。

ヒドロコルチゾン酢酸エステルを軟膏板上にとり、これになるべく少量のグリセリンを加えて練合し、泥状とした後、親水クリームを少量ずつ加えてよく練合し、全質均等として製する。

用法及び用量　適宜、患部に塗布する。

効能又は効果　湿疹・皮膚炎、かぶれ

作　　用　ヒドロコルチゾン酢酸エステルの抗炎症作用、抗アレルギー作用及び鎮痒作用を利用したクリーム剤である。

貯蔵方法　気密容器

注　　意　表Ⅰ（p. A-215）を参照。

コーチ・Z・Hクリーム（使用上の注意 p. B-275 参照）

【124】　外皮用薬 35 —①

処　方		
	ヒドロコルチゾン酢酸エステル	0.5 g
	酸化亜鉛	5.0 g
	親水クリーム	適　量
	全　　量	100 g

製造方法　以上をとり、クリーム剤の製法により製する。

ヒドロコルチゾン酢酸エステルを軟膏板上にとり、これに少量のグリセリンを加え混和して泥状とし、親水クリーム少量を加えてよく練合した後、酸化亜鉛微末を少量ずつ加え、更に残りの基剤を加え、全質均等として製する。

用法及び用量　適宜、患部に塗布する。

効能又は効果　湿疹・皮膚炎、ただれ、かぶれ、しもやけ、あかぎれ、ひび

作　　用　酸化亜鉛を加えることにより、浸透力を抑え、また、刺激を緩和することができる。

貯蔵方法　気密容器

注　　意　表Ⅰ（p. A-215）を参照。

コーチ・M軟膏（使用上の注意 p. B-267 参照）

【120】　外皮用薬 31 —①

処　方		
	ヒドロコルチゾン酢酸エステル	0.5 g
	マクロゴール軟膏	適　量
	全　　量	100 g

製造方法　以上をとり、軟膏剤の製法により製する。

ヒドロコルチゾン酢酸エステルを軟膏板上にとり、これに少量のグリセリンを加え混和して泥状とし、マクロゴール軟膏を少量ずつ加えてよく練合し、全質均等として製する。

用法及び用量　適宜、患部に塗布する。

効能又は効果　湿疹・皮膚炎、かぶれ、しもやけ、ひび、あかぎれ、ただれ

貯蔵方法　気密容器

注　　意　表Ⅰ（p. A-215）を参照。

コーチ・Z軟膏（使用上の注意 p. B-325 参照）

【149】　外皮用薬 60 —①

処　方		
	ヒドロコルチゾン酢酸エステル	0.5 g
	亜鉛華軟膏	適　量
	全　　量	100 g

製造方法　以上をとり、軟膏剤の製法により製する。

ヒドロコルチゾン酢酸エステルを軟膏板上にとり、少量のグリセリンを加え混和して泥状とし、これに亜鉛華軟膏を少量ずつ加えてよく練合し、全質均等として製する。

用法及び用量　適宜、患部に塗布する。

効能又は効果　湿疹・皮膚炎、ただれ、かぶれ

作　　用　ヒドロコルチゾン酢酸エステルは抗炎症作用、抗アレルギー作用、鎮痒作用を有し、また、亜鉛華軟膏は局所の収れん、保護、緩和な防腐作用を有する。

貯蔵方法　気密容器

注　　意　表Ⅰ（p. A-215）を参照。

コーチ・C・P・V軟膏（使用上の注意 p. B-245 参照）

【109】　外皮用薬 20 —②

処　　方

ヒドロコルチゾン酢酸エステル	0.5 g
クロタミトン	5.0 g
ゲル化炭化水素	50 g
白色ワセリン	適量
全　　量	100.0 g

製造方法　以上をとり、軟膏剤の製法により製する。

用法及び用量　適宜、患部に塗布する。

効能又は効果　湿疹・皮膚炎、ただれ、かぶれ

作　　用　ヒドロコルチゾン酢酸エステルの抗炎症作用、抗アレルギー作用及び鎮痒作用を利用した軟膏剤である。

貯蔵方法　気密容器

注　　意　表Ⅰ（p. A-215）を参照。

コーチ・V軟膏（使用上の注意 p. B-269 参照）

【121】　外皮用薬 32 —①

処　　方

ヒドロコルチゾン酢酸エステル	0.5 g
白色ワセリン	適量
全　　量	100 g

製造方法　以上をとり、軟膏剤の製法により製する。

用法及び用量　適宜、患部に塗布する。

効能又は効果　湿疹・皮膚炎、かぶれ、しもやけ、ひび、あかぎれ、ただれ

貯蔵方法　気密容器

注　　意　表Ⅰ（p. A-215）を参照。

コーチ・グリチ・M軟膏（使用上の注意 p. B-271 参照）

【122】　外皮用薬 33 －①

処　方		
	ヒドロコルチゾン酢酸エステル	0.5 g
	グリチルレチン酸	0.5 g
	マクロゴール 400	5.0 mL
	マクロゴール軟膏	適　量
	全　　量	100 g

製造方法　以上をとり、軟膏剤の製法により製する。
用法及び用量　適宜、患部に塗布する。
効能又は効果　湿疹・皮膚炎、かぶれ、かゆみ、ただれ、あせも
貯蔵方法　気密容器
注　　意　表Ｉ（p. A-215）を参照。

コーチ・グリチ・Hクリーム（使用上の注意 p. B-291 参照）

【132】　外皮用薬 43 －②

処　方		
	ヒドロコルチゾン酢酸エステル	0.5 g
	グリチルレチン酸	1.0 g
	プロピレングリコール	5.0 mL
	親水クリーム	適　量
	全　　量	100 g

製造方法　以上をとり、クリーム剤の製法により製する。
　ヒドロコルチゾン酢酸エステルをプロピレングリコールに溶解し、これにグリチルレチン酸を加えてよく練合し、これに親水クリームを少量ずつ加えてよく練合し、全質均等として製する。
用法及び用量　適宜、患部に塗布する。
効能又は効果　湿疹・皮膚炎、かぶれ、あせも、かゆみ、しもやけ、虫さされ、じんましん
作　　用　コーチ・Hクリームにグリチルレチン酸を加えた製剤である。
貯蔵方法　気密容器
注　　意　表Ｉ（p. A-215）を参照。

D・コーチ・Hクリーム（使用上の注意 p. B-321 参照）

【147】 外皮用薬 58 ―②

処　方		
	ジブカイン塩酸塩	0.5 g
	ヒドロコルチゾン酢酸エステル	0.5 g
	l−メントール	1.0 g
	dl−カンフル	1.0 g
	親水クリーム	適　量
	全　　量	100 g

製造方法　以上をとり、クリーム剤の製法により製する。

ジブカイン塩酸塩、*l*−メントール、*dl*−カンフルを乳鉢内にとり、少量のエーテル又は無水エタノールを加えて研和して、溶解し、溶媒をとばして細末とし、これに少量の親水軟膏を加えて練合する。別にヒドロコルチゾン酢酸エステルを軟膏板上にとり、少量のグリセリンを加えて混和し泥状とし、これに先に少量の親水クリームで練合したものを加えて練合し、更に親水クリームを加えて練合し、全質均等として製する。

用法及び用量　適宜、患部に塗布する。

効能又は効果　虫さされ、かゆみ、じんましん

作　　用　ジブカイン塩酸塩の局所麻酔作用、ヒドロコルチゾン酢酸エステルの抗炎症作用、抗アレルギー作用及び鎮痒作用、*l*−メントールの局所刺激、清涼感、*dl*−カンフルの局所刺激、鎮痒作用を利用した製剤である。

貯蔵方法　遮光した気密容器

注　　意　表Ⅰ（p. A-215）を参照。

コーチ・Z・GT・V軟膏（使用上の注意 p. B-273 参照）

【123】 外皮用薬 34 ―①

処　方		
	ヒドロコルチゾン酢酸エステル	0.5 g
	脱脂大豆の乾留タール	1.0 g
	酸化亜鉛	2.0 g
	白色ワセリン	適　量
	全　　量	100 g

製造方法　以上をとり、軟膏剤の製法により製する。

用法及び用量　適宜、患部に塗布する。

効能又は効果　湿疹・皮膚炎、ひび、あかぎれ

貯蔵方法　気密容器

注　　意　表Ⅰ（p. A-215）を参照。

局 ヒドロコルチゾン・ジフェンヒドラミン軟膏（使用上の注意 p. B-277 参照）

【125】　外皮用薬 36 —①

処　　方		
	ヒドロコルチゾン酢酸エステル	0.5 g
	ジフェンヒドラミン	0.5 g
	白色ワセリン	適　量
	全　　　量	100 g

製造方法　以上をとり、軟膏剤の製法により製する。

用法及び用量　適宜、患部に塗布する。

効能又は効果　湿疹・皮膚炎、じんましん、ただれ、あせも、かぶれ、かゆみ、しもやけ、虫さされ

作　　用　本品はヒドロコルチゾンの抗炎症作用とジフェンヒドラミンの抗ヒスタミン作用を期待した製剤で、消炎、鎮痒剤として局所アレルギー諸症に有効である。

貯蔵方法　遮光した気密容器

注　　意　表Ⅰ（p. A-215）を参照。

デキサメタゾン・C・P・V軟膏（使用上の注意 p. B-343 参照）

【158】　外皮用薬 69 —②

処　　方		
	デキサメタゾン酢酸エステル	0.025 g
	クロタミトン	5.0 g
	ゲル化炭化水素	50 g
	白色ワセリン	適　量
	全　　　量	100 g

製造方法　以上をとり、軟膏剤の製法により製する。

用法及び用量　適宜、患部に塗布する。

効能又は効果　湿疹・皮膚炎、ただれ、かぶれ

作　　用　デキサメタゾン酢酸エステルは、ヒドロコルチゾン酢酸エステルに比べ、抗炎症作用が強い。

貯蔵方法　気密容器

注　　意　表Ⅰ（p. A-215）を参照。

デキサメタゾン・Hクリーム（使用上の注意 p. B-345 参照）

【159】　外皮用薬 70 —②

処　　方		
	デキサメタゾン酢酸エステル	0.025 g
	親水クリーム	適　量
	全　　　量	100 g

製造方法　以上をとり、クリーム剤の製法により製する。

デキサメタゾン酢酸エステルを秤取し、少量のプロピレングリコールを加え、加温してデキサメタ

ゾン酢酸エステルを溶解したものを、別に秤取した親水クリームに加えて練合し、全質均等として製する。

用法及び用量　適宜、患部に塗布する。

効能又は効果　湿疹・皮膚炎、かぶれ、あせも、かゆみ、しもやけ、虫さされ、じんましん

作　　用　デキサメタゾン酢酸エステルは、ヒドロコルチゾン酢酸エステルに比べ、抗炎症作用が強い。

貯蔵方法　遮光した気密容器

注　　意　表Ⅰ（p. A-215）を参照。

D・デキサメタゾン・C・Hクリーム（使用上の注意 p. B-403 参照）

【185】外皮用薬 76

処　　方

ジブカイン塩酸塩	0.5 g
デキサメタゾン酢酸エステル	0.025 g
l−メントール	1.0 g
dl−カンフル	1.0 g
クロタミトン	5.0 g
親水クリーム	適　量
全　　量	100 g

製造方法　以上をとり、軟膏剤の製法により製する。

ジブカイン塩酸塩、dl−カンフル、l−メントールを乳鉢中で少量の無水エタノールを加えて研和して、溶解し、溶媒をとばして微細粉末にしたものに少量の親水クリームを加え練合する。別にデキサメタゾン酢酸エステルに少量のプロピレングリコールを加え、加温してデキサメタゾン酢酸エステルを溶解したものを親水クリームに加え練合する。これらにクロタミトンを加えて練合し、さらに残りの親水クリームを加え、全質均等として製する。

用法及び用量　1日数回、適量を患部に塗布する。

効能または効果　虫さされ、かゆみ、じんましん

作　　用　ヒドロコルチゾンに比べ、抗炎症作用が強いデキサメタゾンにジブカインの局所麻酔作用、l−メントールの局所刺激、清涼感、dl−カンフルの局所刺激、鎮痒作用、クロタミトンの鎮痒作用を期待して配合された処方である。

特記事項　デキサメタゾン酢酸エステル、ジブカイン塩酸塩、クロタミトンの項を参照

貯蔵方法　遮光した気密容器

注　意　表Ⅰ（p. A-215）を参照

デキサメタゾン・E・Cローション（使用上の注意 p. B-405 参照）

【186】外皮用薬 77

処　　方

デキサメタゾン酢酸エステル	0.025 g
トコフェロール酢酸エステル	2.0 g
親水クリーム	30.0 g
クロタミトン	5.0 g

パラオキシ安息香酸メチル	0.013 g
パラオキシ安息香酸プロピル	0.007 g
精製水又は精製水（容器入り）	適　量
全　　量	100 mL

製造方法　以上をとり、ローション剤の製法により製する。

デキサメタゾン酢酸エステルをクロタミトンに完全溶解させて、他の成分を混和する。

用法及び用量　1日数回、適量を患部に塗布します。

効能又は効果　湿疹・皮膚炎、あせも、かぶれ、かゆみ、しもやけ、虫さされ、じんましん

作　　用　デキサメタゾン酢酸エステルは、ヒドロコルチゾンに比べ、抗炎症作用が強い。

貯蔵方法　気密容器

注　　意　表Ⅰ（p. A-215）を参照。

デキサメタゾン・Hクリーム（使用上の注意 p. B-345 参照）

5）　皮膚軟化・ひび・あかぎれ・しもやけ用薬

ステアリン酸・グリセリンクリーム（使用上の注意 p. B-323 参照）

【148】　外皮用薬 59 −①

処　　方

ステアリン酸	10.0 g
グリセリン	16.0 g
カカオ脂	2.0 g
流動パラフィン	1.0 g
サラシミツロウ	1.0 g
トリエタノールアミン	4.0 g
精製水又は精製水（容器入り）	適　量
全　　量	100 g

製造方法　ステアリン酸、カカオ脂、流動パラフィン、サラシミツロウ及びトリエタノールアミンを適当な容器に秤取し、加温して溶解する。

別にグリセリンを秤取し、適量の精製水又は精製水（容器入り）と混和し、70℃に加熱する。この加熱したグリセリン液を先に溶解したステアリン酸等の溶液に、少量ずつ攪拌しながら加え、全質均等なクリーム状とし徐々に放冷して製する。

本品は温時液状であるが、放冷すると軟膏ようの物質となる。

用法及び用量　適宜、患部に塗布する。

効能又は効果　ひび、あかぎれ、しもやけ

貯蔵方法　遮光した気密容器（トリエタノールアミンは酸化により着色する。）

U・Hクリーム（使用上の注意 p. B-339 参照）

【156】　外皮用薬 67 —①

処　方		
	尿　素	10.0 g
	親水クリーム	適　量
	全　量	100 g

製造方法　以上をとり、クリーム剤の製法により製する。

少量の親水クリームを加温溶融したものに尿素を溶解し、残余の親水クリームによく練合して全質均等として製する。

用法及び用量　1日数回、患部に塗擦する。

効能又は効果　手指のあれ、ひじ・ひざ・かかと・くるぶしの角化症、小児乾燥性の皮膚、老人の乾皮症、さめ肌

作　用　高濃度の尿素のもつ角質水分保持量増加作用及び角質溶解剝離作用を利用し、角化性皮膚疾患用剤とした製剤である。

貯蔵方法　遮光した気密容器

注　意　表Ⅰ（p. A-215）を参照。

A・E・Z・P軟膏（使用上の注意 p. B-263 参照）

【118】　外皮用薬 29 —①

処　方		
	レチノールパルミチン酸エステル	0.067 g
	（ビタミンAとして1g中150万I.U. 含有）	
	トコフェロール酢酸エステル	0.5 g
	酸化亜鉛	10.0 g
	ゲル化炭化水素	適　量
	全　量	100 g

製造方法　以上をとり、軟膏剤の製法により製する。

レチノールパルミチン酸エステル及びトコフェロール酢酸エステルを酸化亜鉛と研和し、更にゲル化炭化水素を少量ずつ加えて練合し、全質均等とし、これに200号（75 μm）ふるいで篩過した酸化亜鉛を加えて練合し、全質均等として製する。

用法及び用量　適宜、患部に塗布する。

効能又は効果　指先・手のひらのあれ、しもやけ、ひび、あかぎれ

作　用　A・E・P軟膏に酸化亜鉛を加えた製剤である。酸化亜鉛は局所収れん作用、保護作用及び軽度の防腐作用を有する。本剤はA・E・P軟膏よりも作用は緩和である。

貯蔵方法及び有効期間　遮光した気密容器。安定性のうえから冷所保存が望ましい。使用期限1年。

注　意　表Ⅰ（p. A-215）を参照。

A・E・P軟膏（使用上の注意 p. B-227 参照）

【100】　外皮用薬 11 ―①

処　方		
	レチノールパルミチン酸エステル （ビタミンAとして1g中150万I.U.含有）	0.067 g
	トコフェロール酢酸エステル	0.5 g
	ゲル化炭化水素	適　量
	全　　量	100 g

製造方法　以上をとり、軟膏剤の製法により製する。

パルミチン酸レチノール及び酢酸トコフェロールを研和し、ゲル化炭化水素を少量ずつ加えて練合し、全質均等として製する。

用法及び用量　適宜、患部に塗布する。

効能又は効果　ひじ・ひざ・かかとのあれ、指先・手のひらのあれ、ひび、しもやけ、あかぎれ

作　用　レチノールパルミチン酸エステルの粘膜の異常乾燥、角化の改善、トコフェロール酢酸エステルの末梢循環障害改善作用を利用し、皮膚保護並びに皮膚の軟化の目的に用いられる。

貯蔵方法及び有効期間　遮光した気密容器。安定性のうえから冷所保存が望ましい。使用期限10カ月。

注　意　表Ⅰ（p. A-215）を参照。

U・E・Hクリーム（使用上の注意 p. B-329 参照）

【151】　外皮用薬 62 ―①

処　方		
	尿　　素	5.0 g
	トコフェロール酢酸エステル	0.5 g
	親水クリーム	適　量
	全　　量	100 g

製造方法　以上をとり、クリーム剤の製法により製する。

水浴上で親水クリームを加温（外温90℃）約1時間で溶融する（内温75℃）。水浴からおろし、攪拌しつつ内温75℃の時点でトコフェロール酢酸エステルを加え、内温70℃で尿素（細末）を少しずつ数分かけて入れる（内温65℃に下がる）。室温になるまで攪拌し、尿素の結晶が認められないことを確認する。室温で放置する（急冷しないこと）。これを軟膏容器に軟膏ヘラで分注する。

（注）攪拌機；ラボスターラシリーズ（ヤマト科学）

用法及び用量　適宜、患部に塗布する。

効能又は効果　皮膚乾燥症（肌あれ、さめ肌、かゆみ）、ひび、あかぎれ、しもやけ

作　用　尿素には角質内水分保有力増強作用がある。

貯蔵方法　遮光した気密容器

参　考　通常のプラスチック容器は10カ月で親水軟膏の3.2～4.7％、パッキン付容器では1.1～2％質量が減少する。軟膏面にフィルムを置き、容器もビニールテープで密封することが望ましい。

注　意　表Ⅰ（p. A-215）を参照。

E・V 軟膏（使用上の注意 p. B-327 参照）

【150】 外皮用薬 61 —①

処　方		
	dl-カンフル	5.0 g
	トコフェロール酢酸エステル	0.5 g
	l-メントール	2.0 g
	白色ワセリン	適　量
	全　　量	100 g

製造方法　以上をとり、軟膏剤の製法により製する。

dl-カンフル、*l*-メントールを乳鉢中で少量のエタノールを加えて、研和して溶解し、溶媒をとばして微細粉末にしたものに少量の流動パラフィンを加え泥状とした後、トコフェロール酢酸エステルを白色ワセリンで練合したものを加え、全質均等として製する。

用法及び用量　適宜、患部に塗布する。

効能又は効果　ひび、あかぎれ、しもやけ、肌あれ

貯蔵方法　遮光した気密容器

注　意　表Ⅰ（p. A-215）を参照。

局 グリセリンカリ液（使用上の注意 p. B-319 参照）

【146】 外皮用薬 57 —①

処　方		
	水酸化カリウム	0.3 g
	グリセリン	20.0 mL
	エタノール	25.0 mL
	芳　香　剤	微　量
	常水又は精製水又は精製水（容器入り）	適　量
	全　　量	100 mL

製造方法　水酸化カリウムに常水又は精製水又は精製水（容器入り）の一部を加えて溶かした後、グリセリン、エタノール、芳香剤微量及び残りの常水又は精製水又は精製水（容器入り）を加え、ろ過して製する。ただし、グリセリンの代わりに濃グリセリンを用いて製することができる。

芳香剤としてはローズ油、ベルガモット油等が適当である。

用法及び用量　適宜、患部に塗布する。

効能又は効果　ひび、あかぎれ、皮膚のあれ

作　用　水酸化カリウムの皮膚軟化、グリセリンの皮膚軟化及び乾燥防止作用により、皮膚のき裂に効果がある。

貯蔵方法　気密容器

備　考　本品は一般にベルツ水と称されている。

U20・ローション（使用上の注意 p. B-249 参照）

【111】　外皮用薬 22 —②

処　方		
	尿　素	20.0 g
	親水クリーム	25.0 g
	パラオキシ安息香酸メチル	0.013 g
	パラオキシ安息香酸プロピル	0.007 g
	精製水又は精製水（容器入り）	適　量
	全　　量	100 mL

製造方法　以上をとり、ローション剤の製法により製する。

用法及び用量　1日数回、患部に塗擦する。

効能又は効果　手指のあれ、ひじ・ひざ・かかと・くるぶしの角化症、老人の乾皮症、さめ肌

作　用　高濃度の尿素のもつ角質水分保持量増加作用及び角質溶解剝離作用を利用し、角化性皮膚疾患用剤とした製剤である。

貯蔵方法　気密容器

6）　外用消炎・鎮痛薬

インドメタシン１％外用液（使用上の注意 p. B-265 参照）

【119】　外皮用薬 30 —③

処　方		
	インドメタシン	1.0 g
	l-メントール	3.0 g
	プロピレングリコール	10.0 mL
	ベンザルコニウム塩化物液（10 %）	0.1 mL
	エタノール	80.0 mL
	精製水又は精製水（容器入り）	適　量
	全　　量	100 mL

製造方法　インドメタシンを水浴上で加温したプロピレングリコールに溶解し、*l*-メントールを溶解したエタノールと合わせた後、ベンザルコニウム塩化物液、精製水又は精製水（容器入り）を加え、全量 100 mL とする。

用法及び用量　1日4回を限度として、適量を患部に塗布する。1週間 50 mL を限度とする。11 才未満は使用しない。

効能又は効果　関節痛、筋肉痛、腰痛、肩こりを伴う肩の痛み、腱鞘炎、肘の痛み、打撲、ねんざ

作　用　インドメタシンは経皮吸収によって組織中のブラジキニン、プロスタグランジンの合成を阻害し、筋肉、関節痛を緩解する。

貯蔵方法　遮光した気密容器

備　考　容器のトップ塗布面の防黴（ばい）剤としてベンザルコニウム塩化物を加えた。インドメタシンは光

によって着色するので遮光する。

インドメタシン1％・M軟膏（使用上の注意 p. B-341 参照）

【157】 外皮用薬 68 —③

処方		
	インドメタシン	1.0 g
	l−メントール	3.0 g
	マクロゴール 400	5.0 mL
	マクロゴール軟膏	適量
	全量	100 g

製造方法 インドメタシン、l−メントールを秤取し、あらかじめ 60〜70℃に加温したマクロゴール 400 に加え攪拌溶解し、別に 60〜70℃で加温溶融したマクロゴール軟膏に加え、攪拌冷却して製する。

用法及び用量 1日4回を限度として、適量を患部に塗布する。1週間あたり 50 g を超えて使用しないこと。11 才未満は使用しない。

効能又は効果 関節痛、筋肉痛、腰痛、肩こりを伴う肩の痛み、腱鞘炎、肘の痛み、打撲、ねんざ

作　用 インドメタシンは経皮吸収によって組織中のブラジキニン、プロスタグランジンを阻害し、筋肉、関節痛を緩解する。

貯蔵方法 遮光した気密容器

備　考 インドメタシンは光によって着色するので遮光する。

局 複方サリチル酸メチル精（使用上の注意 p. B-241 参照）

【107】 外皮用薬 18 —①

処方		
	サリチル酸メチル	4.0 mL
	トウガラシチンキ	10.0 mL
	d−又は dl−カンフル	5.0 g
	エタノール	適量
	全量	100 mL

製造方法 以上をとり、酒精剤の製法により製する。

用法及び用量 適宜、患部に塗布する。

効能又は効果 リウマチ、肩こり、筋肉疲労、しもやけ、挫傷、頭痛、歯痛、のどの痛み、筋肉のはれ、筋肉のこり、関節痛、神経痛、筋肉痛、腰痛、筋ちがい、うちみ、ねんざ

作　用 サリチル酸メチル、トウガラシチンキ、カンフル等はいずれも皮膚に刺激を与え、血行をよくし、局所の鎮痛、鎮痒作用をあらわす。本品は浸透力も強い。

貯蔵方法 気密容器

備　考 d−又は dl−カンフルについては、薬局ごとにそのいずれかに特定して製造すること。

複方ヨード・トウガラシ精（使用上の注意 p. B-243 参照）

【108】　外皮用薬 19

処　方		
	ヨードチンキ	20.0 mL
	トウガラシチンキ	10.0 mL
	d−又は *dl*−カンフル	5.5 g
	液状フェノール	2.0 mL
	サリチル酸メチル	1.0 mL
	ヒマシ油	10.0 mL
	エタノール	適　量
	全　　量	100 mL

製造方法　以上をとり、酒精剤の製法により製する。

用法及び用量　適宜、患部に塗布する。

効能又は効果　リウマチ、肩こり、筋肉疲労、しもやけ、挫傷、頭痛、歯痛、のどの痛み、筋肉のはれ、筋肉のこり、関節痛、神経痛、筋肉痛、腰痛、筋ちがい、うちみ、ねんざ

作　　用　ヨウ素は皮膚刺激作用があり、浸透性も強く深部にまで作用が達する。

トウガラシチンキ、カンフル、フェノール、サリチル酸メチル等は、皮膚を刺激して血行をよくし、しかも浸透して深部に達し、鎮痛、鎮痒の効果をあらわす。

貯蔵方法　遮光した気密容器

備　　考　*d*−又は *dl*−カンフルについては、薬局ごとにそのいずれかに特定して製造すること。

7）　パップ薬

局 パップ用複方オウバク散（使用上の注意 p. B-247 参照）

【110】　外皮用薬 21 −①

処　方		
	オウバク末	66.0 g
	サンシシ末	32.5 g
	d−又は *dl*−カンフル	1.0 g
	l−又は *dl*−メントール	0.5 g
	全　　量	100 g

製造方法　以上をとり、散剤の製法により製する。

用法及び用量　水で練り合わせて泥状とし、リント布等に展延し、患部に貼付する。

効能又は効果　うちみ、ねんざ

作　　用　オウバクの成分であるベルベリンの局所収れん作用、カンフル、メントール等の局所刺激作用と誘導刺激作用を期待した処方である。

貯蔵方法　気密容器

備　　考　*d*−又は *dl*−カンフル、*dl*−又は *l*−メントールについては、薬局ごとにそのいずれかに特定

して製造すること。

8）　にきび用薬

局 イオウ・カンフルローション（使用上の注意 p. B-337 参照）

【155】　外皮用薬 66

処　方		
	イ　オ　ウ	6.0 g
	d−又は *dl*−カンフル	0.5 g
	ヒドロキシプロピルセルロース	0.4 g
	水酸化カルシウム	0.1 g
	エタノール	0.4 mL
	常水又は精製水又は精製水（容器入り）	適　量
	全　　量	100 mL

製造方法　ヒドロキシプロピルセルロースに常水又は精製水又は精製水（容器入り）20 mL を加えて溶かし、これをあらかじめ *d*−カンフル又は *dl*−カンフルをエタノールに溶かした後、イオウを加えて研和したものに少量ずつ加えて研和する。別に水酸化カルシウムに常水又は精製水又は精製水（容器入り）50 mL を加えて、密栓して振り混ぜた後、静置し、この上澄液 30 mL を前の混合物に加え、更に、常水又は精製水又は精製水（容器入り）を加えて全量を 100 mL とし、振り混ぜて製する。

用法及び用量　用時よく振とうして、適宜、手のひらにとり塗布する。

1日2回、朝は上清液、晩は混濁液を塗布する。

効能又は効果　にきび

貯蔵方法　気密容器

9）　寄生性皮膚疾患用薬

サリチ・レゾルシン液（使用上の注意 p. B-297 参照）

【135】　外皮用薬 46

処　方		
	レゾルシン	2.0 g
	サリチル酸	2.0 g
	グリセリン	3.0 g
	エタノール	70.0 mL
	精製水又は精製水（容器入り）	適　量
	全　　量	100 mL

製造方法　以上をとり、溶解混和して製する。

用法及び用量　1日数回、適量を患部に塗布する。

効能又は効果　みずむし、ぜにたむし、いんきんたむし

作　　用　サリチル酸、レゾルシンの殺菌、防腐、鎮痒作用により、かゆみの原因である皮膚病原性糸状菌の殺菌を目的とした製剤である。

グリセリンは刺激を緩和し、エタノールが揮散した後も適当な粘度を与え、皮膚を軟化し、薬物を保持し、薬効を持続させる。

貯蔵方法　遮光した気密容器

備　　考　レゾルシンは光又は空気により紅色となる。

局 複方チアントール・サリチル酸液（使用上の注意 p. B-299 参照）

（使用上の注意 p. B-299 参照）

【136】　外皮用薬 47

処　　方

チアントール	20.0 mL
サリチル酸	2.0 g
フェノール	2.0 g
オリブ油	5.0 mL
エーテル	10.0 mL
石油ベンジン	適　量
全　　量	100 mL

製造方法　サリチル酸及びフェノールをエーテルに溶かし、これにチアントール、オリブ油及び石油ベンジンを加え、溶解混和し、全量を 100 mL とする。

用法及び用量　適宜、患部に塗布する。

効能又は効果　みずむし、ぜにたむし、いんきんたむし、かいせん

作　　用　殺寄生生物、殺菌及び鎮痒作用のあるチアントール、サリチル酸、フェノールを配合し、これを塗布しやすくした製剤である。

貯蔵方法　遮光した気密容器に入れ、25℃以下で保存する。エーテル・石油ベンジンは揮発性が強く、低温度、低蒸気密度で引火するので十分に注意しなければならない。

局 サリチル酸精（使用上の注意 p. B-301 参照）

【137】　外皮用薬 48

処　　方

サリチル酸	3.0 g
グリセリン	5.0 mL
エタノール	適　量
全　　量	100 mL

製造方法　以上をとり、酒精剤の製法により製する。

用法及び用量　適宜、患部に塗布する。

効能又は効果　みずむし、ぜにたむし、いんきんたむし

作　　用　サリチル酸の殺菌、防腐、鎮痒作用により、かゆみの原因である糸状菌の殺菌を目的とした製剤である。

グリセリンは刺激を緩和し、エタノールが揮散した後も適当な粘度を与え、皮膚を軟化し、薬物を保持し、薬効を持続させる。

貯蔵方法　気密容器

局 複方サリチル酸精（使用上の注意 p. B-303 参照）

【138】　外皮用薬 49

処　方

サリチル酸	2.0 g
液状フェノール	0.5 mL
グリセリン	4.0 mL
エタノール	80.0 mL
常水又は精製水又は精製水（容器入り）	適　量
全　　量	100 mL

製造方法　以上をとり、酒精剤の製法により製する。
用法及び用量　適宜、患部に塗布する。
効能又は効果　みずむし、ぜにたむし、いんきんたむし
作　　用　サリチル酸精の殺菌力、鎮痒力を強化するためにフェノールを加えた処方である。
貯蔵方法　気密容器

ヨード・サリチル酸・フェノール精 A（使用上の注意 p. B-305 参照）

【139】　外皮用薬 50 —①

処　方

ヨードチンキ	20.0 mL
サリチル酸	5.0 g
液状フェノール	2.2 mL
安息香酸	8.0 g
消毒用エタノール	適　量
全　　量	100 mL

製造方法　以上をとり、酒精剤の製法により製する。ただし、エタノール及び精製水又は精製水（容器入り）適量を用いて製することができる。
用法及び用量　適宜、患部に塗布する。
効能又は効果　みずむし、ぜにたむし、いんきんたむし
作　　用　サリチル酸精の効力強化を目的とした製剤である。
　ヨウ素は殺菌力が強く、表皮に繁殖する菌に直接作用するばかりでなく、その繁殖場所を剝離する。
貯蔵方法　遮光した気密容器

サリチ・V軟膏（使用上の注意 p. B-307 参照）

【140】 外皮用薬 51－①

処　方

サリチル酸	5.0 g
白色ワセリン	適　量
全　　量	100 g

製造方法　以上をとり、軟膏剤の製法により製する。

サリチル酸を少量のエーテル又は無水エタノールと研和して溶解し、溶媒をとばして細末とし、これになるべく少量の流動パラフィンを加えて研和して泥状とし、白色ワセリンを少量ずつ加え、よく練合して全質均等として製する。

なお、使用する軟膏へらは水牛製へら又はプラスチック製へら等を使用する。

用法及び用量　適宜、患部に塗布する。ただし、小児には使用しないこと。

効能又は効果　みずむし、ぜにたむし、いんきんたむし

作　　用　サリチル酸の防腐力は石炭酸に匹敵し、また角質軟化作用がある。

ただし、小児に対応できる濃度は、通常 0.1～3％であるので小児には使用しない。

貯蔵方法　気密容器

局 イオウ・サリチル酸・チアントール軟膏（使用上の注意 p. B-309 参照）

【141】 外皮用薬 52

処　方

イ　オ　ウ	10.0 g
サリチル酸、細末	3.0 g
チアントール	10.0 mL
酸化亜鉛、微末	10.0 g
単軟膏又は適当な軟膏基剤	適　量
全　　量	100 g

製造方法　以上をとり、軟膏剤の製法により製する。

用法及び用量　適宜、患部に塗布する。

効能又は効果　みずむし、ぜにたむし、いんきんたむし、かいせん

作　　用　イオウは皮膚面で徐々に硫化水素を形成して皮膚寄生生物の発育を抑え、同時に角質軟化作用によって薬剤の患部浸透を容易にする。チアントールもイオウを含む化合物であって、皮膚寄生生物の発育阻害作用を有し、更に消炎鎮痒作用を有する。サリチル酸は防腐、殺菌作用と角質軟化作用がある。

貯蔵方法　気密容器

ハクセン・V軟膏（使用上の注意 p. B-311 参照）

【142】 外皮用薬53—①

処　方		
	サリチル酸	3.0 g
	イ オ ウ	3.0 g
	オリブ油	10.0 g
	流動パラフィン	3.0 g
	白色ワセリン	適 量
	全 量	100 g

製造方法　以上をとり、軟膏剤の製法により製する。
用法及び用量　適宜、患部に塗布する。
効能又は効果　みずむし、ぜにたむし、いんきんたむし
作　用　イオウは皮膚表面で徐々に硫化水素を形成して皮膚寄生生物の発育を抑える作用がある。
貯蔵方法　気密容器
注　意　表Ⅰ（p. A-215）を参照。

ハクセン・Z軟膏（使用上の注意 p. B-313 参照）

【143】 外皮用薬54—①

処　方		
	ウンデシレン酸	2.0 g
	ウンデシレン酸亜鉛	5.0 g
	サリチル酸	3.0 g
	ジフェンヒドラミン	1.0 g
	亜鉛華軟膏	89.0 g
	全 量	100 g

製造方法　以上をとり、軟膏剤の製法により製する。
用法及び用量　適宜、患部に塗布する。
効能又は効果　みずむし、ぜにたむし、いんきんたむし
貯蔵方法　遮光した気密容器
注　意　表Ⅰ（p. A-215）を参照。

クロトリマゾール・M軟膏（使用上の注意 p. B-315 参照）

【144】 外皮用薬55—①

処　方		
	クロトリマゾール	1.0 g
	マクロゴール軟膏	適 量
	全 量	100 g

製造方法　以上をとり、軟膏剤の製法により製する。

クロトリマゾールを秤取し、そのままか又は少量のグリセリン又はプロピレングリコールを加え研和した後、マクロゴール軟膏を少量ずつ加えよく練合して、全質均等として製する。

用法及び用量　患部を清潔にして1日2～3回、適量を塗布する。

効能又は効果　みずむし、ぜにたむし、いんきんたむし

作　　用　局所的な皮膚適用においても急速に表皮内に浸透し、皮膚深部への浸透が可能であり、白癬、カンジダ等の皮膚真菌症に用いられるクロトリマゾールを配合した製剤である。

貯蔵方法　遮光した気密容器

注　　意　表Ⅰ（p. A-215）を参照。

局 トルナフタート液（使用上の注意 p. B-285 参照）

【129】　外皮用薬 40 －②

処　　方

トルナフタート	2.0 g
マクロゴール 400	50.0 mL
エタノール	適　量
全　　量	100 mL

製造方法　トルナフタートを秤取し、あらかじめ 60°～70℃に加温したマクロゴール 400 に加え攪拌溶解し、冷後エタノールを加え、全量を 100 mL とする。

用法及び用量　患部を清潔にして、1日2～3回塗布する。

効能又は効果　みずむし、ぜにたむし、いんきんたむし

作　　用　トルナフタートの適応は汗疱状白癬、頑癬、小水疱性斑状白癬、癜風である。各種細菌、カンジダ、アスペルギルスには効果を示さない。

貯蔵方法　気密容器

ハクセン・P 軟膏（使用上の注意 p. B-287 参照）

【130】　外皮用薬 41 －②

処　　方

トルナフタート	2.0 g
クロタミトン	5.0 g
ゲル化炭化水素	適　量
全　　量	100 g

製造方法　トルナフタート、クロタミトンを秤取し、あらかじめ 60°～70℃で溶融したゲル化炭化水素に加え攪拌溶解後、冷却して製する。

用法及び用量　患部を清潔にして、1日2～3回塗布する。

効能又は効果　みずむし、ぜにたむし、いんきんたむし

作　　用　トルナフタートに鎮痒作用のあるクロタミトンを加えた。

貯蔵方法　気密容器

注　　意　表Ⅰ（p. A-215）を参照。

複方ベンゼトニウム・タルク散（使用上の注意 p. B-317 参照）

（使用上の注意 p. B-317 参照）

【145】 外皮用薬 56

処　　方		
	ベンゼトニウム塩化物、微末	0.5 g
	タルク	30.0 g
	酸化亜鉛	35.0 g
	デンプン	適　量
	全　　量	100 g

製造方法　以上をとり、散剤の製法により製する。

タルクは細菌、ことに破傷風菌により汚染されるおそれがあるので、150℃で少なくとも１時間加熱滅菌したものを用いる。

用法及び用量　適宜、患部に散布する。

効能又は効果　みずむし、ぜにたむし、いんきんたむし

作　　用　ベンゼトニウム塩化物は、防腐・防黴（ばい）、殺菌作用を有し、無色、無臭で刺激性も少ない。タルクは散布剤としての基剤であるが、同時に皮膚や創面に対する密着力が強く、局所を乾燥させる。酸化亜鉛とデンプンはほぼ等量配合されており、局所の収れん、保護作用を目的としている。

貯蔵方法　密閉容器

備　　考　タルクの購入にあたっては、タルク中のアスベストの確認を要する。

トルナフタート・サリチ液（使用上の注意 p. B-397 参照）

（使用上の注意 p. B-397 参照）

【182】 外皮用薬 73

処　　方		
	トルナフタート	2.0 g
	サリチル酸	3.0 g
	マクロゴール 400	50 mL
	エタノール	適　量
	全　　量	100 mL

製造方法　以上をとり、液剤の製法により製する。

用法及び用量　患部を清潔にして、１日２～３回塗布する。

効能又は効果　みずむし、ぜにたむし、いんきんたむし

作　　用　すぐれた抗真菌力を発揮するトルナフタートと殺菌・防腐作用のあるサリチル酸をマクロゴールとエタノールに溶解したもの。

貯蔵方法　気密容器

クロトリマゾール・サリチ・フェノール液（使用上の注意 p. B-399 参照）

【183】 外皮用薬 74

処　方		
	サリチル酸	2.0 g
	液状フェノール	0.5 mL
	グリセリン	4.0 mL
	クロトリマゾール	1.0 g
	エタノール	80 mL
	常水、精製水又は精製水（容器入り）	適　量
	全　　量	100 mL

製造方法　以上をとり、酒精剤の製法により製する。

用法及び用量　患部を清潔にして、1日2～3回塗布する。

効能又は効果　みずむし、いんきんたむし、ぜにたむし

作　　用　殺菌力のあるサリチル酸、防腐・鎮痒力のあるフェノールにすぐれた抗真菌力を発揮するクロトリマゾールを加えたもの。

貯蔵方法　気密容器

クロトリマゾール液（使用上の注意 p. B-401 参照）

【184】 外皮用薬 75

処　方		
	クロトリマゾール	1.0 g
	マクロゴール 400	50 mL
	エタノール	適　量
	全　　量	100 mL

製造方法　クロトリマゾールを秤取し、あらかじめ60℃～70℃に加温したマクロゴール 400 に加え撹拌溶解し、冷後エタノールを加え、全量を 100 mL とする。

用法用量　患部を清潔にして、1日2～3回塗布する。

効能または効果　みずむし、ぜにたむし、いんきんたむし

作　　用　局所的な皮膚適用においても急速に表皮内に浸透し、皮膚深部への浸透が可能であり、白癬、カンジダなどの皮膚真菌症に用いられるクロトリマゾールを配合した外用液剤である。

特記事項　クロトリマゾール、マクロゴール軟膏の項を参照。

貯蔵方法　遮光した気密容器

注　　意　表Ⅰ（p. A-215）を参照。

10) 散布薬・制汗薬

局 亜鉛華デンプン（使用上の注意 p. B-293 参照）

【133】 外皮用薬 44

処　方		
	酸化亜鉛	50.0 g
	デンプン	適　量
	全　　量	100 g

製造方法　以上をとり、散剤の製法により製する。

酸化亜鉛は 200 号（75 μm）ふるいで篩過し、デンプンは 100 号（150 μm）ふるいで篩過したものを用い、両者を均等に混和して製する。

用法及び用量　適宜、患部に散布する。

効能又は効果　湿疹・皮膚炎、ただれ、あせも

作　　用　酸化亜鉛は外用すると局所に対して保護作用、緩和な収れん性、弱い防腐性を有し、毒性は弱い。

本品は酸化亜鉛をデンプンで希釈して、その作用をいっそう緩和にし、かつ散布しやすくしたもので、散布剤として用いると患部を保護し、分泌物を吸収し、更に、収れん作用を発揮して患部を乾燥させる効果がある。

貯蔵方法　密閉容器

備　　考　本品は吸湿すると散布しにくくなる。また、酸化亜鉛は空気中から二酸化炭素を吸収して変質し、吸湿すればいっそう変化しやすい。

局 サリチル・ミョウバン散（使用上の注意 p. B-295 参照）

【134】 外皮用薬 45

処　方		
	サリチル酸、細末	3.0 g
	乾燥硫酸アルミニウムカリウム、微末	64.0 g
	タルク、微末	適　量
	全　　量	100 g

製造方法　以上をとり、散剤の製法により製する。

タルクは細菌、ことに破傷風菌により汚染されるおそれがあるので、150℃で少なくとも 1 時間加熱滅菌したものを用いる。

用法及び用量　適宜、患部に散布する。

効能又は効果　あせも、ただれ、局所多汗症

作　　用　サリチル酸は殺菌防腐、乾燥硫酸アルミニウムカリウムは分泌物（水分を含む）吸収と収れん、タルクは分泌物による局所の不快感を除くための防湿、緩和及び散布しやすくするために配合されている。

貯蔵方法　密閉容器

備　　考　タルクの購入にあたっては、タルク中のアスベストの確認を要する。

11)　毛髪用薬

クロラール・サリチル酸精（使用上の注意 p. B-331 参照）

【152】　外皮用薬 63

処　　方		
	抱水クロラール	5.0 g
	サリチル酸	1.0 g
	dl−又は *l*−メントール	0.5 g
	ヒマシ油	10.0 mL
	芳　香　剤	微　量
	厚生省令で定めた医薬品等に使用することができるタール色素別表１又は２（緑色色素）	微　量
	エタノール	適　量
	全　　量	100 mL

製造方法　以上をとり、酒精剤の製法により製する。

用法及び用量　適宜、患部に塗布する。

効能又は効果　ふけ、かゆみ

作　　用　抱水クロラールとメントールは毛根を刺激して発毛を促し、サリチル酸は角質軟化・防腐作用がある。ヒマシ油の配合はエタノールの揮発防止、薬効の持続及び養毛の目的である。

貯蔵方法　気密容器

備　　考　芳香剤：ベルガモット油又はローズ油を製剤 100 mL 中に 0.1 mL 加える。

着色剤：通常緑色３号（ファーストグリーン FCF）又は緑色 205 号（ライトグリーン SF 黄）の 0.1 % 液を製剤 100 mL に１滴加える。

局 トウガラシ・サリチル酸精（使用上の注意 p. B-333 参照）

【153】　外皮用薬 64 −①

処　　方		
	トウガラシチンキ	4.0 mL
	サリチル酸	5.0 g
	液状フェノール	2.0 mL
	ヒマシ油	10.0 mL
	芳　香　剤	微　量
	エタノール	適　量
	全　　量	100 mL

製造方法　以上をとり、酒精剤の製法により製する。

用法及び用量　適宜、患部に塗布する。

効能又は効果　ふけ、かゆみ

作　　用　トウガラシは局所を刺激し、血行をよくする作用がある。

本品は複方サリチル酸精にトウガラシチンキを配合した形で、育毛、養毛剤としての効果を高めている。

貯蔵方法　気密容器

サリチル酸・フェノール軟膏（使用上の注意 p. B-335 参照）

【154】外皮用薬 65

処　　方		
	フェノール	3.0 g
	サリチル酸、細末	5.0 g
	芳　香　剤	微　量
	白色ワセリン又は適当な軟膏基剤	適　量
	全　　量	100 g

製造方法　以上をとり、軟膏剤の製法により製する。

サリチル酸を少量のエーテル、又はエタノールと研和し溶解し、溶媒をとばして細末とし、白色ワセリンの一部を加えてよく研和し、これにあらかじめ水浴上で溶かしたフェノール及び芳香剤（ベルガモット油がよく用いられる）を加え、更に残りの基剤を加え研和して製する。

基剤としては白色ワセリン、黄色ワセリンが通例で、場合により白ロウを少量加える。

用法及び用量　適宜、患部に塗布する。

効能又は効果　ふけ、かゆみ

作　　用　フェノールとサリチル酸の殺菌防腐作用、局所刺激作用、鎮痒性を利用した軟膏剤で、毛根を刺激し、毛髪の発生を促す。

貯蔵方法　気密容器

12）口唇用薬

アクリノール・ハネー（使用上の注意 p. B-221 参照）

【97】外皮用薬 8―②

処　　方		
	アクリノール水和物	0.1 g
	ハチミツ	50.0 g
	グリセリン	49.9 g
	全　　量	100 g

製造方法　以上をとり、溶解混和して製する。

アクリノール水和物を乳鉢内で微粉末化し、これに少量のグリセリンを加えて混和し、更にハチミツを徐々に加えて混和し、残りのグリセリンを加え全質均等として製する。

用法及び用量　適宜、患部に塗布する。1才未満の乳児には使用しないこと。

効能又は効果　口角びらん、口唇のひびわれ、ただれ、舌炎

作　　用　アクリノール水和物の殺菌作用を利用したもので、粘膜塗布剤である。ハチミツとグリセリ

ンは矯味と乾燥防止のため用いられる。

貯蔵方法　遮光した気密容器

10

駆虫薬

劇 局 カイニン酸・サントニン散（使用上の注意 p. B-351 参照）

【162】　駆虫薬１－①

処　　方

サントニン	10.0 g
カイニン酸水和物	2.0 g
デンプン、乳糖水和物又はこれらの混合物	適　量
全　　量	100 g

製造方法　以上をとり、散剤の製法により製する。ただし、分包散剤とする。

各薬局では、デンプン等使用する種類及び混合比率を決めて製すること。

用法及び用量　１日１～２回、空腹時に服用する。あるいは夕食をできるだけ軽くして、就寝前と翌朝の２回服用する。なお、３回以上続けて服用しないこと。ただし、１回量は次のとおりとする。

大人（15 才以上）１包 0.5 g、11 才以上 15 才未満　大人の 2/3、８才以上 11 才未満　大人の 1/2、５才以上８才未満　大人の 1/3、３才以上５才未満　大人の 1/4、１才以上３才未満　大人の 1/5、３カ月以上１才未満　大人の 1/7

効能又は効果　回虫の駆除

副　作　用　本剤は常用量中カイニン酸水和物１回 10 mg、１日 20 mg とサントニン１回 50 mg、１日 100 mg を含むが、過敏体質の患者ではこの量でも副作用（頭痛、腹痛、痙攣等）を起こすことがある。ことに小児への使用は危険性が大きいから注意を要する。

貯蔵方法　遮光した密閉容器

備　　考　分包品は普通薬。サントニン散【163】の解説も参考にすること。

サントニン散（使用上の注意 p. B-353 参照）

【163】　駆虫薬２－①

処　　方

サントニン	0.1 g
デンプン、乳糖水和物又はこれらの混合物	適　量
全　　量	1.0 g

製造方法　以上をとり、散剤の製法により製する。ただし、分包散剤とする。

各薬局では、デンプン等使用する種類及び混合比率を決めて製すること。

用法及び用量　１日１～２回、空腹時に服用する。あるいは夕食をできるだけ軽くして、就寝前と翌朝の２回服用する。なお、３回以上続けて服用しないこと。ただし、１回量は次のとおりとする。

大人（15 才以上）１包 0.5 g、11 才以上 15 才未満　大人の 2/3、８才以上 11 才未満　大人の 1/2、

5才以上8才未満　大人の1/3、3才以上5才未満　大人の1/4、1才以上3才未満　大人の1/5、3カ月以上1才未満　大人の1/7

効能又は効果　回虫の駆除

貯蔵方法　遮光した密閉容器

備　　考　分包品は普通薬。

11

ビタミン主薬製剤

混合ビタミン剤５号（使用上の注意 p. B-355 参照）

【164】　ビタミン主薬製剤６

処　方		
	d-α-トコフェロール酢酸エステル	0.6 g
	イノシトールヘキサニコチネート	0.4 g
	コンドロイチン硫酸ナトリウム	0.9 g
	デンプン、乳糖水和物又はこれらの混合物	適　量
	全　　量	6.0 g

製造方法　以上をとり、散剤の製法により製する。ただし、分包散剤とする。

各薬局では、デンプン等使用する種類及び混合比率を決めて製すること。

用法及び用量　大人（15才以上）１回2.0 g、１日３回、食後服用する。

効能又は効果　１）末梢血行障害による次の諸症状の緩和：肩・首すじのこり、手足のしびれ・冷え、しもやけ

２）更年期における次の諸症状の緩和：肩・首すじのこり、冷え、手足のしびれ、のぼせ

３）月経不順

「ただし、これらの症状について、１カ月ほど使用しても改善がみられない場合は、医師又は薬剤師に相談すること。」

４）次の場合のビタミンＥの補給：老年期

作　　用　ビタミンＥ主薬製剤で、これにイノシトールヘキサニコチネート、コンドロイチン硫酸ナトリウムを配合した。

イノシトールヘキサニコチネートは、医療用で末梢循環障害、ビュルガー病、閉塞性動脈硬化症、レイノー病、凍瘡・凍傷、間欠性跛行が適応で、用法・用量は１日400～1800 mgとなっている。

コンドロイチン硫酸ナトリウムは、生体内の軟骨組成中に広く分布し、コラーゲンとともに結合組織の構成に関与している。毛細血管透過性抑制作用が認められ、医療用の適応は、神経痛、関節痛、腰痛症、五十肩で、用法・用量は１日0.9～3.0 g内服となっている。

貯蔵方法　遮光した密閉容器

混合ビタミン剤２号Ａ（使用上の注意 p. B-371 参照）

【170】　ビタミン主薬製剤１－①

処　方		
	リボフラビン酪酸エステル	0.02 g
	ピリドキシン塩酸塩	0.1 g
	パンテン酸カルシウム	0.03 g
	ヨクイニン末	3.0 g
	デンプン、乳糖水和物又はこれらの混合物	適　量
	全　　量	4.5 g

製造方法　以上をとり、散剤の製法により製する。ただし、分包散剤とする。

各薬局では、デンプン等使用する種類及び混合比率を決めて製すること。

用法及び用量　１回量を次のとおりとし、１日３回、食後服用する。

大人（15 才以上）１包 1.5 g、11 才以上 15 才未満　大人の 2/3、７才以上 11 才未満　大人の 1/2、３才以上７才未満　大人の 1/3、１才以上３才未満　大人の 1/4

効能又は効果　１）次の諸症状の緩和：口角炎、口唇炎、口内炎、舌炎、湿疹、皮膚炎、かぶれ、ただれ、にきび、肌あれ

「ただし、これらの症状について、１カ月ほど使用しても改善がみられない場合は、医師又は薬剤師に相談すること。」

２）次の場合のビタミン B_2B_6 の補給：肉体疲労時、妊娠・授乳期、病中病後の体力低下時

作　用　本品は、リボフラビン酪酸エステル、ピリドキシン塩酸塩、パントテン酸カルシウム配合のビタミン B_2B_6 主薬製剤で、これにヨクイニンを配合したものである。ヨクイニンは、利尿、消炎、鎮痛等の目的で用いられる他、皮膚のあれ、いぼ、進行性指掌角化症の治療に用いられる。

相互作用　レボドパの作用を減弱することがある（ビタミン B_6 による）。

臨床検査値への影響　尿を黄変させ、臨床検査値に影響を与えることがある（ビタミン B_2 による）。

貯蔵方法　遮光した密閉容器

混合ビタミン剤３号Ａ（使用上の注意 p. B-373 参照）

【171】　ビタミン主薬製剤２－①

処　方		
	チアミン硝化物	0.03 g
	リボフラビン酪酸エステル	0.012 g
	ピリドキシン塩酸塩	0.05 g
	ニコチン酸アミド	0.06 g
	デンプン、乳糖水和物又はこれらの混合物	適　量
	全　　量	3.0 g

製造方法　以上をとり、散剤の製法により製する。ただし、分包散剤とする。

各薬局では、デンプン等使用する種類及び混合比率を決めて製すること。

用法及び用量　１回量を次のとおりとし、１日３回、食後服用する。

大人（15 才以上）１包 1.0 g、11 才以上 15 才未満　大人の 2/3、７才以上 11 才未満　大人の 1/2、

3才以上7才未満　大人の1/3、1才以上3才未満　大人の1/4

効能又は効果　1）次の諸症状の緩和：神経痛、筋肉痛・関節痛（腰痛、肩こり、五十肩等）、手足のしびれ、便秘、眼精疲労

2）脚　気

「ただし、これらの症状について、1カ月ほど使用しても改善がみられない場合は、医師又は薬剤師に相談すること。」

3）次の場合のビタミンB_1の補給：肉体疲労時、妊娠・授乳期、病中病後の体力低下時

作　　用　チアミン硝化物にリボフラビン酪酸エステル、ピリドキシン塩酸塩、更にニコチン酸アミドを配合したビタミンB_1主薬製剤。

相互作用　レボドパの作用を減弱することがある（ビタミンB_6による）。

臨床検査値への影響　尿を黄変させ、臨床検査値に影響を与えることがある（ビタミンB_2による）。

貯蔵方法　遮光した密閉容器

混合ビタミン剤1号（使用上の注意 p. B-375参照）

【172】　ビタミン主薬製剤3－①

処　　方

リボフラビン酪酸エステル	0.02 g
ピリドキシン塩酸塩	0.1 g
パントテン酸カルシウム	0.03 g
ニコチン酸アミド	0.06 g
デンプン、乳糖水和物又はこれらの混合物	適　量
全　　量	4.5 g

製造方法　以上をとり、散剤の製法により製する。ただし、分包散剤とする。

各薬局では、デンプン等使用する種類及び混合比率を決めて製すること。

用法及び用量　1回量を次のとおりとし、1日3回、食後服用する。

大人（15才以上）1包1.5 g、11才以上15才未満　大人の2/3、7才以上11才未満　大人の1/2、3才以上7才未満　大人の1/3、1才以上3才未満　大人の1/4

効能又は効果　1）次の諸症状の緩和：口角炎、口唇炎、口内炎、舌炎、湿疹、皮膚炎、かぶれ、ただれ、にきび、肌あれ

「ただし、これらの症状について、1カ月ほど使用しても改善がみられない場合は、医師又は薬剤師に相談すること。」

2）次の場合のビタミンB_2B_6の補給：肉体疲労時、妊娠・授乳期、病中病後の体力低下時

作　　用　リボフラビン酪酸エステルは、体内の貯留性が高く、持続的にビタミンB_2作用を発揮する。VB_2欠乏で皮膚・粘膜症状、体重停滞、減少がみられる。本剤は血中脂質代謝改善作用、中性脂肪抑制作用、リン脂質抑制作用、過酸化脂質分解作用、HDLコレステロール上昇作用がある。

副 作 用　過敏症：発疹等の過敏症状があらわれることがあるので、そのような場合には中止する。

注　　意　アルカリ剤（炭酸水素ナトリウム、酸化マグネシウム）と併用しないこと。

貯蔵方法　遮光した密閉容器

混合ビタミン剤４号（使用上の注意 p. B-377 参照）

（使用上の注意 p. B-377 参照）

【173】ビタミン主薬製剤４－①

処　方

フラビンアデニンジヌクレオチドナトリウム	0.045 g
ピリドキシン塩酸塩	0.1 g
L－塩酸システイン	0.16 g
ニコチン酸アミド	0.06 g
デンプン、乳糖水和物又はこれらの混合物	適　量
全　量	4.5 g

製造方法　以上をとり、散剤の製法により製する。ただし、分包散剤とする。

各薬局では、デンプン等使用する種類及び混合比率を決めて製すること。

用法及び用量　１回量を次のとおりとし、１日３回、食後服用する。

大人（15 才以上）１包 1.5 g、11 才以上 15 才未満　大人の 2/3、７才以上 11 才未満　大人の 1/2、３才以上７才未満　大人の 1/3、１才以上３才未満　大人の 1/4

効能又は効果　１）次の諸症状の緩和：口角炎、口唇炎、口内炎、舌炎、湿疹、皮膚炎、かぶれ、ただれ、にきび、肌あれ

「ただし、これらの症状について、１カ月ほど使用しても改善がみられない場合は、医師又は薬剤師に相談すること。」

２）次の場合のビタミン B_2B_6 の補給：肉体疲労時、妊娠・授乳期、病中病後の体力低下時

作　用　ビタミン B_2B_6 主薬製剤で、これにL－塩酸システイン、ピリドキシン塩酸塩、ニコチン酸アミドを配合した。

L－塩酸システインは、生体内SH供与体としてSH酵素の賦活作用があり、皮膚代謝の正常化、抗アレルギー、解毒作用により各種の皮膚疾患に用いる。医療用の適応は、湿疹、じんましん、薬疹、中毒疹、尋常性ざ瘡、多形浸出性紅斑で、用法・用量は１回 80 mg、１日２～３回となっている。

ビタミン B_2 としてFADを配合した。FADはフラビン酵素の補酵素として細胞内の酸化還元系やミトコンドリアにおける電子伝導系に働き、糖質、脂質、蛋白質等の生体内代謝に広く関与し重要な役割を果たす。

ニコチン酸アミドは、脱水素酵素の補酵素として広く生体内の酸化還元反応にあずかる。ペラグラと関係の深い多くの皮膚疾患（口角炎、口内炎、舌炎、急・慢性湿疹、接触性皮膚炎、光線過敏性皮膚炎の治療）に用いられる。

また、末梢循環障害、内耳の迷路細胞の呼吸機能を賦活することから、耳鳴、難聴の治療に用いられる。医療用の用量は１日 25～200 mg である。

ピリドキシン塩酸塩は、生体内でリン酸ピリドキシン（VB_6 の補酵素型）となって直接代謝過程に関与し、アミノ酸・蛋白の分解、生合成に重要な役割を果たす。

ビタミン B_6 は脂肪代謝にも関与し、ときに不飽和脂肪酸の生体内利用に必要とされる。欠乏すると脂漏性又はペラグラ用の皮膚障害や血液系・神経系の障害が起こる。

臨床検査値への影響　尿を黄変させ、臨床検査値に影響を与えることがある（ビタミン B_2 による）。

貯蔵方法　遮光した密閉容器

ニンジン・E散（使用上の注意 p. B-379参照）

【174】 ビタミン主薬製剤５－①

処　方		
	d-α-トコフェロール酢酸エステル	0.6 g
	ニンジン末	1.5 g
	デンプン、乳糖水和物又はこれらの混合物	適　量
	全　　量	3.0 g

製造方法　以上をとり、散剤の製法により製する。ただし、分包散剤とする。

各薬局では、デンプン等使用する種類及び混合比率を決めて製すること。

用法及び用量　１回量を次のとおりとし、１日３回、食後服用する。

大人（15才以上）１包1.0 g、11才以上15才未満　大人の2/3、７才以上11才未満　大人の1/2、３才以上７才未満　大人の1/3、１才以上３才未満　大人の1/4

効能又は効果　1）末梢血行障害による次の諸症状の緩和：肩・首すじのこり、手足のしびれ・冷え、しもやけ

2）更年期における次の諸症状の緩和：肩・首すじのこり、冷え、手足のしびれ、のぼせ

3）月経不順

「ただし、これらの症状について、１カ月ほど使用しても改善がみられない場合は、医師又は薬剤師に相談すること。」

4）次の場合のビタミンＥの補給：老年期

作　用　d-α-トコフェロール酢酸エステルは天然型ビタミンＥのうち、生理活性が最も高い。体内で末梢血液循環を改善し、動脈硬化の原因となる過酸化脂質の生成を抑制し、また、体内のホルモン分泌を円滑にするので、更年期の諸症状の改善に用いられる。これに、新陳代謝の低下を改善し、食欲を増進し、強壮作用のあるニンジンを配合したビタミンＥ主薬製剤である。

貯蔵方法　遮光した密閉容器

12

その他

内用皮膚剤１号Ａ（使用上の注意 p. B-357参照）

【165】　その他１－①

処　　方		
	ヨクイニン末	3.0 g
	リボフラビン酪酸エステル	0.012 g
	ピリドキシン塩酸塩	0.04 g
	カンゾウ末	0.15 g
	リン酸水素カルシウム水和物	適　量
	全　　量	4.5 g

製造方法　以上をとり、散剤の製法により製する。ただし、分包散剤とする。

用法及び用量　１回量を次のとおりとし、１日３回、食後服用する。

大人（15才以上）１包1.5 g、11才以上15才未満　大人の2/3、８才以上11才未満　大人の1/2、５才以上８才未満　大人の1/3、３才以上５才未満　大人の1/4

効能又は効果　いぼ、皮膚のあれ

作　　用　ヨクイニンは、利尿、消炎、鎮痛等の目的で用いられるが、また、いぼとりや皮膚のあれにも用いられる。本品は、ヨクイニン末にリボフラビン酪酸エステル、ピリドキシン塩酸塩を配合し、更に、甘味剤としてカンゾウ末、賦形剤としてリン酸水素カルシウム水和物を加えたものである。

相互作用　レボドパの作用を減弱することがある（ビタミンB_6による）。

臨床検査値への影響　尿を黄変させ、臨床検査値に影響を与えることがある（ビタミンB_2による）。

貯蔵方法　遮光した密閉容器

13

調剤用剤

㊊㊐ 吸水クリーム

処　方

白色ワセリン	40 g
セタノール	10 g
サラシミツロウ	5 g
ソルビタンセスキオレイン酸エステル	5 g
ラウロマクロゴール	0.5 g
パラオキシ安息香酸エチル又はパラオキシ安息香酸メチル	0.1 g
パラオキシ安息香酸ブチル又はパラオキシ安息香酸プロピル	0.1 g
精製水又は精製水（容器入り）	適　量
全　　量	100 g

製造方法　本品は白色ワセリン、セタノール、サラシミツロウ、ソルビタンセスキオレイン酸エステル及びラウロマクロゴールをとり、水浴上で加熱して溶かし、かき混ぜて約75℃に保ち、これにあらかじめパラオキシ安息香酸メチル又はパラオキシ安息香酸エチル及びパラオキシ安息香酸プロピル又はパラオキシ安息香酸ブチルを精製水又は精製水（容器入り）に加え、80℃に加温して溶かした液を加え、かき混ぜて乳液とした後、冷却し、固まるまでよくかき混ぜて製する。

用法及び用量　調剤用原料として用いる。

効能又は効果　親水軟膏と同様の目的で、紅斑、丘疹、落屑、肥厚等の乾燥型皮疹に用いる。本品の水分保持が高いため、湿潤面、創面等に適用すると浸出物を適用面から再び吸収させて症状を悪化させることがある。刺激は比較的少ない。外相が油相のため皮膚によく密着し塗布しやすい。

貯蔵方法　気密容器

原 局 親水クリーム

処　方		
	白色ワセリン	25 g
	ステアリルアルコール	20 g
	プロピレングリコール	12 g
	ポリオキシエチレン硬化ヒマシ油60	4 g
	モノステアリン酸グリセリン	1 g
	パラオキシ安息香酸メチル	0.1 g
	パラオキシ安息香酸プロピル	0.1 g
	精製水又は精製水（容器入り）	適　量
	全　　量	100 g

製造方法　本品は白色ワセリン、ステアリルアルコール、ポリオキシエチレン硬化ヒマシ油60及びモノステアリン酸グリセリンをとり、水浴上で加熱して溶かし、かき混ぜ、約75℃に保ち、これにあらかじめパラオキシ安息香酸メチル及びパラオキシ安息香酸プロピルをプロピレングリコールに加え、必要ならば加温して溶かし、精製水又は精製水（容器入り）に加えて約75℃に加温した液を加え、かき混ぜて乳液とした後、冷却し、固まるまでよくかき混ぜて製する。

用法及び用量　調剤用原料として用いる。

効能又は効果　油性及び水性薬剤ともに配合しやすく、種々の軟膏の基剤となる。乾燥型の皮膚疾患に適用し、湿潤型では分泌物の再吸収のため、ときに症状の悪化をきたすことがある。

作　用　乳剤性基剤一般の特徴を有し、特に含有水分の蒸発により皮膚を冷却し、消炎及び鎮痒効果をもたらす。皮膚分泌物との混和性及び皮膚浸透性が大きく、水洗が容易である。

貯蔵方法　気密容器

原 局 単軟膏

処　方		
	ミツロウ	33 g
	植　物　油	適　量
	全　　量	100 g

製造方法　以上をとり、軟膏剤の製法により製する。

用法及び用量　調剤用原料として用いる。

効能又は効果　油脂性軟膏としてそのまま、あるいは油脂性軟膏基剤として用いる。

作　用　油脂性軟膏基剤で、皮膚を被覆する性質が強い。

貯蔵方法　気密容器

原 局 マクロゴール軟膏

処　方		
	マクロゴール4000	50 g
	マクロゴール400	50 g
	全　　量	100 g

製造方法　本品はマクロゴール4000及びマクロゴール400をとり、水浴上で65℃に加温して溶かした後、固まるまでよくかき混ぜて製する。

ただし、マクロゴール 4000 及びマクロゴール 400 のそれぞれ 100 g 以内の量を互いに増減して全量 1000 g とし、適当な稠度の軟膏を製することができる。

用法及び用量　調剤用原料として用いる。

効能又は効果　本品は殆ど白色無臭の、油脂よう外観と触感を有する水溶性の軟膏基剤で、他の薬品とよく混和する。

本品は吸湿性が大きく、皮膚面の水性分泌物を吸収して除く力が強いので、漿液性びらんに有効である。また、水溶性であるから皮膚面からの洗去も容易である。ワセリン基剤に比べて、主薬の皮膚面からの吸収もよい。

配合禁忌　ヨウ素、タンニン酸、フェノール、サリチル酸では液化が起こる。また、ペニシリン、バシトラシンは速やかに不活性化される。

貯蔵方法　気密容器

㊊ ㊋ 親水ワセリン

処　　方

サラシミツロウ	8 g
ステアリルアルコール又はセタノール	3 g
コレステロール	3 g
白色ワセリン	適　量
全　　量	100 g

製造方法　本品はステアリルアルコール又はセタノール、サラシミツロウ及び白色ワセリンを水浴上で加温して溶かし、かき混ぜ、これにコレステロールを加えて完全に溶けるまでかき混ぜた後、加温をやめ、固まるまでよくかき混ぜて製する。

用法及び用量　調剤用原料として用いる。

効能又は効果　親水クリームに類似し、軟膏基剤として又は単独で、乾燥性皮疹、紅斑、丘疹に使用され、特に血痂、落屑の除去に適する。

作　　用　親水クリームと同じく、浸透性の強い安定な軟膏基剤で、刺激性も少ない。

貯蔵方法　気密容器

㊊ ㊋ 白色軟膏

処　　方

サラシミツロウ	5 g
ソルビタンセスキオレイン酸エステル	2 g
白色ワセリン	適　量
全　　量	100 g

製造方法　以上をとり、軟膏剤の製法により製する。

用法及び用量　調剤用原料として用いる。

効能又は効果　ワセリンよりも融点を上げ、稠度を硬くし、かつ吸収性を増加したもので、亜鉛華軟膏等に使用される。

貯蔵方法　気密容器

㊊ 局 精製水

製造方法　本品は、イオン交換、蒸留、逆浸透又は限外ろ過などを単独あるいは組み合わせたシステムにより常水より製したものである。

本品は、製造後、速やかに用いる。ただし、微生物の増殖抑制が図られる場合、一時的にこれを保存することができる。

用法及び用量　調剤用原料として用いる。

効能又は効果　製剤、試液、試薬の調製に用いる。ただし、注射剤、点眼剤の調整に用いない。

貯蔵方法　気密容器

㊊ 局 精製水（容器入り）

製造方法　本品は、「精製水」を気密容器に入れたものである。製造方法は「精製水」を参照。

用法及び用量　調剤用原料として用いる。

効能又は効果　製剤、試液、試薬の調製に用いる。ただし、注射剤、点眼剤の調整に用いない。

貯蔵方法　気密容器

㊊ 局 ハッカ水

処　　方

ハッカ油	0.2 mL
精　製　水	適　量
全　　量	100 mL

製造方法　以上をとり、芳香水剤の製法により製する。

用法及び用量　調剤用原料として用いる。1回3 mL、1日10 mLを適宜加える。

効能又は効果　矯味、矯臭の目的で加える。

貯蔵方法　気密容器

参考

薬添規　ゲル化炭化水素（ヒドロカーボンゲル）

組　　成　ポリエチレン樹脂5％、流動パラフィン95％

特　　徴　本剤は約80℃で溶けるがそのまま冷却しても原型に復することは困難であるので、主薬の配合は基剤を溶かさずにそのまま練合するか、又は約70℃に加温して軟化した後、主薬を加え約50℃になるまで激しくかき混ぜて製する。

本剤は殆ど無臭の白色～類白色で真珠様の光沢のある軟膏である。水又はエタノールに殆ど溶けない。融点が高く可塑性と柔軟性があり、ほどよい稠度は年間を通じ殆ど変化しない。皮膚に塗布するとき、ワセリン、その他にみられるようなべとつき感が少なく、ソフトな使用感を示し、展延性、被覆性があり、刺激性も少なく皮膚面上で光沢を発することがない。反応性が少ないので配合薬とは殆ど変化を起こさない。本品は疎水性であるが、適当な界面活性剤を添加すれば、親水性基剤が得られる。たとえばソルビタンセスキオレイン酸エステル、又はグリセリンモノオレアートを5～10％使用して製したものは、水を加えて練合するとクリーム状軟剤が得られる。

商品名　プラスチベース（大正）

表Ⅰ

<table>
<tr><th colspan="3">分類</th><th>例</th><th colspan="2">特性</th></tr>
<tr><td>疎水性基剤</td><td colspan="2">①油脂性基剤</td><td>●白色ワセリン
●白色軟膏
●黄色ワセリン
●亜鉛華軟膏
●ゲル化炭化水素</td><td>非浸透性</td><td>★刺激が少なく無難。
★適用範囲が広い。
★皮膚軟化作用がある。
★油脂分が痂皮を軟化して自然に脱落させる。</td></tr>
<tr><td rowspan="3">親水性基剤</td><td rowspan="2">②乳剤性基剤</td><td>水中油型基剤</td><td>●親水クリーム
●バニシングクリーム
O/W 型</td><td rowspan="2">浸透性</td><td rowspan="2">★皮膚浸透作用が優れている。
★速効性。
★皮膚の冷却作用がある。
★びらん面には用いない方がよい。
★外観がきれいで清潔感がある。</td></tr>
<tr><td>油中水型基財</td><td>1. 水相を欠くもの
●親水ワセリン
2. 水相を有するもの
●吸水クリーム
●コールドクリーム
W/O 型</td></tr>
<tr><td colspan="2">③水溶性基剤</td><td>マクロゴール軟膏</td><td>非浸透性（水性分泌物吸収）</td><td>★吸湿性が強い。
★湿潤面を乾燥させる。
★親水性基剤に属しており水によく混和。
★水によく溶解する。</td></tr>
</table>

薬局製剤の使用期限一覧

一連番号	処方番号	販売名称	含まれる使用期限表示対象医薬品	製造から使用期限までの期間
7	解熱鎮痛薬 4-②	解熱鎮痛剤9号	アスピリン	6カ月
8	かぜ薬 1-②	感冒剤1号A	〃	6カ月(※)
49	胃腸薬 1-①	複方ロートエキス・ジアスターゼ散	ジアスターゼ	6カ月
53	〃 5-①	健胃消化剤1号A	ジアスターゼ、パンクレアチン	6カ月
66	〃 18-①	下痢止め5号	乳酸菌	6カ月
71	〃 23-①	健胃剤1号	ジアスターゼ、パンクレアチン	6カ月
72	〃 24-③	健胃消化剤3号B	〃	2カ月
73	〃 25-②	〃 4号A	〃	6カ月
74	〃 26-①	複方ジアスターゼ・重曹散	ジアスターゼ	2カ月
75	〃 27-②	健胃消化剤5号A	ジアスターゼ、パンクレアチン	6カ月
77	〃 29-①	複方ロートエキス・水酸化アルミ散	ジアスターゼ	3カ月
100	外皮用薬 11-①	A・E・P軟膏	レチノールパルミチン酸エステル	10カ月
118	〃 29-①	A・E・Z・P軟膏	〃	1年
171	ビタミン主薬製剤 2-①	混合ビタミン剤3号A	チアミン硝化物	1年

※かぜ薬1－②については、ラミネート紙包装の場合の「製造から使用期限までの期間」は1年。

付　　録

1 「薬局製剤」関係質疑応答集 ……………………………… A—219

2 「薬局製剤」関係行政通知集
- Ⅰ 「薬局製剤」に関する行政通知 ……………………………… A—223
- Ⅱ 「使用上の注意」に関する行政通知 ……………………………… A—436

1 「薬局製剤」関係質疑応答集

〔はじめに〕

薬局製造販売医薬品（以下、薬局製剤）は、薬局開設者にとり、きわめて重要な業務の一つと考えられますが、その法令上あるいは行政上の取り扱いについて、十分に理解されていないことがあるようです。

そこで、これまでに日本薬剤師会の会員から寄せられた質問事項や、その他薬局製剤・漢方委員会で話題になった主な事項の回答を取りまとめましたので、ご参照ください。

なお、質問事項に対する回答は、平成28年1月現在のものです。

〔問1〕 「薬局製剤」としての適否の基準やその要件については、法令上で何か示されていますか。示されているとすれば、具体的にはどのようなものですか。

【答】 「薬局製剤」の適否の基準については、直接的な規定ではありませんが、薬局等構造設備規則第1条及び第11条において間接的に示されています。当該要件を箇条書きにすると次のとおりになり、「薬局製剤」は、これらの三要件をすべて満たすことが必要であると考えられます。

（1） 薬局において、混和、溶解等の簡単な物理的操作により製造することができる医薬品（注射剤を除く。）であること。

（2） 薬局等構造設備規則に定める薬局の構造設備及び器具をもって製造することができるものであること。

（3） その薬局の管理者が、その製造に関し、完全な管理をすることができる限度で、かつ、その薬局の業務の遂行に支障を生ずることのない限度の規模において製造する場合であること。

〔問2〕 日本薬局方外の薬局製剤は、薬局製剤指針の品目に限定されていると聞きましたが、本当でしょうか。

【答】 昭和55年10月9日付け薬発第1337号薬務局長通知（以下、「旧局長通知」という。）において、『昭和55年9月30日以降新たに承認・許可を与える薬局製剤については、「薬局製剤指針」に適するものに限る。』とされていました。これには、薬局製剤の歴史が大きく関与しています。その経緯については、本書総論の「薬局製剤のおいたち」をご参照ください。

なお、平成27年3月31日付け薬食発0331第1号医薬食品局長通知の発出に伴い、「旧局長通知」は廃止されています。

〔問3〕 薬局製剤の製造は、量的に制限がありますか。

【答】 〔問1〕のとおり、薬局製剤は薬局等構造設備規則により、抽象的ではありますが一定の限度が設けられているといえます。また、薬局製剤は卸売りができないため、その製造量は自ずと限られてくると考えられます。

〔問4〕 薬局製剤の製造業は、医薬品及び医薬部外品の製造管理及び品質管理の基準（GMP）

の適用外とされていますが、その根拠を教えてください。

【答】　医薬品医療機器等法施行令第20条に、次の規程がありGMPの適用外とされています。

第20条　法第14条第2項第4号及び第6項（これらの規定を同条第9項（法第19条の2第5項において準用する場合を含む。）及び法第19条の2第5項において準用する場合を含む。次項において同じ。）の政令で定める医薬品は、法第14条第1項に規定する医薬品のうち、次に掲げる医薬品以外のものとする。

五　薬局製造販売医薬品

〔問5〕　医薬品には、効能又は効果は必ず記載する必要がありますか。あるとすれば、その根拠を教えてください。

【答】　医薬品の「効能又は効果」については、承認を受けていないものを記載してはならないという規定（医薬品医療機器等法第54条）はありますが、逆に、これを記載しなければならないという積極的な規定はありません。しかし、添付文書等への記載事項（医薬品医療機器等法第52条）には、「用法、用量その他使用及び取扱い上の必要な注意」という規定が設けられています。一般的に、適応症を離れて使用上の注意は存在しないと考えられることから、効能又は効果の記載は必要であると考えます。医薬品の定義が目的論をとっていることからみても、また、メーカー心理を踏まえても、効能又は効果は表示義務を課すまでもなく、当然記載するものであるという考え方もあります。

〔問6〕　医薬品の効能については、承認を受けたとおり、すべての効能を記載する必要がありますか。効能の一部のみを記載してもよいでしょうか。

【答】　効能の一部記載、特に一効能記載の場合には、その品目があたかも特定の適応症に対する特効薬であるかのような印象を生活者に与えることになり、適当ではないとされる場合もありますので注意が必要です。

〔問7〕　薬局製剤と調剤された薬剤は、本質的には同じものだと考えます。医薬品医療機器総合機構法（以下、「機構法」という）による拠出金を納付することは不要ではないかと思いますが、納付する必要はありますか。

【答】　調剤と薬局製剤の製造とは、業務（調製作業）面からみれば同一であると考えられますが、その薬剤の性格面からみると異なるものであると考えられます。前者は特定人に交付することを前提にしているのに対し、後者は不特定多数の者に販売することを前提にしています。法律上も、前者は薬剤師法に基づき薬剤師により調剤された薬剤であるのに対し、後者は医薬品医療機器等法に基づく製造販売業者として製造販売した薬剤であるため、「機構法」に基づく拠出金の納付は必要になります。

〔問8〕　A薬局で製造した薬局製剤を、支店のB薬局で販売することはできますか。

【答】　薬局製剤は、薬局開設者が当該薬局における設備及び器具により製造し、当該薬局において生活者に販売し、又は授与するものです。このため、たとえ支店であっても、薬局製剤を製造した薬局以外の他の薬局又は店舗で販売することはできません。

〔問9〕　薬局製剤を製造する際に、例えば成分中の日本薬局方○○が、化学薬品（試薬等）として入手することはできるので、日本薬局方と表示した原料が手に入らない場合には、その化学薬品を用いて製造することはできますか。

【答】　薬局製剤を製造する際の原料は、「改正法施行に伴う経過措置等終了にあたっての対応について」（薬食審査発0318第1号、薬食監麻発0318第6号、平成22年3月18日付）において、「5.（3）薬局製造販売医薬品の製造の用に供されるものの取扱い」として示されています。この通知は、薬局製剤に用いることができる原料は、①一般用医薬品として承認を受けている、②既に医療用医薬品もしくは一般用医薬品として承認を受けている、③医療用医薬品もしくは一般用医薬品の原料として用いられている、のいずれかの基準を満たすもので薬局製剤の製造を行う必要があると解釈でき、試薬の使用は不適当と考えられます。以下に、「改正法施行に伴う経過措置等終了にあたっての対応について」（薬食審査発0318第1号、薬食監麻発0318第6号、平成22年3月18日付）より関連する部分を抜粋いたしますので、ご参照ください。

「5．その他
（3）薬局製造販売医薬品の製造の用に供されるものの取扱い
　薬局製造販売医薬品の製造の用に供されるもの（以下「薬局製剤用医薬品」という。）については、平成17年3月31日付薬食審査発第0331015号審査管理課長通知において、一般用医薬品としての承認を要すること、ただし、既に医療用医薬品又は一般用医薬品として承認を受けているものを薬局製剤用医薬品として用いる場合に限り、薬局製剤用医薬品としての承認は要しないこととしているところ。
　今般、他の医薬品の製造の用に供されているものである原薬たる医薬品については、他の医薬品の製造販売の承認等の際に、品質等が確認されていると考えられることから、当分の間、上記に加えて薬局製剤用医薬品として用いても差し支えないこととすること。」

〔問10〕　原料の原末が手に入らず倍散が入手できる場合には、原末に替えて倍散を使用してもよいでしょうか。

【答】　薬局製剤指針の通則7には「本書の医薬品に用いる原末について、その代替として倍散等を用いる場合には、原則として、各条において定める。ただし、原薬が入手困難な場合においては、この限りではない。」と規定されています。原則としては、薬局製剤指針の製造方法欄にて、倍散の使用が可とされている場合には、倍散を使用することができます。また、「原薬が入手困難な場合においては、この限りではない」、と規定とされているため、原薬が入手困難な場合には倍散を使用することができると考えられます。ただし、倍散を使用する際には、製造販売業者として賦形剤の安全性や影響等について確認しておくことが求められます。

〔問11〕　安定性の向上の目的で、薬局製剤指針に記載のない安定化剤を加えることができますか。

【答】　薬局製剤指針の通則6には「本書の医薬品には、原則として、各条に規定する以外の成分（安定剤、その他）を加えることができない。ただし賦形剤及び基剤については、製剤学的な観点から適切と考えられる場合は、各条に規定する以外の成分に変更することができる。」と規定されているため、できません。ただし、賦形剤及び基剤については、製剤学的な観点から適切と考えられる場合は、各条に規定する以外の成分に変更することができると考えられます。なお、使用する賦形剤及び基剤については、製造販売業者としてその安全性や影響等について確認しておくことが求められます。

〔問12〕　薬局製剤は卸売りしてはいけないと聞きましたが本当でしょうか。その根拠を教えてください。

【答】　医薬品医療機器等法施行令第74条の4から、薬局における製造販売の特例は「薬局開設者がその薬局において薬局製造販売医薬品（法第44条第1項に規定する毒薬及び同条第2項に規定する劇薬であるもの並びに専ら動物のために使用されることが目的とされているものを除く。）を販売し、又は授与する場合」に認められているため、製造した医薬品は当該薬局以外で販売することはできません。
　また、医薬品医療機器等法施行規則第96条の2第2項では明確に、「薬局製造販売医薬品の製造業者である薬局開設者は、当該薬局以外の医薬品の製造販売業者又は製造業者に対して、薬局製造販売医薬品を販売し、又は授与してはならない。」と規定されています。

〔問13〕　薬局製剤の表示に関しては、何か特例がありますか。

【答】　表示については、薬局製剤のみの特例等はありません。

〔問14〕 薬剤師が製造した薬局製剤について、情報提供のみ登録販売者に行わせることはできますか。

【答】 医薬品医療機器等法第36条の4第1項及び施行令第74条の4の7の規定により、登録販売者に薬局製剤についての情報提供を行わせることはできません。

〔問15〕 薬局製剤の有効期間についてどのように考えたらよいでしょうか。有効期間と使用期限の相違について教えてください。

【答】 「有効期間」又は「使用期限」を表示すべき場合としては、次の5つのケースが考えられます。

(1) 医薬品医療機器等法第42条の規定により、有効期間に関し基準が設けられているとき（以下、「第42条の基準による有効期間」という。）

(2) 日本薬局方において、有効期限が設定されているとき（以下、「局方による有効期限」という。）

(3) 医薬品製造販売承認申請書の有効期間欄に記載することにより、承認事項として設定されているとき（以下、「承認有効期間」という。）

(4) 医薬品医療機器等法第50条第14号の規定に基づき、使用期限の表示が必要とされているとき（以下、「第50条による使用期限」という。）

(5) 以上の他、医薬品医療機器等法第52条第1号の規定に基づき、「使用及び取扱い上の必要な注意」として記載を要すると認められるとき（以下、「使用上の注意としての使用期限」という。）

以上5つのケースは、相互に関連している場合があるので、明確に分けることはできませんが、以上の5つのケースに該当する場合には、有効期間又は使用期限の表示が必要であると考えられます。

薬局製剤においては、(1)～(3)に該当するものは存在しないと考えられます。(4)「第50条による使用期限」が必要なものとしては、アスピリンやジアスターゼ等を成分として含む製剤が挙げられます（総論「5．表示と封」参照）。また、(5)「使用上の注意としての使用期限」については、例えば、日本薬局方「塩酸リモナーデ」の製法では、「用時製する」と記載されているため、この有効期間はきわめて短いと考える必要があります。この種の製剤については、使用上の注意として自主的に使用期限を表示することが必要ではないかと考えられます。

更に、(1)～(5)のいずれにもあたらない場合にも、生活者の利便性や品質保証の観点から、できる限り使用期限を記載することが望ましいといえます。

〔問16〕 薬局製剤の製造販売品目は、選択して承認申請を行うことができますか。

【答】 申請者は薬局製剤の製造販売品目を選択して承認申請をすることができます。ただし、都道府県により薬局製剤関係申請書等の様式が異なる等の場合があるため、都道府県に確認する必要があります。なお、製造販売品目を選択して申請を行う場合には、承認を取得していない製造販売品目を製造販売することがないように十分に注意してください。

2 「薬局製剤」関係行政通知集

Ⅰ「薬局製剤」に関する行政通知

〔はじめに〕

1．この通知集は、旧薬事法（昭和23年法律第197号）施行以降、現在までに発刊された「薬局製剤」に直接関係のある行政通知、疑義照復（地方庁、日本薬剤師会等から行政当局への照会、その回答）を発刊順に収録したものである。

2．この通知集においては、医薬品製造業者・医薬品製造販売業者全般に係るものであっても、「薬局製剤」に特に関係のないものは割愛した。

3．この通知集に収録した行政通知の中には、「薬局製剤」に重要なかかわりはもつが、それは部分的にすぎないものも含まれている。それらについては、「薬局製剤」に関係する部分のみを抜粋して収録した。また、いわゆる「47処方」の処方等に係る部分についても、同様に省略した。

4．本通知集において収録した行政通知の中で引用されている行政通知については、「薬局製剤」に直接関係しないものであっても、できるだけこれを収録した。

5．この通知集においては、「薬局製剤」に直接関係のあるものは、すべて収録することを建前とし、努力したのであるが、次の〔例〕に示すもの等、当該通知内容を入手することのできないものがあったため、これらについては、割愛をやむなくした。

〔例〕 薬事法の疑義について（疑義照会）
（昭和23年12月3日　薬収第788号）

6．この通知集に収録した通知については、一覧表として冒頭に掲載した。

「薬局製剤」関係行政通知一覧表

通知集No.	発刊年月日 番号	件名	内容の概要	備考	掲載頁
1	S23. 10. 26 薬収第367号	薬事法施行上の疑義について（疑義照会）	製造品目は、公定書外でもよいというもの		231
2	S24. 2. 1 薬収第60号	薬事法施行上の疑義について（疑義照会）	次のことについて疑義照復 ①製造品目の具体的範囲如何 ②委託製造は不可		231
3	S26. 10. 9	薬局製剤に関する製薬課長内かん	局方外の申請品目数を10品目内外とすることという内かん	S33. 8. 19 〔No.7〕により廃止	232
4	S30. 7. 5 薬発第236号	薬局における医薬品製造業登録品目の範囲について	第二改正国民医薬品集収載品目のうち薬局製剤として適当なものを具体的に示したもの	S36. 5. 18 〔No.10〕により廃止	233
5	S33. 5. 7 薬発第264号	薬局、医薬品製造業、医薬品輸入販売業及び医薬品販売業の業務について	業務内容についての詳細な指導通知	本通知は、直接関係はないが、次のNo.6の通知と一体をなす基本的通知である	234
6	S33. 5. 8 薬発第267号	作業記録並びに医薬品の規格及び試験方法について	作業記録等について具体的に指示されている		236
7	S33. 8. 19 薬発第488号	薬局における医薬品製造許可品目について	①局方外薬局製剤の範囲を示し、S26. 10. 9内かんを廃止したこと ②作業記録等の整備を求めたこと ③販売量の限度を示したこと		237
8	S34. 1. 22 薬製第32号	薬局における医薬品製造許可申請書の取扱について	いわゆる「47処方」について、初めて指示したもの 同時に規格についても指示		238
9	S35. 4. 18 薬製第196号	医薬品製造許可申請書の記載要領について（疑義照会）	薬局製剤の規格試験方法の記載は、日薬制定のものによれば、よいとするもの〔日薬照会に対する回答〕		238
10	S36. 5. 18 薬発第199号	薬局における医薬品製造業許可品目のうち日本薬局方医薬品の範囲について	七局第一部、第二部のうち、薬局製剤として適当なものが具体的に示されている	S38. 3. 25 〔No.11〕により廃止	239
11	S38. 3. 25 薬発第141号	日本薬局方の一部改定に伴う薬局における医薬品製造業の製造品目の変更並びに申請手続きについて	日局改正に伴うS36. 5. 18通知第199号の修正を主とするもの		239

通知集No.	発刊年月日 番号	件名	内容の概要	備考	掲載頁
12	S40. 1. 13 薬発第26号	薬事法施行令の一部を改正する政令及び薬事法施行規則の一部を改正する省令の施行について	「薬局製剤」の地方庁への権限委任に伴う施行通知		241
13	S40. 1. 13 薬製第4号	薬局医薬品製造業に係る承認・許可について	地方移譲に伴う細かい指示とともに、薬局医薬品製造業者が製造する日本薬局方外医薬品（47処方）について指示		242
14	S40. 10. 25 薬製第240号	都道府県知事が承認する日本薬局方外医薬品の規格及び試験方法について	いわゆる「47処方」の試験規格を示したもの（かぜ薬承認基準による改訂も含む）		244
15	S41. 4. 22 薬発第259号	日本薬局方第二部の改正について	日局改正に伴い、主として薬局製造品目の改訂について指示したもの		244
16	S41. 12. 24 薬製第348号	薬局医薬品製造業にかかる承認許可について（疑義照会）	「薬局製剤」として承認すべきものは、いわゆる「47処方」に限るというもの		247
17	S42. 5. 2 薬製第209号	薬局医薬品製造業者が製造する日本薬局方外医薬品の規格及び試験方法等の改定について	主として、S40. 10. 25付で示した試験規格の改定（薬局の試験設備に合わせたもの）		248
18	S46. 5. 12 薬発第439号	日本薬局方の制定および日本薬局方の制定に伴う関係告示の整理に関する告示について	日局改正に伴う日局収載薬局製剤の改訂を主とするもの		248
19	S47. 2. 17 薬製一第225号	医薬品（かぜ薬）製造承認申請書中の容器の材質について	かぜ薬の容器の材質に関する指示		250
20	S48. 9. 26 薬発第958号	点眼剤用プラスチック容器の規格及び試験法について	点眼用プラスチック容器の規格等に関する指示		250
21	S48. 12. 3 薬製第1307号	薬局医薬品製造業者が製造する日本薬局方外医薬品について	覚せい剤取締法改正に伴う47処方変更（55処方へ）		252
22	S51. 4. 1 薬発第289号	日本薬局方の制定及び日本薬局方の制定に伴う関係告示の整理に関する告示について	九局制定に伴う日局収載薬局製剤の改訂を主とするもの		252
23	S51. 4. 1 薬発第292号	都道府県知事が行なう薬事法の規定による品目ごとの承認に係る医薬品の有効成分として指定する件の改正について	日局改正に伴い「ルチン」等を薬局製剤の成分から削除することを主とする告示の解説		253
24	S51. 4. 1 薬審第463号	薬局医薬品製造業者が製造する日本薬局方外医薬品について	日局改正に伴ういわゆる「47処方」の内容変更に関するもの		254

通知集No.	発刊年月日 番号	件名	内容の概要	備考	掲載頁
25	S52. 6. 1 薬発第532号	都道府県知事が行う薬事法の規定による品目ごとの承認に係る医薬品の有効成分として指定する件の一部改正について	ピリン系薬物等を薬局製剤の有効成分から削除すること、他の有効成分を追加すること等の告示に関する解説		254
26	S52. 6. 1 薬発第534号	薬局医薬品製造業者が製造できる日本薬局方医薬品について	ピリン系薬物を有効成分とする薬局方収載品目を薬局製剤から削除することを主とするもの		255
27	S52. 6. 1 薬審第945号	薬局医薬品製造業者が製造する日本薬局方外医薬品について	№23の局長通知にいう告示に伴ういわゆる「47処方」の具体的変更内容（「125処方」となる）		255
28	S55. 10. 9 薬発第1330号	薬事法の一部を改正する法律の施行について	薬局製剤たる局方医薬品の承認権限を都道府県に移行し、薬局製剤の見直しを行う		256
29	S55. 10. 9 薬発第1337号	薬局製剤の承認・許可に関する取扱いについて	№26に関連し、薬局製剤の品目の範囲と承認基準として「薬局製剤指針」を定め、358品目収載した		258
30	S56. 4. 1 薬発第338号	日本薬局方の制定及びこれに伴う関係告示の一部改正について	十局制定に伴う薬局製剤指針の改訂		271
31	S57. 8. 16 薬発第731号	都道府県知事が行う薬事法の規定による品目ごとの承認にかかる医薬品の有効成分を指定する件の一部改正及び薬局製剤指針の一部改正について	フェナセチン削除に伴う薬局製剤指針の改訂		275
32	S60. 8. 22 薬発第835号	都道府県知事が行う薬事法の規定による品目ごとの承認にかかる医薬品の有効成分を指定する件の一部改正及び薬局製剤指針の一部改正について	ホウ酸及びホウ砂削除に伴う薬局製剤指針の改訂		276
33	S61. 3. 28 薬発第277号	第十一改正日本薬局方の制定及びこれに伴う関係告示の一部改正について	十一局制定に伴う薬局製剤指針の改訂		277
34	S62. 6. 1 薬発第462号	薬局等構造設備規則及び薬事法施行規則の一部を改正する省令の施行等について	薬局の備えるべき試験検査設備の改正 薬局医薬品製造業者は「薬局製剤に関する書籍」が必備書となる		282
35	H1. 4. 1 薬発第342号	日本薬局方の一部改正について	十一局追補制定に伴う乳酸プレニラミン、ジャコウ等の削除		285

通知集No.	発刊年月日 番号	件名	内容の概要	備考	掲載頁
36	H３．３．25 薬発第348号	第十二改正日本薬局方の制定等について	十二局制定に伴う薬局製剤指針の改訂		285
37	H４．６．24 薬発第587号	都道府県知事が行う薬事法の規定による品目ごとの承認に係る医薬品の有効成分を指定する件の一部改正及び薬局製剤指針の一部改正について	塩酸、含糖ペプシン等の削除に伴う薬局製剤指針の改訂		289
38	H４．６．29 事務連絡	薬局製剤指針の一部改正に伴う承認申請上の留意点について	一部の漢方処方の取り扱いについて		292
39	H５．４．30 薬発第408号	薬局業務運営ガイドライン	薬局の業務運営の基本的事項をガイドラインとして定めたもの		292
40	H５．10．１ 薬発第849号	第十二改正日本薬局方第一追補の制定等について	通則、製剤総則、一般試験法等の改正		296
41	H６．12．15 薬発第1084号	第十二改正日本薬局方第二追補の制定等について	主に一般試験法の改正		297
42	H８．３．13 薬発第239号	第十三改正日本薬局方の制定等について	十三局制定に伴う承認不要医薬品基準の一部改正等		299
43	H８．３．28 薬発第334号	都道府県知事が行う薬事法の規定による品目ごとの承認に係る医薬品の有効成分を指定する件の一部改正及び薬局製剤指針の一部改正について	薬局製剤品目の改正		301
44	H８．３．28 薬審第175号	薬局製剤の承認・許可に関する取扱について	薬局製剤に係る許可申請書の記載方法の改訂		302
45	H11．１．26 医薬発第103号	薬局製剤指針の一部改正について	アスピリン等サリチル酸系製剤の措置に伴う改正		302
46	H14．３．29 医薬発第0329001号	第十四改正日本薬局方の一部改正等について	薬局製剤指針通則の改正		303
47	H15．８．８ 薬食安発第0808001号	塩酸フェニルプロパノールアミンを含有する医薬品による脳出血に係る安全対策について	塩酸フェニルプロパノールアミンを含有する一般用医薬品による脳出血などの副作用症例の報告及びその安全対策に関する指示 （対象薬局製剤：【24】抗ヒスタミン薬3-①、【26】抗ヒスタミン薬5-①、【39】鎮咳去痰薬12-②）		304

通知集No.	発刊年月日 番号	件名	内容の概要	備考	掲載頁
48	H17．1．17 薬食安発第0117001号	製造販売業を行う旨の届出等について	製造販売業を行う旨の届出等に関する詳細な指示		306
49	H17．3．31 薬食審査発第1331015号	改正薬事法の施行に伴う製造販売の承認を要しない医薬品等の取扱い等について	製造販売の届出、改正薬事法において新たに承認を要する品目の承認申請等		310
50	H17．3．25 薬食審査発第0325009号	薬局製造販売医薬品の取扱いについて	製造販売承認制への移行に伴う薬局製剤の取扱いの変更		313
51	H18．5．10 薬食発第0510001号	都道府県知事が行う薬事法の規定による品目ごとの承認に係る医薬品の有効成分を指定する件の一部改正及び薬局製剤指針の一部改正について	薬局製剤に係る承認・許可に関する取扱いの一部改正（対象薬局製剤：【27】血圧降下薬１の削除、【24】抗ヒスタミン薬3-①、【26】抗ヒスタミン薬5-①、【39】鎮咳去痰薬12-②の処方内容の変更）		317
52	H20．9．30 薬食審査発第0930001号	一般用漢方製剤承認基準の制定について	一般用漢方製剤の製造販売承認に関する承認基準の制定		325
53	H21．1．27 薬食発第0127003号	薬事法施行令第三条第三号の規定に基づき厚生労働大臣の指定する医薬品の有効成分の一部改正及び薬局製剤指針の一部改正について	告示改正に伴う硝酸ナファゾリンの削除、ナファゾリン塩酸塩の追加、及び薬局製剤指針の改正		326
54	H21．5．8 薬食発第0508003号	薬事法の一部を改正する法律等の施行等について	薬事法施行規則の改正に伴う通知		345
55	H22．3．18 薬食審査発0318第１号、薬食監麻発0318第６号	改正法施行に伴う経過措置等終了にあたっての対応について	薬局製剤用医薬品の取り扱いについて指示したもの		347
56	H22．3．18 事務連絡	改正法施行に伴う経過措置等に関する質疑応答集（Q&A）について	薬局製剤用医薬品の取り扱いに関するQ&A		349
57	H22．4．1 薬食審査発0401第２号	一般用漢方製剤承認基準の改正について	一般用漢方製剤承認基準に加減方の23処方を追加		353
58	H23．4．15 薬食審査発0415第１号	一般用漢方製剤承認基準の改正について	一般用漢方製剤承認基準に新規27処方を追加		354

通知集No.	発刊年月日 番号	件名	内容の概要	備考	掲載頁
59	H24. 8. 30 薬食審査発0830第1号	一般用漢方製剤承認基準の改正について	一般用漢方製剤承認基準に新規31処方を追加		356
60	H24. 8. 30 薬食審査発0830第4号	一般用漢方製剤の承認申請に関する留意事項について	一般用漢方製剤の製造販売承認申請を行う際の留意事項を示したもの		357
61	H25. 1. 11 薬食安発0111第1号	一般用医薬品の区分リストの変更について	①漢方処方製剤の第二類医薬品に追加 ②「秦艽羗活湯」を「秦艽羌活湯」に名称変更 ③ガイハク、ハイショウ、白酒を第三類医薬品に追加等		358
62	H25. 12. 27 薬食発1227第3号	薬事法施行規則等の一部を改正する省令の一部を改正する省令の施行について	薬局製造販売医薬品等の郵便等販売を行うことができる期限の延長		361
63	H26. 3. 10 薬食発0310第1号	薬事法及び薬剤師法の一部を改正する法律等の施行等について	薬局製造販売医薬品の規定等		361
64	H26. 3. 18 薬食発0318第4号	薬局医薬品の取扱いについて	薬局製造販売医薬品の販売に関する規定		367
65	H26. 3. 31 事務連絡	医薬品の販売業等に関するQ&Aについて	特定販売の方法、表示等に関するQ&A		371
66	H26. 5. 7 事務連絡	医薬品の販売業等に関するQ&Aについて（その2）	特定販売の方法、表示等に関するQ&A		378
67	H26. 6. 4 薬食発0604第2号	薬事法施行規則第15条の2の規定に基づき濫用等のおそれのあるものとして厚生労働大臣が指定する医薬品（告示）の施行について	濫用等のおそれのある有効成分6成分（エフェドリン、コデイン、ジヒドロコデイン、ブロムワレリル尿素、プソイドエフェドリン、メチルエフェドリン）を指定		382
68	H26. 7. 9 事務連絡	医薬品の販売業等に関するQ&Aについて（その3）	特定販売の表示に関するQ&A		383

通知集No.	発刊年月日番号	件名	内容の概要	備考	掲載頁
69	H27. 3. 31 薬食発0331第1号	医薬品、医療機器等の品質、有効性及び安全性の確保等に関する法律施行令第3条の規定に基づき厚生労働大臣の指定する医薬品の有効成分の一部を改正する件について	①歯科口腔用薬にアズレンスルホン酸ナトリウム、炭酸水素ナトリウム、ポビドンヨードの追加 ②胃腸薬のフェノバリンを削除 ③外皮用薬に薬用炭を追加 ④その他にクコシ、コウホン、ジンギョウ、センレンシ、トチュウ、ドベッコウ、ブシ、硫酸アルミニウムカリウム水和物を追加 ⑤新規処方の37品目の追加等		384
70	H27. 3. 31 薬食審査発0331第6号	「薬局製造販売医薬品の取扱いについて」の一部改正について	薬局製剤の承認・認可等に関する規定		406
71	H27. 4. 1 薬食発0401第8号	薬局等構造設備規則の一部を改正する省令の施行について	薬局に備えるべき調剤に必要な設備及び器具についての見直し		411
72	H27. 4. 17 事務連絡	薬局製剤指針の一部改正に関する質疑応答集（Q&A）について	薬局製剤指針の一部改正に伴う申請手続きに関するQ&A		413
73	H28. 3. 28 薬生発0328第9号	医薬品、医療機器等の品質、有効性及び安全性の確保等に関する法律施行令第3条の規定に基づき厚生労働大臣の指定する医薬品の有効成分の一部を改正する件について	告示改正に伴う鎮咳去痰薬の塩化リゾチームの削除		414
74	H28. 3. 28 薬生審査発0328第16号	「薬局製造販売医薬品の取扱いについて」の一部改正について	告示改正等に伴う薬局製剤指針の改正 ①鎮咳去痰薬13－②の削除 ②塩酸プソイドエフェドリンの倍散による製造方法の追加 ③漢方処方の販売名の記載整備　等		435

1　薬事法施行上の疑義について（疑義照会）

（昭和23年9月27日　薬発第359号
厚生省薬務局長あて　鳥取県知事照会）

7月29日公布施行された薬事法に基づく申請及び届の事務取扱上疑義の点が生じた左記事項について貴局の御意見を承知致したいので至急何分の御回報下さるよう照会します。

記

1　（略）
2　薬局に於て医薬品を製造する場合の取扱について
（1）（略）
（2）　登録申請書の製造品目は公定書医薬品に限定するものであるか、或は公定書外医薬品であっても簡単な操作により製造し得るものであればこれを製造品目中に記載させ、別に製造許可申請書を提出させてよいか。
3　医薬品配置販売業の登録について
次官通牒によれば配置販売業の営業区域は登録申請書に市郡区単位に記入させることとなっているが、これは薬事法第29条にいう営業区域を市郡区単位として同一都道府県内に於ても市郡区が異なる毎に登録申請を別々に行わせるのであるか、或は単一の登録申請をもって処理し、その申請書の営業区域欄に営業する市郡区名を列記させるものであるか。

（回　　答）

（昭和23年10月26日　薬収第367号
鳥取県知事あて　厚生省薬務局長回答）

発薬第325号首題の照会に対して次のように回答する
1　（略）
2（1）（略）
（2）　製造品目は公定書医薬品に限定するものでなく公定書外医薬品を製造しようとするときは製造品目欄中にこれを記載させ、別に製造許可申請書を提出させること。
3　次官通牒によって配置販売業の登録申請書中営業の区域は市郡区単位に記入させることになっているが同一都道府県内に於て市郡区の異なる毎に登録申請をせしめるものではない。

2　薬事法施行上の疑義について（疑義照会）

（昭和23年11月5日　薬発第1273号
厚生省薬務局長あて　佐賀県知事照会）

薬事法施行に当り左記の事項についていささか疑義を生じたので何分の御回答をお願い致します。
1　医薬品製造工程の一段階である製粉或いは製丸若しくは製錠等だけを分工場にて行う場合、その分工場は医薬品製造業として登録の必要がありますか、又専任の薬剤師の必要がありますか。
2　薬局の設備をもって医薬品製造業として製造し得る医薬品の具体的範囲。
3　薬局にて原料を調合して製丸、製錠等の操作は依託しての製造業は薬局の設備をもってする医薬品製造業者として認められますか。
4　薬局にて国民医薬品集第1版第一部の品目の製造業として登録の申請の際、製造品目欄に品目の列記の必要がありますか。
5　企業整備により統合された医薬品製造会社の分工場が独立して新企業体として新規の登録申請をする際、従来局方外医薬品として許可をうけていた品目については臨時公定書外医薬品製造許可申請書の様式にてよいでしょうか。
6　「医師、歯科医師、獣医師の処方せん」及び次官通牒にある「非医師の処方せん」としての記載事項。
7　薬局にて調剤又は零売する医薬品の標示事項。

8　現在医薬品販売業者の手持品で来年1月29日後不正表示医薬品に該当するものは如何に取扱うべきでしょうか。

9　法第65条の届書を期限までに提出しなかった薬剤師があった場合如何にすればよいでしょうか。

10　法により規定されていない手数料を県に於て制定し徴しても差支えないでしょうか。

（回　答）

（昭和24年2月1日　薬収第60号
佐賀県知事あて　厚生省薬務局長回答）

昭和23年11月5日薬第1273号をもって照会の件については、下記の通り回答する。

1　製造過程の一部を担当する分工場も、原則として医薬品を製造する製造所として薬事法による登録又は許可が必要であり従って専任の薬剤師を置くべきものであること、但し分工場の所在地が本工場と至近距離にあり、その人物的管理が本工場によってなされている場合には、本工場の一部として取扱い、登録又は許可の申請はこれを要しないこと、分工場が医薬品の原料のみを製造する工場であってその製造する品目が医薬品に該当しないものである場合には、薬事法による登録又は許可の申請はこれを要しないこと。

2　薬局の設備をもって医薬品の製造業を行う場合の具体的範囲については12月3日第788号「薬事法上の疑義について」の2による外、その薬局に於て混和溶解等簡単な物理的操作により、小規模に製造し得るものであって、例えば旧薬事法の別記第1号表中の日本薬局方医薬品及び新法の国民医薬品集第二部収載医薬品又はこれに類するものであること、なお本件においては登録に際し実情に即応して決定する。

3　製丸、製錠等を外部に委託し、薬局においては原料を調合するのみの場合には、薬局における医薬品の製造業の範囲を越えるものであること。

4　品目列記の必要があること。

5　分工場が独立し従前製造していた品目を製造品目として医薬品の製造業を営もうとする場合は、新規の医薬品製造業の取扱をなすものであること、従って臨時公定書外医薬品製造許可申請書によるものではないこと。

6　医師又は歯科医師の発行する処方せんの記載については、医師法施行規則第21条、歯科医師法施行規則第20条、又は獣医師法の定めるところにより、非医師の処方せんについては発行者の住所氏名、患者の住所氏名、病状並びに発行年月日及び調剤に関する事項を記載せしめるものである事。

7　薬局で調剤する医薬品の標示に関しては、薬事法第37条同法施行規則第47条の規定による外、一般に医薬品に標示すべき事項を表示しなければならないこと、零売する医薬品の標示については、法第41条第2号の製造業者の氏名若しくは名称及び住所に代えて零売したものの氏名及び住所を記載する外、標示に表示すべき事項を記載するものとすること。

8　については客年11月11日薬収第439号「薬事法上の疑義について」によること。

9　法第65条の届出書を期限までに提出しなかった者に対しては登録更新の手続により薬剤師免許証及び薬剤師免許証登録証明書を交付されるものであること。

10　法律、政令、省令に規定のない手数料を県で定めることはできないこと。

3　薬局製剤に関する製薬課長内かん

拝啓　時下冷秋の砌貴職益々御清適の趣お喜び申上げます。医薬品製造業の登録並びに公定書外医薬品製造許可事務につきましては、種々御配意を煩わしており、且つ昨年末以来書類件数増加と錯綜のため思わぬ御迷惑をお掛けしたこともあると思いますが、懸案事項関係を除き全部処理し得、漸く正常の進捗状況に立戻りました。さて最近薬局における公定書外医薬品の製造を出願するもの頓に増加し、一方その製造品目数も次第に多くなる傾向を示しておりますが、薬局は本来医薬品の製造業者ではなく、国民医薬品集制定の趣旨及び薬局における医薬品製造可能の限度、更には医薬品製造業登録基準等を勘案し、何等かの規正を図ることが好ましいと考えられますので、薬局の公定書外医薬品製造申請に当っては、次の要領により今後御指導願うよう貴意を得たく存じます。

(1)　公定書外医薬品について、その許可申請品目の成分分量が公定書に収載してある製剤と異なる処方剤型であっても、内容的に僅かにその成分の一部又は分量を異にするのみであって、殊更変更の意義を認めがたいものについては、努めて公定書医薬品を製造するよう指導し、公定書医薬品とは明らかにその内容を異にする意義を認め得るもののみに限定すること。

(2)　製造品目数については、前段の方針から考えて多数に渉ることは不自然であり、一薬局10品目前後の品目数を一応適当数と思料するので、これを越えるものについては、右の趣旨を説明してこの範囲に止めるよう指導すること。

敬　具

昭和26年10月9日

厚生省薬務局製薬課長　相　山　庸　吉

各都道府県薬務課長殿

4　薬局における医薬品製造業登録品目の範囲について

（昭和30年7月5日　薬発第236号
各都道府県知事あて　厚生省薬務局長通知）

第二改正国民医薬品集（昭和30年2月15日厚生省告示第65号）の公布に伴い、これに収載された医薬品のうち薬局における医薬品製造業者が製造し得る品目としては、別表の範囲が適当と認められるので今後医薬品製造業登録申請及び登録品目の変更申請については右により指導されたい。

薬局における医薬品製造業登録品目の範囲
（第二改正国民医薬品集収載品目）

1亜鉛華イクタモール軟膏
2亜鉛華サリチル酸軟膏
3アクリノール亜鉛華軟膏
4アクリノールチンク油
5複方アクリノールチンク油
6アクリノールホウ酸液
7アセチルサリチル酸マグネシア散
8アセトアニリドカフェイン散
9 40％亜砒酸パスタ
10アミノ安息香酸エチル坐剤
11アミノ安息香酸エチル軟膏
12消毒用アルコール
13複方安息香酸ナトリウム散
14安息香チンキ
15アンチホルミン
16アンナカエフェドリン散
17アンナカカンフル散
18アンナカオプロミン散
19複方アンナカビタミン散
20硫黄石炭酸亜鉛華擦剤
21硫黄フェノールフタレイン散
22ウワヘキサミン水
23複方ウンデシレン酸軟膏
24複方エピレナミン点鼻液
25塩酸エフェドリン散
26塩酸加石炭酸水
27オウバクケイ酸アルミ散
28複方オウバクビスマス散
29パップ用複方オウバク散
30葛根湯
31カラミンローション
32カルシウム健胃散
33カルシウムジフェンヒドラミン散
34カンフル軟膏
35感冒散
36複方感冒散
37複方キキョウエフェドリン散
38複方キキョウ散
39キニーネアミノピリン散
40キノフェン重曹散
41複方キノホルム散
42複方牛酪乳末
43複方キョウニンキキョウ水
44ブッタベルカ液
45歯科用複方クレオソート液
46複方クロラールサリチル酸精
47複方ケイ酸アルミビスマス散
48ケイ皮シロップ
49ケイ皮チンキ
50健胃水
51コロイド銀軟膏
52複方酢酸カリウム水
53サリチル酸カーボン軟膏
54サリチル酸コロジオン
55複方サリチル酸精
56複方サリチル酸ナトリウム水
57複方サリチル酸メチル精
58サリチル石炭酸軟膏
59複方サリチルタルク散
60サリチルミョウバン散
61三黄散
62サントニン散
63複方サントニン散
64複方ジアスターゼ散
65四塩化炭素カプセル
66止血蠟
67複方ジフェンヒドラミンエフェドリン散
68ジフェンヒドラミンカンフル擦剤

69ジフェンヒドラミンワレリル尿素散
70臭化カリウムナトリウム水
71複方蓚酸セリウム散
72複方重曹水酸化アルミ散
73ショウキョウシロップ
74消毒用昇汞
75小半夏加茯苓湯
76スルピリンピラビタール散
77青龍湯
78複方セネガキキョウ水
79複方ダイオウセンナ散
80複方タンナルビスマス散
81複方タンニンカンフル軟膏
82複方チアントール硫黄軟膏
83複方チアントール液
84トウガラシサリチル酸精
85トラガント漿
86歯科用トリオジンクパスタ
87トリサチン散
88歯科用パラホルムセメント
89歯科用パラホルムパスタ
90複方パンクレアチン散
91ビサチン散
92ビサチンフェノバリン散
93ビスマス白降汞軟膏
94砒鉄丸
95ピラビタールワレリル尿素散
96フェナアミノピリンカフェイン散
97フェナエチル炭酸キニーネ散
98フェナピラビタール散
99フェナワレリル尿素散
100複方フェナワレリル尿素散
101歯科用フェノールカンフル
102歯科用フェノールチモール
103複方プロテイン銀液
104ペプシンリモナーデ
105ホウ砂グリセリン液
106ホウ砂グリセリンカリ液
107ホモスル重曹散
108ホモスルファミン尿素軟膏
109複方ホモスルローション
110ポリエチレングリコール軟膏
111ホルマリンサリチル酸精
112マーキュログリセリン液
113マーキュロクロム液
114マグネシアビサチン散
115ミグレニンワレリル尿素散
116ミョウバン含嗽液
117ミルラチンキ
118メフェネシンエリキシル
119複方ヨウ化カリウム水
120歯科用ヨードグリセリン
121複方ヨードサリチル酸精
122複方ヨードトウガラシ精
123硫酸亜鉛点眼液
124複方硫酸マグネシウム水
125ルチンワレリル尿素散
126ローズ水ワセリン軟膏
127ロートアネスタミン散
128ロートイクタモール坐剤
129ロートカーボン散
130ロートケイ酸アルミ散
131複方ロートジアスターゼ散
132複方ロート水酸化アルミ散
133複方ロートタンニン坐剤
134複方ロートタンニン軟膏
135複方ロートホミカエキス散
136ロートヨウ化カリウム坐剤
137親水ワセリン

5　薬局、医薬品製造業、医薬品輸入販売業及び医薬品販売業の業務について

（昭和33年5月7日　薬発第264号
各都道府県知事あて　厚生省薬務局長通知）

第一　薬局の業務について

一　薬局開設者の遵守すべき事項

㈠　開局時間中は常時管理薬剤師を薬局において、これを十分管理させ、特に調剤に関しては、公衆の求めに応じ得る態勢を整備せしめること。

㈡　医薬品の保管、取扱に関し、薬事関係法令に定められた事項即ち、

1　不良又は不正表示医薬品を販売しないこと。

2　毒薬又は劇薬の保管、取扱に関し、これを他の物と区別して貯蔵又は陳列し、販売に際して文書をもって使用の目的等を確認し、又は14才未満の者には交付しない等所定の事項を守ること。

3　麻薬の保管、取扱に関し、譲渡、譲受及び保管に関する規定等所定の事項を守ること。

4　要処方せん医薬品の取扱に留意すること。

5　処方せんを確実に保管すること。

6　店舗販売以外の方法で医薬品を販売しないこと。

7　医薬品に関し、虚偽又は誇大の広告をしないこと。等につき自ら遺漏のないよう留意するとともに、管理薬剤師をして遺漏ないよう留意せしめること。

㈢　薬局の構造、設備及び器具の整備に努めること。

㈣　調剤用医薬品の整備に努めること。

㈤　登録票の掲示、登録に関する手続その他薬事関係法令に定められた事項を守ること。

二　管理薬剤師の業務

㈠　開局時間また営業時薬局において、専心薬局の管理に努めること。

㈡　薬剤師その他の従業者を指導監督し、薬局業務の円滑適正を期すること。

㈢　調剤に関しては、調剤用医薬品の取扱、処方せんの点検、必要と認められる場合の医師等との連絡、調剤行為、調剤医薬品の表示及びその交付、処方せんの記入及び保管等の業務が常に適正に行なわれるように留意すること。

㈣　その薬局において薬局開設者が医薬品の販売業を営む場合においては、その販売する医薬品の販売、授与に関しても、薬剤師その他の従事者を十分指導監督し、特に、指定医薬品の販売及び毒薬又は劇薬の封かん又は容器を開いての販売は、薬剤師が直接行なうこととする等遺漏のないよう留意すること。

㈤　薬局の構造、設備及び器具を管理し、必要と認められる場合は、薬局開設者にその改善を求めて遺漏なきを期すること。

㈥　毒薬劇薬等右に述べた医薬品以外の医薬品についても、それぞれの特性に応じ定められた貯蔵法、その他の保管、取扱に関して、必要な措置を講ずること。

㈦　薬局において取り扱う医薬品以外について、遺漏のないよう留意すること。

㈧　医薬品の試験、検査等その他の薬局において行なわれる業務についても遺漏のないよう留意すること。

第二　医薬品製造業の業務について

一　医薬品製造業の遵守すべき事項

㈠　常時管理薬剤師又は管理技術者を製造所において、医薬品の製造を十分管理させること。

㈡　医薬品の製造販売に関し、薬事関係法令に定められた事項、即ち

1　不良又は不正表示医薬品を製造、販売しないこと。

2　医薬品に関し、虚偽又は誇大の広告をしないこと。

等につき、自ら遺漏のないよう留意するとともに、管理薬剤師、管理技術者として遺漏のないよう留意せしめ、特に、医薬品の広告及び表示についてはその内容をこれらの者に検討させ違反又は不適正のないよう留意すること。

㈢　製造所の構造、設備の整備に努めること。

㈣　公定書外医薬品の製造許可、登録票の指示、登録に関する手続その他薬事関係法令に定められた事項を守ること。

㈤　絶えず研究の実施に配慮し、医薬品の品質の向上に努めること。

二　管理薬剤師又は管理技術者の業務

㈠　常時製造所について、専心医薬品製造の管理に努めること。

㈡　薬剤師その他従業者を指導監督し、医薬品製造の円滑適正を期すること。

㈢　医薬品の製造過程を管理し、作業記録を作成保存すること。

㈣　原料及び製品の試験を行ない、試験記録を作成保存すること。

㈤　医薬品の広告及び表示の内容を検討して、これを適確ならしめること。

㈥　製造所の構造、設備を管理し、必要と認める場合は、製造業者にその改善を求めて遺漏なきを期すること。

㈦　医薬品その他の物品を管理し、特に、医薬品については、それぞれの特性に応じ、定められた貯蔵法その他その保管取扱に関して必要な措置を講ずること。

㈧　製造する医薬品の品質の保持、向上に努めること。

第三　輸入販売の業務について

医薬品製造業の場合に準ずる。（以下略）

6　作業記録並びに医薬品の規格及び試験方法について

（昭和33年5月8日　薬発第267号
各都道府県知事あて　厚生省薬務局長通知）

右のことについては、昭和33年5月7日薬発第264号「薬局、医薬品製造業、医薬品輸入販売業及び医薬品販売業の業務について（薬務局長通知）」中「第二医薬品製造業者の業務について」において管理薬剤師又は管理技術者の業務として、㈢医薬品の製造過程を管理し作業記録を作成保存すること及び㈣原材料及び製品の試験を行ない、試験記録を作成保存することとなっているが、法令等により製造又は作業に関する記録を作成すべき場合を除き、作成記録の記載事項は、概ね下記第1「作業記録の記載事項」により記載整備されるよう指導されたい。又、医薬品の試験については、公定書医薬品については公定書に定める試験方法により、生物学的製剤及び抗菌性物質製剤については薬事法第32条第1号に基づく基準に定める試験方法により、これら以外の医薬品については下記第2「公定書外医薬品の規格及び試験方法1の(1)」に従って個々の医薬品に必要な項目を具体的に定めてこれによりそれぞれ行なうよう指導されたい。

なお、公定書外医薬品の規格及び試験方法を明確にするため、既許可の公定書外医薬品のうち、製造許可の際規格及び試験方法を添付又は記載していなかったものについては、製造業者が現在行なっているものの内容を検討し、その適正を期するよう指導されるとともに、新たに医薬品製造許可を申請するものについては、「医薬品製造許可申請書」に下記第2「公定書外医薬品の規格及び試験法」に従って規格及び試験方法を添付せしめるように致したいので右周知並びに指導について御配意願いたい。

おって昭和24年5月14日薬発第1063号「医薬品の成分又は本質の規格について」（製造課長通知）はこれを廃止する。

記

第1　作業記録の記載事項

作業記録は、次にかかげる各項を参照して、各製品の特質に応じ作業工程の管理が十分行なわれるような項目を勘案し記載すること。

(1)　作業責任者名

(2)　製造開始年月日及び終了年月日

(3)　製造過程及びこれらのなかにおける各工程の管理状況

(4)　製造数量及び使用した原料の数量

(5)　自家試験の年月日及びその成績（含原料）

(6)　原料及び製品の保管状況

第2　公定書外医薬品の規格及び試験法

1　製品について

(1)　品目の品質の規格及び試験方法については、次の事項について具体的に明確にすること。但し生薬その他医薬品の性質によってこれら規格を定めることが困難なもの及び次の各号中その製造する品目の品質の確保について影響を与えるおそれのない項目についてはこの限りでない。

イ　性　状　　ロ　確認試験　　ハ　物理試験　　ニ　純度試験　　ホ　乾燥試験
ヘ　灰　分　　ト　定　量
チ　その他当該医薬品の性質上、品質及び安全確保のため必要と認められる規格及び試験方法

(2)　当該医薬品及び下記各号の1に収載されているものであって、規格が定められているものは、それぞれの肩書をもって前各号の記載を省略することは差支えない。

記 載 例

日本薬局方	第　改正	米国薬局方	第　版
日本工業規格試薬	第　版	米国国民医薬品集	第　版
国際薬局方	第　版	N N R	年版

（但し1953年版及びその追補に記載された以後の分については、規格の記載がないので注意

することを。)

英国薬局方　第　版　　フランス薬局方　第　版
B　P　C　年版　　スイス薬局方　第　版
ドイツ薬局方　第　版

(3) 許可の基準が定められている医薬品にあっては、次の記載例によって(1)項の各号の記載を省略することは差支えない。

記　載　例

「本製品の品質については、昭和　年　月　日薬務局長通ちょう第　号の試験規格による」

2　医薬品の成分である医薬品について

第2の(1)(2)に準ずること。但し既に許可を受けている医薬品にあっては、次の記載例によって第2の(1)項の各号の記載を省略しても差支えない。

記　載　例

○○○会社製　××××
○○○会社輸入　××××

7　薬局における医薬品製造許可品目について

(昭和33年8月19日　薬発第488号
各都道府県知事あて　厚生省薬務局長通知)

医薬品製造業のうち薬局において行なう医薬品製造については、「医薬品製造業登録基準（昭24. 2. 5厚生省告示第18号)」に示されるとおり、一般医薬品製造業と異なり、製造については薬局調剤所内において、その設備器具を用いること並びに薬局の本来の業務である調剤に支障のない範囲内であることの外に、処方せん調剤を目的として作られた調剤所内において製造を行ない、又調剤所が多数の医薬品の陳列、貯蔵されておる薬局内にあるという特殊の事情から見て、その製造する医薬品としては、左記範囲のものが適当と認められるので、今後医薬品製造許可申請及び製造許可事項変更許可申請については、これによって指導されたい。

おって製造については「作業記録並びに医薬品の規格及び試験方法（昭33. 5. 8薬務局長通知薬発第267号)」による作業記録並びに医薬品の規格及び試験方法を整備し、製造数量については、当該薬局における販売数量を限度とし、又申請品目については現実に製造する見込のある品目の範囲に止めるよう併せて指導されたい。

なお、昭和26年10月9日製薬課長内かんは廃止するから念のため申し添える。

記

1. 薬局調剤所内で製造することが出来る医薬品であること。
2. 混和、溶解等の簡単な物理的操作により製造することができる医薬品（注射剤を除く）であること。
3. 調剤所内に保存されている他の医薬品等の品質に影響を与えるおそれのない操作によって製造することのできる医薬品であること。
4. 公定書に収められている医薬品とは明らかにその内容を異にすると認められる医薬品であること（従って、公定書に収められている医薬品に類似の内容をもったものでその相違する意義が判然としないものは、努めて公定書に収められている医薬品を製造するよう指導すること。)。
5. 毒薬及び劇薬並びに医師、歯科医師又は獣医師の処方せん若しくはこれらの者の指示によらなければ販売することが出来ない医薬品（要処方せん医薬品、習慣性医薬品）以外の医薬品であること。
6. 保存中変質、変敗するおそれのない医薬品であること。

8　薬局における医薬品製造許可申請書の取扱について

(昭和34年1月22日　薬製第32号
各都道府県衛生関係主管部(局)長あて　厚生省薬務局製薬課長通知)

医薬品製造業のうち薬局における医薬品製造業の製造許可品目については、昭和33年8月19日薬発第488号薬務局長通知「薬局における医薬品製造許可品目について」をもって指導方指示した処であるが、今般右通知の範囲内における医薬品の製造につき傘下薬局を代表して日本薬剤師協会より具体的な処方の提示があったので審議した結果薬局において製造するも差支えないものと認められるから下記各号を留意のうえ、その進達に遺憾のないよう取り計らわれたい。

なお、同会より提示された処方は47品目に亘っているが、貴管下薬局より申請される品目については、前記通知によるは勿論、それぞれの薬局における現状を十分勘案して進達されるようお願いする。

おって右処方のそれぞれの規格及び試験方法（「公定書外医薬品の規格及び試験方法」）について同会より提示があったので参考までに送付する。

記

1．申請書の提出があった場合は申請者毎に処方番号順にそろえなるべく登録番号順にとりまとめ進達すること。
2．進達書には申請者名を記載しその下欄に各申請者の製造品目数を記載すること。
3．申請書の「試験方法欄」に「日本薬剤師協会の試験方法（　）による」と記載し、（　）内にその処方番号を記載させ、個々の申請者から規格及び試験方法の添付は省略しても差支えないこと。
4．前号以外の申請書の取扱いについては、従前のとおりとすること。

9　医薬品製造許可申請書の記載要領について（疑義照会）

(昭和35年4月18日　薬製第196号
各都道府県薬務関係主管課(部)長あて　厚生省薬務局製薬課長通知)

標記については、昭和34年10月20日付製薬課長内かんにより指示した処であるが、このたび日本薬剤師協会より別紙(1)のとおり照会があったので、別紙(2)より回答したから御了知のうえ取り扱いに遺憾のないようお願いする。

別紙(1)

医薬品製造許可申請書記載に関する疑義の件照会

(昭和35年4月9日　日薬総発第2号
厚生省薬務局製薬課長あて　日本薬剤師協会会長照会)

標記医薬品製造許可申請書記載要領に関する昭和34年10月20日付貴職より各都道府県薬務主管課長宛内翰の趣旨は、先に当協会が試験法を作成した公定書外医薬品（47処方）製造の許可申請には適用されないものと解してよろしいかどうか右照会致します。

別紙(2)

（回　答）

(昭和35年4月18日　薬製第196号
日本薬剤師協会会長あて　厚生省薬務局製剤課長回答)

昭和35年4月9日付日薬発第2号をもって照会のあった標記については下記のとおり回答します。

記

薬局における公定書外医薬品（日本薬剤師協会制定47処方に限る。）製造の許可申請書の成分の記載については、昭和34年10月20日付製薬課長内かん下記3．による記載要領によることを要しない。

10　薬局における医薬品製造業許可品目のうち日本薬局方医薬品の範囲について

（昭和36年5月18日　薬発第199号
各都道府県知事あて　厚生省薬務局長通知）

第7改正日本薬局方の公布に伴い、これに収載された医薬品のうち、薬局における医薬品製造業者が製造しうる品目としては別表の範囲が適当と認められるので、今後新たに製造許可を申請する者については上記により、また従来製造許可を受けている品目については別表を参考として「日本薬局方の制定について」（薬発第143号昭和36年4月13日厚生省薬務局長通知）記第3により指導されたい。

おって「薬局における医薬品製造業登録品目の範囲について」（昭和30年7月5日薬発第236号厚生省薬務局長通知）はこれを廃止する。

別表（略）

11　日本薬局方の一部改定に伴う薬局における医薬品製造業の製造品目の変更並びに申請手続きについて

（昭和38年3月25日　薬発第141号
各都道府県知事あて　厚生省薬務局長通知）

昭和37年12月1日厚生省告示第416号をもって「日本薬局方を定める等の件」（昭和36年4月1日厚生省告示第76号）の一部が改定された。これに伴い薬局における医薬品製造業者（以下「薬局製造業者」という）が製造するに適すると認められていた「ショウキョウシロップ」が削除され、新収載品目のうち「イクタモール軟膏」および「石ケン・カンフルリニメント」は薬局製造業者が製造するに適すると認められ、また品目について一部名称が変更されたので薬局製造業者が製造しうる日本薬局方医薬品の範囲を別表のとおり変更したから管下薬局製造業者に対し次により指導されたい。

1．すでに製造許可を受けている者については前記新収載品目の追加許可申請を行なうこと。
2．現在製造許可申請中の者については許可後前号に準ずること。
3．今後新たに製造許可申請を行なう者については製造業許可申請書の製造品目欄に「昭和38年3月25日薬発第141号薬務局長通知による別表のとおり」と記載し、品目表の添付を省略して差しつかえないこと。

なお、本改定による名称の変更は、すでに製造許可を受けている品目については何ら手続きを要せず、変更後の名称に読み替えられるが、経過措置については「薬事法第41条第1項の規定に基づき日本薬局方を定める等の件の一部改定について」（昭和37年12月12日薬発第658号薬務局長通知）の3の(1)によられたい。

おって、「薬局における医薬品製造業許可品目のうち日本薬局方医薬品の範囲について」（昭和36年5月18日薬発第199号薬務局長通知）はこれを廃止する。

別　　表

日本薬局方第一部

1アスコルビン酸散	11苦味チンキ	20単シロップ
2消毒用エタノール	12酢酸アルミニウム液	21単軟膏
3塩化ベンザルコニウム液	13酢酸鉛液	22トウヒシロップ
4塩化ベンゼトニウム液	14サントニン散	23トウヒチンキ
5希塩酸	15硝酸チアミン散	24白色軟膏
6塩酸エピレナミン液	16親水軟膏	25ビサチン散
7塩酸エフェドリン散	17乾燥水酸化アルミニウム・ゲル顆粒	26ビタミンAカプセル
8塩酸チアミン散	18精製水	27液状フェノール
9強肝油カプセル	19セネガシロップ	28ホウ酸軟膏
10吸水軟膏		29ホミカエキス散

30ホミカチンキ
31ポリエチレングリコール軟膏
32ホルマリン水
33マーキュロクロム液
34マレイン酸クロルフェニラミン散
35ヨウ化カリウム丸
36ヨードチンキ
37希ヨードチンキ
38加水ラノリン
39リボフラビン散
40乾燥硫酸ナトリウム
41レセルピン散
42ロートエキス散
43親水ワセリン

日本薬局方第二部

1 亜鉛華・イクタモール軟膏
2 亜鉛華・サリチル酸軟膏
3 亜鉛華デンプン
4 亜鉛華軟膏
5 アクリノール・亜鉛華軟膏
6 アクリノール・チンク油
7 複方アクリノール・チンク油
8 アクリノール・ホウ酸液
9 アセチルサリチル酸・マグネシア散
10アセトアニリド・カフェイン散
11亜ヒ酸カリウム液
12亜ヒ酸丸
13 40%亜ヒ酸パスタ
14アミノ安息香酸エチル坐剤
15アミノ安息香酸エチル軟膏
16複方安息香酸ナトリウム散
17アンソッコウチンキ
18アンチホルミン
19アンナカ・エフェドリン散
20アンナカ・カンフル散
21アンナカ・テオブロミン散
22複方アンナカ・ビタミン散
23アンモニア・ウイキョウ精
24イオウ・石炭酸・亜鉛華リニメント
25イオウ・フェノールフタレイン散
26イクタモール軟膏
27ウワ・ヘキサミン水
28複方ウンデシレン酸軟膏
29エピレナミン点鼻液
30塩酸加フェノール水
31塩酸リモナーデ
32黄降汞軟膏
33黄色軟膏
34オウバク・ケイ酸アルミ散
35複方オウバク・ビスマス散
36パップ用複方オウバク散
37カオリンパップ
38カッコン湯
39カノコソウチンキ
40カラミンローション
41カルシウム健胃散
42カルシウム・ジフェンヒドラミン散
43複方カンゾウ散
44カンタリスチンキ
45カンフル軟膏
46感冒散
47複方感冒散
48肝油カプセル
49複方キキョウ・エフェドリン散
50複方キキョウ散
51規鉄丸
52キニーネ・アミノピリン散
53キノフェン・重曹散
54複方キノホルム散
55複方牛酪乳末
56複方キョウニンキキョウ水
57グッタペルカ液
58グリセリンカリ液
59グリセリン坐剤
60歯科用複方クレオソート液
61クレオソート丸
62クレゾール水
63クロラール・サリチル酸精
64複方ケイ酸アルミ・ビスマス散
65ケイヒシロップ
66ケイヒチンキ
67健胃散
68健胃水
69コロイド銀軟膏
70コロジオン
71弾性コロジオン
72酢酸カリウム液
73酢酸カリウム水
74サリチル酸・カーボン軟膏
75サリチル酸・コロジオン
76サリチル酸精
77複方サリチル酸精
78サリチル酸ナトリウム水
79複方サリチル酸メチル精
80サリチル・石炭酸軟膏
81サリチル・タルク散
82複方サリチル・タルク散
83サルチル・ミョウバン散
84三黄散
85複方サントニン散
86複方ジアスターゼ散
87四塩化炭素カプセル
88止血ロウ
89複方ジフェンヒドラミン・エフェドリン散
90ジフェンヒドラミン・カンフルリニメント
91ジフェンヒドラミン・ワレリル尿素散
92臭化カリウム・ナトリウム水
93複方シュウ酸セリウム散
94重曹・水酸化アルミ散
95消毒用昇汞
96小青竜湯
97小児散
98小ハンゲ加ブクリョウ湯
99人工カルルス塩
100スルピリン・ピラビタール散
101石炭酸・亜鉛華リニメント
102石灰水
103石ケン・カンフルリニメント
104セネガ・キキョウ水
105センブリ散
106複方ダイオウ・センナ散
107単鉛硬膏
108複方タンナル・ビスマス散
109複方タンニン・カンフル軟膏
110複方チアントール・イオウ軟膏
111複方チアントール液
112チンク油
113トウガラシ・サリチル酸精
114トウガラシチンキ
115トラガント漿
116歯科用トリオジンクパスタ
117トリサチン散
118白降汞軟膏
119バジリ軟膏
120ハッカ水
121ハッカ精
122発泡膏
123歯科用パラホルムセメント
124歯科用パラホルムパスタ
125複方パンクレアチン散

126ビサチン・フェノバリン散
127ビスマス・白降汞軟膏
128ピック硬膏
129ヒ鉄丸
130加香ヒマシ油
131ピラビタール・ワレリル尿素散
132フェナ・アミノピリン・カフェイン散
133フェナ・エチル炭酸キニーネ散
134フェナ・ピラビタール散
135フェナ・ワレリル尿素散
136複方フェナ・ワレリル尿素散
137歯科用フェノール・カンフル
138フェノール水
139消毒用フェノール水
140歯科用フェノール・チモール
141沸騰散
142プロテイン銀液
143ペプシンリモナーデ
144ホウ酸・亜鉛華軟膏
145ホウ砂・グリセリン
146ホウ砂・グリセリンカリ液
147ホモスル・重曹散
148ホモスルファミン・尿素軟膏
149複方ホモスルローション
150ホルマリン・サリチル酸精
151マーキュロ・グリセリン液
152マグネシア・ビサチン散
153ミグレニン・ワレリル尿素散
154ミョウバンウガイ液
155ミルラチンキ
156メフェネシンエリキシル
157モクタール軟膏
158ヨウ化カリウム水
159歯科用ヨード・グリセリン
160複方ヨードグリセリン
161ヨード・サリチル酸精
162複方ヨード・トウガラシ精
163硫酸亜鉛点眼液
164硫酸マグネシウム水
165ルチン・ワレリル尿素散
166ローズ水・ワセリン軟膏
167ロート・アネスタミン散
168ロート・イクタモール坐剤
169ロート・カーボン散
170ロート・ケイ酸アルミ散
171ロート坐剤
172複方ロート・ジアスターゼ散
173複方ロート・水酸化アルミ散
174ロート・タンニン坐剤
175複方ロート・タンニン坐剤
176複方ロート・タンニン軟膏
177複方ロート・ホミカエキス散
178ロート・ヨウ化カリウム坐剤

12　薬事法施行令の一部を改正する政令及び薬事法施行規則の一部を改正する省令の施行について

（昭和40年1月13日　薬発第26号
各都道府県知事あて　厚生省薬務局長通知）

昭和39年11月16日政令第348号をもって薬事法施行令の一部を改正する政令が、また、同年同月28日厚生省令第44号をもって薬事法施行規則の一部を改正する省令がそれぞれ公布され、いずれも同年12月1日から施行されたので、下記の諸点に留意のうえ、その適正な運用を図られたい。

記

第一　薬事法施行令の一部改正について

1　権限の委任

薬事法に規定する厚生大臣の権限のうち、次に掲げる権限が都道府県知事に委任されたこと。

(1)　薬局開設者が当該薬局における設備及び器具をもって製造することができる医薬品（以下「薬局製造医薬品」という。）を製造する場合における製造業（以下「薬局医薬品製造業」という。）の許可及び製造品目の変更等の許可の権限

(2)　薬局製造医薬品であって、厚生大臣の指定する有効成分（昭和39年12月厚生省告示第545号参照）以外の有効成分を含有しない医薬品を製造する場合における製造の承認の権限

(3)　薬局医薬品製造業者に係る休廃止等の届出の受理、管理者の変更命令及び許可の取消し等の権限

2　地方公共団体手数料令の改正

権限の委任に伴い、地方公共団体手数料令が改正され、薬局医薬品製造業の許可証の書換え交付及び再交付の手数料としてそれぞれ100円及び200円を都道府県知事が徴収することができることとされたこと。

第二　薬事法施行規則の一部改正について

1　本則の改正

(1)　許可証の書換え交付及び再交付の申請が、従来は一定の場合義務づけられていたが、今回の改正によりこれが申請者の自由とされたこと。

(2)　薬局医薬品製造業の許可申請に当っての添付書類については、薬局開設許可申請の場合と重複

するので、これを省略することとされたこと。

(3) 薬局医薬品製造業以外の医薬品等の製造及び輸入販売業の許可証の再交付手数料が、従来の100円から200円に値上げされたこと。

(4) 薬局医薬品製造業に係る医薬品の製造承認については、手数料を納めなければならない場合がなくなったこと。

(5) その他薬局医薬品製造業に係る権限の委任等に伴い、所要の改正が行なわれたこと。

2 様式の改正

(1) 医薬品等の輸入販売業許可申請書、輸入承認申請書及び輸入品目変更追加許可申請書の記載事項のうち、輸入先の国名、製造業者の氏名又は名称及び輸入先における販売名については、従来備考欄に記載することとされていたが、今回の改正により、これが品目欄等の本欄に記載することとされたこと。

(2) 薬局医薬品製造業に係る医薬品製造業許可申請書及び医薬品製造承認申請書にあっては、備考欄にその薬局の開設許可番号、許可年月日等を記載することとされたこと。

(3) 医薬品等の製造業及び輸入販売業許可更新申請書の変更内容欄が削除され、新たに製造又は輸入の品目欄及び製造所又は営業所の構造設備の概要欄が設けられたこと。

(4) その他薬局医薬品製造業に係る権限の委任に伴い所要の改正が行なわれたこと。

第三 薬局医薬品製造業に係る許可承認に際し留意すべき事項

1 許可について

(1) 薬局医薬品製造業の許可は、混和、溶解等の簡単な物理的操作により製造することができる医薬品（注射剤を除く）であって、薬局等構造設備規則に規定する薬局の構造設備及び器具をもって製造することができ、その薬局の管理者がその製造に関し完全に管理することができる限度で、かつ、その薬局の業務の遂行に支障を生ずることのない規模において製造する場合に限ること。

(2) 薬局製造医薬品として適当な日本薬局方医薬品については「昭和38年3月25日薬発第141号薬務局長通知」による別表に収載した品目の範囲であること。

2 承認について

(1) 薬事法施行令第15条の2第2号の規定に基づき、都道府県知事が行う薬事法第14条第1項の規定による品目ごとの承認に係る医薬品の有効成分は、昭和39年12月1日厚生省告示第545号をもって指定された有効成分のみであること。

これらの有効成分は、薬局医薬品製造業として製造することが適当と考えられる日本薬局方外医薬品の有効成分を指定したものであること。

(2) 指定された有効成分の組合せ等については、前記告示中の同一種類の範囲内とし、かつ規格及び試験方法が確立されているものであること。

なお、詳細については別途通知する。

13 薬局医薬品製造業に係る承認・許可について

（昭和40年1月13日 薬製第4号
各都道府県衛生主管部（局）長あて 厚生省薬務局製薬課長通知）

標記については、昭和40年1月13日薬発第26号厚生省薬務局長通知によるほか下記によられたい。

記

第一 薬局医薬品製造業に係る承認事務について

1 都道府県知事が行なう承認の対象となる医薬品は、昭和39年12月1日厚生省告示第545号により指定された有効成分のみを有効成分として配合するものであること、なお、薬局製剤品目として承認を与えることが適当と考えられる日本薬局方外医薬品は、別添Ⅰに示すところによること。

おって、別添製剤の規格及び試験方法については別途通知すること。

2 承認に際しての審査は、厚生大臣の承認審査に準じ次の事項を参考として適正に行なうこと。

(1)　一般的名称欄並びに貯蔵方法及び有効期間欄には記入する必要がないこと。

(2)　販売名については、虚偽又は誇大にわたらないようにするとともに、誤解を与える名称はさけること。特に日本薬局方収載医薬品名と同一の名称若しくは、これと類似した名称又は処方内容の一部の成分のみを表現する名称であってはならないこと。

(3)　その他については、一般の医薬品製造承認に準じて行なうこと。

3　前記告示で指定された有効成分であって、当該有効成分の医薬品が、日本薬局方に収載されていないものについては、次表に掲げる日本薬局方外医薬品又はこれらと本質が同一なものを配合することが適当であること。

種類	有効成分	日本薬局方外医薬品	製造業者名
整腸剤	5　乳酸菌 6　酪酸菌	ビオジアスミン	天野製薬 株式会社
		ラクトスターゼ	三共 〃
		ラックビー	日研化学 〃
		強力アタバニン（イナバタ） ラクトミン末	日東薬品工業 〃
		ビオフェルミン	ビオフェルミン製薬 〃
		ミヤリサン末	株式会社 宮入菌剤研究所
		ビオゼニン末	株式会社 目黒研究所
		エンテロノン末	森下製薬 株式会社
駆虫剤	1　海人草有効成分エキス	マクニン末	藤沢薬品工業 株式会社
解熱鎮痛剤	9　2,6-ジターシャリブチルナフタレンモノスルホン酸ナトリウム	コイテン	鳥居薬品 株式会社
		セパン散	山之内製薬 〃
	10　臭化水素酸デキストロメトルファン	メジコン散	塩野義製薬 株式会社
鎮咳祛痰剤	3　桜皮エキス	濃厚ブロチンコデイン液	三共株式会社
		ブロチン液	〃
	8　サポンソウ純サポニン	ネオエバニン液	武田薬品工業株式会社
	9　車前草エキス	フスタギン末	三共株式会社
	10　ジヒドロオキシプロピルテオフィリン	エスフィリン	岩城製薬株式会社
		ネオフィリンM	エーザイ 〃
		プロフィリン	塩野義製薬 〃
		ノボフィリンM末	鳥居薬品株式会社
		コルフィリン	日本新薬 〃
	11　臭化水素酸デキストロメトルファン	メジコン散	塩野義製薬株式会社
外用皮膚剤	2　米糠の乾溜タール	ピチロール	日本新薬株式会社
	7　脱脂大豆の乾溜タール	グリテール	藤永製薬株式会社

4　申請品目について承認を行なったときは、品目ごとに承認番号を付して別紙様式1による承認書に申請書の副本を添えて、申請者に交付すること。承認番号は都道府県の別を明らかにするため、(　) 内に「○局××A」と記入し、承認した順に番号を付すること。「○局」は従来厚生大臣が薬局医薬品製造業の許可番号に付していたものと同じ記号とし、「××」は承認を行なった昭和年数とすること。

第二　薬局医薬品製造業に係る許可事務について

1　薬局医薬品製造業の許可（薬事法第12条第1項）について

(1)　製造品目

日本薬局方医薬品については、別添Ⅱの範囲とし、日本薬局方外医薬品については、別添Ⅰの範囲で承認されているものとすること。

(2) 薬局医薬品製造業の許可を行なったときは、製造所ごとに許可番号を付して薬事法施行規則様式第9による許可証を申請者に交付すること。許可番号は、従来厚生大臣が付していた番号に続けて付すること。

(3) 許可更新については、許可の場合に準ずること。

2 製造品目の変更等の許可（薬事法第18条）について

製造品目の変更又は追加の許可を行なったときは、別紙様式2による許可書に申請書の副本を添えて、申請者に交付すること。

別添Ⅰ（略）

別添Ⅱ（略）

別紙様式1

承認番号（　　）第　　号

医 薬 品 製 造 承 認 書

氏名又は名称

昭和　　年　　月日付けで申請のあった医薬品の製造を薬事法（昭和35年法律第145号）第14条第1項の規定により、申請のとおり承認する。

昭和　年　月　日

都道府県知事

別紙様式2

医薬品製造品目変更／追加許可書

氏名又は名称

昭和　　年　　月　　日付けで申請のあった医薬品製造品目の変更／追加を薬事法（昭和35年法律第145号）第18条の規定により、申請のとおり許可する。

昭和　　年　　月　　日

都道府県知事

14 都道府県知事が承認する日本薬局方外医薬品の規格及び試験方法について

（昭和40年10月25日　薬製第240号
各都道府県衛生主管部(局)長あて　厚生省薬務局製薬課長通知）

都道府県知事が行なう承認の対象となる薬局医薬品製造業に係る日本薬局方外医薬品の内容については、昭和40年1月13日薬製第4号をもって通知したところであるが、今般その規格及び試験方法が定められたので、これを収載した別添資料を送付するから、関係向きに対し周知徹底方御配慮煩わしたい。

なお、昭和40年1月13日薬製第4号をもって通知した承認の対象となる品目であって、〔7〕から〔16〕までに該当する品目については、「かぜ薬の配伍・効能基準」との関係もあり、現在その成分分量等を検討中であるので、おって通知するまで承認を見合わせるよう御配慮願いたい。ただし、〔7〕から〔11〕までに該当する品目の効能又は効果中「感冒」を、また〔16〕に該当する品目の効能又は効果中「及びその他咳をともなう症状」をそれぞれ削除して申請する向きに対しては承認を行なってもさしつかえないので、念のため申し添える。

15 日本薬局方第二部の改正について

（昭和41年4月22日　薬発第259号
各都道府県知事あて　厚生省薬務局長通知）

昭和41年4月1日厚生省告示第163号をもって昭和36年4月厚生省告示第76号（日本薬局方を定

める等の件）の一部が改正されたので、下記事項に御留意のうえ、関係方面に対するその趣旨の徹底及び指導について格段の御配慮を煩わしたい。

記

1．新薬局方制定に伴う措置の早期実施について

(1)　この改正前の日本薬局方(以下「旧薬局方」という。）に収められていた医薬品であって新薬局方に収められていないもの（以下「削除されたもの」という。）については、昭和42年3月31日までは、薬事法（昭和35年法律第145号。以下「法」という。）第13条（第23条において準用する場合を含む。)の規定の適用を除き、旧薬局方に定めるところをもって新薬局方が定められているものとみなすことができることとされているが、その製造、販売等については日本薬局方に収められていない医薬品としての所定の措置をなるべくすみやかにとるよう、また、旧薬局方及び新薬局方のいずれにも収められており、かつ、旧薬局方に定める名称又は基準と新薬局方に定める名称又は基準とが異なる医薬品については、昭和42年3月31日までは、旧薬局方に定めるところをもって新薬局方が定められているものとみなすことができることとされているが、これについてもなるべくすみやかに新薬局方の基準に適合させるようそれぞれ指導されたいこと。

(2)　改正の際現に法第14条（第23条において準用する場合を含む。）に規定する承認を受けている医薬品であって新たに新薬局方に収められたものについては、昭和42年3月31日まではなお従前の例によることができることとされているが、なるべくすみやかに新薬局方の名称及び基準に適合させるよう指導されたいこと。

2．薬局製造業の製造品目の変更等について

昭和38年3月25日薬発第141号による薬務局長通知の別表中日本薬局方第二部を別添1のように改める。

これに伴い、従来薬局において製造できる品目のうち削除されたものは別添2のとおりであり、新たに新薬局方に収められた医薬品のうち薬局において製造できる品目は別添3のとおりである。

なお、新たに薬局製造業の許可を申請する場合において、薬局製造業者が製造しうる品目のすべて（178品目）を製造しようとするときは、製造許可申請書の製造品目欄に「第一部：昭和38年3月25日薬発第141号薬務局長通知による別表のとおり、第二部：昭和41年4月22日薬発第259号薬務局長通知による別添1のとおり」と記載し、品目表の添付を省略してさしつかえない。

別　添　1

日本薬局方第二部

1亜鉛華・イクタモール軟膏
2亜鉛華デンプン
3亜鉛華・豚脂軟膏
4亜鉛華軟膏
5アクリノール・亜鉛華軟膏
6アクリノール・チンク油
7複方アクリノール・チンク油
8アクリノール・ホウ酸液
9アスピリン・フェナセチン・カフェイン散
10複方アスピリン・フェナセチン・カフェイン散
11亜ヒ酸カリウム液
12亜ヒ酸丸
13亜ヒ酸パスタ
14アミノ塩化第二水銀眼軟膏
15アンモニア・ウイキョウ精
16イオウ・サリチル酸・チアントール軟膏
17イクタモール軟膏
18ウワウルシ・ヘキサミン水
19複方エチル炭酸キニーネ散
20消毒用塩化第二水銀
21塩酸リモナーデ
22黄色酸化水銀軟膏
23パップ用複方オウバク散
24オウバク・タンナルビン・ビスマス散
25複方オウバク・ビスマス散
26カイニン酸・サントニン散
27カオリンパップ
28カッコン湯
29カノコソウチンキ
30カフェイン・カンフル散
31カフェイン・テオブロミン散
32カンタリスチンキ
33カンタリス軟膏
34肝油カプセル
35キニーネ・アミノピリン散
36キニーネ・還元鉄丸
37複方キョウニンキキョウ水
38グリセリンカリ液
39グリセリン坐剤
40複方クレオソート液
41クレゾール水
42クロラール・サリチル酸精
43クロルフェニラミン・カルシウム散
44ゲンチアナ・重曹散
45コロジオン
46弾性コロジオン
47酢酸カリウム液
48酢酸カリウム水
49サリチル・カーボン軟膏
50サリチル酸コロジオン
51サリチル酸精
52複方サリチル酸精

53サリチル酸・石ケン硬膏
54苦味サリチル酸ナトリウム水
55サリチル酸・フェノール軟膏
56複方サリチル酸メチル精
57サリチル・ミョウバン散
58三黄散
59ジアスターゼ・重曹散
60複方ジアスターゼ・重曹散
61歯科用アンチホルミン
62歯科用トリオジンクパスタ
63歯科用パラホルムパスタ
64歯科用フェノール・カンフル
65歯科用ヨード・グリセリン
66止血ロウ
67次硝酸ビスマス・アミノ塩化第二水銀軟膏
68ジフェンヒドラミン・カルシウム散
69ジフェンヒドラミン・フェノール・亜鉛華リニメント
70ジフェンヒドラミン・ワレリル尿素散
71複方ジフェンヒドラミン・ワレリル尿素散
72臭化カリウム・ナトリウム水
73苦味重曹水
74小青竜湯
75小ハンゲ加ブクリョウ湯
76人工カルルス塩
77スチルベストロール・サリチル酸軟膏
78スルピリン・ピラビタール散
79セネガ・キキョウ水
80センブリ・重曹散
81複方ダイオウ・センナ散
82単鉛硬膏
83複方チアントール・サリチル酸液
84チンク油
85トウガラシ・サリチル酸精
86トウガラシチンキ
87複方トコフェロール・ジフェンヒドラミン軟膏
88ナファゾリン・クロルフェニラミン液
89ハッカ水
90ビサチン・フェノバリン散
91複方ビタミンＢ散
92ヒドロコルチゾン・ジフェンヒドラミン軟膏
93加香ヒマシ油
94ピラビタール・カフェイン散
95ピラビタール・ワレリル尿素散
96フェナセチン・アミノピリン・カフェイン散
97フェナセチン・アミノピリン・ジフェンヒドラミン散
98フェナセチン・ワリレル尿素散
99フェノール水
100塩酸加フェノール水
101消毒用フェノール水
102フェノール・亜鉛華リニメント
103プロテイン銀液
104ペプシンリモナーデ
105複方ベンゼトニウム・タルク散
106ホウ酸・亜鉛華軟膏
107ホウ砂・グリセリン
108ホウ砂・グリセリンカリ液
109複方ホミカエキス・ジアスターゼ散
110ホモスルファミン・ケイ酸アルミ散
111ホモスルファミン・尿素軟膏
112複方ホモスルファミンローション
113ホルマリン・サリチル酸精
114ミグレニン・ワレリル尿素散
115ミョウバン水
116メチルエフェドリン・カフェイン酸
117ヨウ化カリウム水
118ヨウ素・ヨウ化カリウム液
119複方ヨード・グリセリン
120ヨード・サリチル酸・フェノール精
121複方ヨード・トウガラシ精
122硫酸亜鉛点眼液
123硫酸マグネシウム水
124ロートエキス・アネスタミン散
125ロートエキス・カーボン散
126複方ロートエキス・キノホルム散
127複方ロートエキス・ジアスターゼ散
128ロートエキス・重曹・ケイ酸アルミ散
129複方ロートエキス・重曹・水酸化アルミ散
130複方ロートエキス・水酸化アルミ散
131ロートエキス・タンニン坐剤
132複方ロートエキス・タンニン坐剤
133複方ロートエキス・タンニン軟膏
134ロートエキス・パパベリン・アネスタミン散
135複方ロートエキス・ビスマス散

別　添　2

1 亜鉛華・サリチル酸軟膏
2 アセチルサリチル酸・マグネシア散
3 アセトアニリド・カフェイン散
4 アミノ安息香酸エチル坐剤
5 アミノ安息香酸エチル軟膏
6 複方安息香酸ナトリウム散
7 アンソッコウチンキ
8 アンナカ・エフェドリン散
9 複方アンナカ・ビタミン散
10イオウ・石炭酸・亜鉛華リニメント
11イオウ・フェノールフタレイン散
12複方ウンデシレン酸軟膏
13エピレナミン点鼻液
14黄色軟膏
15オウバク・ケイ酸アルミ散
16カラミンローション
17カルシウム健胃散
18複方カンゾウ散
19カンフル軟膏
20キキョウ・エフェドリン散
21複方キキョウ散
22キノフェン・重曹散
23複方キノホルム散

24複方牛酪乳末
25グッタペルカ液
26クレオソート丸
27複方ケイ酸アルミ・ビスマス散
28ケイヒシロップ
29ケイヒチンキ
30健胃散
31コロイド銀軟膏
32サリチル酸ナトリウム水
33サリチル・タルク散
34複方サリチル・タルク散
35複方サントニン散
36複方ジアスターゼ散
37四塩化炭素カプセル
38複方ジフェンヒドラミン・エフェドリン散
39ジフェンヒドラミン・カンフルリニメント
40複方シュウ酸セリウム散
41重曹・水酸化アルミ散
42小児散
43石灰水
44石ケン・カンフルリニメント
45センブリ散
46複方タンナル・ビスマス散
47複方タンニン・カンフル軟膏
48複方チアントール・イオウ軟膏
49複方チアントール液
50トラガント漿
51トリサチン散
52バジリ軟膏
53ハッカ精
54歯科用パラホルムセメント
55複方パンクレアチン散
56ヒ鉄丸
57フェナ・エチル炭酸キニーネ散
58フェナ・ピラビタール散
59複方フェナ・ワレリル尿素散
60歯科用フェノール・チモール
61マーキュロ・グリセリン液
62マグネシア・ビサチン散
63ミルラチンキ
64メフェネシンエリキシル
65モクタール軟膏
66沸騰散
67ホモスル・重曹散
68ヨード・サリチル酸精
69ルチン・ワレリル尿素散
70ローズ水・ワセリン軟膏
71ロート・アネスタミン散
72ロート・イクタモール坐剤
73ロート・ケイ酸アルミ散
74ロート坐剤
75複方ロート・ホミカエキス散
76ロート・ヨウ化カリウム坐剤

別　添　3

1亜鉛華・豚脂軟膏
2イオウ・サリチル酸・チアントール軟膏
3複方エチル炭酸キニーネ散
4オウバク・タンナルビン・ビスマス散
5カイニン酸・サントニン散
6クロルフェニラミン・カルシウム散
7ゲンチアナ・重曹散
8苦味サリチル酸ナトリウム水
9ジアスターゼ・重曹散
10複方ジアスターゼ・重曹散
11ジフェンヒドラミン・フェノール・亜鉛華リニメント
12複方ジフェンヒドラミン・ワレリル尿素散
13スチルベストロールサリチル酸軟膏
14センブリ・重曹散
15複方チアントール・サリチル酸液
16複方トコフェロール・ジフェンヒドラミン軟膏
17ナファゾリン・クロルフェニラミン液
18複方ビタミンB散
19ヒドロコルチゾン・ジフェンヒドラミン軟膏
20ピラビタール・カフェイン散
21フェナセチン・アミノピリン・ジフェンヒドラミン散
22複方ベンゼトニウム・タルク散
23複方ホミカエキス・ジアスターゼ散
24ホモスルファミン・ケイ酸アルミ散
25メチルエフェドリン・カフェイン散
26ヨウ素・ヨウ化カリウム液
27ヨード・サリチル酸・フェノール精
28ロートエキス・アネスタミン散
29複方ロートエキス・キノホルム散
30ロートエキス・重曹・ケイ酸アルミ散
31複方ロートエキス・重曹・水酸化アルミ散
32ロートエキス・パパベリン・アネスタミン散
33複方ロートエキス・ビスマス散

16　薬局医薬品製造業にかかる承認許可について（疑義照会）

（昭和41年9月10日　秋発医第1861号
厚生省薬務局製薬課長あて　秋田県厚生部長照会）

このことについて、当県内の薬局開設者より申請ありましたが、次の点について疑義を生じたので照会いたします。

記

1．薬局医薬品製造業者に、薬局製剤品目として承認を与えることが適当と考えられる日本薬局方外医薬品は昭和40年1月13日付薬製第4号「薬局医薬品製造業に係る承認・許可について」の通知をもって例示されているが、例示以外の医薬品の承認申請の取扱いについて。

2．上記例示品目及び日本薬局方第2部収載品目のうち、昭和40年5月1日付薬発第360号「かぜ薬の製造承認及び製造許可について」で示されている「かぜ薬の配伍効能基準」をこえる成分が配伍されている医薬品の承認申請の取扱いについて。

3．上記1．について、承認を受けている者より許可申請の提出があった場合の取扱いについて。

（回　答）

（昭和41年12月24日　薬製第348号
秋田県厚生部長あて　厚生省薬務局製薬課長回答）

昭和41年9月10日医1,861をもって照会のあった標記について、下記のとおり回答する。

記

1．薬局医薬品製造業者が製造できる医薬品は、昭和40年1月13日付薬発第26号及び同日付薬製第4号（以下「通知1」という。）で通知したものに限定されているので、これ以外の処方内容に係る申請については、承認を与えないようにされたい。

2．通知1で指定したもののうち「かぜ薬の配伍効能基準」に適合しないものについては、昭和40年10月25日薬製第240号によられたい。また、昭和41年4月22日薬発第259号の別添1の日本薬局方第2部品目のうち、「かぜ薬の配伍効能基準」をこえる成分が配伍されている医薬品は、いずれも解熱鎮痛剤または鎮咳去痰剤として製造することを認めるものであるから、「かぜ」の効能を表示しないように指導されたい。

3．通知1で指定されていない医薬品であって、すでに承認をうけている者から、その医薬品の製造許可申請がなされたときは、当該医薬品が「かぜ薬の配伍効能基準」に不適合のものを除き、許可してさしつかえない。

17　薬局医薬品製造業者が製造する日本薬局方外医薬品の規格及び試験方法等の改定について

（昭和42年5月2日　薬製第209号
各都道府県衛生主管部（局）長あて　厚生省薬務局製薬課長通知）

薬局医薬品製造業者が製造する日本薬局方外医薬品の内容については、昭和40年1月13日薬製第4号及び昭和40年10月25日薬製第240号製薬課長通知をもって示したところであるが、今般これを別添の通り改定したので、下記事項を御了知のうえ、関係業者に対し周知徹底を図るとともに、これが取扱いについて遺漏のないよう指導方何分の御配慮を煩わしたい。

記

1．昭和40年5月11日薬発第360号に定める「かぜ薬の配伍・効能基準」にあわせるため、成分及び分量又は本質、用法及び用量、効能又は効果並びに規格及び試験方法を改定したこと。

2．薬局等構造設備規則（昭和36年厚生省令第2号）第1条第1項第8号に定める試験検査に必要な設備及び試験器具で行ないうる規格及び試験方法に改定したこと。

3．昭和41年4月厚生省告示第163号による日本薬局方の一部改正にかんがみ、成分及び分量又は本質、規格及び試験方法を改定したこと。

4．効能又は効果について、上記のほか所要の改定を行なったこと。

5．その他全般にわたり字句の訂正等を行なったこと。

18　日本薬局方の制定および日本薬局方の制定に伴う関係告示の整理に関する告示について

（昭和46年5月12日　薬発第439号
各都道府県知事あて　厚生省薬務局長通知）

昭和46年4月1日厚生省告示第73号をもって日本薬局方が公布されたが、これは昭和36年4月1日厚生省告示第76号による日本薬局方第一部および昭和41年4月1日厚生省告示第163号による日本薬局方第二部を全面的に改正し、新たに第一部および第二部として制定したものであり、またこれに関連して同日厚生省告示第74号をもって日本薬局方の制定に伴う関係告示の整理に関する告示が制定されたので、下記事項につきご留意の上、関係方面にこれが趣旨の徹底および指導について遺憾のないよう格段のご配慮をわずらわしたい。

記

第１　新薬局方について

新薬局方の制定は医薬品の急速な進歩および試験法の発達する情勢に対処し、所要の整備を行なったものであること。今次の改正の要旨および要点については新薬局方の「まえがき」を参照されるとともに、つぎの各項について留意されたいこと。

１．～41.（略）

第２　日本薬局方の制定に伴う関係告示の整理に関する告示について

１　この告示は新薬局方の制定に伴い旧薬局方が廃止されたため、旧薬局方の試験法等を引用している諸基準について整理を行なったものであること。

２　この告示の第１条検定基準および第２条塩化ビニル樹脂製血液セット基準については新薬局方を適用するためにはなお検討を要するので、とりあえず旧薬局方によることとしたものであること。

３　第３条から第23条までは新薬局方を適用するべく一部改正を行なったものであること。

４　第12条から第23条における「次のよう」は別紙２に示すものである。

５　第23条日本抗生物質医薬品基準の改正において、総則および製剤総則の一部が改正されているので注意されたいこと。

第３　新薬局方制定に伴う取扱いについて

１　旧薬局方に収められていた医薬品であって新薬局方に収められていないものについては、昭和47年12月31日までは新薬局方に収められている医薬品とみなし、その基準は旧薬局方に定めるところによることができるとされているが、同日以後においても引き続き製造または輸入しようとする場合はなるべくすみやかに薬事法第14条および第18条（第23条において準用する場合を含む）の手続きをとらしめるよう製造業者および輸入販売業者を指導されたいこと。

２　旧薬局方と新薬局方においてその名称または基準が異なる医薬品については、昭和47年12月31日までは旧薬局方の名称及び基準を新薬局方の名称及び基準とみなすことができるとされているが、なるべくすみやかに新薬局方の名称及び基準によるよう指導されたいこと。また、やむをえず旧薬局方の基準によるものについては、その直接の容器または直接の被包に旧薬局方の基準によること（例えば㊐の文字）を明示するよう指導されたいこと。

また、まえがき26項に記載した旧薬局方の品目の製造業または輸入販売業の許可を受けていたものであって新薬局方に分割収載したものを製造または輸入しようとする者の取扱いについては、つぎのように指導されたいこと。

ｉ）*d*-カンフルまたは*dl*-カンフルについては同法第18条（第23条において準用する場合を含む）の手続きによって品目を変更すること。

ⅱ）無水クエン酸または精製ゼラチンについては同法第18条（第23条において準用する場合を含む）の手続きによって品目を追加または変更すること。

３　新薬局方制定の際現に同法第14条（第23条において準用する場合を含む）に規定する承認を受けている医薬品であって新たに新薬局方に収められたものについては、昭和47年12月31日まではなお従前の例によることができるとされているが、これらの医薬品についてはなるべくすみやかに新薬局方の名称および基準に適合させるために同法第18条（第23条において準用する場合を含む）の手続きによって品目を変更するよう指導されたいこと。

４　薬局医薬品製造品目として、昭和38年３月25日薬発第141号厚生省薬務局長通知の別表の日本薬局方第一部および昭和41年４月22日薬発第259号厚生省薬務局長通知の別添１の日本薬局方第二部において定められた品目のうち、新薬局方の制定によって削除されたものについては、これらの品目からも削除し、また名称または基準が変更されたものおよび第一部から第二部に移されたものについては、それぞれ必要な読み替えを行なうものであること。

別紙 1（略）

別紙 2（略）

19　医薬品（かぜ薬）製造承認申請書中の容器の材質について

（昭和 47 年 2 月 17 日　薬製一第 225 号
各都道府県衛生主管部（局）長あて　厚生省薬務局企業課長、厚生省薬務局製薬第一課長回答）

標記に関し、昭和 46 年 6 月 23 日 46 衛薬衛収事第 6497 号をもって下記の規格に適合する硬質塩化ビニール容器の承認可否について、東京都衛生局薬務部長より照会があり、別添のとおり回答したのでお知らせする。

記

硬質塩化ビニール容器の規格および試験方法

（試験項目）

1　材質　　2　透明性および外観　　3　水蒸気透過性　　4　重金属

5　強熱残分　　6　溶出物試験

（性状、あわだち、pH、塩化物、硫酸塩、リン酸塩、アンモニウム、重金属、過マンガン酸カリウム還元性物質、蒸発残留物、紫外吸収スペクトル）

7　急性毒性試験

（試験法）

日本薬局方一般試験法の「輸液用プラスチック容器試験法」を準用。ただし、「6、溶出物試験」については、注射用蒸留水および pH が製剤に等しい液を用い、70°、24 時間で行なわれている。

（結果）

日本薬局方一般試験法の「輸液用プラスチック容器試験法」の結果に準ずる。

別添（略）

20　点眼剤用プラスチック容器の規格及び試験法について

（昭和 48 年 9 月 26 日　薬発第 958 号
各都道府県知事あて　厚生省薬務局長通知　平成 8 年 3 月 28 日　薬発第 336 号　一部改正）

今般、点眼剤用プラスチック容器の規格及び試験法を別添のように定めたので通知する。

ついては、今後プラスチック容器を使用する点眼剤の製造（輸入）承認申請にあたっては、この規格及び試験法に適合するものを用いるよう貴管下医薬品製造（輸入販売）業者に対し周知徹底を図るとともに、円滑な事務処理が行なわれるよう何分のご指導をお願いする。

「点眼剤用プラスチック容器の規格及び試験法」は、ポリエステル（ポリエチレンテレフタレート、ポリアリレート）、ポリカーボネート、ポリエチレン又は、ポリプロピレンを材質とする点眼剤用容器に適用する。これら以外の材質の容器、添加剤を変更する等の場合には、日局の参考情報「プラスチック製医薬品容器」に準拠し、試験項目等を規定すること。

点眼剤用プラスチック容器の規格及び試験法

点眼剤用プラスチック製容器は、点眼剤に使用するプラスチック製容器をいう。容器は内容医薬品と物理的又は化学的に作用してその性状又は品質に影響を与えず、また微生物を透過しないものであり、次の規格に適合する。

1　透明性及び外観

容器は、日局製剤総則点眼剤の不溶性異物試験を行うのに差し支えない透明性があり、使用上差し支えを生じるようなすじ、きず、泡又はその他の欠点のないものである。

2　水蒸気透過性

日局一般試験法「プラスチック製医薬品容器試験法」5．水蒸気透過性試験第1法に従って試験したとき、その減量は0.20%以下である。

ただし、減量が0.20%を超えるものであっても、製品について容器を防湿膜で被包する場合は、その状態のものについて同様の試験を行ったとき、その減量が0.20%以下であればよい。

3　強熱残分

日局一般試験法「プラスチック製医薬品容器試験法」1．灰化試験1.1強熱残分に従って試験したとき、その残分は0.10%以下である。

4　重金属

日局一般試験法「プラスチック製医薬品容器試験法」1．灰化試験1.2重金属に従って試験したとき、検液の色は比較液より濃くない（20 ppm 以下）。ただし、容器切片採取量は1.0 g とする。

5　溶出物

水で洗浄した後、室温で乾燥した容器に表示された内容量の水を入れ適当な栓で密栓し、70℃で24時間加温した後、室温になるまで放置し、この内容液を試験液とする。別に、水を空試験液とする。また、抽出に用いた水の量と容器の内面の面積比を記録する。

ユニットドーズ容器の場合には、次のように操作する。容器のできるだけ湾曲が少なく、厚さの均一な部分をとって切断し、厚みが0.5 mm 以下のときは、表裏の表面積の合計が約600 cm^2 になるように、また、厚みが0.5 mm を超えるときは、約300 cm^2 になるように切断片を集め、更にこれらを、長さ約3 cm、幅約0.3 cm の大きさに細断し、水で洗った後、室温で乾燥する。これを内容約200 mL の硬質ガラス製容器に入れ、水100 mL を正確に加え、適当に密栓した後、70℃で24時間加温した後、室温になるまで放置し、この内容液を試験液とする。別に、水につき、同様の方法で操作し空試験液を調製する。

ただし、加熱殺菌して製するものにあっては、121℃で1時間加熱して試験液及び空試験液を調製する。

試験液及び空試験液につき、次の試験を行う。

なお、試験に用いる水は日局「精製水」とする。

(1)　性状　試験液は無色澄明である。

(2)　泡立ち　日局一般試験法「プラスチック製医薬品容器試験法」2．溶出物試験（i）泡立ちに従って試験したとき、生じた泡は2分以内にほとんど消失する。

(3)　pH　日局一般試験法「プラスチック製医薬品容器試験法」2．溶出物試験（ii）pH に従って試験したとき、試験液と空試験液の差は1.5以下である。

(4)　マンガン酸カリウム還元性物質　日局一般試験法「プラスチック製医薬品容器試験方法」2．溶出物試験（iii）過マンガン酸カリウム還元性物質に従って試験したとき、0.002 mol/L 過マンガン酸カリウム液の消費量の差は1.0 mL 以下である。

(5)　紫外吸収スペクトル　日局一般試験法「プラスチック製医薬品容器試験法」2．溶出物試験（iv）紫外吸収スペクトルに従って試験したとき、波長220 nm 以上240 nm 未満における吸光度は0.30以下である。

(6)　蒸発残留物　日局一般試験法「プラスチック製医薬品容器試験法」2．溶出物試験（v）蒸発残留物に従って試験したとき、その量は1.0 mg 以下である。

6　細胞毒性

日局一般試験法「プラスチック製医薬品容器試験法」7．細胞毒性試験に従って試験したとき、IC_{50}（%）は90%以上である。その他の標準試験方法を用いたときは、結果は陰性である。

21　薬局医薬品製造業者が製造する日本薬局方外医薬品について

（昭和48年12月3日　薬製第1307号
各都道府県薬務主管部（局）長あて　厚生省薬務局製薬第一課長通知）

標記については、昭和40年1月13日薬製第4号（改定昭和42年5月2日薬製第209号）製薬課長通知をもって示したところであるが、覚せい剤取締法の一部を改正する法律（昭和48年10月15日法律第114号）の施行にかんがみ、上記通知に示す製剤に別添の製剤を追加したので、御了知のうえ関係業者に周知徹底を図るとともに指導方何分の御配慮を煩わしたい。

別添（略）

22　日本薬局方の制定及び日本薬局方の制定に伴う関係告示の整理に関する告示について

（昭和51年4月1日　薬発第289号
各都道府県知事あて　厚生省薬務局長通知）

昭和51年4月1日厚生省告示第44号をもって日本薬局方が公布されたが、これは昭和46年4月1日厚生省告示第73号による日本薬局方第一部及び第二部を全面的に改正し、新たに第一部及び第二部として制定したものであり、またこれに関連して同日厚生省告示第45号をもって日本薬局方の制定に伴う関係告示の整理に関する告示が制定されたので、下記事項につき、ご留意の上、関係方面にこれが趣旨の徹底及び指導について遺憾のないよう格段のご配慮をわずらわしたい。

記

第1　新薬局方について

1．～41.（略）

第2　日本薬局方の制定に伴う関係告示の整理に関する告示について

1　この告示は、新薬局方の制定に伴い旧薬局方が廃止されたので、新薬局方の名称又は基準に合わせるため関連の基準等について整理を行ったものであること。

2　この告示の第1条は、薬事法施行令第15条の2第2項の規定に基づき、薬事法第14条（第23条において準用する場合を含む。）に規定する品目ごとの製造（輸入）承認に係る厚生大臣の権限を都道府県知事に委任する医薬品として、かぜ薬及び解熱鎮痛薬が指定され、各剤型、有効成分の種類等が告示されているが、新薬局方の製剤総則において細粒剤の項が設定されたことに伴い、上記かぜ薬及び解熱鎮痛薬の剤型に細粒剤を追加するため一部改正を行ったものであること。

3　第2条日本抗生物質医薬品基準の一部改正及び第3条放射性医薬品基準の一部改正については、それぞれの基準に収載されている品目の名称を変更するため一部改正を行ったものであること。

4　第2条及び第3条における「次のよう」は、別紙3に示すものであること。

第3　新薬局方制定に伴う取扱いについて

1　旧薬局方に収められていた医薬品であって新薬局方に収められていないもの（以下「削除品目」という。）については、昭和52年9月30日までは新薬局方に収められている医薬品とみなし、その基準は旧薬局方に定めるところによることができるとされているが、同日以後は削除品目を日本薬局方収載品目として製造（輸入）又は販売することは認められないので、同日以後も引き続き製造（輸入）又は販売しようとする場合はなるべくすみやかに薬事法第14条及び第18条（第23条において準用する場合を含む。）の手続きをとらしめるよう製造業者及び輸入販売業者を指導されたいこと。

2　旧薬局方と新薬局方においてその名称又は基準が異なる医薬品については、昭和52年9月30日までは旧薬局方の名称及び基準を新薬局方の名称及び基準とみなすことができるとされているが、同日以後は旧薬局方の名称又は基準による製造（輸入）及び販売は認められないので、なるべくすみやかに新薬局方の名称及び基準に改めるよう指導されたいこと。

3　新薬局方制定の際現に同法第14条（第23条において準用する場合を含む。）に規定する承認を受けている医薬品であって新たに新薬局方に収められたもの（以下「新規収載品目」という。）については、昭和52年9月30日まではなお従前の例によることができるとされているが、同日以後は同法第14条による承認を受けた医薬品としての製造（輸入）及び販売は認められないので、これらの医薬品についてはなるべくすみやかに新薬局方の名称及び基準に適合させるために同法第18条（第23条において準用する場合を含む。）の手続きによって品目を変更し、あわせて昭和46年6月29日薬発第588号薬務局長通知に基づく承認の整理を行うよう指導されたいこと。

4　新規収載品目のうち生物学的製剤基準に収載されている医薬品であって、昭和51年3月31日までに製造又は輸入されたものについては、その有効期間が終了するまではなお従前の例によることができるものであること。

5　薬局医薬品製造業の製造品目として昭和38年3月25日薬発第141号、昭和41年4月22日薬発第259号及び昭和46年5月12日薬発第439号各薬務局長通知において定められた品目のうち、削除品目に該当する26品目については、これらの品目からも削除し、また名称又は基準が変更されたもの及び第一部から第二部に移されたものについては、それぞれ必要な読み替えを行うものであること。

なお、今回新薬局方に新たに収載された品目のうち次の品目については、薬局製造業の製造品目として新たに追加するものであること。

イオウカンフルローション
ジブカイン・アネスタミン液
複方ステアリン酸・グリセリン
パパベリン・クロルフェニラミン・アクリノール散
フェノバリン・マグネシア散

6　新薬局方の制定に伴い昭和46年10月18日薬発第944号薬務局長通知「医薬品の製造（輸入）承認申請における資料提出に関する取扱いについて」の1の1—5中「第7改正」を「第8改正」に、「第8改正」を「第9改正」に改め、また昭和47年4月11日薬発第339号薬務局長通知「医薬品の再評価に伴う製造（輸入）承認・許可申請書の取扱いについて」の記の3中「第7改正」を「第8改正」に、また記の3及び4中「第8改正」を「第9改正」に改めるものであること。

別紙 1、2、3（略）

23　都道府県知事が行なう薬事法の規定による品目ごとの承認に係る医薬品の有効成分として指定する件の改正について

（昭和51年4月1日　薬発第292号
各都道府県知事あて　厚生省薬務局長通知）

標記について昭和39年12月1日厚生省告示第545号の一部改正が昭和51年4月1日付けで別添のとおり告示されたが、本改正の要旨及び運用上留意すべき事項は下記のとおりであるので御了知のうえ、関係方面に周知徹底方よろしくお取り図らい願いたい。

記

1　改正の要旨

(1)　ジヒドロオキシプロピルテオフィリン、ルチン及びジエチルスチルベストロールについては、第九改正日本薬局方（昭和51年4月1日厚生省告示第44号）から同品が削除されたことに伴い、都道府県知事の承認に係る薬局製造医薬品の有効成分からも同品が削除されたものであること。

(2)　カンフルについては日本薬局方において*d*-カンフル、又は*dl*-カンフルが収載されていることから、日本薬局方名に合わせたものであること。

(3)　その他、オウギ等13の成分が薬局製造医薬品の有効成分として今回新たに認められたものであること。

2　運用上留意すべき事項

薬事法施行令第12条の2第1項第2号の規定に基づき、既に都道府県知事の承認を受けている医薬品のうち、ジヒドロオキシプロピルテオフィリン（別名ジプロフィリン）、ルチン及びジエチルスチルベストロールを含有するものについては、すみやかに昭和46年6月29日薬発第588号厚生省薬務局長通知「医薬品の製造等の承認の整理について」に準じ承認の整理を都道府県知事あて行わせること。

3　今回新たに別添の製剤を追加する。

別添（略）

24　薬局医薬品製造業者が製造する日本薬局方外医薬品について

（昭和51年4月1日　薬審第463号
各都道府県衛生主管部（局）長あて　厚生省薬務局審査課長通知）

標記については、昭和40年1月13日薬製第4号、昭和42年5月2日薬製第209号、昭和48年12月3日薬製第1307号をもって示したところであるが、第九改正日本薬局方の制定（昭和51年4月厚生省告示第44号）等に伴い、上記通知を下記のとおり改めたので御了知のうえ、関係業者に周知徹底を図るとともに指導方何分の御配慮を煩わしたい。

記

1　昭和40年1月13日薬製第4号「薬局医薬品製造業に係る承認・許可について」の第1の3の表の解熱鎮痛剤の欄中

「

10　臭化水素酸デキストロメトルファン	メジコン散	塩野義製薬株式会社

」

並びに鎮咳去痰剤の欄中

「

10　ジヒドロオキシプロピルテオフィリン	エスフィリン ネオフィリンＭ プロフィリン ノボフィリンＭ末 コルフィリン	岩城製薬株式会社 エーザイ　〃 塩野義製薬　〃 鳥居薬品　〃 日本新薬　〃

」

及び「

11　臭化水素酸デキストロメトルファン	メジコン散	塩野義製薬株式会社

」

を削る。

2　昭和42年5月2日薬製第209号「薬局医薬品製造業者が製造する日本薬局方外医薬品の規格及び試験方法等の改良について」及び昭和48年12月3日薬製第1307号「薬局医薬品製造業者が製造する日本薬局方外医薬品について」の別添中日本薬局方から削除されたキノホルム、ジエチルスチルベストロール、ジプロフィリン、ルチン及び亜鉛華・豚脂軟膏を含有する製剤の処方を次のように改める。

〔5〕.〔22〕.〔25〕.〔29〕.〔31〕.〔34〕.〔55〕削除

25　都道府県知事が行う薬事法の規定による品目ごとの承認に係る医薬品の有効成分として指定する件の一部改正について

（昭和52年6月1日　薬発第532号
各都道府県知事あて　厚生省薬務局長通知）

今回、昭和52年6月1日厚生省告示第145号をもって昭和39年12月厚生省告示第545号（都道府県知事が行なう薬事法の規定による品目ごとの承認に係る医薬品の有効成分として指定する件）の一部が別添のとおり改正され、即日施行されたが、本改正の要旨及び運用上留意すべき事項は下記のとおりであるので、御了知のうえ、関係方面に周知徹底方よろしくお取り計らい願いたい。

記

1　改正の要旨

(1)　アミノピリン、スルピリン及びピラビタールについては、その安全性等を勘案して削除されたものであること。

(2) 海人草有効成分エキス、2,6－ジターシャリブチルナフタレンモノスルホン酸ナトリウム、サボンソウ純サポニン、米糠の乾溜タールについては、製剤原料の入手困難等の理由でほとんど製造されていないことから削除されたものであること。
　また、保健栄養剤の項についても同項の製剤がほとんど製造されていないことから削除されたものであること。
(3) 乾燥水酸化アルミニウム・ゲル及びアセチルサリチル酸については、名称が日本薬局方における正名に統一されたものであること。
(4) アセトアミノフェン等34成分については、いわゆる薬局製剤の有効成分として適当なものとして追加されたものであること。
(5) 前記改正にあわせ種類名が一部改められ、また、有効成分の配列が整備されたものであること。

2　運用上留意すべき事項
　薬事法施行令第15条の2第1項第2号の規定に基づき、既に都道府県知事の承認を受けている医薬品のうち、今回削除されたものを含有するものについては、速やかに承認整理届及び製造（輸入）品目の廃止を各都道府県知事あて提出させるよう貴管下関係業者に対し指導されたいこと。

26　薬局医薬品製造業者が製造できる日本薬局方医薬品について

（昭和52年6月1日　薬発第534号
各都道府県知事あて　厚生省薬務局長通知）

　標記については昭和38年3月25日薬発第141号、昭和41年4月22日薬発第259号、昭和46年5月12日薬発第439号及び昭和51年4月1日薬発第289号薬務局長通知をもって示したところであるが、かぜ薬の製造（輸入）承認基準の一部改正等に伴い、上記通知に示す製剤から下記の製剤を削除することとしたので、御了知のうえ関係業者に周知徹底を図るとともに指導方何分の御配慮を煩わしたい。
　なお、今回削除された製剤については、製造（輸入）品目の廃止届を各都道府県知事あて提出させるよう貴管下関係業者を指導されたい。

記

1亜ヒ酸パスタ
2歯科用アンチホルミン
3消毒用塩化第二水銀
4止血ロウ
5スルピリン・ピラビタール散
6単シロップ
7歯科用トリオジンクパスタ
8歯科用パラホルムパスタ
9ビタミンA油カプセル
10ピラビタール・カフェイン散
11ピラビタール・ワレリル尿素散
12フェナセチン・アミノピリン・カフェイン散
13フェナセチン・アミノピリン・ジフェンヒドラミン散
14歯科用フェノール・カンフル
15ホモスルファミン・ケイ酸アルミ散
16ホモスルファミン・尿素軟膏
17ミグレニン・ワレリル尿素散
18歯科用ヨード・グリセリン

27　薬局医薬品製造業者が製造する日本薬局方外医薬品について

（昭和52年6月1日　薬審第945号
各都道府県衛生主管部(局)長あて　厚生省薬務局審査課長通知）

　標記については、昭和40年1月13日薬製第4号、昭和42年5月2日薬製第209号、昭和48年12月3日薬製第1307号及び昭和51年4月1日薬審第463号をもって示したところであるが、かぜ薬の製造（輸入）承認基準の一部改正等に伴い、上記通知の内容を下記のとおり改めたので、御了知のうえ関係業者に周知徹底を図るとともに指導方何分の御配慮を煩わしたい。

記

1　昭和40年1月13日薬製第4号「薬局医薬品製造業に係る承認・許可について」の第一の3の表中次の部分を削る。
(1) 駆虫剤の欄の全文

(2)　解熱鎮痛剤の欄中

品名	販売名	会社名
9　2,6-ジターシャリブチルナフタレンモノスルホン酸ナトリウム	コイテン セパン散	鳥居薬品株式会社 山之内製薬株式会社

(3)　鎮咳去痰剤の欄中

品名	販売名	会社名
8　サボンソウ純サポニン	ネオエバニン液	武田薬品工業株式会社

(4)　外用皮膚剤の欄中

品名	販売名	会社名
2　米糠の乾溜タール	ピチロール	日本新薬株式会社

2　かぜ薬の製造（輸入）承認基準から削除されたアミノピリン、スルピリン及びピラビタールを含有する製剤（処方番号8、9、11、12、13、14、48、49、50）を削る。

3　海人草有効成分エキス、2,6-ジターシャリブチルナフタレンモノスルホン酸ナトリウム、サボンソウ純サポニン、米糠の乾溜タール等については製造原料の入手困難等の理由でほとんど製造されていないことからそれらを含有する製剤（処方番号6、20、26、30、32）を削る。

4　乾燥水酸化アルミニウム・ゲルを含む製剤（処方番号3）及びアセチルサリチル酸を含む製剤（処方番号7）については当該成分の名称を日本薬局方における正名に統一することとし、それぞれ乾燥水酸化アルミニウムゲル及びアスピリンに改める。

5　別添の製剤を追加する。

別添（略）

28　薬事法の一部を改正する法律の施行について

（昭和55年10月9日　薬発第1330号
各都道府県知事あて　厚生省薬務局長通知）

薬事法の一部を改正する法律（昭和54年法律第56号）については、一部の改正規定が昭和55年4月1日から施行されたところであるが、その他の改正規定が同年9月30日から施行され、これに伴い薬事法施行令の一部を改正する政令（昭和55年政令第234号）が同年9月1日に、医薬品の製造管理及び品質管理規則（昭和55年厚生省令第31号）及び薬局等構造設備規則の一部を改正する省令（昭和55年厚生省令第32号）が同年8月16日に、薬事法施行規則の一部を改正する省令（昭和55年厚生省令第34号）、薬局等構造設備規則の一部を改正する省令（昭和55年厚生省令第35号）、薬事法の規定に基づき使用の期限を記載しなければならない医薬品、医薬部外品、化粧品及び医療用具を指定する件（昭和55年厚生省告示第166号）及び薬事法の規定に基づき成分の名称を記載しなければならない医薬部外品及び化粧品の成分を指定する件（昭和55年厚生省告示第167号）がそれぞれ同年9月26日に、並びに薬事法の規定に基づき日本薬局方に収められている医薬品のうち承認を要しないものを指定する件（昭和55年厚生省告示第168号）及び都道府県知事が行う薬事法の規定による品目ごとの承認に係る医薬品の有効成分を指定する件（昭和55年厚生省告示第169号）が同年9月27日に、それぞれ公布され、同年9月30日から施行された。

これが施行については、昭和55年4月10日厚生省発薬第125号厚生事務次官依命通達によるほか、細部に関しては下記によられたい。

なお、この通知において、改正後の薬事法（昭和35年法律第145号）を「法」と、改正後の薬事法施行令（昭和36年政令第11号）を「令」と、改正後の薬事法施行規則（昭和36年厚生省令第1号）を「施行規則」と、改正後の薬局等構造設備規則（昭和36年厚生省令第2号）を「設備規則」とそれぞれ略称する。

記

第1　（略）、第2　（略）

第3　日本薬局方に収められている医薬品の製造又は輸入の承認に関する事項

1　承認を要しない局方医薬品（省略）

2　経過措置

（1）　改正　法の施行の際現に法第12条第1項又は法第22条第1項に規定する製造又は輸入の許可を受けている局方医薬品（略）を製造又は輸入している者は、改正法附則第2条の規定により、昭和55年9月30日から1年以内に法第14条第1項（第23条において準用する場合を含む。）の規定による承認を申請しなければならないとされていること。

（2）（1）に該当する局方医薬品であって、昭和55年9月30日から1年以内に（1）の承認申請が行われたものについては、当該承認申請について承認を与え又は与えない旨の処分が行われるまでの間は、附則第2条第2項の規定により、法第12条第1項又は法第22条第1項の許可のみで製造又は輸入を行うことができるとされていること。

（3）（1）に該当する局方医薬品であって、昭和55年9月30日から1年以内に（1）の承認申請が行われないとき又は（1）の承認申請に対し承認を与えない旨の処分が行われたときは、附則第2条第4項の規定により、当該品目に係る製造又は輸入の許可は取り消されたものとみなされるものであること。

3　手数料

（1）　法第78条及びこれに基づく令第14条の規定により、昭和55年9月30日以降、局方医薬品について法第14条（第23条において準用する場合を含む）の規定に基づき承認申請を行う者は、次の承認申請の区分に応じ、それぞれ所定の手数料を納めなければならないこととされたこと。なお、局方医薬品に係る承認申請にあっては、特別審査手数料は加算しないものとされていること。

ア　法第14条第1項の規定による承認申請　12,000円

イ　法第14条第4項の規定による承認申請　6,000円

ウ　改正法附則第2条の規定に基づく承認申請　1,000円

（1）のア、イ又はウの手数料は、都道府県知事に承認権限が委任されている局方医薬品たるかぜ薬及び解熱鎮痛薬に係る承認申請についても同様であること。

（2）　都道府県知事に承認権限が委任されている局方医薬品たる薬局製剤に係る承認申請については、（1）にかかわらず全て1品目につき50円とされていること。

4　（略）

5　薬局製剤の取扱い

（1）　薬局開設者が当該薬局における設備及び器具をもって製造することができる医薬品（以下「薬局製剤」という。）に係る承認・許可については、従来より令第15条の2第1項の規定に基づき、都道府県知事にその権限が委任されているところであるが、局方医薬品の承認制移行に伴い、薬局製剤たる局方医薬品についても、都道府県知事にその承認権限を委任するため、令第15条の2第1項第2号の規定に基づく有効成分として指定を行ったものであること。（昭和55年9月27日厚生省告示第169号）なお、この機会に従来の薬局製剤の見直しを行い、その削除及び追加を行うため、有効成分の削除及び追加も併わせ行ったものであること。

（2）　今後都道府県知事が承認・許可を与える薬局製剤は、昭和55年9月27日厚生省告示第169号で指定した有効成分以外の有効成分を含有しない医薬品が対象となるものであるが、その具体的な品目の範囲及び承認基準並びに承認・許可申請の方法等については、別途通知することによること。

第4　以下（略）

29　薬局製剤の承認・許可に関する取扱いについて

（昭和55年10月9日　薬発第1337号
各都道府県知事あて　厚生省薬務局長通知）

日本薬局方に収められている医薬品（以下「局方医薬品」という。）の承認制移行等に伴い、今後、都道府県知事が承認・許可を与える薬局製剤の取扱いについては、昭和55年10月9日薬発第1330号薬務局長通知第3の5により通知されたところであるが、その運用等については下記によることとしたので、ご了知のうえ、貴管下関係業者に対し指導方御配慮願いたい。

記

1　薬局製剤指針について

薬局製剤については、従来より各都道府県における承認審査の統一を図るため、品目の範囲を定めるとともに、各品目毎に用法及び用量、効能又は効果等に係る承認基準を定めてきたところであるが、昭和55年9月30日以降承認対象となる薬局製剤について、その品目の範囲と承認基準として、今般、別添のとおり「薬局製剤指針」を定めたので、昭和55年9月30日以降新たに承認・許可を与える薬局製剤については、この「薬局製剤指針」に適合するもののみに限定すること。

「薬局製剤指針」は、通則と医薬品各条から成り、医薬品各条には、薬局製剤品目として適当と考えられる承認対象品目を掲載するとともに、各品目毎に、「成分及び分量又は本質」、「製造方法」、「用法及び用量」、「効能又は効果」、「貯蔵方法及び有効期間」及び「規格及び試験方法」に関する承認基準を定めていること。

2　薬局製剤の対象品目について

昭和55年9月30日以降薬局製剤の対象となる品目は、次のとおりであること。

（1）　薬局製剤として認められる局方医薬品の範囲については、昭和38年3月25日薬発第141号薬務局長通知「日本薬局方の一部改定に伴う薬局における医薬品製造業の製造品目の変更並びに申請手続きについて」、昭和41年4月22日薬発第259号薬務局長通知「日本薬局方第二部の改正について」、昭和46年5月12日薬発第439号薬務局長通知「日本薬局方の制定及び日本薬局方の制定に伴う関係告示の整理に関する告示について」、昭和51年4月1日薬発第289号薬務局長通知「日本薬局方の制定及び日本薬局方の制定に伴う関係告示の整理に関する告示について」及び昭和52年6月1日薬発第534号薬務局長通知「薬局医薬品製造業者が製造できる日本薬局方医薬品について」により、別紙1に掲げる134品目がこれまで示されていたところであるが、今般別紙1の品目中△印を付した20品目を薬局製剤から削除するとともに、新たに、「カンゾウ」及び「クジン」の2品目を追加することとした。他の114品目は引き続き薬局製剤として存続させることとしたが、このうち、○印を付した11品目は、法第14条第1項の規定に基づき承認を要しないものとして指定された局方医薬品に該当するものであること。

（2）　薬局製剤として適当と認められる局方外医薬品の範囲については、昭和40年1月13日薬製第4号製薬課長通知「薬局医薬品製造業に係る承認許可について」、昭和42年5月2日薬製第209号製薬課長通知「薬局医薬品製造業者が製造する日本薬局方外医薬品の規格及び試験方法の改定について」、昭和48年12月3日薬製第1307号製薬第一課長通知「薬局医薬品製造業者が製造する日本薬局方外医薬品について」、昭和51年4月1日薬審第463号審査課長通知「薬局医薬品製造業者が製造する日本薬局方外医薬品について」及び昭和52年6月1日薬審第945号審査課長通知「薬局医薬品製造業者が製造する日本薬局方外医薬品について」により、別紙2に掲げる処方番号の104品目がこれまで示されていたところであるが、別紙2に掲げる処方番号の品目中、△印を付した4品目を薬局製剤から削除することとし、残りの100品目を引き続き薬局製剤として存続させることとしたこと。

（3）　更に、漢方薬等153品目を新たに薬局製剤として追加することとしたこと。この結果、薬局製剤の承認対象品目としては「薬局製剤指針」に別紙3に記載の処方番号の358品目が収載されたこと。なお、薬局製剤の承認対象として引き続き存続させることとした局方医薬品103品目及び局方外医薬品100品目が「薬局製剤指針」におけるどの処理番号の品目に該当するかについては、その関係を別紙３に記載したとおりであること。

3　薬局製剤に係る製造承認申請について

（１）　薬局製剤に係る製造承認申請については、「薬局製剤指針」の制定に伴い、昭和55年９月30日以降は、一枚の申請書で多品目の承認申請ができるように別紙４の簡略化した申請書の様式を用いてもよいこと。この様式による承認申請書の記載にあたっては、「名称」欄及び「備考」欄以外の欄は、全て「薬局製剤指針による」旨の簡略記載で表すこととし、「名称」欄中「販売名」欄を「別紙のとおり」と記載し、別紙に承認申請をしようとする品目に係る「薬局製剤指針」における処方番号とその販売名を記載すること。

（２）　薬局製剤として引き続き存続させることとした承認対象となる局方医薬品103品目（別紙１の品目中△印と○印を付した品目を除いた品目）を従来製造していた薬局医薬品製造業者に対しては、改正法附則第２条の規定に基づき、昭和55年９月30日から１年以内に、所管の都道府県知事あてに法第14条第１項の規定による承認を申請しなければならないが、これら局方医薬品の取扱いについては、昭和55年10月９日薬発第1330号薬務局長通知第３の２で示した取扱いに準じて、取扱われるものであること。

なお、これら承認申請品目に係る許可申請は、製造品目変更許可申請とし、許可申請書の「新たに製造し、又は輸入する品目」欄には、当該品目に係る「薬局製剤指針」の処方番号と販売名並びに承認申請年月日を列記すること。また、「備考」欄には、「改正薬事法の施行以前に許可を受けていた別紙品目は、本申請品目の許可が有り次第廃止する。」旨を記載し、別紙として、当該薬局医薬品製造業者が別紙１の局方医薬品（別紙１の品目中○印を付した品目を除いた品目）のうち、改正法の施行以前に許可を受けていた局方医薬品について、その局方医薬品の名称と許可年月日を記載したものを添付すること。

（３）　別紙１の品目中○印を付した局方医薬品は、法第14条第１項に基づき承認を要しないものとして指定された局方医薬品に該当するので、従来どおり許可のみで製造販売ができるものであること。従って、改正法の施行前にこれら品目の許可を受けていた薬局医薬品製造業者において、改正法の施行後も、これら品目に関する承認・許可申請等の手続は必要としないものであること。

（４）　薬局製剤から削除することとした局方外医薬品４品目（別紙２の△印を付した品目）の製造の承認及び許可を受けている薬局医薬品製造業者に対しては、昭和55年９月30日以降速みやかに当該品目について昭和46年６月29日薬発第588号薬務局長通知に基づく承認整理届及び製造品目の廃止届（製造品目変更許可申請に伴う当該品目の廃止でもよい。）を提出させること。

（５）「薬局製剤指針」に収載された局方外医薬品は合計253品目であり、そのうち、薬局製剤として引き続き存続させることとした品目が100品目（別紙２の品目中△印を付した品目を除いた品目）であり、既存の薬局医薬品製造業者が新たに承認対象となる局方外医薬品は153品目であること。（別紙３参照）なお、薬局製剤として引き続き存続させることとした局方外医薬品については、「薬局製剤指針」の作成にあたり、従来定めていた用法用量、効能効果等の承認基準を変更したものもあるが、軽微な変更であるので、既存の薬局医薬品製造業者に対し、特に変更のための承認申請を行わせる必要はないこと。ただし、当該業者が変更のための承認申請を希望する場合は、この限りでない。

〔別紙 1〕

（日本薬局方第 1 部）

アスコルビン酸散
エピネフリン液
塩化ベンザルコニウム液
塩化ベンゼトニウム液
希塩酸
△塩酸エフェドリン散
塩酸チアミン散
乾燥水酸化アルミニウムゲル細粒
マーキュロクロム液
マレイン酸クロルフェニラミン散
リボフラビン散
乾燥硫酸ナトリウム
レセルピン散

（日本薬局方第 2 部）

亜鉛華・イクタモール軟膏
亜鉛華デンプン
亜鉛華軟膏
アクリノール・亜鉛華軟膏
アクリノール・チンク油
複方アクリノール・チンク油
△アクリノール・ホウ酸液
アスピリン・フェナセチン・カフェイン散
複方アスピリン・フェナセチン・カフェイン散
アンモニア・ウイキョウ精
イオウ・カンフルローション
イオウ・サリチル酸・チアントール軟膏
消毒用エタノール
塩酸リモナーデ
パップ用複方オウバク散
オウバク・タンナルビン・ビスマス散
カイニン酸・サントニン散
カオリンパップ
△カッコン湯
カノコソウチンキ
△カフェイン・カンフル散
○吸水軟膏
△複方キョウニン・キキョウ水
苦味チンキ
グリセリンカリ液
クレゾール水
クロラール・サリチル酸精
クロルフェニラミン・カルシウム散
ゲンチアナ・重曹散
○コロジオン
○弾性コロジオン
△酢酸カリウム液
△酢酸カリウム水
サリチル酸精
複方サリチル酸精
サリチル酸・カーボン軟膏
サリチル酸・コロジオン
サリチル酸・石ケン硬膏
△苦味サリチル酸ナトリウム水
サリチル酸・フェノール軟膏
複方サリチル酸メチル精
サリチル・ミョウバン散
三黄散
ジアスターゼ・重曹散
複方ジアスターゼ・重曹散
ジフェンヒドラミン・カルシウム散
ジフェンヒドラミン・フェノール・亜鉛華リニメント
ジフェンヒドラミン・ワレリル尿素散
△複方ジフェンヒドラミン・ワレリル尿素散
ジブカイン・アネスタミン液
△臭化カリウム・ナトリウム水
苦味重曹水
△小青龍湯
△小ハンゲ加ブクリョウ湯
△人工カルルス塩
○親水軟膏
複方ステアリン酸・グリセリン
○精製水
セネガシロップ
セネガ・キキョウ水
センブリ・重曹散
複方ダイオウ・センナ散
△単鉛硬膏
○単軟膏
複方チアントール・サリチル酸液
チンク油
トウガラシチンキ
トウガラシ・サリチル酸精
トウヒシロップ
トウヒチンキ
ナファゾリン・クロルフェニラミン液
○白色軟膏
○ハッカ水
△パパベリン・クロルフェニラミン・アクリノール散
複方ビタミンＢ散
ヒドロコルチゾン・ジフェンヒドラミン軟膏
加香ヒマシ油
フェナセチン・ワレリル尿素散
フェノバリン・マグネシア散
液状フェノール
フェノール水
塩酸加フェノール水
消毒用フェノール水
フェノール・亜鉛華リニメント
プロテイン銀液
ペプシンリモナーデ
複方ベンゼトニウム・タルク散
ホウ酸・亜鉛華軟膏
ホウ酸軟膏
ホウ砂・グリセリン
ホウ砂・グリセリンカリ液
ホミカエキス散
ホミカチンキ
複方ホミカエキス・ジアスターゼ散
△ホルマリン・サリチル酸精
△ホルマリン水
○マクロゴール軟膏
ミョウバン水
△メチルエフェドリン・カフェイン散
△ヨウ化カリウム水
△ヨウ素・ヨウ化カリウム液
複方ヨード・グリセリン
ヨード・サリチル酸・フェノール精
ヨードチンキ
希ヨードチンキ
複方ヨード・トウガラシ精
○加水ラノリン

硫酸亜鉛点眼液
硫酸マグネシウム水
ロートエキス散
ロートエキス・アネスタミン散
ロートエキス・カーボン散
複方ロートエキス・ジアスターゼ散
ロートエキス・重曹・ケイ酸アルミ散
複方ロートエキス・重曹・水酸化アルミ散
複方ロートエキス・水酸化アルミ散
ロートエキス・タンニン坐剤
複方ロートエキス・タンニン坐剤
複方ロートエキス・タンニン軟膏
ロートエキス・パパベリン・アネスタミン散
○親水ワセリン

〔別紙 2〕

旧処方番号	取扱い	旧処方番号	取扱い	旧処方番号	取扱い	旧処方番号	取扱い	旧処方番号	取扱い
1		26	欠番	51		76		101	
2		27		52		77		102	
3		28		53		78		103	
4		29	欠番	54		79		104	
5	欠番	30	〃	55		80		105	
6	〃	31	〃	56		81		106	
7		32	〃	57		82		107	
8	欠番	33		58		83		108	
9	〃	34	欠番	59		84		109	
10		35		60		85		110	
11	欠番	36		61		86		111	
12	〃	37		62		87		112	
13	〃	38		63		88		113	
14	〃	39		64		89		114	
15	△削除	40		65	欠番	90		115	
16		41		66		91		116	
17	△削除	42		67		92		117	
18	△〃	43		68		93		118	
19	△〃	44		69		94		119	
20	欠番	45		70		95		120	
21		46		71		96		121	
22	欠番	47		72		97		122	
23		48	欠番	73		98		123	
24		49	〃	74		99		124	
25	欠番	50	〃	75		100		125	

注(1)「欠番」と記載されているものは、従来の審査課長通知等により削除された品目である。

(2)「△削除」と記載されているものは、昭和55年9月30日以降削除する品目である。

〔別紙 3〕

一連番号	処方番号	旧処方番号	日局品の名称
1	催眠鎮静薬 1		
2	〃 2		
3	〃 3		ジフェンヒドラミン・ワレリル尿素散
4	〃 4		カノコソウチンキ
5	解熱鎮痛薬 1	7	
6	〃 2	10	
7	〃 3		フェナセチン・ワレリル尿素散
8	〃 4		アスピリン・フェナセチン・カフェイン散
9	〃 5	119	
10	〃 6	113	
11	〃 7	114	
12	〃 8	115	
13	〃 9	116	
14	〃 10	118	

15	かぜ薬	1		複方アスピリン・フェナセチン・カフェイン散
16	〃	2	117	
17	〃	3	51	
18	〃	4	120	
19	〃	5	121	
20	眼科用薬	1		硫酸亜鉛点眼液
21	耳鼻科用薬	1		ナファゾリン・クロルフェニラミン液
22	抗ヒスタミン薬	1	111	
23	〃	2		
24	〃	3		クロルフェニラミン・カルシウム散
25	〃	4		ジフェンヒドラミン・カルシウム散
26	〃	5		マレイン酸クロルフェニラミン散
27	血圧降下薬	1		レセルピン散
28	鎮咳去痰薬	1	16	
29	〃	2		
30	〃	3		
31	〃	4		
32	〃	5	52	
33	〃	6	53	
34	〃	7	54	
35	〃	8	122	
36	〃	9	123	
37	〃	10		
38	〃	11	21	
39	〃	12		セネガ・キキョウ水
40	〃	13		セネガシロップ
41	〃	14		アンモニア・ウイキョウ精
42	吸入剤	1	23	
43	吸入剤	2	24	
44	歯科口腔用薬	1	107	
45	〃	2		ミョウバン水
46	〃	3		複方ヨード・グリセリン
47	〃	4		プロテイン銀液
48	〃	5		ジブカイン・アネスタミン液
49	胃腸薬	1		複方ロートエキス・ジアスターゼ散
50	〃	2		ロートエキス・アネスタミン散
51	〃	3		ロートエキス・カーボン散
52	〃	4		ロートエキス・パパベリン・アネスタミン散
53	〃	5	2	
54	〃	6		ゲンチアナ・重曹散
55	〃	7		センブリ・重曹散
56	〃	8		ペプシンリモナーデ
57	〃	9		塩酸リモナーデ
58	〃	10		苦味重曹水
59	〃	11	3	
60	〃	12		複方ロートエキス・重曹・水酸化アルミ散
61	〃	13		
62	〃	14		複方ダイオウ・センナ散
63	〃	15		フェノバリン・マグネシア散
64	〃	16		硫酸マグネシウム水
65	〃	17		加香ヒマシ油

66	〃	18	4	
67	〃	19	124	
68	〃	20	125	
69	〃	21		
70	〃	22		オウバク・タンナルビン・ビスマス散
71	〃	23	1	
72	〃	24		
73	〃	25		ジアスターゼ・重曹散
74	〃	26		複方ジアスターゼ・重曹散
75	〃	27		複方ホミカエキス・ジアスターゼ散
76	〃	28		ロートエキス・重曹・ケイ酸アルミ散
77	〃	29		複方ロートエキス・水酸化アルミ散
78	〃	30		ロートエキス散
79	〃	31		苦味チンキ
80	〃	32		希塩酸
81	〃	33		トウヒシロップ
82	〃	34		トウヒチンキ
83	〃	35		ホミカエキス散
84	〃	36		ホミカチンキ
85	〃	37		乾燥水酸化アルミニウムゲル細粒
86	〃	38		乾燥硫酸ナトリウム
87	痔　疾　用　薬	1		ロートエキス・タンニン坐剤
88	〃	2		複方ロートエキス・タンニン坐剤
89	痔　疾　用　薬	3		複方ロートエキス・タンニン軟膏
90	外　皮　用　薬	1		塩化ベンザルコニウム液
91	〃	2		塩化ベンゼトニウム液
92	〃	3	97	
93	〃	4		マーキュロクロム液
94	〃	5		クレゾール水
95	〃	6		希ヨードチンキ
96	〃	7		消毒用エタノール
97	〃	8		ホウ砂・グリセリン
98	〃	9		
99	〃	10		
100	〃	11		ホウ酸軟膏
101	〃	12		アクリノール・チンク油
102	〃	13		複方アクリノール・チンク油
103	〃	14	36	
104	〃	15	37	
105	〃	16		
106	〃	17		アクリノール・亜鉛華軟膏
107	〃	18		複方サリチル酸メチル精
108	〃	19		複方ヨード・トウガラシ精
109	〃	20		カオリンパップ
110	〃	21		パップ用複方オウバク散
111	〃	22	106	
112	〃	23	108	
113	〃	24		フェノール・亜鉛華リニメント
114	〃	25		ジフェンヒドラミン・フェノール・亜鉛華リニメント
115	〃	26		チンク油
116	〃	27	110	

117	〃	28		亜鉛華軟膏
118	〃	29		ホウ酸・亜鉛華軟膏
119	〃	30	105	
120	〃	31	102	
121	〃	32		
122	〃	33		
123	〃	34		
124	〃	35	101	
125	〃	36		ヒドロコルチゾン・ジフェンヒドラミン軟膏
126	〃	37	27	
127	〃	38	28	
128	〃	39	99	
129	〃	40		亜鉛華・イクタモール軟膏
130	〃	41	100	
131	〃	42	35	
132	〃	43	33	
133	〃	44		亜鉛華デンプン
134	〃	45		サリチル・ミョウバン散
135	外皮用薬	46		
136	〃	47		複方チアントール・サリチル酸液
137	〃	48		サリチル酸精
138	〃	49		複方サリチル酸精
139	〃	50		ヨード・サリチル酸・フェノール精
140	〃	51	98	
141	〃	52		イオウ・サリチル酸・チアントール軟膏
142	〃	53		
143	〃	54		
144	〃	55	109	
145	〃	56		複方ベンゼトニウム・タルク散
146	〃	57		グリセリンカリ液
147	〃	58		ホウ砂・グリセリンカリ液
148	〃	59		複方ステアリン酸・グリセリン
149	〃	60	38	
150	〃	61	103	
151	〃	62	104	
152	〃	63		クロラール・サリチル酸精
153	〃	64		トウガラシ・サリチル酸精
154	〃	65		サリチル酸・フェノール軟膏
155	〃	66		イオウ・カンフルローション
156	〃	67		サリチル酸・コロジオン
157	〃	68		サリチル酸・カーボン軟膏
158	〃	69		サリチル酸・石ケン硬膏
159	〃	70		液状フェノール
160	〃	71		ヨードチンキ
161	〃	72		トウガラシチンキ
162	駆虫薬	1		カイニン酸・サントニン散
163	〃	2	112	
164	その他	1		エピネフリン液
165	〃	2		
166	公衆衛生用薬	1		フェノール水
167	〃	2		塩酸加フェノール水

168	〃	3		消毒用フェノール水
169	滋養強壮保健薬	1		
170	〃	2		複方ビタミンB散
171	〃	3		塩酸チアミン散
172	〃	4		リボフラビン散
173	〃	5		アスコルビン酸散
174	漢　方　薬	1		
175	〃	2		
176	〃	3		
177	〃	4		
178	〃	5		
179	〃	6	96	
180	〃	7		
181	漢　方　薬	8		
182	〃	9	56	
183	漢　方　薬	10		
184	〃	11		
185	〃	12	92	
186	〃	13	84	
187	〃	14	57	
188	〃	15		
189	〃	16	58	
190	〃	17		
191	〃	18		
192	〃	19		
193	〃	20		
194	〃	21		
195	〃	22	93	
196	〃	23		
197	〃	24		
198	〃	25	85	
199	〃	26		カンゾウ（局方新規）
200	〃	27		
201	〃	28		
202	〃	29		
203	〃	30		
204	〃	31		
205	〃	32		
206	〃	33		
207	〃	34		
208	〃	35		
209	〃	36		クジン（局方新規）
210	〃	37		
211	〃	38	62	
212	〃	39	59	
213	〃	40	60	
214	〃	41		
215	〃	42		
216	〃	43		
217	〃	44	46	
218	〃	45		

219	〃	46	61	
220	〃	47	86	
221	〃	48	43	
222	〃	49		
223	〃	50		
224	〃	51		
225	〃	52		
226	〃	53		
227	漢　方　薬	54		
228	〃	55		
229	〃	56		
230	〃	57		
231	〃	58		
232	〃	59		
233	〃	60		
234	〃	61		
235	〃	62		
236	〃	63		
237	〃	64	63	
238	〃	65		
239	〃	66		
240	〃	67		
241	〃	68	45	
242	〃	69		
243	〃	70	64	
244	〃	71	87	
245	〃	72	65	
246	〃	73		
247	〃	74	66	
248	〃	75	67	
249	〃	76	68	
250	〃	77		三黄散
251	〃	78		
252	〃	79		
253	〃	80		
254	〃	81		
255	〃	82		
256	〃	83		
257	〃	84		
258	〃	85		
259	〃	86		
260	〃	87	69	
261	〃	88		
262	〃	89		
263	〃	90	71	
264	〃	91		
265	〃	92	72	
266	〃	93		
267	〃	94		
268	〃	95	88	
269	〃	96		

270	〃	97	39
271	〃	98	
272	〃	99	
273	漢　方　薬	100	
274	〃	101	
275	〃	102	
276	〃	103	
277	〃	104	
278	〃	105	
279	〃	106	70
280	〃	107	
281	〃	108	
282	〃	109	73
283	〃	110	
284	〃	111	
285	〃	112	
286	〃	113	
287	〃	114	
288	〃	115	
289	〃	116	
290	〃	117	
291	〃	118	
292	〃	119	
293	〃	120	
294	〃	121	
295	〃	122	
296	〃	123	
297	〃	124	40
298	〃	125	
299	〃	126	
300	〃	127	
301	〃	128	
302	〃	129	
303	〃	130	
304	〃	131	
305	〃	132	
306	〃	133	
307	〃	134	
308	〃	135	44
309	〃	136	
310	〃	137	74
311	〃	138	
312	〃	139	
313	〃	140	94
314	〃	141	42
315	〃	142	
316	〃	143	
317	〃	144	
318	〃	145	
319	漢　方　薬	146	
320	〃	147	75

321	〃	148		
322	〃	149		
323	〃	150	89	
324	〃	151		
325	〃	152		
326	〃	153		
327	〃	154		
328	〃	155		
329	〃	156	76	
330	〃	157	91	
331	〃	158		
332	〃	159		
333	〃	160		
334	〃	161		
335	〃	162	77	
336	〃	163		
337	〃	164		
338	〃	165		
339	〃	166		
340	〃	167	78	
341	〃	168	79	
342	〃	169		
343	〃	170		
344	〃	171	80	
345	〃	172	81	
346	〃	173	41	
347	〃	174	95	
348	〃	175		
349	〃	176		
350	〃	177		
351	〃	178		
352	〃	179		
353	〃	180	82	
354	〃	181		
355	〃	182	90	
356	〃	183	83	
357	〃	184	47	
358	〃	185		

〔別紙4〕

医薬品製造承認申請書

名称	一般的名称	
	販売名	別紙のとおり
成分及び分量又は本質		薬局製剤指針による。
製造方法		同　上
用法及び用量		同　上
効能又は効果		同　上
貯蔵方法及び有効期間		同　上
規格及び試験方法		同　上
備考		薬局の名称： 許可年月日：昭和　年　月　日 許可番号：　第　号

上記により、医薬品の製造の承認を申請します。

昭和　年　月　日

住　所
(法人にあっては、主たる事務所の所在地)

氏　名
(法人にあっては、名称及び代表者の氏名)　㊞

○○○知事殿

別　紙：承認申請品目の販売名

一連番号	薬局製剤指針による処方番号	左記品目の販売名
1		
2		
3		
4		
5		
6		
7		
⋮		

(注　意)

1　用紙の大きさは、折上り日本工業規格B5とすること。

2　この申請書は、正本1通及び副本2通を提出すること。
ただし、申請書を保健所等を経由せずに、直接所管の都道府県薬務主管課に提出する場合は、副本は1通でもよい。

3　字は、墨、インク等を用い、楷書ではっきり書くこと。

4　申請に係る手数料の納付は、申請品目数に応じ所定の額を、所管の都道府県において定める納付方法により納付すること。

5　備考欄にその薬局の名称、許可番号及び許可年月日を記載すること。

30　日本薬局方の制定及びこれに伴う関係告示の一部改正について

（昭和56年4月1日　薬発第338号
各都道府県知事あて　厚生省薬務局長通知）

標記については、昭和56年4月1日厚生省告示第49号をもって日本薬局方が公布され、昭和51年4月1日厚生省告示第44号による日本薬局方が全面的に改められるとともに、これに関連して同日厚生省告示第50号をもって昭和55年9月厚生省告示第168号（薬事法の規定に基づき日本薬局方に収められている医薬品のうち承認を要しないものを指定する件）が一部改正され、それぞれ同日から施行されることとなったので、下記事項につき留意の上、関係者に対するこれが周知の徹底及び指導に遺憾のないよう格段の配慮を煩わしたい。

記

第1　新薬局方の要点等について（略）

第2　昭和55年9月27日厚生省告示第168号の一部改正について

薬事法（昭和35年法律第145号。以下「法」という。）第14条第1項の規定に基づき、昭和55年9月27日厚生省告示第168号をもって承認を要しない日本薬局方に収められている医薬品（以下「局方医薬品」という。）の指定が行われていたところであるが、新薬局方の制定に伴い、承認を要しない局方医薬品の品目の追加指定が行われたものであること。

新薬局方の制定及び前記告示の改正により、承認を要しない製剤補助剤及び衛生材料等の局方医薬品としては、別紙5（略）に掲げる品目が、また、製造専用であれば承認を要しないこととなる原薬及び生薬のエキス等の局方医薬品としては別紙6(略)に掲げる品目が、それぞれ該当することとなったこと。なお、別紙5に掲げる品目のうち、コロジオン、弾性コロジオン及びトリエタノールアミンについては、新薬局方で削除されたものであるが、新薬局方制定の際現に製造又は輸入の許可を受けているこれらの医薬品については、経過的な措置として、昭和57年9月30日までは引き続き製造又は輸入の許可のみで製造（輸入）又は販売できるようにするため、その間は新薬局方に収められている医薬品とみなすとともに、前記告示の改正において品目の削除を行わなかったものであること。

第3　新薬局方制定に伴う取扱いについて

1　削除品目の取扱い

昭和51年4月1日厚生省告示第44号による日本薬局方（以下「旧薬局方」という。）に収められている医薬品のうち新薬局方に収められていないもの（以下「削除品目」という。）であって、新薬局方制定の際現に製造又は輸入の許可を受けているものについては、昭和57年9月30日までは新薬局方に収められている医薬品とみなし、その基準は旧薬局方に定めるところによることができるものとされているが、同日以後は、削除品目を局方医薬品として製造（輸入）又は販売することは認められないので、同日以後も引き続き製造（輸入）又は販売しようとする製造業者又は輸入販売業者に対しては、遅滞なく次の手続をとるよう指導すること。

(1)　削除品目のうち、薬事法の一部を改正する法律（昭和54年法律第56号。以下「改正法」という。）の施行の際（昭和55年9月30日）現に法第12条第1項又は法第22条第1項に規定する製造又は輸入の許可を受けていた医薬品（昭和55年10月9日薬発第1330号薬務局長通知第3の1(1)のア又はイに該当するものを除く。）であって、いまだ改正法附則第12条の規定に基づく承認許可の申請を行っていない品目については、本年9月29日までに改正法附則第2条の規定に基づく承認・許可の申請を行わせること。この場合の承認・申請手数料は、1品目につき1,000円として取り扱うものであること。

(2)　削除品目のうち、新薬局方の制定の際（本年4月1日）現に法第12条第1項又は法第22条第1項に規定する製造又は輸入の許可を受けている医薬品であって、昭和55年10月9日薬発第1330号薬務局長通知第3の1(1)のア又はイに該当する品目については、法第14条及び第18条（第23条において準用する場合を含む。）の規定に基づく申請手続を行わせること。なお、この場合の承認申請手数料は、昭和57年9月30日までに申請されたものに限り、局方医薬品の手数料（1

品目につき12,000円）として取り扱うものであること。

2　名称又は基準の異なる医薬品の取扱い

旧薬局方と新薬局方においてその名称又は基準が異なる医薬品については、昭和57年9月30日までは、旧薬局方の名称及び基準を新薬局方の名称及び基準とみなすことができるものとされているが、同日以後は旧薬局方の名称又は基準による製造（輸入）及び販売は認められないので、遅滞なく新薬局方の名称及び基準に改めさせること。なお、改正法附則第2条の規定に基づき承認申請を行う既許可局方医薬品であって、旧薬局方と新薬局方において名称又は基準が異なるものにあっては、新薬局方に適合することを確認の上承認申請を行わせること。

3　新規収載品目の取扱い

新薬局方制定の際現に法第14条（第23条において準用する場合を含む。）に規定する承認を受けている医薬品であって、新たに新薬局法に収められたもの（以下「新規収載品目」という。）については、昭和57年9月30日までは、なお従前の例によることができるものとされているが、同日以後は、日本薬局方に収められていない医薬品としての製造（輸入）及び販売は認められないので、遅滞なく次の手続をとるよう製造業者及び輸入販売業者を指導すること。

(1)　新規収載品目のうち、法第14条第1項の規定に基づき承認を要しないものとして厚生大臣が指定した医薬品については、法第18条（第23条において準用する場合を含む。）の手続によって品目を変更し、あわせて、昭和46年6月29日薬発第588号薬務局長通知に基づく承認の整理を行わせること。

(2)　(1)以外の新規収載品目については、当該品目の規格及び試験方法等を新薬局方に適合させるため、法第14条第4項の規定に基づく承認事項一部変更承認申請を行わせること。なお、この場合の承認事項一部変更承認申請手数料は、局方医薬品の手数料（1品目につき6,000円）として取り扱うものであること。

4　生物学的製剤の取扱い

新規収載品目のうち生物学的製剤基準（昭和46年7月厚生省告示第263号）に収載されている医薬品であって、昭和56年3月31日までに製造又は輸入されたものについては、その有効期間が終了する日まではなお従前の例によることができるものであること。

5　承認事項の一部を日本薬局方による旨記載して承認された医薬品の取扱い

承認申請書中配合成分の規格又は製剤の規格及び試験方法等を日本薬局方による旨記載して承認された医薬品については、次により取り扱うものであること。

(1)「成分及び分量又は本質」欄で「日本薬局方○○○××g」のごとく配合成分の規格を日本薬局方による旨記載して承認された医薬品

当該成分が引き続き新薬局方に収載された場合には、当該成分の規格は昭和57年9月30日までは旧薬局方の基準によることができるが、同日以後は新薬局方の基準によること。また、当該成分が新薬局方に収載されなかった場合には、当該成分の規格は旧薬局方の基準によること。

(2)「規格及び試験方法」欄又は「貯蔵方法及び有効期間」欄で「日本薬局方による」旨を記載の上局方医薬品として承認された医薬品

当該品目が引き続き新薬局方に収載された場合には、昭和57年9月30日までは旧薬局方の基準によることができるが、同日以後は新薬局方の基準によること。また、当該品目が新薬局方に収載されなかったものについては、旧薬局方の基準によること。

(3)「規格及び試験方法」欄で試験法の一部について日本薬局方の一般試験法で定める試験法による旨を記載して承認された医薬品であって日本薬局方に収められていないもの。

試験法については、承認当時の日本薬局方で定める一般試験法によって行うものとするが、承認当時の日本薬局方で定める一般試験法と新薬局方で定める一般試験法との相関性を十分に確認した上で、日常の試験検査業務において、新薬局方で定める一般試験法によって試験を行うことは差し支えないこと。

なお、承認事項の一部（有効成分以外の成分の種類又は分量、製造方法等）を改めないと新薬局方で定める一般試験法に適合しない製品であって、新薬局方に定める一般試験法に適合させることが製剤の改良等になると判断されるものについては、新薬局方で定める一般試験法に適合させるため、法第14条第4項の規定に基づく承認事項一部変更承認申請を行うよう指導すること。

6　薬局製剤の取扱い

薬局製剤として認められる医薬品の範囲については、昭和55年10月9日薬発第1337号薬務局長通知「薬局製剤の承認・許可に関する取扱いについて」により通知しているところであるが、同通知で定めた「薬局製剤指針」において、配合成分の規格又は製剤の規格及び試験方法を日本薬局方による旨記載している品目であって、当該成分又は製剤が新薬局方から削除されたものについては、当該記載部分を旧薬局方の基準によることとするため、「薬局製剤指針」の一部を別紙7のとおり改めることとしたこと。

なお、法第14条の規定に基づく承認を要しない局方医薬品として指定されていた品目のうち、コロジオン及び弾性コロジオンの2品目が新薬局方から削除されたことに伴い、本年4月1日以後当該2品目に係る薬局製剤の許可は与えられないものであること。

7　医薬品ファイルシート記入要領について

日本薬局方の改正に伴い、昭和51年9月2日薬発第892号薬務局長通知「医薬品情報検索用ファイルシートの提出について(依頼)」別添として示した「医薬品ファイルシート記入要領」を別添(略)のとおり改めることとしたこと。

別紙7

薬局製剤指針の一部改正について

薬局製剤指針の一部を次のとおり改める。

改正箇所	改正事項
通　　則	第7項中「「日局8」」を「「日局8」、「日局9」」に、「第8改正日本薬局方の規格」を「第8改正日本薬局方の規格、第9改正日本薬局方の規格」に、それぞれ改める。
医薬品各条	
48 歯科口腔用薬 5	成分及び分量又は本質欄中「〃 ホモスルファミン 〃 アミノ安息香酸エチル」を「日局9ホモスルファミン 日本薬局方アミノ安息香酸エチル」に、規格及び試験方法欄中「日本薬局方による。」を「第9改正日本薬局方による。」に、それぞれ改める。
86 胃腸薬 38	成分及び分量又は本質欄中「日本薬局方乾燥硫酸ナトリウム」を「日局9乾燥硫酸ナトリウム」に、規格及び試験方法欄中「日本薬局方による。」を「第9改正日本薬局方による。」に、それぞれ改める。
109 外皮用薬 20	規格及び試験方法欄中「日本薬局方による。」を「第9改正日本薬局方による。」に改める。
148 外皮用薬 59	成分及び分量又は本質欄中「〃 トリエタノールアミン 〃 精製水」を「日局9トリエタノールアミン 日本薬局方精製水」に、規格及び試験方法欄中「日本薬局方による。」を「第9改正日本薬局方による。」に、それぞれ改める。
156 外皮用薬 67	成分及び分量又は本質欄中「〃 コロジオン」を「日局9コロジオン」に、規格及び試験方法欄中「日本薬局方による。」を「第9改正日本薬局方による。」に、それぞれ改める。
158 外皮用薬 69	成分及び分量又は本質欄中「〃 単鉛硬膏 〃 ミツロウ」を「日局9単鉛硬膏 日本薬局方ミツロウ」に、規格及び試験方法欄中「日本薬局方による。」を「第9改正日本薬局方による。」に、それぞれ改める。
250 漢方薬 77	規格及び試験方法欄中「日本薬局方による。」を「第9改正日本薬局方による。」に改める。
295 漢方薬 122	成分及び分量又は本質欄中「〃 乾燥硫酸ナトリウム」を「日局9乾燥硫酸ナトリウム」に改める。
303 漢方薬 130	成分及び分量又は本質欄中「〃 乾燥硫酸ナトリウム 〃 カンゾウ」を「日局9乾燥硫酸ナトリウム 日本薬局方カンゾウ」に改める。
307 漢方薬 134	成分及び分量又は本質欄中「〃 乾燥硫酸ナトリウム 〃 キジツ」を「日局9乾燥硫酸ナトリウム 日本薬局方キジツ」に改める。
342 漢方薬 169	成分及び分量又は本質欄中「〃 乾燥硫酸ナトリウム 〃 ビャクジュツ」を「日局9乾燥硫酸ナトリウム 日本薬局方ビャクジュツ」に改める。

31　都道府県知事が行う薬事法の規定による品目ごとの承認にかかる医薬品の有効成分を指定する件の一部改正及び薬局製剤指針の一部改正について

（昭和57年8月16日　薬発第731号
各都道府県知事あて　厚生省薬務局長通知）

薬局開設者が当該薬局における設備及び器具をもって製造することができる医薬品（以下「薬局製剤」という。）に係る承認・許可に関する取扱いについては、昭和55年9月厚生省告示第169号（以下「告示」という。）にもとづき昭和55年10月9日薬発第1337号薬務局長通知（以下「局長通知」という。）により示されているところであるが、今般、告示の一部が別添のとおり改正され、これに伴い、局長通知別添の薬局製剤指針の一部を別記（1）のとおり改めることとしたので、下記の点に留意のうえ貴管下関係業者に対し指導方御配慮願いたい。

記

1．告示の改正の趣旨

今回の改正は、フェナセチンを告示から削除し、シャクヤク及びノスカピンを告示に追加するものであり、これに伴い薬局製剤指針に必要な改正を行うものであること。

なお、フェナセチンについては、その安全性等を勘案して削除されたものであり、シャクヤク、ノスカピンの2成分については、薬局製剤の有効成分として適当なものとして追加されたものであること。

2．薬局製剤指針の改正に伴う運用上の留意事項

今回、薬局製剤指針から削除することとした5品目の製造承認及び許可を受けている薬局医薬品製造業者に対しては、速やかに当該品目について昭和46年6月29日薬発第588号薬務局長通知に基づく承認整理届及び製造品目の廃止届（製造品目変更許可申請に伴う当該品目の廃止でもよい。）を提出させること。

別記（1）

昭和55年10月9日薬発第1337号薬務局長通知別添の薬局製剤指針から別記（1）−①に示す5品目を削除し、新たに別記（1）−②に示す5品目を追加する。

別記（1）−①

一連番号	処方番号
6	解熱鎮痛薬 2
7	〃 3
8	〃 4
15	かぜ薬 1
17	〃 3

別記（1）−②

一連番号	処方番号	「成分及び分量又は本質」等
6	解熱鎮痛薬 2−①	別記2のとおり
7	〃 4−①	
8	かぜ薬 1−①	
15	〃 3−①	
17	〃 3−②	

別記（2）「医薬品各条」（略）

別添（略）

32 都道府県知事が行う薬事法の規定による品目ごとの承認にかかる医薬品の有効成分を指定する件の一部改正及び薬局製剤指針の一部改正について

(昭和60年8月22日　薬発第835号
各都道府県知事あて　厚生省薬務局長通知)

薬局開設者が当該薬局における設備及び器具をもって製造することができる医薬品(以下「薬局製剤」という。)に係る承認・許可に関する取扱いについては、昭和55年9月厚生省告示第169号（以下「告示」という。）に基づき昭和55年10月9日薬発第1337号薬務局長通知（以下「局長通知」という。）により示されているところであるが、今般、告示の一部が別添のとおり改正され、これに伴い、局長通知別添の薬局製剤指針の一部を別記(1)のとおり改めることとしたので、下記の点に留意のうえ貴管下関係業者に対し指導方御配慮願いたい。

記

1．告示の改正の趣旨

今回の改正は、ホウ酸及びホウ砂を告示から削除し、塩酸ジブカイン（但し、製剤中ジブカインとして1.0 %以下を含有する場合に限る。)、ハチミツ及びパルミチン酸レチノールを告示に追加するものであり、これに伴い薬局製剤指針に必要な改正を行うものであること。

なお、ホウ酸、ホウ砂については、その安全性等を勘案して削除されたものであり、塩酸ジブカイン、ハチミツ、パルミチン酸レチノールについては、薬局製剤の有効成分として適当なものとして追加されたものであること。

2．薬局製剤指針の改正に伴う運用上の留意事項

今回、薬局製剤指針から削除することとした8品目の製造承認及び許可を受けている薬局医薬品製造業者に対しては、速やかに当該品目について昭和46年6月29日薬発第588号薬務局長通知に基づく承認整理届及び製造品目の廃止届（製造品目変更許可申請に伴う当該品目の廃止でもよい。）を提出させること。

別記(１)

昭和55年10月9日薬発第1337号薬務局長通知別添の薬局製剤指針から別記(１)－①に示す8品目を削除し、新たに別記(１)－②に示す8品目を追加する。

別記(１)－①

一連番号	処方番号
97	外皮用薬　8
100	〃　11
103	〃　14
109	〃　20
118	〃　29
132	〃　43
147	〃　58
149	〃　60

別記（1）－②

一連番号	処方番号	「成分及び分量又は本質」等
97	外皮用薬 8－①	別記（2）のとおり
100	〃 11－①	
103	〃 14－①	
109	〃 20－①	
118	〃 29－①	
132	〃 43－①	
147	〃 58－①	
149	〃 60－①	

別記（2）「医薬品各条」（略）

別添（略）

33　第十一改正日本薬局方の制定及びこれに伴う関係告示の一部改正について

（昭和61年3月28日　薬発第277号
各都道府県知事あて　厚生省薬務局長通知）

標記については、昭和61年3月28日厚生省告示第58号をもって第十一改正日本薬局方（以下「新薬局方」という。）が告示され、昭和56年4月1日厚生省告示第49号による日本薬局方（以下「旧薬局方」という。）が全面的に改められるとともに、これに関連して同日厚生省告示第57号をもって昭和55年9月厚生省告示第168号（薬事法の規定に基づき日本薬局方に収められている医薬品のうち承認を要しないものを指定する件）が一部改正され、それぞれ昭和61年4月1日から適用されることとなったので、下記事項につき留意の上、関係者に対する周知徹底及び指導に遺憾のないよう格段の配慮を煩わしたい。

記

第1　新薬局方の要点等について（略）

第2　昭和55年9月27日厚生省告示第168号の一部改正について

1　薬事法（昭和35年法律第145号。以下「法」という。）第14条第1項の規定に基づき、昭和55年9月27日厚生省告示第168号をもって承認を要しない日本薬局方に収められている医薬品（以下「局方医薬品」という。）の指定が行われてきたところであるが、新薬局方の制定に伴い、承認を要しない局方医薬品の品目の追加指定が行われたものであること。

新薬局方の制定及び前記告示の改正により、承認を要しない製剤補助剤及び衛生材料等の局方医薬品としては、別紙5に掲げる品目が、また、製造専用であれば承認を要しないこととなる原薬及び生薬のエキス等の局方医薬品としては別紙6に掲げる品目が、それぞれ該当することとなったこと。

2　新薬局方の制定に伴い、滅菌ガーゼ、滅菌脱脂綿及び滅菌精製脱脂綿が新たに収載され、前記告示の改正により承認を要しない製剤補助剤及び衛生材料等に指定されたところであるが、当該品目の許可に際しては当該品目が新薬局方の基準に合致するような製造管理が行われていることを確認する必要がある。昭和61年2月3日薬監第14号薬務局監視指導課長通知の別添「日本薬局方ガーゼ（滅菌済）、日本薬局方脱脂綿（滅菌済）及び日本薬局方精製脱脂綿（滅菌済）の製造管理及び品質管理自主基準」は、この点を確認する上で極めて有用であるので、当該品目に係わる許可申請書の進達に当たっては、この基準を参考にして製造管理が適切か否かについて実地に確認されたいこと。

第3　新薬局方制定に伴う取扱いについて

1　削除品目の取扱い

削除品目であって、新薬局方制定の際現に製造又は輸入の許可を受けているものについては、昭和62年9月30日までは新薬局方に収められている医薬品とみなし、その基準は旧薬局方に定めるところによることができるものとされているが、同日以後は、削除品目を局方医薬品として製造（輸入）又は販売することは認められない。また、削除品目のうち、新薬局方の制定の際（本年4月1日）現に当該医薬品に係る法第12条第1項又は法第22条第1項に規定する製造又は輸入の許可を受けている者が、製造し又は輸入するものであって、昭和55年9月27日厚生省告示第68号により指定する品目については、法第14条及び第18条（第23条において準用する場合を含む。）の規定に基づく申請手続きを行わせること。なお、この場合の承認申請手数料は、昭和62年9月30日までに申請されたものに限り、局方医薬品の手数料（1品目につき17,000円）として取扱うものであるので、同日以後も引き続き製造（輸入）又は販売しようとする製造業者又は輸入販売業者に対しては、遅滞なく手続きをとるよう指導すること。

2　名称又は基準の異なる医薬品の取扱い

旧薬局方と新薬局方においてその名称又は基準が異なる医薬品については、昭和62年9月30日までは、旧薬局方の名称及び基準を新薬局方の名称及び基準とみなすことができるものとされているが、同日以後は旧薬局方の名称又は基準による製造（輸入）及び販売は認められないので、遅滞なく新薬局方の名称及び基準に改めさせること。ただし、名称が異なる場合であっても、別名として新薬局方にある場合又は日本薬局方の製法の項が異なる場合であっても、新薬局方の基準に適合する場合は、この限りではない。

3　新規収載品目の取扱い

新薬局方制定の際現に法第14条（第23条において準用する場合も含む。）に規定する承認を受けている医薬品であって、新規収載品目については、昭和62年9月30日までは、なお従前の例によることができるものとされているが、同日以後は、日本薬局方に収められていない医薬品としての製造（輸入）及び販売は認められないので、遅滞なく次の手続きをとるよう製造業者及び輸入販売業者を指導すること。

(1)　新規収載品目のうち、法第14条第1項の規定に基づき承認を要しないものとして厚生大臣が指定した医薬品については、法第18条（第23条において準用する場合を含む。）の手続きによって品目を変更し、あわせて、昭和46年6月29日薬発第588号薬務局長通知に基づく承認の整理を行わせること。

(2)　(1)以外の新規収載品目については、当該品目の規格及び試験方法等を新薬局方に適合させるため、法第14条第4項の規定に基づく承認事項一部変更承認申請を行わせること。なお、この場合の承認事項一部変更承認申請手数料は、局方医薬品の手数料（1品目につき9,400円）として取扱うものであること。

4　生物学的製剤の取扱い

新規収載品目のうち生物学的製剤基準（昭和60年10月厚生省告示第159号）に収載されている医薬品であって、昭和61年3月31日までに製造又は輸入されたものについては、その有効期間が終了する日まではなお従前の例によることができるものであること。

5　承認事項の一部を日本薬局方による旨記載して承認された医薬品の取扱い

承認申請書中配合成分の規格又は製剤の規格及び試験方法等を日本薬局方による旨記載して承認された医薬品については、次により取扱うものであること。

(1)「成分及び分量又は本質」欄で「日本薬局方○○○××g」のごとく配合成分の規格を日本薬局方による旨記載して承認された医薬品

当該成分が引き続き新薬局方に収載された場合には、当該成分の規格は昭和62年9月30日までは旧薬局方の基準によることができるが、同日以後は新薬局方の基準によること。また、当該成分が新薬局方に収載されなかった場合には、当該成分の規格は旧薬局方の基準によること。

(2)「規格及び試験方法」欄又は「貯蔵方法及び有効期間」欄で「日本薬局方による」旨を記載の上、

局方医薬品として承認された医薬品

当該品目が引き続き新薬局方に収載された場合には、昭和62年9月30日までは旧薬局方の基準によることができるが、同日以後は新薬局方の基準によること。また、当該品目が新薬局方に収載されなかったものについては、旧薬局方の基準によること。

(3) 「規格及び試験方法」欄で試験法の一部について日本薬局方の一般試験法で定める試験法による旨を記載して承認された医薬品であって日本薬局方に収められていないもの。

試験法については、承認当時の日本薬局方で定める一般試験法によって行うものとするが、承認当時の日本薬局方で定める一般試験法と新薬局方で定める一般試験法との相関性を十分に確認した上で、日常の試験検査業務において、新薬局方で定める一般試験法によって試験を行うことは差し支えないこと。

6　薬局製剤の取扱い

薬局製剤として認められる医薬品の範囲については、昭和55年10月9日薬発第1337号薬務局長通知「薬局製剤の承認・許可に関する取扱いについて」により通知されているところであるが、同通知で定めた「薬局製剤指針」において、新薬局方の制定に伴い、「成分及び分量又は本質」欄、「製造方法」欄及び別紙規格につき必要な変更を行うため、「薬局製剤指針」の一部を別紙7のとおり改め昭和61年4月1日より施行することとしたこと。ただし、昭和61年3月31日までに法第12条第1項に規定する製造の許可を受けている医薬品であって、別紙7に示す品目については、昭和62年9月30日までは、なお従前の例によることができるものとする。

別紙1～6（略）

別紙７

薬局製剤指針の一部改正

薬局製剤指針の一部を次のとおり改める。

改正箇所	改正事項
医薬品各条	
35鎮咳去痰薬　8	成分及び分量又は本質欄中 「別紙規格　グリセリンモノグアヤコールエーテル 日本薬局方　デンプン、乳糖又はこれらの混合物」を「〃　グアイフェネシン 〃　デンプン、乳糖又はこれらの混合物」に改め、「別紙規格」を削る。
45歯科口腔用薬　2	成分及び分量又は本質欄中「常水」を「常水又は精製水」に改める。
58胃腸薬　10	成分及び分量又は本質欄中「精製水」を「常水又は精製水」に改める。
85胃腸薬　37	製造方法欄中「細粒剤」を「散剤」に改める。
90外皮用薬　1	成分及び分量又は本質欄中「常水」を「常水又は精製水」に改める。
91外皮用薬　2	成分及び分量又は本質欄中「常水」を「常水又は精製水」に改める。
94外皮用薬　5	成分及び分量又は本質欄中「常水」を「常水又は精製水」に改める。
113外皮用薬　24	成分及び分量又は本質欄中 「　日本薬局方　液状フェノール　22 ml 〃　酸化亜鉛　100 g 湿潤剤　〃　グリセリン　30 ml 粘着剤　〃　トラガント　50 g 溶剤　〃　精製水　適量 全量　1000 g」 を「　日本薬局方　液状フェノール　22 ml 〃　酸化亜鉛　100 g 湿潤剤　〃　グリセリン　30 ml 粘着剤　〃　トラガント末　20 g 〃　〃　カルボキシメチルセルロースナトリウム　30 g 溶剤　〃　精製水　適量 全量　1000 g」 に、製造方法欄中「「トラガント」、「液状フェノール」及び「グリセリン」に「精製水」を加え、ときどきかき混ぜながら約24時間放置して、のり状とし、「酸化亜鉛」を少量ずつ加え、リニメント剤の製法により製する。」を「「液状フェノール」、「グリセリン」及び「精製水」を混和し、「トラガント末」を少量ずつかき混ぜながら加えて、一夜放置し、これに「カルボキシメチルセルロースナトリウム」を少量ずつかき混ぜながら加えてのり状とし、「酸化亜鉛」を少量ずつ加え、リニメント剤の製法により製する。」にそれぞれ改める。
114外皮用薬　25	成分及び分量又は本質欄中 「日本薬局方　ジフェンヒドラミン　20 ml 〃　フェノール・亜鉛華リニメント　適量 全量　1000 g」 を「日本薬局方　ジフェンヒドラミン　20 g 〃　フェノール・亜鉛華リニメント　980 g 全量　1000 g」 に改める。
138外皮用薬　49	成分及び分量又は本質欄中「常水」を「常水又は精製水」に改める。
146外皮用薬　57	成分及び分量又は本質欄及び製造方法欄中「常水」を「常水又は精製水」に改める。

155外皮用薬 66	成分及び分量又は本質欄中 「　日本薬局方　イオウ　60 g 　〃　*d*-又は *dl*-カンフル　5 g 懸濁化剤　〃　アラビアゴム末　30 g pH調整剤　〃　水酸化カルシウム　1 g 　芳香剤　微量 溶　剤　日本薬局方　常水　適量 　全量　1000 m*l*」 を「　日本薬局方　イオウ　60 g 　〃　*d*-又は *dl*-カンフル　5 g 懸濁化剤　〃　ヒドロキシプロピルセルロース　4 g pH調整剤　〃　水酸化カルシウム　1 g 溶　剤　〃　エタノール　4 ml 　〃　〃　常水又は精製水　適量 　全量　1000 m*l*」 に、製造方法欄中「「アラビアゴム末」に「常水」300 m*l* を加えて溶かし、これをあらかじめ「イオウ」及び「*d*-カンフル」又は「*dl*-カンフル」細末を混合研和したものに少量ずつ加えて研和する。別に「水酸化カルシウム」に「常水」500 m*l* を加え、密せんして振り混ぜた後、静置し、この上澄液を前の混合物に加え、更に芳香剤及び「常水」を加えて全量を1000 m*l* とし、振り混ぜて製する。」を「「ヒドロキシプロピルセルロース」に「常水」又は「精製水」200 m*l* を加えて溶かし、これをあらかじめ「*d*-カンフル」又は「*dl*-カンフル」を「エタノール」に溶かした後、「イオウ」を加えて研和したものに少量ずつ加えて研和する。別に「水酸化カルシウム」に「常水」又は「精製水」500 m*l* を加え、密栓して振り混ぜた後、静置し、この上澄液300 m*l* を前の混合物に加え、更に「常水」又は「精製水」を加えて全量1000 m*l* とし、振り混ぜて製する。」にそれぞれ改める。
159外皮用薬 70	成分及び分量又は本質欄中「精製水」を「常水又は精製水」に改める。
166公衆衛生用薬 1	成分及び分量又は本質欄中「常水」を「常水又は精製水」に改める。
167公衆衛生用薬 2	成分及び分量又は本質欄中「常水」を「常水又は精製水」に改める。
168公衆衛生用薬 3	成分及び分量又は本質欄中「精製水」を「常水又は精製水」に改める。

34　薬局等構造設備規則及び薬事法施行規則の一部を改正する省令の施行等について

（昭和62年6月1日　薬発第462号
各都道府県知事あて　厚生省薬務局長通知）

昭和62年6月1日厚生省令第29号をもって、薬局等構造設備規則及び薬事法施行規則の一部を改正する省令が別添のとおり公布され、同年6月10日から、施行されることとなった。

この改正は、近年の医薬品の製造管理及び品質管理技術の進歩、医薬分業の進展に伴う薬局における調剤用医薬品の取扱いの増加等、薬局等における医薬品の試験検査を取り巻く環境の変化に対応し、販売及び流通段階における医薬品の品質の一層の確保を図る観点から、薬局、一般販売業及び卸売一般販売業（以下、「薬局等」と言う。）の備えるべき試験検査設備の改正及び薬局等の各業態による業務内容に応じた他の試験検査機関の利用に関する改正を行うものである。

貴職におかれては、下記事項に御留意のうえ施行について遺漏のないようにされるとともに貴管下関係業者に対する周知徹底方御配慮願いたい。

記

第1．薬局等構造設備規則の一部改正に関する事項

(1)　設備及び器具は、単に備えておけばよいというものではなく、随時容易に試験検査を行い得る状態に保ち、かつ、目的とする試験検査に十分に耐え得るものを備えておくことを要するものであること。

(2)　今回追加、削除及び修正された設備及び器具は次のものであること。

〔薬局〕

ア　追加されたもの
○はかり（感量1mgのもの）
○薄層クロマトグラフ装置
○pH計
○崩壊度試験器
○調剤及び試験検査に必要な書籍

イ　削除されたもの
○アスベスト金網
○ガラス管及びガラス棒
○寒暖計
○コルクボーラー
○三角架
○湿度計
○熱湯計

ウ　修正されたもの
○上皿はかり（感量100mgのもの）については、はかりの目に含めて掲げることとしたこと
○ルーペについて、倍率6倍以上のものから倍率10倍以上のものに改めたこと
○実験台を試験検査台に呼び改めるとともに、調剤台を試験検査台として用いる場合であって、試験検査及び調剤の双方に支障がないと認められるときには、調剤台と試験検査台との兼用を認めたこと

〔一般販売業、卸売一般販売業〕

ア　追加されたもの
○はかり（感量1mgのもの）
○薄層クロマトグラフ装置
○pH計
○崩壊度試験器

○試験検査に必要な書籍

イ 削除されたもの

○アスベスト金網
○ガラス管及びガラス棒
○コルクボーラー
○三角架

ウ 修正されたもの

○上皿はかり（感量100 mgのもの）については、はかりの目に含めて掲げることとしたこと
○ルーペについて、倍率6倍以上のものから倍率10倍以上のものに改めたこと
○実験台を試験検査台に呼び改めたこと。

(3) 調剤及び試験検査に必要な書籍とは、次のようなものを言うものであること。

〔薬局〕

（調剤及び試験検査に必要な書籍）

ア．日本薬局方及びその解説に関するもの
イ．薬事関係法規に関するもの
ウ．調剤技術等に関するもの
エ．当該薬局で取扱う医薬品の添付文書に関するもの
オ．薬局製剤に関するもの（薬局医薬品製造業の許可を受けている薬局）

〔一般販売業、卸売一般販売業〕

（試験検査に必要な書籍）

ア．日本薬局方及びその解説に関するもの
イ．薬事関係法規に関するもの
ウ．当該店舗で取扱う医薬品の添付文書に関するもの

(4) 試験検査に必要な設備及び器具については、自ら備えることを原則としているが、一部の設備及び器具については、薬局及び一般販売業にあっては厚生大臣の指定した試験検査機関を、卸売一般販売業にあっては当該卸売一般販売業の許可を受けた者の他の試験検査設備又は厚生大臣の指定した試験検査機関を利用して、自己の責任において試験検査を行う場合であって、支障がなく、かつ、やむを得ないと認められるときは例外的に自ら備える必要がないものであること。

(5)「自己の責任において試験検査を行う場合」とは、薬局等の開設者が、最低限、検体の採取、試験検査の結果の判定、記録の記載等を当該薬局等の管理者に行わせる場合をさすものであること。

(6)「支障がなく、かつ、やむを得ないと認められるとき」とは、次の場合に例外的に認められるものであること。

〔薬局〕

今回追加となった試験検査に必要な設備及び器具（調剤及び試験検査に必要な書籍を除く。）について、厚生大臣の指定した試験検査機関を随時容易に利用できる場合。なお、この場合、随時容易に利用できる範囲とは、原則として当該薬局の所在の都道府県内に限るものとすること。

〔一般販売業〕

ア．今回追加となった試験検査に必要な設備及び器具（試験検査に必要な書籍を除く。）について、厚生大臣の指定した試験検査機関を随時容易に利用できる場合。なお、この場合、随時容易に利用できる範囲とは、原則として当該店舗所在の都道府県内に限るものとすること。

イ．増改築のための仮店舗などであって、厚生大臣の指定した試験検査機関を随時容易に利用できる場合。なお、この場合、随時容易に利用できる範囲とは、原則として当該店舗所在の都道府県内に限るものとすること。

〔卸売一般販売業〕

ア．今回追加となった試験検査に必要な設備及び器具（試験検査に必要な書籍を除く。）に

ついて、厚生大臣の指定した試験検査機関を随時容易に利用できる場合。なお、この場合、随時容易に利用できる範囲とは、原則として当該店舗所在の都道府県内に限るものとすること。

イ．増改築のための仮店舗などであって、厚生大臣の指定した試験検査機関を随時容易に利用できる場合。なお、この場合、随時容易に利用できる範囲とは、原則として当該店舗所在の都道府県内に限るものとすること。

ウ．当該卸売一般販売業の許可を受けた者の他の店舗の試験検査設備が、当該店舗より高度化されている場合において、当該卸売一般販売業者の他の店舗の試験検査設備を随時容易に利用できる場合。なお、この場合、随時容易に利用できる範囲とは、原則として当該店舗所在の都道府県及び隣接都道府県内に限るものとすること。

エ．製造（輸入販売）業者の支店･出張所等が卸売一般販売業の許可を受けている場合にあっては、当該店舗の取扱い品目の大部分が当該業者の製造品及び販売品（製品に当該業者名が記載されている場合に限る。）である場合において、当該業者の製造所（営業所）等の試験検査設備を随時容易に利用できる場合。なお、この場合、随時容易に利用できる範囲とは、必ずしも当該店舗所在の都道府県及び隣接都道府県にとどまるものではなく、これを越えて広域で認めて差し支えないものとすること。

なお、必要な試験検査を随時容易に利用出来ることを当該試験検査機関との契約書等により担保する必要があること。

(7) 共同試験室の取扱いについては、従来どおり真にやむを得ない場合に限り当分の間例外的に認められるものであること。

第2．薬事法施行規則の一部改正に関する事項

この改正は、今回の薬局等構造設備規則の一部改正により、薬局等に備えるべき試験検査設備について、従来以上に他の試験検査機関の利用を認めることとしたことに伴い、所要の改正を行ったものであること。なお、薬局等における医薬品の試験検査について、当該薬局等の設備及び器具では実施困難な試験検査が品質管理上必要とされる場合、当該薬局等の開設者は、従来どおり厚生大臣の指定した試験検査機関等を利用して行わなければならないものであること。

第3．薬局等における医薬品の試験検査の実施要領に関する事項

薬局等における医薬品の試験検査を効率的に実施し、販売及び流通段階における医薬品の品質の一層の確保を図るためには、試験検査の実施範囲及び方法等を明確化することが重要であることから、今回の省令改正を契機に関係団体が試験検査実施要領を作成し、それに基づいた試験検査体制の整備・確立を図ることが望まれるところであること。このため、本通知と同日付け薬発第463号薬務局長通知で別添のとおり、関係団体にその旨を通知したところであり、当該通知の趣旨が生かされるよう関係者への指導の徹底を図られたいこと。

第4．その他

本通知の施行に伴い、次のような通知の改正を行うこと。

(1) 昭和37年10月30日薬発第576号薬務局長通知中、2．一般販売業の店舗の試験設備についてを削る。

(2) 昭和55年10月9日薬発第1330号薬務局長通知中、第1．2(2)の全文を「医薬品の試験検査については、薬局において管理者が実施すべきものであるが、薬局の設備では実施困難な試験検査が品質管理上必要とされる場合は、薬局開設者は、厚生大臣の指定した試験検査機関を利用して行わなければならないとしたこと。」に改める。また、第2．2(3)の「製造業者」を「製造（輸入販売）業者」に、「当該製造所」を「当該製造所（営業所）等」に改め、イの次に「ウ．厚生大臣の指定した試験検査機関」を追加する。

(3) 昭和56年2月17日薬発第157号薬務局長通知前書中、「薬局等構造設備規則（昭和36年厚生省令第2号）」の次に「第1条第1項第8号、第2条第1項第7号、第2条の2第1項第2号」を追加する。

別添（略）

35　日本薬局方の一部改正について

（平成元年4月1日　薬発第342号
各都道府県知事あて　厚生省薬務局長通知）

平成元年4月1日をもって日本薬局方（昭和61年3月厚生省告示第58号）の一部が別添のとおり改正され、即日施行されたので、下記事項に御留意の上、関係者に対する周知徹底及び指導方よろしく御配慮願いたい。

記

1．改正の要旨

(1)　乳酸プレニラミン及び乳酸プレニラミン錠については、昭和63年12月末までに、乳酸プレニラミン錠の製造（輸入）承認を有するすべての業者から承認整理届けが出され、製造（輸入）が中止されたため、日本薬局方から削除したものである。

(2)　ジャコウについては、本年4月にワシントン条約（絶滅のおそれのある野生動植物の種の国際取引に関する条約）におけるジャコウジカの留保の撤回を行った。従って、ジャコウの確保が困難となるため、日本薬局方からも削除したものである。

2．削除品目の取扱い

(1)　平成元年4月1日以前に製造又は輸入された乳酸プレニラミン及び乳酸プレニラミン錠については、平成2年9月30日まではこの告示による改正後の日本薬局方に収められている医薬品とみなす。

(2)　ジャコウについては、平成2年9月30日まではこの告示による改正後の日本薬局方に収められている医薬品とみなし、その基準はこの告示による改正前の日本薬局方に定めるところによることができるものとされているが、同日以後は、当該品目を薬事法（昭和35年法律第145号。以下「法」という。）第14条第1項の規定に基づき、昭和55年9月27日厚生省告示第168号をもって承認を要しない日本薬局方に収められている医薬品（以下「局方医薬品」という。）として製造（輸入）又は販売することは認められない。なお、平成元年4月1日現在、現に当該医薬品に係る法第12条第1項又は法第22条第1項に規定する製造又は輸入の許可を受けている者が製造し又は輸入する品目であって、昭和55年9月27日厚生省告示第168号により指定する品目については、法第14条及び第18条（第23条において準用する場合を含む。）の規定に基づく申請手続きを行わせること。この場合の承認申請手数料は、平成2年9月30日までに申請されたものに限り、局方医薬品の手数料（1品目につき20,000円）として取扱うものである。同日以後も引き続き製造（輸入）又は販売しようとする製造業者又は輸入販売業者に対しては、遅滞なく申請するよう指導すること。

3．規格を日本薬局方ジャコウによるとして承認された医薬品の取扱い

ジャコウを配合した医薬品で配合成分であるジャコウの規格を日本薬局方による旨記載して承認された医薬品については、当該規格はこの告示による改正前の日本薬局方の基準によること。

別添（略）

36　第十二改正日本薬局方の制定等について

（平成3年3月25日　薬発第348号
各都道府県知事あて　厚生省薬務局長通知）

標記については、平成3年3月25日厚生省告示第51号をもって、第十二改正日本薬局方（以下「新薬局方」という。）が告示され、平成3年4月1日から適用されるとともに、昭和61年3月28日厚生省告示第58号による日本薬局方（以下「旧薬局方」という。）が同年3月31日付けで廃止されることとなったので、下記の事項に御留意のうえ関係各方面に対する周知徹底及び指導に遺憾のないよう格段の御配慮を煩わせたい。また、これに伴い、昭和55年9月27日厚生省告示第168号（薬事法の規定に基づき日本薬局方に収められている医薬品のうち承認を要しないものを指定する件）第2号に該当する品目を変更することとしたので、併せて御留意頂きたい。

記

第1　新薬局方の要点等について（略）

第2　昭和55年9月27日厚生省告示第168号の該当品目の変更について

薬事法（昭和35年法律第145号。以下「法」という。）第14条第1項の規定に基づき、昭和55年9月27日厚生省告示第168号をもって承認を要しない日本薬局方に収められている医薬品（以下「局方医薬品」という。）の指定を行ってきたところであるが、新薬局方の制定に伴い、製造専用であれば承認を要しないこととなる原薬及び生薬のエキス等の局方医薬品として別紙4に掲げる品目を追加し、また、別紙5に掲げる品目を削除したこと。なお、承認を要しない製剤補助剤及び衛生材料等については変更はなく、また、乳酸プレニラミン及びジャコウについては平成元年4月1日厚生省告示第89号により局方医薬品から削除されているものであるので、念のため申し添える。

第3　新薬局方制定に伴う取扱いについて

1　削除品目の取扱い

削除品目であって、新薬局方制定の際（本来4月1日）現に製造又は輸入の許可を受けているものについては、平成4年9月30日までは新薬局方に収められている医薬品とみなし、その基準は旧薬局方に定めるところによることができるものとしているが、同日以後は、削除品目を局方医薬品として製造（輸入）又は販売することは認められないこと。また、削除品目のうち、新薬局方の制定の際現に当該医薬品に係る法第12条第1項又は法第22条第1項に規定する製造又は輸入の許可を受けている者が、引き続き製造し又は輸入するものであって、昭和55年9月27日厚生省告示第168号により指定する品目については、遅滞なく法第14条及び第18条（第23条において準用する場合を含む。）の規定に基づく申請手続きを行わせること。なお、この場合の承認申請手数料は、平成4年9月30日までに申請されたものに限り、局方医薬品の手数料（1品目につき23,500円）として取り扱う。

2　名称又は基準の異なる医薬品の取扱い

旧薬局方と新薬局方においてその名称又は基準が異なる医薬品については、平成4年9月30日までは、旧薬局方の名称及び基準を新薬局方の名称及び基準とみなすことができるものとしているが、同日以後は旧薬局方の名称又は基準により製造（輸入）又は販売することは認められないので、遅滞なく新薬局方の名称及び基準に改めさせること。ただし、名称が異なる場合であっても別名として新薬局方にある場合は、この限りではない。

3　新規収載品目の取扱い

新薬局方制定の際現に法第14条（第23条において準用する場合も含む。）に規定する承認を受けている医薬品であって、新規収載品目となったものについては、平成4年9月30日までは、なお従前の例によることができるものとしているが、同日以後は、日本薬局方に収められていない医薬品として製造（輸入）又は販売することは認められないので、遅滞なく次の手続きを行わせること。

(1)　新規収載品目であって法第14条第1項の規定に基づき承認を要しないものとして厚生大臣が指定した医薬品については、法第18条（第23条において準用する場合を含む。）の手続きによって品目を変更し、併せて、昭和46年6月29日薬発第588号厚生省薬務局長通知に基づく承認の整理を行わせること。

(2)　(1)以外の新規収載品目については、当該品目の規格及び試験方法等を新薬局方に適合させるため、法第14条第4項の規定に基づく承認事項一部変更承認申請を行わせること。なお、この場合の承認事項一部変更承認申請手数料は、局方医薬品の手数料（1品目につき12,600円）として取り扱うものであること。

4　承認事項の一部を日本薬局方による旨記載して承認された医薬品の取扱い

(1)「成分及び分量又は本質」欄で、配合成分の規格を日本薬局方による旨（たとえば「日本薬局方○○○××g」）記載して承認された医薬品

(ア)　当該品目が引き続き新薬局方に収載された場合には、平成4年9月30日までは旧薬局方の基準によることができるが、同日以後は新薬局方の基準によること。

(イ)　当該品目が新薬局方に収載されなかった場合には、旧薬局方の基準によること。

(2)「規格及び試験方法」欄又は「貯蔵方法及び有効期間」欄で「日本薬局方による」旨を記載のうえ、局方医薬品として承認された医薬品

(ア)　当該品目が引き続き新薬局方に収載された場合には、平成4年9月30日までは旧薬局方の基準によることができるが、同日以後は新薬局方の基準によること。

(イ)　当該品目が新薬局方に収載されなかった場合には、旧薬局方の基準によること。

(3)「規格及び試験方法」欄で試験法の一部について日本薬局方の一般試験法で定める試験法による旨を記載して承認された医薬品であって日本薬局方に収められていないもの

試験法については、承認当時の日本薬局方で定める一般試験法によって行うものとするが、承認当時の日本薬局方で定める一般試験法と新薬局方で定める一般試験法との相関性を十分に確認した上で、日常の試験検査業務において、新薬局方で定める一般試験法によって試験を行うことは差し支えないこと。

5　薬局製剤の取扱い

薬局製剤として認められる医薬品の範囲については、昭和55年10月9日薬発第1337号厚生省薬務局長通知「薬局製剤の承認・許可に関する取扱いについて」及び昭和63年5月11日薬発第436号厚生省薬務局長通知「都道府県知事が行う薬事法の規定による品目ごとの承認に係る医薬品の有効成分を指定する件の一部改正及び薬局製剤指針の改正について」により通知されているところであるが、新薬局方の制定に伴い、同通知で定めた「薬局製剤指針」の一部を別紙6のとおり改め、平成3年4月1日より施行することとしたこと。ただし、平成3年3月31日までに法第12条第1項に規定する製造の許可を受けている医薬品であって、別紙6に示す品目については、平成4年9月30日までは、なお従前の例によることができるものとする。なお、配合成分又は製剤が引き続き新薬局方に収載されたものは、当該成分及び製剤の規格は平成4年9月30日までは旧薬局方の基準によることができるが、同日以後は新薬局方の基準によること。また、配合成分又は製剤が新薬局方に収載されなかったものについては、旧薬局方の基準によること。

6　日本薬局方外医薬品成分規格1989

平成元年3月28日薬発第304号厚生省薬務局長通知「日本薬局方外医薬品成分規格1989について」の別添に掲げる品目中、別紙7に掲げる新規収載品目を削除する。

別紙 1～5、7（略）

別紙 6

薬局製剤指針の一部改正

薬局製剤指針の一部を次のとおり改める。

改正箇所	改正事項
医薬品各条 102　外皮用薬13	成分及び分量又は本質欄中 「　日本薬局方　アクリノール、微末　1 g 　　〃　チンク油　65 g 　　〃　アミノ安息香酸エチル、細末　5 g 基剤　〃　精製ラノリン　29 g 　全　量　100 g」 を 「　日本薬局方　アクリノール、微末　1 g 　　〃　チンク油　65 g 　　〃　アミノ安息香酸エチル、細末　5 g 基剤　〃　親水ワセリン　27 g 基剤　〃　サラシミツロウ　2 g 　全　量　100 g」 に改める。

改正箇所	改正事項
医薬品各条 117　外皮用薬28	成分及び分量又は本質欄中 「　日本薬局方　酸化亜鉛　20 g 基剤　〃　精製ラノリン　7 g 基剤　〃　白色軟膏　適量 　全　量　100 g」 を 「　日本薬局方　酸化亜鉛　20 g 基剤　〃　流動パラフィン　3 g 基剤　〃　白色軟膏　適量 　全　量　100 g」 に改める。

37　都道府県知事が行う薬事法の規定による品目ごとの承認に係る医薬品の有効成分を指定する件の一部改正及び薬局製剤指針の一部改正について

（平成４年６月24日　薬発第587号
各都道府県知事あて　厚生省薬務局長通知）

薬局開設者が当該薬局における設備及び器具を持って製造することができる医薬品(以下「薬局製剤」という。）に係る承認・許可に関する取扱いについては、昭和55年９月厚生省告示第169号（以下「告示」という。）に基づき昭和55年10月９日薬発第1337号薬務局長通知（「以下「局長通知」という。）により示されているところであるが、今般、告示の一部が別添１のとおり改正され、平成４年９月１日より適用されることに伴い、局長通知別添の薬局製剤指針の一部を別添２のとおり改め、同日より適用することとしたので、下記の点に留意のうえ貴管下関係業者に対し指導方御配慮願いたい。

記

1　告示改正の趣旨

近年の薬局製剤の製造実態等の理由から、塩酸、含糖ペプシン、消毒用フェノール等を削除し、新たに薬局製剤の有効成分として適当なものとして、アズレンスルホン酸ナトリウム、アルジオキサ、安息香酸ナトリウムカフェイン等が追加されたものであること。

2　薬局製剤指針の改正に伴う運用上の留意事項

(1)　今回の薬局製剤指針の改正にあたっては、局方の改正に伴い、通則等を改めたほか、一部の品目について表(1)のとおり削除、追加及び改正したものであること。

(2)　今回、薬局製剤指針から削除することとした表(1)—①の品目の製造承認及び許可を受けている薬局医薬品製造業者に対しては、平成４年９月１日以降、速やかに当該品目について昭和46年６月29日薬発第588号薬務局長通知に基づく承認整理及び製造品目の廃止届（製造品目変更許可申請に伴う当該品目の廃止でもよい。）を提出させること。

3　その他

平成３年３月25日薬発第348号薬務局長通知の記の第３の５により改正された品目については、平成４年９月30日までは従前のとおりとされているが、同日以後は、改正後の薬局製剤指針によること。

表(1)—①（削除）

一連番号	処方番号
10	解熱鎮痛薬６
39	鎮咳去痰薬12
50	胃腸薬２
51	胃腸薬３
52	胃腸薬４
54	胃腸薬６
56	胃腸薬８
58	胃腸薬10
60	胃腸薬12
65	胃腸薬17
67	胃腸薬19
73	胃腸薬25
75	胃腸薬27
79	胃腸薬31
80	胃腸薬32
82	胃腸薬34
83	胃腸薬35
84	胃腸薬36
85	胃腸薬37

一連番号	処方番号
86	胃腸薬38
119	外皮用薬30
129	外皮用薬40
130	外皮用薬41
131	外皮用薬42
157	外皮用薬68
160	外皮用薬71
161	外皮用薬72
166	公衆衛生用薬 1
167	公衆衛生用薬 2
168	公衆衛生用薬 3
174	漢方薬 1
179	漢方薬 5
186	漢方薬11
207	漢方薬31
210	漢方薬34
211	漢方薬35
224	漢方薬48
267	漢方薬88
270	漢方薬91
276	漢方薬97
311	漢方薬132
312	漢方薬133
331	漢方薬150
336	漢方薬154
337	漢方薬155
357	漢方薬175
367	漢方薬185

（以上 47 品目）

表⑴—②（追加）

一連番号	処方番号
10	解熱鎮痛薬 6 —①
39	鎮咳去痰薬12—①
50	胃腸薬 2 —①
51	胃腸薬 3 —①
52	胃腸薬 4 —①
54	胃腸薬 6 —①
56	胃腸薬 8 —①
58	胃腸薬10—①
60	胃腸薬12—①
65	胃腸薬17—①
67	胃腸薬19—①
73	胃腸薬25—①
75	胃腸薬27—①
79	胃腸薬31—①
80	胃腸薬32—①
82	胃腸薬34—①
83	胃腸薬35—①
84	胃腸薬36—①

85	胃腸薬37—①
86	胃腸薬38—①
119	外皮用薬30—①
129	外皮用薬40—①
130	外皮用薬41—①
131	外皮用薬42—①
157	外皮用薬68—①
160	外皮用薬71—①
161	鎮暈薬 2
166	かぜ薬 8
167	解熱鎮痛薬10
168	解熱鎮痛薬11
174	漢方薬 1—①
179	漢方薬 5—①
186	漢方薬11—①
207	漢方薬31—①
210	漢方薬34—①
211	漢方薬35—①
224	漢方薬48—①
267	漢方薬88—①
270	漢方薬91—①
276	漢方薬97—①
311	漢方薬132—①
312	漢方薬133—①
331	漢方薬150—①
336	漢方薬154—①
337	漢方薬155—①
357	漢方薬175—①
367	漢方薬185—①

（以上 47 品目）

表⑴—③（改正）

一連番号	処方番号
4	鎮暈薬 1
189	漢方薬13
200	漢方薬24
201	漢方薬25
223	漢方薬47
230	漢方薬54
249	漢方薬71
274	漢方薬95
279	漢方薬100
280	漢方薬101
281	漢方薬102
287	漢方薬108
302	漢方薬123
323	漢方薬142
331	漢方薬150
339	漢方薬157
364	漢方薬182

（以上 17 品目）

別添（略）

38　薬局製剤指針の一部改正に伴う承認申請上の留意点について

（平成 4 年 6 月 29 日　事務連絡
都道府県薬務主管課担当官　厚生省薬務局審査課）

医薬品の製造承認・許可事務については、かねてより格段のご配慮をいただきありがとうございます。さて今般、薬局製剤指針の一部が平成 4 年 6 月 24 日薬発第 587 号薬務局長通知（以下「局長通知」という。）より改正されましたが、薬局製剤の承認申請上の留意点についてとりまとめましたので送付申し上げます。

なお、貴管下関係業者に対する周知方についても併せてお願い申し上げます。

記

1　漢方処方の取扱いについて

局長通知による改正後の処方のうち、次表に掲げる漢方処方については、従来の煎剤に散剤又は丸剤を追加したものであります。それに伴い、従来の煎剤と丸剤又は散剤と販売名を区別するため、承認を受けている煎剤の販売名「○○」を「○○料」等と変更する必要があります。従って、これまで承認を受けていた煎剤（例えば「安中散」）については、承認整理届を提出し、新たに煎剤（例えば「安中散料」）と散剤又は丸剤（例えば「安中散」）の 2 品目の承認申請をしていただくことになります。処方番号は同一（例えば安中散の場合は「漢方薬 1―①」）ですが、承認は 2 品目、承認申請手数料も 2 品目分となります。

2　第 12 改正日本薬局方制定により変更された品目の取扱いについて

平成 3 年 3 月 25 日薬発第 348 号薬務局長通知の記の 3 の 5 により改正された品目（処方番号：外皮用薬 13 及び外皮用薬 28）については、局長通知の記の 3 により、平成 3 年 9 月 30 日以後は改正後の薬局製剤指針によることとなりますので、一部変更承認の手続きは要しません。

3　今回改正された品目の取扱いについて

局長通知の表⑴―⑶に示した品目については、一部改正を行っていますが、従来の表記を日本薬局方の改正に合わせて改めたものであり、一部変更承認の手続きは要しません。

表

一連番号	処方番号
174	漢方薬 1―①
210	漢方薬34―①
224	漢方薬48―①
331	漢方薬150―①
336	漢方薬154―①
357	漢方薬175―①
367	漢方薬185―①

39　薬局業務運営ガイドライン

（平成 5 年 4 月 30 日　薬発第 408 号
各都道府県知事あて　厚生省薬務局長通知）

今般別紙のとおり「薬局業務運営ガイドライン」を定めたが、その趣旨、運用上の留意事項等は下記のとおりなので、御了知のうえその運用に遺憾のないよう配慮されたい。

記

1　趣旨

従来、薬局は主として医薬品の供給を通じて国民の保健衛生の向上に寄与してきた。薬局に関する法制度や行政運営もこのような薬局の医薬品の供給業としての側面に着目して行われてきた。

高齢化の進行、国民の意識の変化、医療保険制度の改革等を踏まえると、今後薬局は調剤、医薬品の供給等を通じ国民に対し良質かつ適切な医療を供給し、地域保健医療に貢献する必要がある。そのためには、薬局薬剤師の自覚と行動を促し、患者本位の良質な医薬分業を推進するとともに、地域における医薬品の供給・相談役として地域住民に信頼される「かかりつけ薬局」を育成する必要がある。

薬局に関する法制度や行政運営についてもこのような薬局の役割、位置づけを明確にしたうえ、薬局の地域保健医療への貢献を促す方向で見直しを行っていくことが求められる。

以上のような問題認識から、今般、薬局自らが自主的に達成すべき目標であると同時に、薬局に対する行政指導の指針として、薬局の業務運営の基本的事項について「薬局業務運営ガイドライン」（以下、「ガイドライン」という。）を定めたものである。

2　運用上の留意事項

(1)　ガイドラインは既に法令上規定されているものを除き、薬局に対する行政指導の指針として実施するものであるから、相手方に対する説明と合意によりガイドラインの趣旨、目的の達成に努められたいこと。

(2)　薬局の業務運営の内容は医薬分業の進捗状況などの地域の実情に応じて異なるので、地域の実情に応じた指導を行われたいこと。同一都道府県内においても、地域の実情に応じた取扱いを工夫されたいこと。

(3)　当初はガイドラインの趣旨、内容等について種々の機会をとらえ周知に努めて薬局の自主的な改善を促し、次いで徐々に指導を強めるなど段階的、漸進的な手法により実施されたいこと。

(4)　ガイドラインの運用状況について適宜報告願いたいこと。

別紙

薬局業務運営ガイドライン

1　薬局の基本理念

(1)　調剤を通じ良質かつ適切な医療の供給

薬局は、調剤、医薬品の供給等を通じて国民に対し良質かつ適切な医療を行うよう努めなければならない。

(2)　地域保健医療への貢献

薬局は地域の医師会、歯科医師会、薬剤師会、医療機関等と連携をとり、地域保健医療に貢献しなければならない。

(3)　薬局選択の自由

薬局は国民が自由に選択できるものでなければならない。

2　医療機関、医薬品製造業者及び卸売業者からの独立

(1)　薬局は医療機関から経済的、機能的、構造的に独立していなければならない。

(2)　薬局は医療機関と処方せんの斡旋について約束を取り交わしてはならない。

(3)　薬局は医療機関に対し処方せんの斡旋の見返りに、方法のいかんを問わず、金銭、物品、便宜、労務、供応その他経済上の利益の提供を行ってはならない。

(4)　薬局は医薬品の購入を特定の製造業者、特定の卸売業者又はそれらのグループのみに限定する義務を負ってはならない。

3　薬局の名称、表示

(1)　薬局の名称は、薬局と容易に認識できるよう「薬局」を付した名称とし積極的に表示すること。

(2)　特定の医療機関と同一と誤解されるような名称は避けること。

(3)　「基準薬局」である場合は積極的に表示すること。

4　構造設備

(1) 地域保健医療を担うのにふさわしい施設であること。特に清潔と品位を保つこと。
(2) 薬局等構造設備規則に定められているほか、処方せん応需の実態に応じ、十分な広さの調剤室及び患者の待合いに供する場所（いす等を設置）等を確保するよう努めること。
(3) 患者のプライバシーに配慮しながら薬局の業務を行えるよう、構造、設備に工夫をすることが望ましい。
(4) 薬局は利用者の便に資するよう、公道に面していること。

5 開設者

(1) 開設者は、医療の担い手である薬剤師であることが望ましい。
(2) 開設者は薬局の地域保健医療の担い手としての公共的使命を認識し、薬事法、薬剤師法等の関係法令及びガイドラインに従った薬局業務の適正な運用に努めること。
(3) 開設者は薬局の管理者が薬事法第9条に規定する義務及びガイドラインを守るために必要と認めて述べる意見を十分尊重しなければならない。
(4) 開設者はその薬局に勤務する薬剤師等の資質の向上に努めなければならない。
(5) 開設者は、地域薬剤師会が地域の保健医療の向上のために行う処方せん受け入れ体制の整備等の諸活動に積極的に協力すること。
(6) 開設者は薬局の業務運営について最終的な責任を負う。

6 管理者

(1) 薬局の管理者は、ガイドラインに従った薬局業務の適正な運営に努めるとともに、保健衛生上支障を生ずる恐れがないように、その薬局に勤務する薬剤師及びその他の従業者を監督し、その薬局の構造設備及び医薬品その他の物品を管理し、その他薬局業務につき、必要な注意をしなければならない。
(2) 薬局の管理者は、前項の管理者の義務を遂行するために必要と認めるときは、開設者に改善を要求しなければならない。

7 保険薬局の指定等

薬局は保険薬局の指定及び麻薬小売業者の免許を受けることが望ましい。

8 薬剤師の確保等

(1) 薬局の業務量に応じた必要な薬剤師数を確保すること（最終改正　平成12年10月20日厚生省令第127号　必要薬剤師数は、以下の通り）。

1日に応需する平均処方せん数が40までは1とし、それ以上40又はその端数を増すごとに1を加えた数。但し、眼科、耳鼻いんこう科及び歯科の処方せん数については、3分の2に換算して算定する。

(2) 業務の適正な運営を図るため、薬局の処方せん受け付け状況等を配慮した薬剤師の勤務体制をとること。
(3) 薬局の業務に従事する薬剤師の氏名を、薬局内の見やすい場所に掲示すること。
(4) 薬剤師は、白衣、ネームプレート等を着用し、薬剤師であることを容易に認識できるようにすること。
(5) 薬剤師は薬事関係法規に精通するほか、医療保険関係法規等（老人保健、公費負担関係を含む。）を十分理解し、適正な調剤等に努めること。
(6) 薬剤師は、薬局の業務を適正に遂行するため、薬剤師研修センター、薬剤師会及び薬科大学等が開催する研修を受講し、また自主的な学習に努めること。

9 医薬品の備蓄

(1) 薬局は医療機関が発行する処方せんを円滑に受け入れることができるよう、地域の実情に応じ必要な調剤用医薬品を備蓄すること。
(2) 備蓄する医薬品の数は、処方せん応需の意思が疑われるような少ない品目であってはならない。
(3) 備蓄する医薬品は、その多くが特定の製造業者の製品に限定されてはならない。
(4) 患者等が持参した処方せんに、薬局に在庫していない医薬品が処方されていた場合に備えて、地域薬剤師会等が設置する備蓄センターの利用、卸売業者の協力、地域薬局間での分譲等により、迅速に調剤用医薬品が調達できる体制を講じておくこと。

10　開局時間

(1)　開局時間は、地域医療機関や患者の需要に対応できるものであること。

特定の医療機関からの処方せんの応需にのみ対応し、当該医療機関の診療時間外及び休診日に処方せんを応需していない薬局は、早急に改善を図ること。

(2)　開局時間を住民の見やすいところに掲示すること。

11　休日、夜間等の対応

(1)　薬局は、行政機関、医師会、歯科医師会、薬剤師会等が実施する地域の休日、夜間の診療体制に参加、協力するなどして、休日、夜間の処方せん応需に努めなければならない。

(2)　閉局時には、連絡先又は近隣で開局している当番薬局の案内等を外部から見やすいところに掲示すること。

12　業務

(1)　処方せん応需

①　処方せんは薬剤師が責任を持って受け付け、正確かつ迅速に調剤を行うこと。

②　薬局は、患者等が持参した処方せんを応需するのが当然の義務であり、正当な理由がなくこれを拒否してはならないこと。

処方せんを拒否することが認められる場合としては、以下のような場合が該当するが、やむを得ず断る場合には、患者等にその理由を良く説明し、適切な調剤が受けられるよう措置すること。

なお、処方医薬品がその薬局に常備されていないことを理由とした拒否は認められないものであること。

ア　処方せんの内容に疑義があるが処方医師（又は医療機関）に連絡がつかず、疑義照会できない場合。ただし、当該処方せんの患者がその薬局の近隣の患者の場合は処方せんを預かり、後刻処方医師に疑義紹介して調剤すること。

イ　冠婚葬祭、急病等で薬剤師が不在の場合

ウ　患者の症状等から早急に調剤薬を交付する必要があるが、医薬品の調達に時間を要する場合。ただし、この場合は即時調剤可能な薬局を責任を持って照会すること。

エ　災害、事故等により、物理的に調剤が不可能な場合。

③　恒常的処方せん応需拒否薬局

正当な理由がなく恒常的に処方せん応需を拒否する薬局は、患者に迷惑をかけ、薬局に対する国民の信頼を裏切るとともに、薬局、薬剤師に求められている使命、社会的役割を自ら放棄するものであるから、他の医薬品販売業へ転換することが望ましい。

(2)　薬歴管理・服薬指導

薬剤師は、医薬品の有効で安全な使用、特に重複投薬や相互作用の防止に資するため、患者について調剤された薬剤ばかりでなく、必要に応じ一般用医薬品を含めた薬歴管理を行い、適切な服薬指導を実施すること。また、必要に応じ処方医師へ処方の変更等について相談し、その過程の記録を残すなど、患者のための医療を心がけること。

(3)　疑義照会

薬剤師は、患者が有効かつ安全に調剤された薬剤を使用することができるよう、患者の薬歴管理の記録や患者等との対話を基に薬学的見地から処方せんを確認し、当該処方せんに疑義がある場合は、処方医師に問い合わせて疑義が解消した後でなければ調剤してはならないこと。

なお、疑義照会を行った婆はその記録を残しておくこと。

(4)　薬袋等への記載

薬袋等へは、薬剤師法施行規則で定める事項のほか、服用に際しての注意、問い合わせ先など、患者のために必要な情報をできるだけ記載すること。

(5)　受診の勧め

一般用医薬品等の販売に当たって、一般用医薬品の適用外と思われる場合は、患者が適正な受診の機会を逃すことのないよう、速やかに「かかりつけ医」等への受診を勧めること。

(6) ファクシミリ患者サービス

薬局は、ファクシミリを設置することが望ましい。なお、処方せん受入準備体制のためのファクシミリの利用については、薬局が特定の医療機関と申し合わせ、患者等の意思に反して、特定の薬局へ処方内容を電送するよう誘導又は限定することは、認められないものであること。

13 一般用医薬品の供給

(1) 薬局は調剤と合わせて一般用医薬品の供給に努めること。

(2) 一般用医薬品の販売に当たっては、必要に応じ薬歴管理を行うとともに、適切な服薬指導を実施すること。

(3) 習慣性や依存性のある医薬品及びその他乱用されやすい医薬品は十分注意して供給すること。

14 医薬品情報の収集等

(1) 常に、医薬品の有効性・安全性に関する情報、副作用情報、保健・医療・介護・福祉情報などを収集し、薬局業務に資すること。

(2) 薬局の業務を円滑に推進するため、関係機関・団体との連絡を密にするとともに、地域住民に必要な情報の提供に努めること。

(3) 医薬品等の副作用について、薬局利用者からの収集にも努めること。

15 広告

地域保健医療に貢献する薬局として、国民及び医療関係者の信頼を損なうことのないよう、品位のある広告に留意すること。

16 在宅医療・福祉

薬局及び薬剤師は調剤及び介護用品等の供給を通じ、在宅医療、福祉に積極的に貢献するよう努力すること。

17 薬事衛生等への参画

薬局の薬剤師は、薬物乱用防止、学校薬剤師活動、地域の環境衛生の維持向上等に積極的に参画するよう努めること。

40 第十二改正日本薬局方第一追補の制定等について

(平成5年10月1日 薬発第849号
各都道府県知事あて 厚生省薬務局長通知)

標記については、平成5年10月1日厚生省告示第251号をもって、第十二改正日本薬局方(平成3年3月25日厚生省告示第51号)の一部が改正され、即日施行されたので、下記事項につき留意の上、関係者に対する周知徹底及び指導に遺憾のないよう格段の配慮を煩わせたい。また、これに伴い、昭和55年9月27日厚生省告示第168号(薬事法の規定に基づき日本薬局方に収められている医薬品のうち承認を要しないものを指定する件)第2号に該当する品目を追加することとしたので、併せて御留意頂きたい。

記

第1 日本薬局方（以下「薬局方」という）の一部改正の要点等について（略）

第2 昭和55年9月27日厚生省告示第168号の該当品目の追加について

薬事法（昭和35年法律第145号）第14条第1項の規定に基づき、昭和55年9月27日厚生省告示第168号をもって承認を要しない日本薬局方に収められている医薬品（以下「局方医薬品」という。）の指定が行われてきたところであるが、薬局方の一部改正に伴い、製造専用であれば承認を要しないこととなる原薬としての局方医薬品として、新たに別紙6に掲げるものを追加したこと。

第3 薬局方の一部改正に伴う取扱いについて

1 名称又は基準の異なる医薬品の取扱い

薬局方の一部改正においてその名称又は基準が異なる医薬品については、平成7年3月31日までは、薬局方の一部改正前の名称及び基準を薬局方の一部改正後の名称及び基準とみなすことができるものとされているが、同日以後は薬局方の一部改正前の名称又は基準による製造（輸入）又は販売することは認められないので、遅滞なく薬局方の一部改正後の名称又は基準に改めさせること。（ただし、名称が異なる場合であっても別紙7に掲げるとおり別名として第十二改正日本薬局方第一追補にある場合は、この限りではない。）

2　新規収載品目の取扱い

薬局方の一部改正の際現に法第14条（第23条において準用する場合を含む。）に規定する承認を受けている医薬品であって、新規収載品目となったものについては、平成7年3月31日までは、なお従前の例によることができるものとしているが、同日以後は、日本薬局方に収められていない医薬品として製造(輸入)又は販売することは認められないので、遅滞なく次の手続きを行わせること。

(1)　新規収載品目であって法第14条第1項の規定に基づき承認を要しないものとして厚生大臣が指定した医薬品については、法第18条（第23条において準用する場合も含む。）の手続きによって品目を変更し、併せて昭和46年6月29日薬発第588号厚生省薬務局長通知に基づく承認の整理を行わせること。

(2)　新規収載品目であって承認を要するもの（調剤用など）については、当該品目の規格及び試験方法等を新薬局方に適合させるため、法第14条第4項の規定に基づく承認事項一部変更承認申請を行わせること。なお、この場合の承認事項一部変更承認申請手数料は、局方医薬品の手数料（1品目につき12,600円）として取り扱うものであること。

3　承認事項の一部を日本薬局方による旨記載して承認された医薬品の取扱い

承認申請書中「規格及び試験方法」欄又は「貯蔵方法及び有効期間」欄で「日本薬局方による」旨を記載して承認された医薬品については、次により取り扱うものであること。

(1)　「規格及び試験方法」欄又は「貯蔵方法及び有効期間」欄で「日本薬局方による」旨を記載の上、局方医薬品として承認された医薬品

平成7年3月31日までは薬局方の一部改正前の基準によることができるが、同日以降は改正後の基準によること。

(2)　「規格及び試験方法」欄で試験方法の一部について日本薬局方の一般試験法で定める試験法による旨を記載して承認された医薬品であって日本薬局方に収められていないもの。

試験法については、承認当時の日本薬局方で定める一般試験法によって行うものとするが、承認当時の日本薬局方で定める一般試験法と薬局方の一部改正で定める一般試験法との相関性を十分に確認した上で、日常の試験検査業務において、薬局方の一部改正で定める一般試験法によって試験を行うことは差し支えないこと。

4　日本薬局方外医薬品規格1993の取扱い

平成5年7月8日薬発第612号厚生省薬務局長通知「日本薬局方外医薬品規格1993について」の別添に掲げる標準品、試薬・試液及び医薬品有効成分各条のうち、別紙8に掲げるものを削除すること。

別紙（略）

41　第十二改正日本薬局方第二追補の制定等について

（平成6年12月15日　薬発第1084号
各都道府県知事あて　厚生省薬務局長通知）

標記については、平成6年12月15日厚生省告示第384号をもって、「薬事法の規定に基づき日本薬局方を定める等の件の一部を改正する件」が公布され、即日施行されたので、下記事項につき留意の上、関係者に対する周知徹底及び指導に御配慮頂きたい。

また、これに伴い、平成6年12月15日厚生省告示第385号、平成6年12月15日厚生省告示第386号及び平成6年12月15日厚生省告示第387号をもって、「薬事法施行令第1条の2第1項第7号及び

第8号の規定に基づき、同項第7号及び第8号に規定する厚生大臣が指定する医薬品を定める件の一部を改正する件」、「薬事法第14条第1項の規定に基づき、製造又は輸入の承認を要しない医薬品を指定する等の件の一部を改正する件」及び「承認不要医薬品基準を定める件の一部を改正する件」がそれぞれ公布され、即日施行されたので、併せて同様に御留意頂きたい。

記

第1　第十二改正日本薬局方（以下「薬局方」という。）の一部改正の要点等について（略）

第2　「薬事法第14条第1項の規定に基づき、製造又は輸入の承認を要しない医薬品を指定する等の件」（平成6年3月28日厚生省告示第104号）及び「承認不要医薬品基準を定める件」（平成6年3月28日厚生省告示第105号）の一部改正について

薬局方の一部改正等に伴い、平成6年12月15日厚生省告示第386号及び平成6年12月15日厚生省告示第387号をもって「薬事法第14条第1項の規定に基づき、製造又は輸入の承認を要しない医薬品を指定する等の件の一部を改正する件」及び「承認不要医薬品基準を定める件の一部を改正する件」がそれぞれ公布され、即日施行されることとなったが、改正内容は次のとおりであること。

1　厚生省告示第386号関係

承認を要しないこととなる医薬品として次のものが指定又は削除されたこと。

(1)「次に掲げる日本薬局方に収められている医薬品」の項において別紙14に掲げる3品が削除され、別紙15に掲げる2品が新たに指定されたこと。

(2)「次に掲げる日本薬局方に収められている医薬品のうち、専ら他の医薬品の製造の用に供されるもの」の項において別紙16に掲げる25品目が新たに指定されたこと。

(3)「次に掲げる日本抗生物質医薬品基準（平成2年3月31日厚生省告示第87号）に収められている医薬品のうち、専ら他の医薬品の製造の用に供されるもの」の項において別紙17に掲げる1品目が削除され、1品目が指定されたこと。

(4)「次に掲げるその他の医薬品のうち、専ら他の医薬品の製造の用に供されるもの」の項において別紙18に掲げる10品が削除されたこと。

2　厚生省告示第387号関係

別紙19に掲げる10品目については、日本薬局方に収載されたため、当該品目に係る基準が削除されたこと。

第3（略）

第4　薬局方の一部改正に伴う取扱いについて

1　名称又は基準の異なる医薬品の取扱い

薬局方の一部改正においてその名称又は基準が異なる医薬品については、平成8年6月14日までは、薬局方の一部改正前の名称及び基準を薬局方の一部改正後の名称及び基準とみなすことができるものとされているが、同日以後は薬局方の一部改正前の名称及び基準による製造（輸入）又は販売することは認められないので、遅滞なく薬局方の一部改正後の名称及び基準に改めさせること。（ただし、名称が異なる場合であっても別紙22に掲げるとおり別名として第二追補にある場合は、この限りではない。）

2　新規収載品目の取扱い

新たに収載された品目については、平成8年6月14日までは、なお従前の例によることが出来るものとされているが、同日以降は、日本薬局方に収められていない医薬品として製造（輸入）又は販売することは認められないので、遅滞なく次の手続きを行わせること。

(1)　別紙14に掲げる品目及び別紙16に掲げる品目であって専ら他の医薬品の製造の用に供されるもののうち、現に品目の許可を受けているものについては、法第18条（第23条において準用する場合も含む。）の手続きによって品目を変更すること。

(2)「無水乳糖」を製造又は輸入している者については、当該品目に係る製造又は輸入の許可申請を行わせること。

(3)　新規収載品目であって承認を要するもの（調剤用など）については、当該品目の規格及び試験方

法等を新薬局方に適合させるため、法第14条第6項の規定に基づく承認事項一部変更承認申請を行わせること。

なお、薬局方の一品につき、「承認事項一部変更承認申請手数料」及び「医薬品副作用被害救済・研究振興調査機構に対する調査手数料」は、おのおの「7,000円」及び「27,700円」として取り扱うものであること。

3　承認申請書中「規格及び試験方法」欄又は「貯法及び有効期間」欄で「日本薬局方による」旨を記載して承認された医薬品であって日本薬局方に収められていないもの。

試験方法については、承認当時の日本薬局方に定める一般試験法によって行うものとするが、承認当時の日本薬局方で定める一般試験法と第二追補で定める一般試験法との相違性を十分確認した上で、日常の試験検査業務において、第二追補で定める一般試験法によって試験することは差し支えないこと。

4　日本薬局方外医薬品規格1993の取扱い

平成5年7月8日薬発第612号厚生省薬務局長通知「日本薬局方外医薬品規格1993について」の別添に掲げる一般試験法(1)標準品の項及び一般試験法(2)試薬・試液の項並びに医薬品有効成分各条のうち、別紙23に掲げるものを改正及び削除すること。

5　医薬品添加物規格1993の取扱い

平成5年7月8日薬発第614号厚生省薬務局長通知「医薬品添加物規格1993について」の別添に掲げる一般試験法(2)試薬・試液の項及び医薬品添加物各条のうち、別紙24に掲げるものを削除すること。

別紙（略）

42　第十三改正日本薬局方の制定等について

（平成8年3月13日　薬発第239号
各都道府県知事あて　厚生省薬務局長通知）

標記については、薬事法（昭和35年法律第145号）第41条第1項の規定に基づき、平成8年3月13日付け厚生省告示第73号をもって、日本薬局方（以下「新薬局方」という。）が公布され、平成8年4月1日から施行されるとともに、「薬事法の規定に基づき日本薬局方を定める等の件」（平成3年3月厚生省告示第51号。以下「旧薬局方」という。）が平成8年3月31日限りで廃止されることとなったので、下記事項に留意の上、関係各方面に対する周知徹底及び指導に御配慮いただきたい。

また、新薬局方の公布に伴い、平成8年3月13日付け厚生省告示第74号、同日付け厚生省告示第75号、同日付け厚生省告示第76号及び同日付け厚生省告示第77号をもって、「薬事法（昭和35年法律第145号）第42条第1項の規定に基づき、日本抗生物質医薬品基準（平成2年3月厚生省告示第87号）の一部を改正する件」、「薬事法（昭和35年法律第145号）第14条第1項の規定に基づき、製造又は輸入の承認を要しない医薬品を指定する等の件（平成6年3月厚生省告示第104号）の一部を改正する件」、「承認不要医薬品基準を定める件（平成6年3月厚生省告示第105号）の一部を改正する件」及び「薬事法施行令（昭和36年第11号）第1条の2第1項第7号及び第8号の規定に基づき、同項第7号及び第8号に規定する厚生大臣が指定する医薬品を定める件（平成6年1月厚生省告示第17号）の一部を改正する件」がそれぞれ公布され、平成8年4月1日から施行されるので、併せて同様に御留意いただきたい。

記

第1　新薬局方の要点等について（略）

第2　（略）

第3　「薬事法第14条第1項の規定に基づき、製造又は輸入の承認を要しない医薬品を指定する等の件」（平成6年3月厚生省告示第104号。以下「承認不要医薬品指定告示」という。）及び「承認不要医薬品基準を定める件」（平成6年3月厚生省告示第105号。以下「承認不要医薬品基準」という。）の一部改正について

新薬局方の制定等に伴い、平成8年3月13日付け厚生省告示第75号及び平成8年3月13日付

け厚生省告示第76号をもって、「薬事法第14条第1項の規定に基づき、製造又は輸入の承認を要しない医薬品を指定する等の件」及び「承認不要医薬品基準を定める件」がそれぞれ公布され、平成8年4月1日から適用されることとなったが、改正内容は次のとおりであること。

1　承認不要医薬品指定告示関係

承認を要しない医薬品として次のものが指定又は削除されたこと。

(1)「次に掲げる日本薬局方に収められている医薬品」の項において別紙13に掲げる2品目が削除され、別紙14に掲げる2品目が新たに指定されたこと。

(2)「次に掲げる日本薬局方に収められている医薬品のうち、専ら他の医薬品の製造の用に供されるもの」の項において別紙15に掲げる1品目が削除され、別紙16に掲げる27品目が新たに指定されたこと。

(3)「次に掲げる日本抗生物質医薬品基準（平成2年3月厚生省告示第87号）に収められている医薬品のうち、専ら他の医薬品の製造の用に供されるもの」の項において別紙17に掲げる2品目が削除され、別紙18に掲げる5品目が指定されたこと。

(4)「次に掲げるその他の医薬品のうち、専ら他の医薬品の製造の用に供されるもの」の項において別紙19に掲げる16品目が削除されたこと。

2　承認不要医薬品基準関係

別紙20に掲げる16品目については、日本薬局方に収載されたため、当該品目に係る基準が削除されたこと。

第4　（略）

第5　新薬局方の制定に伴う取扱いについて

1　削除品目の取扱い

削除品目にあって、新薬局方制定の際、現に製造又は輸入の許可を受けているものについては、平成9年9月30日までは新薬局方に収められている医薬品とみなし、その基準は旧薬局方に定めるところによることができるものとしているが、同日以降は、削除品目を日本薬局方医薬品として製造、輸入又は販売することは認められないこと。

2　名称又は基準の異なる医薬品の取扱い

新薬局方に収められた医薬品において、その名称又は基準が旧薬局方に収められていた医薬品と異なる医薬品については、平成9年9月30日までは、旧薬局方の医薬品の名称及び基準を新薬局方の医薬品の名称及び基準とみなすことができるものとされているが、同日以後は旧薬局方の医薬品の名称及び基準による製造、輸入又は販売は認められないので、遅滞なく新薬局方の名称及び基準に改めさせること。（ただし、新薬局方の医薬品の名称が旧薬局方の医薬品の名称と異なる場合であっても、旧薬局方の医薬品の名称が新薬局方の医薬品の日本名の別名に掲げられている別紙23に示す新薬局方の医薬品にあっては、この限りではない。）

3　新規収載品目の取扱い

新規収載品目については、平成9年9月30日までは、新薬局方に収められていない医薬品とみなすことができるものとされているが、同日以降は、日本薬局方に収められていない医薬品として製造、輸入又は販売することは認められないので、遅滞なく次の手続を行わせること。

(1)　別紙13に掲げる品目及び別紙16に掲げる品目であって専ら他の医薬品の製造の用に供されるもののうち、現に品目の許可を受けているものについては、法第18条（第23条において準用する場合を含む。）の手続によって品目を変更すること。

(2)　粉末セルロースを製造又は輸入している者については、当該品目に係る製造又は輸入の許可申請を行わせること。

(3)　新規収載品目であって承認を要するものについては、当該品目の規格及び試験方法等を新薬局方に適合させるため、法第14条第6項（第19条の2第4項及び第23条において準用する場合を含む。以下同じ。）の指定に基づく承認事項一部変更承認申請を行わせること。

4　（略）

5　承認事項の一部を日本薬局方による旨記載して承認された医薬品の取扱い

(1)「成分及び分量又は本質」欄で、配合成分の規格を日本薬局方による旨記載して承認された医薬品

ア　当該品目が引き続き新薬局方に収載された場合には、平成9年9月30日までは旧薬局方の基準によるものを新薬局方の基準によるものとみなすことができるが、同日以後は新薬局方の基準によるものであること。

イ　当該品目が新薬局方に収載されなかった場合には、平成9年9月30日以降は当該品目は新薬局方の基準による品目としてみなすことができないので、遅滞なく法第14条第6項に規定する承認事項一部変更承認申請を行わせること。

(2)「規格及び試験方法」欄又は「貯法及び有効期間」欄で「日本薬局方による」旨記載の上、承認された医薬品

ア　当該品目が引き続き新薬局方に収載された場合には、平成9年9月30日までは旧薬局方の基準によるものを新薬局方の基準によるものとみなすことができるが、同日以後は新薬局方の基準によるものであること。

イ　当該品目が新薬局方に収載されなかった場合には、平成9年9月30日以降は当該品目は新薬局方の基準による品目としてみなすことができないので、遅滞なく法第14条第6項に規定する承認事項一部変更承認申請を行わせること。

(3)「規格及び試験法」欄で試験法の一部について日本薬局方の一般試験法で定める試験法による旨を記載して承認された医薬品であって、日本薬局方に収められていないもの

試験法については、承認当時の日本薬局方で定める一般試験法によって行うものとするが、承認当時の日本薬局方で定める一般試験法と新薬局方で定める一般試験法との相関性を十分確認した上で、日常の検査業務において、新薬局方で定める一般試験法によって試験を行うことは差し支えないこと。

なお、承認事項の一部（有効成分以外の成分の種類又は分量、製造方法等）を改めないと新薬局方で定める一般試験法に適合しない製品であって、新薬局方で定める一般試験法に適合させることが製剤の改良等になると判断されるものについては、新薬局方で定める一般試験法に適合させるため、法第14条第6項の規定に基づく承認事項一部変更承認申請を行うよう指導すること。

6　日本薬局方外規格　1993及び日本薬局方外生薬規格（1989）の取扱い

平成5年7月8日薬発第612号厚生省薬務局長通知「日本薬局方外医薬品規格　1993について」の別添に掲げる一般試験法(1)標準品の項及び一般試験法(2)試薬・試液の項並びに医薬品有効成分各条のうち別紙24に掲げるものを削除し、平成元年9月16日薬審2第1176号厚生省薬務局審査第二課長通知「日本薬局方外生薬規格（1989）について」の別添に掲げる医薬品有効成分各条のうち、別紙25に掲げるものを削除すること。

7、8　（略）

第6　（略）

別紙（略）

43　都道府県知事が行う薬事法の規定による品目ごとの承認に係る医薬品の有効成分を指定する件の一部改正及び薬局製剤指針の一部改正について

（平成8年3月28日　薬発第334号
各都道府県知事あて　厚生省薬務局長通知）

薬局開設者が当該薬局における設備及び器具を持って製造することができる医薬品（以下「薬局製剤」という。）に係る承認・許可に関する取扱いについては、昭和55年9月厚生省告示第169号（以下「告示」という。）に基づき昭和55年10月9日薬発第1337号薬務局長通知（以下「局長通知」という。）により示されているところであるが、今般、告示の一部が改正され、平成8年3月28日より適用され

ることに伴い、局長通知別添の薬局製剤指針の一部を別紙のとおり改めるとともに、局長通知の1に「また、承認を要しない医薬品を別表として記載した。」を加えることとし、同日より適用することとしたので、下記の点に留意のうえ貴管下関係業者に対し指導方ご配慮願いたい。

記

1　告示改正の趣旨

近年の薬局製剤の製造実態等の理由から、無水カフェイン、ヒマシ油、ホミカ等を削除し、新たに薬局製剤の有効成分として適当なものとして、塩酸ピリドキシン、カフェイン、クロタミトン等が追加されたものであること。

2　薬局製剤指針の改正に伴う運用上の留意事項

(1)　今回の薬局製剤指針の改正内容については、別紙に示すとおり、別記1の品目を削除し、別記2の品目を追加し、別記3のとおり同指針の通則等を改正し、また、漢方薬については、今般、処方番号を整理した都合上、別記4の品目については、内容の変更を伴わず処方番号のみを変更したものであること。

(2)　薬局製剤指針から削除することとした別紙の別記1の品目の製造承認及び許可を受けている薬局製造医薬品の製造業に対しては、平成8年3月28日以降、速やかに当該品目について、昭和46年6月29日薬発第588号薬務局長通知に基づく承認整理及び製造品目の廃止届（製造品目変更許可申請に伴う当該品目の廃止でも差し支えない。）を提出されること。

(3)　別紙の別記4の品目については、既承認の医薬品の旧処方番号は新処方番号に読み替えることとし、新たに承認許可の手続きを要しないこと。

(4)　承認を要しない医薬品の別表は、別記5に示すものであること。

(5)　既承認の医薬品であって、新たに日本薬局方に収載された成分を含有する製剤及び規格及び試験方法欄等の単位を変更した製剤については、当該配合成分の規格を日本薬局方に改めるため等の承認の手続きは要しないこと。ただし、当該業者が承認申請する場合は、この限りでない。

別紙（略）

44　薬局製剤の承認・許可に関する取扱について

（平成8年3月28日　薬審第175号
各都道府県衛生主管部（局）長あて　厚生省薬務局審査課長）

薬局製剤に係る承認・許可に関する取扱については、昭和55年10月9日薬発第1337号薬務局長通知により示されているところであるが、今般、簡素合理化の観点から、薬局製剤に係る許可申請書の記載方法を下記のようにすることで差し支えないこととしたので、御了知のうえ、貴管下関係業者への周知をお願いする。

記

1　製造しようとする品目が承認を要する品目のみの場合にあっては、医薬品製造業許可申請書の製造又は輸入の品目欄又は医薬品製造品目追加（変更）許可申請書の新たに製造し、又は輸入する品目欄に、「○年○月○日（承認年月日又は承認申請年月日）承認（承認番号又は申請中）の医薬品製造承認申請書に添付した別紙のとおり。」と記載する。

2　製造しようとする品目が承認を要する品目及び別表に示す承認を要しない品目の場合にあっては、医薬品製造業許可申請書の製造又は輸入の品目欄又は医薬品製造品目追加（変更）許可申請書の新たに製造し、又は輸入する品目欄に、「○年○月○日（承認年月日又は承認申請年月日）承認（承認番号又は申請中）の医薬品製造承認申請書に添付した別紙及び薬局製剤指針の別表のとおり。」と記載する。

45　薬局製剤指針の一部改正について

（平成11年1月26日　医薬発第103号
各都道府県知事あて　厚生省医薬安全局長通知）

薬局開設者が当該薬局における設備及び器具をもって製造することができる医薬品（以下「薬局製剤」という。）に係る承認・許可に関する取扱いについては、昭和55年9月厚生省告示第169号に基づき昭和55年10月9日薬発第1337号薬務局長通知（以下「局長通知」という。）により示されているところであるが、今般、アスピリン等サリチル酸系製剤に関する措置について平成10年12月24日医薬発第1135号医薬安全局長通知をもって通知されたことに伴い、局長通知別添の薬局製剤指針の一部を別紙のとおり改めることとしたので下記の点に留意のうえ貴管下関係業者に対し指導方ご配慮願いたい。

記

1　今回の薬局製剤指針の改正内容については、別紙に示すとおり、同指針の医薬品各条を改正したものであること。

2　既承認の医薬品であって、用法及び用量欄を変更した製剤については、当該部分を変更するための承認の手続きは要しないこと。ただし、当該業者が承認申請する場合は、この限りでない。

別紙（略）

46　第十四改正日本薬局方の一部改正等について

（平成14年3月29日　医薬発第0329001号
各都道府県知事あて　厚生労働省医薬局長通知）

「日本薬局方を定める件（平成13年厚生労働省告示第111号）の一部を改正する件」（平成14年厚生労働省告示第151号）、「薬事法第14条第1項の規定に基づき製造又は輸入の承認を要しないものとして厚生労働大臣の指定する医薬品等（平成6年厚生省告示第104号）の一部を改正する件」（平成14年厚生労働省告示第152号）、「承認不要医薬品基準（平成9年厚生省告示第135号）の一部を改正する件」（平成14年厚生労働省告示第153号）、「生物学的製剤基準（平成5年厚生省告示第217号）の一部を改正する件」（平成14年厚生労働省告示第154号）及び「日本抗生物質医薬品基準（平成10年厚生省告示第216号）の一部を改正する件」（平成14年厚生労働省告示第155号）が平成14年3月29日付けで公布され、平成14年4月1日から施行されることとなった。ついては、下記事項につき御了知の上、貴管下関係者に対する周知徹底及び指導方お願い致したい。

また、これに伴い、日本薬局方外医薬品規格（平成9年6月19日薬発第790号）（以下「局外規」という。）、日本薬局方外生薬規格（平成元年9月16日薬審二第1176号）（以下「局外生規」という。）、医薬品添加物規格（平成10年3月4日医薬発第178号）（以下「薬添規」という。）、医薬部外品原料規格（平成3年5月14日薬発第535号）（以下「外原規」という。）、化粧品種別配合成分規格（平成5年10月1日薬審第813号）（以下「粧配規」という。）及び薬局製剤指針（昭和55年10月9日薬発第1337号）の一部を下記のとおり3月29日付けで改正し、平成14年4月1日から施行することとしたので、併せて御留意頂きたい。

記

第1　日本薬局方（以下「薬局方」という。）、承認不要医薬品基準、生物学的製剤基準（以下「生物基準」という。）及び日本抗生物質医薬品基準（以下「日抗基」という。）の一部改正について

1　薬局方、承認不要医薬品基準、生物基準、日抗基の通則又は総則において、「医薬品又は当該医薬品の製造に用いる医薬品が動物に由来するものを原料として製造されるものであるときは、別に規定する場合を除き、当該動物は、原則として、健康なものでなければならないとする」旨の規定を追加したこと。

ここでいう「健康なもの」とは、各医薬品の適切な使用方法において、ヒトへの感染性を有する疾病又は感染を有さない動物をいうものであり、現時点においては、例えば、経口・外用医薬品等について、動物由来成分の原料となる動物が食用基準を満たしていることが確認できることをいうこと。

なお、この「健康なもの」の基準は人獣共通感染症等に関する新たな知見等を踏まえ適宜、見直されるべきものであること。

2　薬局方医薬品各条について、第一部医薬品各条からフェナセチンを削除したこと。

第2　「薬事法第14条第1項の規定に基づき製造又は輸入の承認を要しないものとして厚生労働大臣の指定する医薬品等（平成6年厚生省告示第104号）の一部を改正する件」（平成14年厚生労働省告示第152号）について

承認を要しない医薬品として、「次に掲げるその他の医薬品のうち、専ら他の医薬品の製造の用に供されるもの」の項において、フェナセチンの削除を行ったこと。

第3　局外規、局外生規、薬添規、外原規、粧配規及び薬局製剤指針の一部改正等について

動物由来成分を原料として製造される医薬品、医薬部外品、化粧品（以下、「医薬品等」という。）の品質及び安全性を確保するため、局外規、局外生規、薬添規、外原規、粧配規及び薬局製剤指針（以下「他基準書」という。）の一部改正については、別紙1～6のとおりとすること。

第4　薬局方等の一部改正等に伴う取扱いについて

1　薬局方通則追加の取扱い

平成15年3月31日までに製造され、又は輸入される医薬品に対する第十四改正日本薬局方第一部通則（第十四改正日本薬局方第二部通則において準用する場合を含む。）の適用については、なお従前の例によることができる。

2　薬局方削除品目の取扱い

削除品目については、平成14年4月1日以後、日本薬局方医薬品として製造（輸入）又は販売することは認められないこと。

3　承認不要医薬品基準、生物基準、日抗基、他基準書の一部改正に伴う取扱い

平成15年3月31日までに製造され、又は輸入される医薬品等については、なお従前の例によることができる。

第5　その他

平成5年2月10日薬発第111号厚生省薬務局長通知「パーマネント・ウェーブ用剤製造（輸入）承認基準」別表3及び平成3年5月14日薬発第533号厚生省薬務局長通知「染毛剤製造（輸入）承認基準」別表3の日局「フェナセチン」は削除する。

別紙 1～5（略）

別紙6

薬局製剤指針の一部改正について

通則の部に次の規定を追加する。

9．医薬品各条に規定する医薬品が動物に由来するものを原料として製造されるものであるときは、別に規定する場合を除き、当該動物は、原則として、健康なものでなければならない。

47　塩酸フェニルプロパノールアミンを含有する医薬品による脳出血に係る安全対策について

（平成15年8月8日　薬食安発第0808001号
日本製薬団体連合会安全性委員会委員長あて　厚生労働省医薬食品局安全対策課長通知）

塩酸フェニルプロパノールアミン（以下「PPA」という。）を含有する医薬品については、これまでも、使用上の注意の改訂を行うなど、必要な安全対策を講じてきたところですが、最近、PPAを含有する一般用医薬品による脳出血等の副作用症例が報告されました。

これらの症例の多くは不適正使用による症例であるものの、下記の対応を講じる必要があると判断しましたので、速やかに本内容に基づき必要な対応を講じられるよう関係業者に対し周知徹底方お願いします。

なお、本件に関する措置内容については、別紙様式1若しくは別紙様式2により貴委員会においてとりまとめの上、平成15年9月12日までに当課宛御報告いただきますようお願いします。

記

1．PPA を含有する一般用医薬品及び医療用医薬品について、別紙１及び２のとおり、速やかに、使用上の注意の改訂を行うこと。
2．PPA を含有する一般用医薬品については、薬局、薬店等でこれらの医薬品の使用上の注意を消費者に伝え、服薬指導等を徹底させることが医薬品の適正使用上、重要であることから、速やかに、使用上の注意の改訂事項等について統一的な注意喚起文書を薬局、薬店等に配布し、併せて、使用上の注意を消費者に伝え、服薬指導等を徹底する旨を薬局、薬店等に依頼すること。
3．PPA を含有する一般用医薬品及び医療用医薬品を製造（輸入販売）している製造業者等は、速やかに、PPA を含有している医薬品から、塩酸プソイドエフェドリン又は硫酸プソイドエフェドリンを含有する医薬品等への切替えを行うこと。

別紙１

鼻炎用内服薬
かぜ薬
鎮咳去痰薬

【医薬品名】　一般用医薬品
塩酸フェニルプロパノールアミンを含有する製剤

【措置内容】　以下のように使用上の注意を改めること。

［してはいけないこと］の項に

「次の人は服用しないこと
本剤又は塩酸フェニルプロパノールアミンを含有する内服薬（鼻炎用内服薬、かぜ薬、鎮咳去痰薬）を服用した後に、頭痛、悪心・嘔吐、めまい、動悸等の症状や著しい血圧上昇があらわれたことのある人。」

を追記し、

「定められた用法・用量を厳守し、過量服用しないこと
(著しい血圧上昇や脳出血を起こすおそれがある。)」

と改め、［相談すること］の項を

「次の場合は、直ちに服用を中止し、この文書を持って医師又は薬剤師に相談すること
服用後、次の症状があらわれた場合
循環器：著しい血圧上昇、動悸
その他：排尿困難、顔のほてり、異常なまぶしさ
まれに下記の重篤な症状が起こることがあります。その場合は直ちに医師の診療を受けること。
脳出血：はげしい頭痛、それに伴う悪心・嘔吐、めまい、動悸、著しい血圧上昇等があらわれる。血圧の高くない人においても報告されている。また、その多くは若い女性で起きている。」

と改める。

（参考）企業報告
別紙２（略）
様式１、（略）

48　製造販売業を行う旨の届出等について

(平成17年1月17日　薬食安発第0117001号
各都道府県薬務主管部(局)長あて　厚生労働省医薬食品局安全対策課長通知)

薬事法施行規則等の一部を改正する省令（平成16年厚生労働省令第112号）の附則第2条の規定により、薬事法及び採血及び供血あっせん業取締法の一部を改正する法律（平成14年法律第96号。以下「改正法」という。）第2条の規定の施行の際（平成17年4月1日）、現に同条の規定による改正前の薬事法（以下「旧薬事法」という。）第12条又は第22条の許可（以下「旧許可」という。）を受けている者であって、改正法又は薬事法及び採血及び供血あっせん業取締法の一部を改正する法律の施行に伴う関係政令の整備に関する政令（平成15年政令第535号。以下「整備政令」という。）の規定により改正法第2条の規定による改正後の薬事法（以下「新薬事法」という。）第12条の許可を受けたものとみなされたものは、改正法第2条の規定の施行の日（以下「施行日」という。）後、業として、旧許可に係る品目の製造販売を行おうとするときは、同日後遅滞なく新薬事法第17条第2項に規定する総括製造販売責任者がその業務を行おうとする事務所の所在地の都道府県知事にその旨を届けることとされている。

当該規定に関しては、「薬事法及び採血及び供血あっせん業取締法の一部を改正する法律等の施行について（平成16年7月9日薬食発第0709004号医薬食品局長通知、以下「施行通知」という。)」記の第26の6「製造販売業を行う旨の届出について」に記載のとおり、法の施行前に整理することとした。また、あわせて、旧薬事法第19条の3に規定する国内管理人（同一法人が当該品目に係る旧薬事法第22条に基づく輸入販売業許可を有する場合を除く。)、旧許可を受けながら施行日以降業として製造販売を行わない者及び専ら原薬たる医薬品を製造する者等についても施行日以降の予定につき届出を求めることとし、今般、その実施方法について下記のとおり定めたので、貴職におかれては本件御了知の上、貴管内関係企業及び関係団体に周知を図るとともに、適切な指導を行い、その実施に遺漏なきよう期されたい。

記

第1　製造販売業を行う旨の届出等の提出について

1．届出対象者

旧薬事法に基づき、医薬品、医薬部外品、化粧品又は医療用具を取り扱う以下の者

(1)　旧薬事法第12条又は第22条の許可を受けている者

(2)　旧薬事法第19条の3に規定する国内管理人（当該国内管理人が旧薬事法第22条に基づく輸入販売業許可を受けている場合を除く。）

2．届出の種類

(1)　施行日以降にみなされて製造販売業を行おうとする者（法人）による届出

ア．総括製造販売責任者がその業務を行おうとする事務所の所在地の都道府県知事への届出（様式1-1）

イ．総括製造販売責任者がその業務を行おうとする事務所の所在地の都道府県知事以外の現行許可都道府県知事への届出（様式1-2）

(2)　特定許可を有する者（専ら原薬たる医薬品のみを取り扱う者の製造等に係る許可、整備政令の附則第2条第2項に関する医薬品又は医療機器のみを取り扱う者の製造等にかかる許可、「特例許可」若しくは「区分許可」のいずれかのみを有する者（法人）、又は「全品目について国内管理人が別途存在する輸入販売業者」）による届出（様式2）

(3)　届出対象者であって施行日以降にみなされて製造販売業を行わない予定者（法人）等による届出（様式3）

3．届出の方法

(1)　上記1の届出対象者は、法人ごとに旧薬事法第12条又は第22条の許可等について、その法人が現在取り扱う医薬品、医薬部外品、化粧品又は医療用具の種類等を勘案した上で、新薬事法第

12条に定める許可の種類ごと（医療機器については第1種医療機器製造販売業、第2種医療機器製造販売業又は第3種医療機器製造販売業のいずれか1つ）に2⑴（アのみ又はア・イ両方）、⑵又は⑶のいずれかの届出を提出すること。

⑵　届出はこの通知発出の日から平成17年2月10日（木）までに提出すること。

⑶　上記1の届出対象者（法人）が、如何なる届出を提出する必要があるかについては以下のとおりであること。

ア．施行日以降にみなされて製造販売業を行おうとする者による届出

上記1の届出対象者のうち、改正法の附則第8条などの規定により、新薬事法第12条の許可を受けたものとみなされて、施行日以降に業として製造販売を行おうとする者（法人）（以下「みなし製造販売業者」という。）については、当該みなし製造販売業者の総括製造販売責任者がその業務を行おうとする事務所の所在地の都道府県知事へ、2⑴アの届出を法人として1部提出すること。なお、この届出は法人として一の都道府県知事のみ提出可能であること。また、この届出の提出に際しては、様式1-1の別添についての電子ファイルを添付すること。なお、この通知及び別添の電子ファイルについては、厚生労働省ホームページ内
(http://www.mhlw.go.jp/topics/index.html#iyaku)
にも掲示しているので活用されたい。

また、2⑴アの届出を提出する者（法人）であって下記①又は②のいずれかに該当する場合については、2⑴アの届出を提出した都道府県知事以外のすべての旧薬事法第12条又は第22条の許可を受けた都道府県知事へ、それぞれ2⑴イの届出を法人として1部提出すること。

①　薬事法第12条又は第22条の許可を二以上の都道府県知事より受けている場合（現在許可を受けている都道府県知事以外の都道府県知事に2⑴アの届出を提出する場合を含む。）

②　旧薬事法第12条又は第22条の許可を一の都道府県知事より受けていて当該許可都道府県知事以外の都道府県知事に2⑴アの届出を提出する場合

イ．特定許可を有する者による届出

専ら原薬たる医薬品のみを取り扱う者の製造等に係る許可、整備政令の附則第2条第2項に関する医薬品又は医療機器のみを取り扱う者の製造等にかかる許可、旧薬事法第13条の3の規定に基づく第12条の許可（以下「特例許可」という。）若しくは旧薬事法第20条の2の規定に基づく第12条の許可（以下「区分許可」という。）のいずれかのみを有する者（法人）、又は専ら外国製造承認品目を取り扱う旧薬事法の許可を有する輸入販売業者であってその取り扱う品目に係る国内管理人が別法人として存在する場合の当該輸入販売業者（以下「全品目について国内管理人が別途存在する輸入販売業者」という。）については、すべての当該許可都道府県知事へ、それぞれ2⑵の届出を法人として1部提出すること。

ウ．届出対象者であって施行日以降にみなされて製造販売業を行わない予定者等による届出

上記1の届出対象者（法人）であって、下記の①～③のいずれかに該当する場合については、すべての当該許可都道府県知事へ、それぞれ2⑶の届出を法人として1部提出すること。

①　旧薬事法第12条又は第22条の許可を全て廃止する予定としている。

②　承認整理又は承継を行うことにより施行日以降製造業に特化し、みなされて製造販売業を行わない予定としている。

③　新薬事法製造販売業許可事前申請を予定している。

4．届出提出にあたっての注意事項等

⑴　一般的注意事項

ア．この通知に基づき、上記2⑴の届出を提出した者については、薬事法施行規則等の一部を改正する省令（平成16年厚生労働省令第112号）の附則第2条の規定に基づく届出を行った者とみなすこと。

イ．届出の締め切り日（平成17年2月10日）を過ぎて施行日前までの間に、様式1-1に関する以下の届出事項について変更の必要が生じた場合、該当する届出対象者は速やかにその変更届

（様式４）を提出すること。様式４については、当初様式1-1及び1-2を提出した全ての都道府県に提出すると同時に、改正後の様式1-1（電子ファイル添付）及び様式1-2を所定の都道府県に提出すること（様式４提出都道府県以外の都道府県に様式1-1を提出した場合、様式1-1に様式４を添付すること。）。

なお、施行日以降の製造販売業者の主たる機能を有する事務所の所在地変更については、施行通知の記の第2-15(1)に記載のとおり、同一都道府県内の移転に限り変更届での対応を可能とし、その他の場合については、移転先の都道府県知事に対する新規許可申請が必要であることに留意すること。

① 製造販売業者の主たる機能を有する事務所の所在地について、当初届出の都道府県とは異なる都道府県に変更する場合

② みなし第１種医薬品製造販売業許可のみ有するものと解していた者について、みなし第２種医薬品製造販売業者許可も有することが判明した場合若しくはみなし第１種医薬品製造販売業許可に該当せずみなし第２種医薬品製造販売業許可のみ有することが判明した場合又はみなし第２種医薬品製造販売業許可のみ有するものと解していた者について、みなし第１種医薬品製造販売業者許可も有することが判明した場合若しくはみなし第２種医薬品製造販売業許可に該当せずみなし第１種医薬品製造販売業許可のみ有すること等が判明した場合

③ みなし第３種医療機器製造販売業許可を有するものと想定していた者がみなし第２種医療機器製造販売業許可を有することが判明した場合若しくはみなし第１種医療機器製造販売業許可を有することが判明した場合又はみなし第２種医療機器製造販売業許可を有するものと想定していた者がみなし第１種医療機器製造販売業許可を有すること等が判明した場合

ウ．届出の締め切り日（平成17年２月10日）を過ぎて、上記イ．以外の届出事項に関する変更の必要が生じた場合については、施行日以降可及的速やかに、規則第99条に基づく変更届を提出すること。

(2) 医薬品製造販売業に関する注意事項

ア．第１種医薬品製造販売業許可・第２種医薬品製造販売業許可の区分

新薬事法第12条に規定のとおり、第１種医薬品製造販売業許可又は第２種医薬品製造販売業許可については、新薬事法第49条第１項に規定する厚生労働大臣の指定する医薬品（以下「処方せん医薬品」という。）に該当するかどうかによるところ、医薬品に関する旧許可を受けている者又は国内管理人については、旧薬事法に基づくその取扱い品目の処方せん医薬品該当性如何に応じて、第１種医薬品製造販売業許可又は第２種医薬品製造販売業許可を有する者とみなされること。今般の届出に際し、施行日以降みなされて医薬品を取り扱う届出対象者は、その取り扱う品目に応じ、みなし第１種医薬品製造販売業許可又はみなし第２種医薬品製造販売業許可に関するそれぞれについて一部ずつ又はどちらかについて一部の届出を提出する必要があるが、如何なる届出を提出する必要があるかについては、今後予定されている「新薬事法第49条第１項に規定する厚生労働大臣の指定する医薬品」に関する告示などを参照のこと。また処方せん医薬品の該当性について疑義がある場合には、医薬食品局審査管理課へ照会すること。

第１種医薬品製造販売業許可に係る様式1-1の別添備考欄には、第２種医薬品製造販売業許可に係る様式1-1の届出を提出した都道府県名を記載すること。また、第２種医薬品製造販売業許可に係る様式1-1の別添備考欄には、第１種医薬品製造販売業許可に係る様式1-1の届出を提出した都道府県名を記載すること。

イ．原薬たる医薬品の取扱い

新薬事法第２条第12項に規定する「製造販売」に関する定義において原薬たる医薬品についてはその対象から除外されているところ、旧許可に基づき原薬たる医薬品のみを製造又は輸入販売する者については、新薬事法に基づく製造業許可を有する者とみなされるが、製造販売業の許可を有する者とはみなされないと解すること。

ウ．局方脱脂綿及びガーゼなどの取扱い

現在局方に収載されている脱脂綿やガーゼについては、平成17年4月1日付で局方より削除され、同日以降医療機器として取り扱われるところ、旧許可に基づき局方脱脂綿等のみを製造又は輸入販売する者については、施行日以降、みなし医薬品製造販売業許可及びみなし医薬品製造業許可を有する者と解すること。なお、脱脂綿等が局方から削除されることに伴う経過措置期間は平成17年4月1日より平成18年9月30日までとしており、その期間内に「局方」の表示をしない脱脂綿等を製造販売等する場合には、新薬事法に基づく医療機器製造販売業許可及び医療機器製造業許可を事前に取得すること。

エ．薬局製造販売医薬品の取扱い

旧法第12条に基づく許可を受けている者のうち、薬局開設者が当該薬局における設備及び器具をもって製造する医薬品の製造に係る許可を有する者については、この通知に基づく届出を要しないこと。なお、旧法第12条に基づく当該許可を行った都道府県においては、施行日以降、薬局製造販売医薬品の製造販売に係る許可を有する者にみなされる者について、それぞれ製造販売業許可番号を別紙1記載の基本的考え方を参考にするなど適宜付番の上、個別薬局製造販売業者へ製造販売業許可番号の適宜連絡願いたい。

(3)　医療機器製造販売業に関する注意事項

ア．第1種医療機器製造販売業・第2種医療機器製造販売業・第3種医療機器製造販売業の区分

「薬事法及び採血及び供血あっせん業取締法の一部を改正する法律の施行に伴う関係政令の整備に関する政令（平成15年政令第535号）」による改正後の薬事法施行令第9条の規定に基づき、施行日以降、一の者（法人）が有することができる医療機器製造販売業の許可は、第1種医療機器製造販売業許可、第2種医療機器製造販売業許可又は第3種医療機器製造販売業許可のいずれか一つに限られる。したがって、医療機器に関する旧許可を受けている者又は国内管理人については、旧薬事法に基づくその取扱い品目に応じて、第1種医療機器製造販売業許可、第2種医療機器製造販売業許可又は第3種医療機器製造販売業許可のいずれかを有する者とみなされること。

今般の届出に際し、施行日以降みなされて医療機器を取り扱う届出対象者は、みなし第1種医療機器製造販売業許可、みなし第2種医療機器製造販売業許可又はみなし第3種医療機器製造販売業許可に関するいずれか1つの届出を提出する必要があるが、第1種、第2種、第3種のうちどの届出を提出する必要があるかについては、「薬事法第二条第五項から第七項までの規定により厚生労働大臣が指定する高度管理医療機器、管理医療機器及び一般医療機器（平成16年7月20日厚生労働省告示第298号）」を参照すること。また個別医療用具の高度管理医療機器、管理医療機器又は一般医療機器の該当性について疑義がある場合には、医薬食品局医療機器審査管理室へ照会すること。

(4)　医薬部外品製造販売業に関する注意事項

整備政令による改正後の薬事法施行令（昭和36年政令第11号）第20条第2項に規定する医薬部外品（以下「GMP対象医薬部外品」という。）についても、医薬部外品として必要な届出を行うこと。届出を行う者がGMP対象医薬部外品を取り扱う場合、様式1-1の別添備考欄に「GMP対象医薬部外品」と記載すること。

第2　届出受付後の処理等について

1．各都道府県衛生主管部（局）薬務主管課におかれては、各都道府県知事が旧薬事法に基づき許可した許可業者について上記第1で求めている届出提出状況を適宜確認の上、提出のあった「施行日以降にみなされて製造販売業を行おうとする者（法人）による届出（様式1-1）」に添付の電子ファイルを以下の区分ごとに1つのファイルに整理し、平成17年3月4日（金）までに整理できた7種の電子ファイルを速やかに当課あて送付方、御協力願いたい。なお、整理完了次第、3月4日を待たずに当課あて送付方、御協力願いたい。

(1)　みなし第1種医薬品製造販売業許可に係る届出

(2) みなし第2種医薬品製造販売業許可に係る届出
(3) みなし医薬部外品製造販売業許可に係る届出
(4) みなし化粧品製造販売業許可に係る届出
(5) みなし第1種医療機器製造販売業許可に係る届出
(6) みなし第2種医療機器製造販売業許可に係る届出
(7) みなし第3種医療機器製造販売業許可に係る届出

2. 各都道府県より提出のあった上記電子ファイルについては、当課において再整理し、それぞれ製造販売業許可番号を別紙1記載の基本的考え方に則って付番の上、全都道府県へ再整理後の電子ファイルを送付する予定としている。今後、各都道府県におかれては、再整理後の電子ファイルに基づき個別みなし製造販売業者へ許可番号の伝達等につきお願いしたく、詳細は追って通知することとしているので、予め御承知おき願いたい。

別紙1（略）
様式1－1、1－2、2～4（略）

49 改正薬事法の施行に伴う製造販売の承認を要しない医薬品等の取扱い等について

（平成17年3月31日　薬食審査発第0331015号
各都道府県衛生主管部(局)長あて　厚生労働省医薬食品局審査管理課長通知）

薬事法及び採血及び供血あつせん業取締法の一部を改正する法律（平成14年法律第96号。以下「薬事法等一部改正法」という。）による改正後の薬事法（昭和35年法律第145号。以下「改正薬事法」という。）の施行に伴う製造販売の承認を要しない医薬品の取扱いについては平成17年3月31日薬食発第0331012号医薬食品局長通知「薬事法第14条第1項の規定に基づき製造販売の承認を要しないものとして厚生労働大臣の指定する医薬品等の一部改正等について」（以下「局長通知」という。）により示されたところですが、今般、これに関する細部の取扱い及び製造販売の承認を要しない医薬品、医薬部外品及び化粧品（以下「医薬品等」という。）の取扱いについて下記のとおり定めましたので、御了知の上、貴管下関係業者に対する周知方御配慮願います。

なお、この通知において、薬事法等一部改正法による改正前の薬事法を「旧薬事法」と、薬事法及び採血及び供血あつせん業取締法の一部を改正する法律の施行に伴う関係政令の整備に関する政令（平成15年政令第535号。以下「整備政令」という。）による改正後の薬事法施行令（昭和36年政令第11号）を「令」と、薬事法施行規則等の一部を改正する省令（平成16年厚生労働省令第112号）等による改正後の薬事法施行規則（昭和36年厚生省令第1号）を「規則」とそれぞれ略称します。

記

第1　製造販売の届出について

改正薬事法第14条の9の規定により、承認を要しない医薬品等を製造販売するときは、品目ごとに、規則様式第39(1)の製造販売届出書（以下「製造販売届」という。）を、医薬品（薬局製造販売医薬品を除く。以下同じ。）及び医薬部外品にあっては独立行政法人医薬品医療機器総合機構に、薬局製造販売医薬品及び化粧品にあっては当該製造販売業者の主たる機能を有する事務所の所在地の都道府県知事に提出することとされているところであるが、製造販売届に係る記載及び手続等については次のとおりであること。

1　製造販売届の記載に関する留意事項について

(1) 医薬品及び医薬部外品

①「製造販売業の許可の種類」、「製造販売業の許可番号及び年月日」、「名称」、「成分及び分量又は本質」欄に当該事項を記載すること。

②「製造方法」欄には、製造管理又は品質管理の方法の基準（以下「GMP」という。）を適用しない医薬品又は医薬部外品については、各製造所ごとの製造工程の範囲を簡潔に記載すること。GMPを適用する医薬品又は医薬部外品の製造方法の記載については、平成17年2月10

日付薬食審査発第0210001号医薬食品局審査管理課長通知「改正薬事法に基づく医薬品等の製造販売承認申請書記載事項に関する指針について」の記の第１の２によること。

③「用法及び用量」及び「効能又は効果」欄には添付文書等に記載する「用法及び用量」及び「効能又は効果」をそれぞれ記載すること。

④「規格及び試験方法」欄には「日本薬局方（又は承認不要医薬部外品基準）による」旨の簡略記載で差し支えないこと。

⑤「製造販売する品目の製造所」及び「原薬の製造所」欄に製造業許可及び外国製造業認定を受けた製造所すべてを記載すること。

⑥ GMP対象品目である場合については、「備考」欄に「GMP対象医薬品（又は医薬部外品）」と記載すること。

(2) 化粧品

①「製造販売業の許可の種類」欄には「化粧品製造販売業許可」と記載し、「製造販売の許可番号及び年月日」欄に当該事項を記載すること。

②「名称」欄中「一般的名称」欄の記載は要しないが、「販売名」欄の記載にあつては、下記に留意すること。

(a) 製品の販売名（色調又は香調を表す部分を除く販売名が同じであり、色調又は香調以外の性状が著しく変わらない場合（以下「シリーズ商品」という。）を１製品として届け出る場合は、色番号、色名、香名等の色又は香りの識別に関する部分を除くものをいう。）を記載すること。

(b) 異なった処方の製品に同一の販売名は使用しないこと（ただし、シリーズ商品は除く。）。性状が著しく異ならない範囲で、の配合成分の増減等については、製造販売上又は使用上の混乱が生じないならば、同一販売名を使用しても差し支えないこと。

(c) その他、次の点に留意すること。

(ア) 既存の医薬品及び医薬部外品と同一の名称は用いないこと。

(イ) 虚偽・誇大な名称あるいは誤解を招くおそれのある名称は用いないこと。

(ウ) 配合されている成分のうち、特定の成分名称を名称に用いないこと。

(エ) ローマ字のみの名称は用いないこと。

(オ) アルファベット、数字、記号等はできるだけ少なくすること。

(カ) 剤型と異なる名称を用いないこと。

(キ) 他社が商標権を有することが明白な名称を用いないこと。

(ク) 化粧品の表示に関する公正競争規約に抵触するものを用いないこと。

(ケ) 医薬品又は医薬部外品とまぎらわしい名称を用いないこと（例えば、○○薬、薬用○○、漢方○○、メディカル○○、○○剤、アトピー○○、ニキビ○○、アレルギー○○、パックで「○○ハップ」等）。

③「製造方法」欄には各製造所ごとの製造工程の範囲を簡潔に記載すること。

④「成分及び分量又は本質」、「用法及び用量」、「効能又は効果」、「貯蔵方法及び有効期間」及び「規格及び試験方法」欄には「記載省略」と記載して差し支えないこと。

⑤「製造販売する品目の製造所」及び「原薬の製造所」欄に製造業許可を受けた製造所並びに規則様式第115により届け出た外国製造販売業者又は外国製造業者をすべて記載すること。

⑥ 製品又は原料を輸入する場合には「備考」欄にその旨を記載すること。また、シリーズ商品を１製品として届け出る場合には、「備考」欄に「シリーズ」と記載すること。

⑦ 輸入品にあっては、「備考」欄に輸入先における販売名を記載すること。

2 製造販売届に関する手続について

(1) 医薬品及び医薬部外品

① 承認不要品目を引き続き製造販売する場合

(a) 整備政令附則第２条第１項の規定により、改正薬事法の製造販売業及び製造業の許可を受けたものとみなされた者にあっては、当該許可の最初の許可更新時までに、製造販売業者が製造販売届を提出すること。

(b) 上記(a)の許可更新前に承認不要品目に関して変更（製造場所及び製造工程の範囲の変更を含む。）を行う場合は、当該品目に係る製造販売届を提出すること。なお、この場合においても当該業許可更新時に届出を提出することとするが、「備考」欄にどの時点で変更に伴う届け出を行ったかを記載すればよいこと。

(c) 第14改正日本薬局方第2追補の制定に伴い日本薬局方より削除されたものについては、平成18年9月30日までの経過措置の間、医薬品として販売される場合であっても医薬品としての製造販売届は要しないこと。ガーゼ、滅菌ガーゼ、脱脂綿、精製脱脂綿、滅菌脱脂綿及び滅菌精製脱脂綿にあっては医療機器としての取扱いに従うこととし、絆創膏にあっては薬事法の規制を受けず、製造販売届を要しないものであること。

② 平成17年4月1日以降に届出事項の変更を行う場合

規則様式40の製造販売届出事項変更書（以下「変更届」という。）により行うこと。

(2) 化粧品

① 承認不要品目を引き続き製造販売する場合

(a) 整備政令附則第2条第1項の規定により、改正薬事法の製造販売業及び製造業の許可を受けたものとみなされた者であって、平成13年3月6日付医薬審第160号・医薬監麻第217号医薬局審査管理課長・監視指導・麻薬対策課長通知「化粧品製造（輸入販売）業の許可申請等について」の様式2による化粧品製造（輸入）製品販売名届書（以下「販売名届書」という。）を提出している場合（平成13年4月1日時点において、製品届書を販売名届書に読み替えることとされた品目を含む。）は、販売名届書を製造販売届に読み替えるものとする。

(b) (a)の場合であって、平成17年1月17日付薬食安発第0117001号医薬食品局安全対策課長通知「製造販売業を行う旨の届出等について」に基づき届け出た総括製造販売責任者がその業務を行おうとする事務所の所在地と、販売名届書に基づき届け出た製造（営業）所の所在地が異なる場合であって、他の事項に変更がない場合については、旧薬事法の当該製造（営業）所の許可満了時までに製造販売届を提出すること。

② 平成17年4月1日以降に届出事項の変更を行う場合

(a) 上記①(a)の販売名届書を製造販売届に読み替えることとされた場合であっても、製造販売届に記載すべき事項を変更する場合は、変更後30日以内に製造販売届を提出することとし、製造販売届の「備考」欄に「販売名届書の届出事項変更のため○年○月○日届出の○○○（販売名）を廃止する。」と記載すること。

(b) 製造販売届を提出した後の変更は、変更届により行うこと。

(c) 届出先の都道府県が変更になる場合、変更先の都道府県知事あてに製造販売届を提出し、「備考」欄に「届出先都道府県変更のため。（変更前：○○県）」と記載すること。また、変更前の都道府県知事あてに「変更届」を提出すること。この場合にあっては、「変更内容」欄中「事項」欄に「品目中止」と記載し、「備考」欄に「届出先都道府県変更のため○年○月○日届出の○○○（販売名）を廃止する。（変更後：○○県）」と記載すること。

3 承認不要である医薬品等の製造販売を中止する場合の手続きについて

(1) 製造販売業者は、承認不要医薬品等の製造販売を中止したときは、30日以内に製造販売届出書を提出した先に、変更届を提出すること。

(2) 上記(1)にあっては、変更届の「内容変更」欄中「事項」欄に「品目中止」と記載すること。

(3) 第1の2(1)①の場合であって、製造業許可の最初の許可更新前に製造販売を中止した品目については、中止後30日以内に当該品目に係る製造販売届と変更届を提出することとし、製造販売届の「備考」欄に「本品目に係る様式第40（品目中止）を同日付け別途提出済み」と記載すること。

第2 改正薬事法において新たに承認を要する品目の承認申請等について

1　局長通知第1の3⑵に示すとおり、市場へ流通する最終製品たる医薬品については、承認不要として指定されているものを除き、改正薬事法において新たに承認を要するものであること。なお、医薬部外品及び化粧品については承認不要の範囲に変更はないものであること。

2　薬局製造販売医薬品の製造の用に供されるもの（以下「薬局製剤用医薬品」という。）でについては一般用医薬品としての承認を要することとし、当該効能・効果は「薬局製造販売医薬品の製造の用に供する。」とすること。ただし、既に医療用医薬品又は一般用医薬品として承認を受けているものを薬局製剤用医薬品として用いる場合に限り、薬局製剤用医薬品としての承認は要しないものであること。

3　旧薬事法において薬局製造医薬品の製造の用に供される原薬たる医薬品として承認を受けていたものについては、改正薬事法において薬局製剤用医薬品としての承認を受けたものとみなすこと。当該医薬品については、他の一部変更承認申請にあわせて、上記2に示す効能・効果に変更を行うこと。

4　上記1に示す改正薬事法において新たに承認を要するものであって、改正薬事法の施行の際現に存する品目（以下「要承認品目」という。）に係る承認審査については優先的に行うこととし、当該申請に係る取扱いを下記のとおり定めたこと。

⑴　平成17年4月1日から平成17年6月30日までに厚生労働大臣あて医薬品製造販売承認申請を行うこと。

⑵　承認申請書の右肩に○要承認と朱書きすること。

⑶　本承認申請に係る優先審査コードは、「19053」と入力すること。

⑷　当該品目に係る旧薬事法における医薬品等製造（輸入）品目追加（変更）許可書（写）を添付すること。

第3　その他の留意事項について

1　製造販売届書及び変更届については、別に定めるFD等の電子的な方法により行うこと。

2　化粧品にあっては、平成17年4月1日以降、販売名届書の届出を要しないものであること。

3　薬局製造販売医薬品の製造販売の届出等に係る手続きについては、平成17年3月25日付薬食審査発第0325009号医薬食品局審査管理課長通知「薬局製造販売医薬品の取扱いについて」によること。

50　薬局製造販売医薬品の取扱いについて

（平成17年3月25日　薬食審査発第0325009号
各都道府県薬務主管部（局）長あて　厚生労働省医薬食品局審査管理課長通知）

薬事法及び採血及び供血あつせん業取締法の一部を改正する法律（平成14年法律第96号。以下「改正法」という。）附則第2条の規定による改正後の薬事法（以下「新法」という。）第22条の規定に基づき、薬局開設者が当該薬局における設備及び器具をもって製造し、当該薬局において販売又は授与することができる医薬品に係る承認・許可等に関して、今般、その取扱い方法を下記のとおり定めたので、貴職におかれては本件につき御了知の上、貴管内関係企業及び関係団体に周知を図るとともに、適切な指導を行い、その実施に遺漏なきよう期されたい。

記

1．薬局製造販売医薬品

⑴　品目

薬局製造販売医薬品（以下「薬局製剤」という。）とは、薬局開設者が当該薬局における設備及び器具をもって製造し、当該薬局において直接消費者に販売し、又は授与する医薬品であって、昭和55年10月9日付け薬発第1337号薬務局長通知「薬局製剤の承認・許可に関する取扱いについて」（平成8年3月28日一部改正）に基づく394品目（別紙1及び別紙2）を指すものであること。

⑵　販売方法等

薬局製剤については、薬局開設者が当該薬局における設備及び器具をもって製造し、当該薬局において直接消費者に販売し、又は授与するものであること。

このため、薬局製剤を製造した当該薬局以外の他の薬局又は店舗で販売してはならないこと。

2．製造販売承認等

(1)　承認の要否

薬局製剤394品目のうち、385品目（別紙1）にいては都道府県知事による薬局ごとの製造販売承認を要するものであること。

これ以外の9品目（別紙2）については、製造販売承認が不要であること。この場合、薬局ごとに都道府県知事にあらかじめ製造販売の届出を行う必要があること。

(2)　製造販売承認申請書

薬局製剤の製造販売承認申請書については、その名称を「薬局製剤製造販売承認申請書」とするなど、各都道府県において適宜、規則様式第22(1)を変更して差し支えないこと。

また、当該申請書に記載することとされている「成分及び分量又は本質」、「製造方法」、「効能又は効果」、「貯蔵方法及び有効期間」及び「規格及び試験方法」については、「薬局製剤指針による」と記載して差し支えないこと。

また、当該申請書に記載することとされている「原薬の製造所」ついては、省略して差し支えないこと。この場合であっても、製造販売しようとする薬局製剤の製造のために購入する当該製剤の原薬の製造所を把握しておくよう指導すること。

(3)　承認書

薬局ごとに製造販売承認することとしたことに伴い、薬局製剤の承認書については、薬局ごとに交付すること。

なお、承認書には承認取得者の氏名等とは別に、当該薬局の名称及び所在地を明記すること。

(4)　承認不要品目に係る製造販売届書

承認不要品目に係る薬局製剤の製造販売届書については、その名称を「薬局製剤製造販売届書」とするなど、各都道府県において適宜、規則様式第39(1)を変更して差し支えないこと。

また、当該届書に記載することとされている「成分及び分量又は本質」、「製造方法」、「効能又は効果」、「貯蔵方法及び有効期間」及び「規格及び試験方法」については、「薬局製剤指針による」と記載して差し支えないこと。

また、当該届書に記載することとされている「原薬の製造所」ついては、省略して差し支えないこと。この場合であっても、製造販売しようとする薬局製剤の製造のために購入する当該製剤の原薬の製造所を把握しておくよう指導すること。

なお、施行日前に薬局製剤の製造業許可を受けている薬局であって、施行日時点において、薬局製剤の製造販売業許可を受けたものとみなされるものについて、製造販売する薬局製剤のうち、承認不要品目に係る薬局製剤の届出は不要であること。

(5)　製造管理又は品質管理の方法

薬局製剤の製造販売承認においては、第14条第2項第4号の規定に基づく「医薬品及び医薬部外品の製造管理及び品質管理規則」（平成16年厚生労働省令第179号）は適用しないこと。

(6)　承認の承継

薬局製剤については、薬局ごとに製造販売承認が必要であるとともに、当該薬局の開設者が変更となる場合は新規の開設許可が必要となることから、薬局製剤については、製造販売承認の承継は想定されないこと。

(7)　新規薬局開設許可の場合の取扱い

薬局製剤については、薬局ごとに承認を与えることとしたことから、薬局の移転、薬局の構造設備の改廃等により、新たに薬局の開設許可を要する場合には、薬局製剤の製造販売承認についても、新たに取得する必要があること。

また、薬局の許可を廃止する場合においては、当該薬局の許可の廃止の際に併せて当該薬局における薬局製剤の承認整理を行うよう指導すること。

(8) 製造販売業を行う旨の届出

薬事法施行規則等の一部を改正する省令附則第2条の規定により、現に改正法による改正前の薬事法（以下「旧法」という。）第12条の許可を受けている者であって、新法第12条の許可を受けたものとみなされるものは、新法の施行の日（平成17年4月1日）後、旧法による許可に係る品目の製造販売を行おうとするときは、都道府県知事にその旨を届けることとされているが、薬局製剤に関しては、各都道府県知事において薬局製剤の製造販売を行う薬局の所在地等を把握していることから、この届出は不要であること。

3．製造販売業許可

(1) 薬局ごとの許可

製造販売業許可制度の導入に伴い、薬局製剤を製造販売する場合においても、製造販売業の許可が必要となり、当該許可は都道府県知事が薬局ごとに与えるものであること。

(2) 許可の基準

薬局製剤の製造販売業許可においては、第12条の2第1号及び第2号の規定に基づく「医薬品、医薬部外品、化粧品及び医療機器の品質管理の基準に関する省令」（平成16年厚生労働省令第136号）及び「医薬品、医薬部外品、化粧品及び医療機器の製造販売後安全管理の基準に関する省令」（平成16年厚生労働省令第135号」は適用しないこと。

(3) 複数許可の取得

通常の製造販売業とは異なり、同一の者が複数の薬局における薬局製剤の製造販売業許可を受けることができること。

(4) 許可申請書及び許可証

薬局製剤の製造販売業許可（更新）申請書及び製造販売業許可証については、その名称を「薬局製剤製造販売業許可（更新）申請書」又は「薬局製剤製造販売業許可証」とするなど、各都道府県において適宜、規則様式第9、第11又は第10(1)を変更して差し支えないこと。

(5) 新規薬局開設許可の場合の取扱い

薬局製剤については、薬局ごとに製造販売の許可を与えることとしたことから、薬局の移転、薬局の構造設備の改廃等により、新たに薬局の開設許可を要する場合には、薬局製剤の製造販売業許可についても、新たに取得する必要があること。

(6) 許可の有効期間

薬局製剤の製造販売業許可の更新については、新法第12条第2項に基づく令第3条により、その許可の有効期間は6年としたこと。

4．製造業許可

(1) 薬局ごとの許可

薬局製剤の製造業許可については、これまでどおり、都道府県知事が薬局ごとに与えるものであること。

(2) 許可の基準

薬局製剤の製造業許可においては、薬局等構造設備規則第11条が適用されるものであること。

(3) 許可区分

薬局製剤については、規則第26条第1項第4号の許可の区分のほか、同条同項第3号の許可の区分（無菌医薬品の製造工程）が必要となるものもあるが、薬局製剤の製造業許可においては、これらの区分の許可を一括して与えて差し支えないこと。この場合、薬局製剤の製造業許可申請書及び製造業許可証に記載することとされている、「許可の区分」については、「薬局製剤」など適宜、記載させ、又は記載すること。

(4) 許可申請書及び許可証

薬局製剤の製造業許可（更新）申請書及び製造業許可証については、その名称を「薬局製剤製造業許可申請書」又は「薬局製剤製造業許可証」とするなど、適宜、規則様式第12、第14又は第13

を変更して差し支えないこと。

(5) 許可の有効期間

薬局製剤の製造業許可の更新については、新法第13条第3項に基づく令第10条により、その許可の有効期間は従来どおり6年であること。

5．管理者

(1) 薬局製剤の製造管理者については、薬局等構造設備規則第11条の規定を踏まえ、薬局管理者が兼務すること。

(2) 薬局製剤の総括製造販売責任者については、当該薬局製剤の製造販売を行う薬局において薬事に関する実務に従事する薬剤師のうちから選任すること。

なお、同一の者が当該薬局における総括製造販売責任者、製造管理者及び薬局の管理者を兼務することができること。

6．経過措置等

(1) 現に薬局製剤製造業許可を取得している者の取扱い

新法の施行の際現に薬局製剤に係る製造業許可を取得している者は、施行日時点において当該許可を取得している薬局ごとに薬局製剤の製造業及び製造販売業の許可を受けたものとみなされること。

(2) 現に薬局製剤製造承認を取得している者の取扱い

新法の施行の際現に薬局製剤の製造承認を取得している者は、施行日時点において当該承認取得者の解説する薬局ごとに薬局製剤の製造販売承認を受けたものとみなされること。

なお、この場合において、薬局製剤の製造承認書については、製造業及び製造販売業の許可を受けたものとみなされる薬局ごとに、当該承認書又はその写しを備え付けるよう指導すること。

(3) 出荷品の表示

新法の施行の際現に存する薬局製剤で、その容器・被包又は添付文書に旧法の規定に適合する表示がされているものについては、施行日から起算して2年間は、引き続き、旧法の規定に適合する表示がされているかぎり、新法の規定に適合する表示がされているものとみなされること。

(4) 表示済み包装資材の取扱い

薬局製剤の容器・被包又は添付文書であって、新法の施行の際現に旧法の規定に適合する表示がされているものが、施行日から起算して1年以内に薬局製剤の容器・被包又は添付文書として使用されたときは、施行日から起算して2年間は、引き続き旧法の規定に適合する表示がされている限り、新法の規定に適合する表示がされているものとみなされること。

(5) 施行前の承認・許可申請がなされたものの取扱い

新法の施行前にされた薬局製剤に係る承認・許可申請であって、施行の際、承認・許可をするかどうかの処分がなされていないものについてのこれらの処分については、なお従前の例によること。

また、この場合において、新法の施行の日後に承認・許可がなされたものについては、新法における薬局製剤に係る承認、製造業又は製造販売業の認可を受けたものとみなされること。

なお、この場合における薬局製剤の承認及び製造販売業許可については、当該薬局製剤を施行日時点における当該申請者が開設する薬局ごとに、当該薬局製剤の製造販売承認及び製造販売業許可を受けたものとみなされること。

(6) 事前申請

薬局製剤の製造業・製造販売業・製造販売承認について、施行日前に事前申請することができること。

(7) 許可の更新

薬局製剤の許可の更新についても、平成16年12月10日薬食審査発第121001号医薬食品局審査管理課長通知「薬事法の改正に伴う医薬品等の製造業許可更新の取扱いについて」に準じて取り扱って差し支えないこと。

なお、この場合、当該通知の記の1中「5年」とあるのは「6年」と読み替えるものとすること。

⑻　承認書記載整備の届出

薬局製剤については、薬事法施行規則の一部を改正する省令（平成16年厚生労働省令第112号）附則第３条に基づく届出は不要であること。

7．その他

⑴　薬局製剤の販売名

新法の施行後に承認を取得しようとする薬局製剤の販売名については、同一の処方番号の製剤であっても、承認を取得する薬局ごとに異なる販売名にすること。

なお、施行日時点において薬局製剤の製造販売承認を受けたものとみなされるものの販売名については、適宜、承認を取得する薬局ごとに異なる販売名とするよう指導すること。

この場合及び薬局の名称変更に伴う薬局製剤の名称変更については、軽微変更届出の対象として差し支えないこと。

⑵　直接の容器・被包への記載事項

薬局製剤の直接の容器又は直接の被包に記載しなければならない「製造販売業者の住所」については、薬局製剤を製造販売する「薬局の所在地」を記載すること。

⑶　承認番号及び許可番号

承認番号及び許可番号については、平成17年1月17日付け薬食安発第0117001号「製造販売業を行う旨の届出等について」における「製造販売業許可番号付番にあたっての基本的考え方」を参考にするなどして、適宜、各都道府県において付番すること。

⑷　許可証の掲示

薬局製剤を製造販売する薬局においては、製造販売業許可証、製造業許可証及び薬局開設許可証を掲示しなければならないこと。

なお、新法の施行の際現に薬局製剤に係る製造業許可を取得している薬局においては、新法の施行の日後に初めて製造販売業許可を更新するまでの間は、製造業許可証及び承認書又はその写しを掲示することにより、製造販売業許可証の掲示がなされているものとみなされること。

51　都道府県知事が行う薬事法の規定による品目ごとの承認に係る医薬品の有効成分を指定する件の一部改正及び薬局製剤指針の一部改正について

（平成18年5月10日　薬食発第0510001号
各都道府県知事あて　厚生労働省医薬食品局長通知）

薬局開設者が当該薬局における設備及び器具をもって製造し、当該薬局において直接消費者に販売し、又は授与する医薬品であって、昭和55年9月27日厚生省告示第169号（以下「告示」という。）に定める有効成分以外の有効成分を含有しないもの（以下「薬局製造販売医薬品」という。）に係る承認・許可に関する取扱いについては、昭和55年10月9日薬発第1337号薬務局長通知（以下「局長通知」という。）により示されているところですが、今般、告示の一部が別添のとおり改正され、これに伴い、局長通知別添の薬局製剤指針の一部を下記２．⑴のとおり改正することとしましたので、貴管下関係業者に対し指導方御配慮願います。

記

1．告示改正の概要

⑴　次の題名を付したこと。

薬事法施行令第三条第三号の規定に基づき厚生労働大臣の指定する医薬品の有効成分

⑵　血圧降下薬の項を削除したこと。

⑶　耳鼻科用薬及び鎮咳去痰薬の項の塩酸フェニルプロパノールアミンを削除し、塩酸プソイドエフェドリンを追加したこと。

2．薬局製剤指針の一部改正等

⑴　局長通知別添の「薬局製剤指針」の一部を次のように改正する。

医薬品各条の【24】抗ヒスタミン薬３－①の条を次のように改める。

【24】抗ヒスタミン薬３－②

成分及び分量 又は本質	局外規　塩酸プソイドエフェドリン　0.18 g 日本薬局方　酒石酸アリメマジン　0.005 g 日本薬局方　カフェイン　0.15 g 日本薬局方　カンゾウ末　1.5 g 賦形剤　日本薬局方　デンプン、乳糖又はこれらの混合物　適量 全量　3.0 g
製造方法	以上をとり、散剤の製法により製する。ただし、分包散剤とする。 酒石酸アリメマジンに替えて、酒石酸アリメマジン100倍散を用いてもよい。
用法及び用量	１回量を次のとおりとし、１日３回、食後服用する。服用間隔は４時間以上おくこと。 大人（15才以上）１包1.0 g、11才以上15才未満　大人の２/３、７才以上11才未満　大人の１/２、３才以上７才未満　大人の１/３
効能又は効果	急性鼻炎、アレルギー性鼻炎又は副鼻腔炎による次の諸症状の緩和：くしゃみ、鼻水（鼻汁過多）、鼻づまり、なみだ目、のどの痛み、頭重（頭が重い）
貯蔵方法及び 有効期限	遮光した密閉容器
規格及び試験方法	別記のとおり
備考	

規格び試験方法

本品は定量するとき、塩酸プソイドエフェドリン（$C_{10}H_{15}NO \cdot HCl$：201.69）5.4～6.6%、酒石酸アリメマジン［$(C_{18}H_{22}N_2S)_2 \cdot C_4H_6O_6$：746.99］0.15～0.18%及びカフェイン（$C_8H_{10}N_4O_2$：194.19）4.5～5.5%を含む。

性　　状　本品は淡灰褐色の粉末である。

確認試験　(1)　本品1.0 gにメタノール５mLを加えて振り混ぜた後、ろ過し、ろ液を試料溶液とする。別に塩酸プソイドエフェドリン0.06 gをメタノール５mLに溶かし、標準溶液とする。これらの液につき、薄層クロマトグラフ法により試験を行う。試料溶液および標準溶液10 µLずつを薄層クロマトグラフ用シリカゲル（蛍光剤入り）を用いて調製した薄層板にスポットする。次に酢酸エチル・エタノール・強アンモニア水混液（15:5:1）を展開溶媒として約10 cm展開した後、薄層板を風乾する。これに紫外線（主波長254 nm）を照射するとき、試料溶液から得た数個のスポットのうち１個のスポットは、標準溶液から得たスポットと色調及びRf値が等しい。

(2)　本品0.5 gにメタノール５mLを加えて振り混ぜた後、ろ過し、ろ液を試料溶液とする。別に酒石酸アリメマジン１mg及びカフェイン0.02 gをそれぞれメタノール５mLに溶かし、標準溶液(1)及び標準溶液(2)とし、グリチルリチン酸５mgをメタノール３mLに溶かして標準溶液(3)とする。これらの液につき、薄層クロマトグラフ法により試験を行う。試料溶液及び標準溶液10 µLずつを薄層クロマトグラフ用シリカゲル（蛍光剤入り）を用いて調製した薄層板にスポットする。次に*n*-ブタノール・水・氷酢酸混液（7：2：1）を展開溶媒として約10 cm展開した後、薄層版を風乾する。これに紫外線（主波長254 nm）を照射するとき、試料溶液から得た数個のスポットのうち３個のスポットは、標準溶液(1)、標準溶液(2)及び標準溶液(3)から得たスポットと色調及びRf値が等しい。また、この薄層板にドラーゲンドルフ試液を均等に噴霧するとき、標準溶液(1)から得たスポット及びそれに対応する位置の試料溶液から得たスポットは黄赤色を呈する。

定量法　(1)　本品約1.0 gを精密に量り、薄めたメタノール（1→2）20 mLを加えて30分間振とうし、遠心分離して上清を分取する。沈殿物についても同様に、メタノール抽出を繰り返す。全上清液中に内部標準溶液 5 mL を加え、薄めたメタノール（1 → 2）を加えて正確に 50 mL とする。この液をろ過し、最初の 10 mL を除いた次のろ液を試料溶液とする。別に定量用酒石酸アリメマジン約 0.01 g を精密に量り、薄めたメタノール（1 → 2）に溶かし正確に 25 mL とする。この液 5 mL を正確に量り、内標準溶液 5 mL を正確に加える。この液に定量用塩酸プソイドエフェドリン約 0.06 g を精密に量って加え、更に薄めたメタノール（1 → 2）を加えて 50 mL とし、標準溶液とする。試料溶液及び標準溶液 10 μL につき、次の条件で液体クロマトグラフ法により試験を行い、内標準物質のピーク面積に対する塩酸プソイドエフェドリン及び酒石酸アリメマジンのピーク面積の比 Q_{Ta}、Q_{Tb}、Q_{Sa} 及び Q_{Sb} を求める。

塩酸プソイドエフェドリン（$C_{10}H_{15}NO \cdot HCl$）の量（mg）

$$= \text{定量用塩酸プソイドエフェドリンの量 (mg)} \times \frac{Q_{Ta}}{Q_{Sa}}$$

酒石酸アリメマジン［$(C_{18}H_{22}N_2S)_2 \cdot C_4H_6O_6$］の量（mg）

$$= \text{定量用酒石酸アリメマジンの量 (mg)} \times \frac{Q_{Tb}}{Q_{Sb}} \times \frac{1}{5}$$

内標準溶液　パラオキシ安息香酸 *n*- ヘキシルのメタノール溶液（1 → 8000）

操作条件

検出器：紫外吸光光度計（測定波長：254 nm）

カラム：内径約 4 mm、長さ 15〜25 cm のステンレス管に 5〜10 μm のオクタデシルシリル化シリカゲルを充てんする。

カラム温度：40℃付近の一定温度

移動相：ドデシル硫酸ナトリウム 2 g を水 1000 mL に溶かす。この液 300 mL にメタノール 700 mL を加える。

流量：塩酸プソイドエフェドリンの保持時間が約 5 分になるように調整する。

カラムの選定：標準溶液 10 μL につき、上記の条件で操作するとき、塩酸プソイドエフェドリン、パラオキシ安息香酸 *n*- ヘキシル、酒石酸アリメマジンの順に溶出し、それぞれのピークが完全に分離するものを用いる。

(2)　本品約 0.1 g を精密に量り、メタノール 30 mL を加えて 10 分間振り混ぜた後、内標準溶液 5 mL を正確に加えた後、更に薄めたメタノールを加えて 50 mL とする。この液をろ過し、初めのろ液 10 mL を除き、次のろ液を試料溶液とする。別に定量用カフェイン約 0.025 g を精密に量り、メタノールに溶かして正確に 25 mL とする。この液 5 mL を正確に量り、内標準溶液 5 mL を正確に加えた後、メタノールを加えて 50 mL とし、標準溶液とする。試料溶液及び標準溶液 10 μL につき、次の条件で液体クロマトグラフ法により試験を行い、内標準物質のピーク面積に対するカフェインのピーク面積の比 Q_T 及び Q_S を求める。

カフェイン（$C_8H_{10}N_4O_2$）の量（mg）

$$= \text{定量用カフェインの量 (mg)} \times \frac{Q_T}{Q_S} \times \frac{1}{5} \times 1.0928$$

内標準溶液　サリチルアミドのメタノール溶液（1 → 200）

抽出条件

検出器：紫外吸光光度計（測定波長：275 nm）

カラム：内径約 4 mm、長さ 15〜25 cm のステンレス管に 5〜10 μm のオクタデシルシリル化シリカゲルを充てんする。

カラム温度：40℃付近の一定温度

移動相：メタノール・水混液（7：3）

流量：カフェインの保持時間が約５分になるように調整する。

カラムの選定：標準溶液 10 µL につき、上記の条件で操作するとき、カフェイン、サリチルアミドの順に溶出し、それぞれのピークが完全に分離するものを用いる。

医薬品各条の【26】抗ヒスタミン薬５－①の条を次のように改める。

【26】抗ヒスタミン薬５－②

成分及び分量 又は本質	日本薬局方　d-マレイン酸クロルフェニラミン　0.006 g 日本薬局方　ロートエス散　0.6 g 局外規　塩酸プソイドエフェドリン　0.18 g 別紙規格　グリチルリチン酸　0.2 g 日本薬局方　カフェイン　0.15 g 賦形剤　日本薬局方　デンプン、乳糖又はこれらの混合物　適　量 全　量　3.0 g
製造方法	以上をとり、散剤の製法により製する。ただし、分包散剤とする。
用法及び用量	１回量を次のとおりとし、１日３回、食後服用する。服用間隔は４時間以上おくこと。 大人（15才以上）１包1.0 g、11才以上15才未満　大人の２/３、７才以上11才未満　大人の１/２、３才以上７才未満　大人の１/３
効能又は効果	急性鼻炎、アレルギー性鼻炎又は副鼻腔炎による次の諸症状の緩和：くしゃみ、鼻水（鼻汁過多）、鼻づまり、なみだ目、のどの痛み、頭重（頭が重い）
貯蔵方法及び 有効期限	遮光した密閉容器
規格及び試験方法	別記のとおり
備考	

規格及び試験方法

本品は定量するとき、d-マレイン酸クロルフェニラミン（$C_{16}H_{19}ClN_2 \cdot C_4H_4O_4$：390.87）0.18～0.22%、塩酸プソイドエフェドリン（$C_{10}H_{15}NO \cdot HCl$：201.69）5.4～6.6%、グリチルリチン酸（$C_{42}H_{62}O_{16}$：822.94）6.0～7.3%及びカフェイン（$C_8H_{10}N_4O_2$：194.19）4.5～5.5%を含む。

性　状　本品は淡灰褐色の粉末である。

確認試験　(1)　本品 1.0 g にメタノール 5 mL を加えて振り混ぜた後、ろ過し、ろ液を試料溶液とする。別に d-マレイン酸クロルフェニラミン 2 mg、塩酸プソイドエフェドリン 0.06 g 及びカフェイン 0.05 g をそれぞれメタノール 5 mL に溶かし、標準溶液(1)、標準溶液(2)及び標準溶液(3)とする。これらの液につき、薄層クロマトグラフ法により試験を行う。試料溶液及び標準溶液 10 µL ずつを薄層クロマトグラフ用シリカゲル（蛍光剤入り）を用いて調製した薄層板にスポットする。次に酢酸エチル・エタノール・強アンモニア水混液（15：5：1）を展開溶媒として約 10 cm 展開した後、薄層板を風乾する。これに紫外線（主波長 254 nm）を照射するとき、試料溶液から得た数個のスポットのうち３個のスポットは、標準溶液(1)、標準溶液(2)及び標準溶液(3)から得たスポットと色調及び Rf 値が等しい。また、この薄層板にドラーゲンドルフ試液を均等に噴霧するとき、標準溶液(1)から得たスポット及びそれに対応する位置の試料溶液から得たスポットは黄赤色を呈する。

(2)　本品 2.0 g に水 80 mL を加えて 10 分間振り混ぜた後、ろ過する。ろ液を分液漏斗に移し、アンモニア試液を加えて弱アルカリ性とし、直ちにエーテル 30 mL を加えて振り混ぜる。エーテル層を分取し、無水硫酸ナトリウム３g を加えて振り混ぜた後、ろ過する。ろ液を蒸発乾固し、残留物をエタノール 5 mL に溶かし、試料溶液とする。別に硫酸アトロピン 5 mg をエタノール 3 mL に溶かし、標準溶液とする。これらの液につき、薄層クロマトグラフ法により試験を行う。試料溶液及び標準溶液10 µLを薄層クロマトグラフ用シリカゲルを用いて調製した薄層板にスポットする。次にクロロホルム・メタノール・アセトン・強アンモニア水混液（73：15：10：2）を展開溶液として約10 cm展開した後、薄層板を風乾する。これに噴霧用ドラーゲンドルフ試液を均等に噴霧するとき、試料溶液から得た2個のスポットのうち1個のスポットは、標準溶液から得た黄赤色のスポットと色調及び*Rf*値が等しい。

⑶　本品0.5 gにメタノール5 mLを加えて振り混ぜた後、ろ過し、ろ液を試料溶液とする。別にグリチルリチン酸6 mgをメタノール5 mLに溶かし、標準溶液とする。これらの液につき、薄層クロマトグラフ法により試験を行う。試料溶液及び標準溶液5 µLずつを薄層クロマトグラフ用シリカゲル（蛍光剤入り）を用いて調製した薄層板にスポットする。次に*n*-ブタノール・水・氷酢酸混液（7：2：1）を展開溶媒として約10 cm展開した後、薄層板を風乾する。これに紫外線（主波長254 nm）を照射するとき、試料溶液から得た数個のスポットのうち1個のスポットは、標準溶液から得た暗紫色のスポットと色調及び*Rf*値が等しい。

定量法　⑴　本品約1.0 gを精密に量り、薄めたメタノール（1→2）20 mLを加えて30分間振とうし、遠心分離して上清を分取する。沈殿物についても同様に、メタノール抽出を繰り返す。全上清液中に内部標準溶液5 mLを加え、薄めたメタノール（1→2）を加えて正確に50 mLとする。この液をろ過し、最初の10 mLを除いた次のろ液を試料溶液とする。別に定量用マレイン酸クロルフェニラミン約0.04 gを精密に量り、薄めたメタノール（1→2）を加えて100 mLとする。この液5 mLを正確に量り、内標準溶液5 mLを正確に加える。この液に定量用塩酸プソイドエフェドリン約0.06 gを精密に量って加え、薄めたメタノール（1→2）を加えて50 mLとし、標準溶液とする。試料溶液及び標準溶液10 µLにつき、次の条件で液体クロマトグラフ法により試験を行い、内標準物質のピーク面積に対するマレイン酸クロルフェニラミン及び塩酸プソイドエフェドリンのピーク面積の比Q_{Ta}、Q_{Tb}、Q_{Sa}及びQ_{Sb}を求める。

マレイン酸クロルフェニラミン（$C_{16}H_{19}ClN_2 \cdot C_4H_4O_4$）の量（mg）
　＝定量用マレイン酸クロルフェニラミンの量（mg）$\times \frac{Q_{Ta}}{Q_{Sa}} \times \frac{1}{20}$

塩酸プソイドエフェドリン（$C_{10}H_{15}NO \cdot HCl$）の量（mg）
　＝定量用塩酸プソイドエフェドリンの量（mg）$\times \frac{Q_{Tb}}{Q_{Sb}}$

内標準溶液　テレフタル酸ジエチルのメタノール溶液（1→25000）

操作条件

検出器：紫外吸光光度計（測定波長：254 nm）

カラム：内径約4 mm、長さ15～25 cmのステンレス管に5～10 µmのオクタデシルシリル化シリカゲルを充てんする。

カラム温度：40℃付近の一定温度

移動相：ドデシル硫酸ナトリウム2 gを水1000 mLに溶かす。この液350 mLにメタノール650 mLを加える。

流量：塩酸プソイドエフェドリンの保持時間が約7分になるように調整する。

カラムの選定：標準溶液10 µLにつき、上記の条件で操作するとき、塩酸プソイドエフェドリン、テレフタル酸ジエチル、マレイン酸クロルフェニラミンの順に溶出し、それぞれのピークが完全に分離するものを用いる。

⑵　本品約0.1 gを精密に量り、薄めたメタノール（7→10）30 mLを加えて振り混ぜた後、内標準溶液5 mLを正確に加え、更に薄めたメタノールを加えて正確に50 mLとする。この液をろ過し、初めのろ液10 mLを除き、次のろ液を試料溶液とする。別に定量用グリチルリチン酸約0.01 gを精密に量り、内標準溶液5 mLを正確に加えた後、薄めたメグノール（7→10）を加えて溶かし正確に

50 mL とし標準溶液とする。試料溶液及び標準溶液 10 μL につき、次の条件で液体クロマトグラフ法により試験を行い、内標準物質のピーク面積に対するグリチルリチン酸のピーク面積の比 Q_T 及び Q_S を求める。

グリチルリチン酸（$C_{42}H_{62}O_{16}$）の量（mg）
　= 定量用グリチルリチン酸の量（mg）$\times \frac{Q_T}{Q_S}$

内標準溶液　パラオキシル安息香酸イソアミルのメタノール溶液（1 → 5000）
操作条件
検出器：紫外線吸光光度計（測定波長：254 nm）
カラム：内径約 4 mm、長さ 15～25 cm のステンレス管に 5～10 μm の液体クロマトグラフ用オクタデシルシリル化シリカゲルを充てんする。
カラム温度：40℃付近の一定温度
移動相：メタノール・薄めた酢酸（1 → 100）（7：3）
流量：グリチルリチン酸の保持時間が約 8 分になるように調整する。
カラムの選定：標準溶液 10 μL につき、上記の条件で操作するとき、パラオキシル安息香酸イソアミル、グリチルリチン酸の順に溶出し、それぞれのピークが完全に分離するものを用いる。

(3)　本品約 0.1 g を精密に量り、薄めたメタノール（1 → 2）30 mL を加えて 10 分間振り混ぜた後、内標準溶液 5 mL を正確に加え、更に薄めたメタノール（1 → 2）を加えて 50 mL とする。この液をろ過し、初めのろ液 10 mL を除き、次のろ液を試料溶液とする。別に定量用カフェイン約 0.025 g を精密に量り、内標準溶液 5 mL を正確に加えた後、薄めたメタノール（1 → 2）を加えて溶かして 50 mL とし、標準溶液とする。試料溶液及び標準溶液 10 μL につき、次の条件で液体クロマトグラフ法により試験を行い、内標準物質のピーク面積に対するカフェインのピーク面積の比 Q_T 及び Q_S を求める。

カフェイン（$C_8H_{10}N_4O_2$）の量（mg）
　= 定量用カフェインの量（mg）$\times \frac{Q_T}{Q_S} \times 1.0928$

内標準溶液　サリチルアミドのメタノール溶液（1 → 100）
操作条件
検出器：紫外吸光光度計（測定波長：270 nm）
カラム：内径約 4 mm、長さ 15～25 cm のステンレス管に 5～10 μm のオクタデシルシリル化シリカゲルを充てんする。
カラム温度：40℃付近の一定温度
移動相：水・メタノール混液（7：3）
流量：カフェインの保持時間が約 4 分になるように調整する。
カラムの選定：標準溶液 10 μL につき、上記の条件で操作するとき、カフェイン、サリチルアミドの順に溶出し、それぞれのピークが完全に分離するものを用いる。

別紙規格

グリチルリチン酸の規格及び試験方法

本品を乾燥したものは定量するとき、グリチルリチン酸（$C_{42}H_{62}O_{16}$）96.0～102.0％を含む。
性　状　本品は白色～微黄色の結晶性の粉末で、においはなく、特異な甘味がある。
確認試験　(1)　本品 0.5 g に水酸化ナトリウム試液 5 mL を加えて溶かし、1 mol/L 塩酸試液 15 mL を加え、10分間穏やかに煮沸した後、冷却し、ろ過する。ろ紙上の残留物は、よく水洗し、105℃で1時間乾燥する。乾燥物1mgに硫酸3mLを加え、水浴上で5分間過熱し、冷後、バニリンのエタノール溶液（1→100）2mLを加えるとき、液は濃赤紫色を呈する。

(2)　(1)のろ液にナフトレゾルシン10mg及び塩酸5滴を加え、1分間穏やかに煮沸した後、5分間放置し、直ちに冷却する。この液にベンゼン3mLを加えて振り混ぜるとき、ベンゼン層は赤紫色を呈する。

pH　本品1.0gにエタノール50mL及び新たに煮沸し、冷却した水50mLを加えて溶かした液のpHは2.5～3.5である。

純度試験　(1)　溶状　本品1.0gにエタノール20mLを加えて溶かすとき、液は無色～微黄色澄明である。

(2)　アンモニア　本品0.20gに熱湯20mLを加えてよく振り混ぜた後、水酸化ナトリウム試液5mLを加えて加熱するとき、発生するガスは、潤した赤色リトマス紙を青変しない。

(3)　重金属　本品2.0gをとり、硫酸少量で潤し450～500℃で強熱して灰化する。残留物に希酢酸2mLを加え、加温して溶かした後、水を加えて50mLとする。これを検液とし、試験を行う。比較液には鉛標準液2.0mLを加える（10ppm以下）。

(4)　ヒ素　本品0.50gに硝酸10mL及び硫酸5mLを加え、注意しながら加熱する。液が無色～微黄色にならないときは、冷後、時々硝酸2～3mLずつを追加し、液が無色～微黄色になるまで加熱する。冷後、飽和シュウ酸アンモニウム溶液15mLを加え、白煙が発生するまで加熱する。冷後、水を加えて20mLとする。これを検液とし、装置Bを用いる方法により試験を行う（4ppm以下）。

乾燥減量　6.0％以下（1g、105℃、1時間）。

強熱残分　0.20％以下（1g）。

定量法　本品を乾燥し、その約0.1gを精密に量り、希エタノールに溶かして250mLとする。この液10mLに希エタノールを加えて100mLとする。この液につき、吸光度測定法により試験を行い、波長252nm付近の吸収極大の波長における吸光度Aを測定する。

グリチルリチン酸（$C_{42}H_{62}O_{16}$）の量（mg）$=\frac{A}{136}\times 25000$

医薬品各条の【27】血圧降下薬1の条を削り、【39】鎮咳去痰薬12－②を次のように改める。

【39】鎮咳去痰薬12－③

成分及び分量又は本質	日本薬局方　ヒベンズ酸チペピジン　0.075g 日本薬局方　グアイフェネシン　0.3g 局外規　塩酸プソイドエフェドリン　0.162g 日本薬局方　安息香酸ナトリウムカフェイン　0.3g 日本薬局方　キキョウ末　1.0g 日本薬局方　カンゾウ末　0.75g 賦形剤　日本薬局方　デンプン、乳糖又はこれらの混合物　適量 全量　4.5g
製造方法	以上をとり、散剤の製法により製する。ただし、分包散剤とする。 ヒベンズ酸チペピジンに替えて、ヒベンズ酸チペピジン10倍散を用いてもよい。
用法及び用量	1回量を次のとおりとし、1日3回、4時間以上の間隔をおいて適宜服用する。 大人（15才以上）1包1.5g、11才以上15才未満　大人の2/3、8才以上11才未満　大人の1/2、5才以上8才未満　大人の1/3、3才以上5才未満　大人の1/4
効能又は効果	せき、たん

貯蔵方法及び有効期限	遮光した密閉容器
規格及び試験方法	別記のとおり
備考	

規格及び試験方法

性　状　本品は淡灰褐色の粉末で、味は甘い。

確認試験　(1)　本品0.5 gにメタノール5 mLを加えて振り混ぜた後、ろ過し、ろ液を試料溶液とする。別にヒベンズ酸チペピジン0.01 gをメタノール5 mLに溶かし、標準溶液とする。これらの液につき、薄層クロマトグラフ法により試験を行う。試料溶液及び標準溶液5 µLずつを薄層クロマトグラフ用シリカゲル（蛍光剤入り）を用いて調製した薄層板にスポットする。次にクロロホルム・アセトン・強アンモニア水混液（45：5：1）を展開溶媒として約10 cm展開した後、薄層板を風乾する。これに紫外線（主波長254 nm）を照射するとき、試料溶液から得た数個のスポットのうち1個のスポットは、標準溶液から得たスポットと色調及び*Rf*値が等しい。また、この薄層板に噴霧用ドラーゲンドルフ試液を均等に噴霧するとき、標準溶液から得たスポット及びそれに対応する位置の試料溶液から得たスポットは、黄赤色を呈する。

(2)　本品0.5 gにメタノール5 mLを加えて振り混ぜた後、ろ過し、ろ液を試料溶液とする。別にグアイフェネシン0.03 g、安息香酸0.015 g及びカフェイン0.015 gをそれぞれメタノール5 mLに溶かし、標準溶液(1)、標準溶液(2)及び標準溶液(3)とする。これらの液につき、薄層クロマトグラフ法により試験を行う。試料溶液及び標準溶液5 µLずつを薄層クロマトグラフ用シリカゲル（蛍光剤入り）を用いて調製した薄層板にスポットする。次にエーテル・無水エタノール・氷酢酸混液（40：10：1）を展開溶媒として約10 cm展開した後、薄層板を風乾する。これに紫外線（主波長254 nm）を照射するとき、試料溶液から得た3個のスポットは、標準溶液(1)、標準溶液(2)及び標準溶液(3)から得たそれぞれのスポットと色調及び*Rf*値が等しい。また、この薄層板に噴霧用*p*-ジメチルアミノベンズアルデヒド試液を均等に噴霧するとき、標準溶液(1)から得たスポット及びそれに対応する位置の試料溶液から得たスポットは、淡赤紫色を呈する。

(3)　本品1.5 gにメタノール5 mLを加えて振り混ぜた後、ろ過し、ろ液を試料溶液とする。別に塩酸プソイドエフェドリン0.05 gをメタノール5 mLに溶かし、標準溶液とする。これらの液につき、薄層クロマトグラフ法により試験を行う。試料溶液及び標準溶液10 µLずつを薄層クロマトグラフ用シリカゲル（蛍光剤入り）を用いて調製した薄層板にスポットする。次に酢酸エチル・エタノール・強アンモニア水混液（15：5：1）を展開溶媒として約10 cm展開した後、薄層板を風乾する。これに紫外線（主波長254 nm）を照射するとき、試料溶液から得た数個のスポットのうち1個のスポットは、標準溶液から得たスポットと色調及び*Rf*値が等しい。

(4)　本品1.5 gにメタノール30 mLを加え、水浴上で10分間加温し、冷後、ろ過する。ろ液を蒸発乾固し、残留物をメタノール2 mLに溶かし、試料溶液とする。別にキキョウ末0.4 gにメタノール10 mLを加え、水浴上で10分間加温し、冷後、ろ過する。ろ液を蒸発乾固し、残留物をメタノール2 mLに溶かし、標準溶液とする。これらの液につき、薄層クロマトグラフ法により試験を行う。試料溶液及び標準溶液10 µLずつを薄層クロマトグラフ用シリカゲルを用いて調製した薄層板にスポットする。次にクロロホルム・メタノール・水混液（13:10:2）を展開溶媒として約10 cm展開した後、薄層板を風乾する。これにバニリン・硫酸溶液*を均等に噴霧し、110℃で10分間加熱するとき、試料溶液から得た数個のスポットのうち1個のスポットは、標準溶液から得た緑褐色のスポットと色調及び*Rf*値が等しい。

［注］*バニリン・硫酸溶液：バニリン0.5 gにメタノール25 mL及び希硫酸25 mLを加える。

(5)　本品1 gにメタノール5 mLを加えて振り混ぜた後、ろ過し、ろ液を試料溶液とする。別にグリチルリチン酸5 mgをメタノール5 mLに溶かし、標準溶液とする。これらの液につき、薄層クロマトグラフ法により試験を行う。試料溶液及び標準溶液10 μLずつを薄層クロマトグラフ用シリカゲル（蛍光剤入り）を用いて調製した薄層板にスポットする。次に*n*-ブタノール・水・氷酢酸混液（7:2:1）を展開溶媒として約10 cm展開した後、薄層板を風乾する。これに紫外線（主波長254 nm）を照射するとき、試料溶液から得た数個のスポットのうち1個のスポットは、標準溶液から得たスポットと色調及び*Rf*値が等しい。

(2) 薬局製剤指針から削除することとした品目の製造販売承認を受けている薬局製造販売医薬品の製造販売業者に対しては、速やかに当該品目について昭和46年6月29日薬発第588号薬務局長通知に基づく承認整理届を提出させること。

以下（略）

52　一般用漢方製剤承認基準の制定について

（平成20年9月30日　薬食審査発第0930001号
各都道府県衛生主管部(局)長あて　厚生労働省医薬食品局審査管理課長通知）

一般用漢方製剤の製造販売承認について、別添のとおり一般用漢方製剤承認基準（以下「新基準」という。）を定めたので、貴管下関係業者等に対し、周知徹底を図るとともに、円滑な事務処理が行われるようご配慮をお願いする。

なお、新基準制定の経緯、概要は下記のとおりであり、平成20年10月1日以降に製造販売承認申請される品目について適用する。

ただし、新基準に適合しないものについては、従前のとおりの審査を行うこととする。

記

1．新基準制定の経緯

一般用漢方製剤については、従来、いわゆる210処方として公表した審査内規を基本的な基準として審査を行ってきたところであるが、一般用漢方処方の見直しを図るための調査研究班（班長：合田幸広（国立医薬品食品衛生研究所生薬部長））の調査結果を踏まえ、パブリックコメントに寄せられた意見等も参考に薬事・食品衛生審議会一般用医薬品部会における討議に基づき、今般、新基準を定めたところである。

2．新基準の概要

(1) 効能・効果等の追加・変更

① 有用性が認められる効能・効果を追加したこと。（122処方）

② 内服するすべての処方に体質傾向や症状を追加したこと。（98処方）

漢方の適用となる体質傾向や症状を一般的に理解し易い言葉で記述したものを効能・効果等に追記したこと。

なお、体力に関する記述については、体力が充実、比較的体力がある、体力中等度、やや虚弱、体力虚弱の5段階に区分したこと。

（例）体力中等度以下で、腹部は力がなく、胃痛又は腹痛があって、時に胸やけや、げっぷ、胃もたれ、食欲不振、はきけ、嘔吐などを伴うものの次の諸症

③ 一般用医薬品としてわかりやすい効能・効果に変更したこと。（51処方）

一般用医薬品であることを考慮し、現在、社会一般で用いられなくなった用語を、よりわかりやすいものに変更又は説明を追記したこと。

（例）胃アトニー→胃腸虚弱、くさ→湿疹・皮膚炎

血の道症：血の道症とは、月経、妊娠、出産、産後、更年期など女性のホルモンの変動に伴って現れる精神不安やいらだちなどの精神神経症状及び身体症状のことである。

(2) 用法・用量の見直し（41処方）

新たに用法･用量の見直しを行い、今まで小児不可となっていた処方の小児不可を削除したこと。

また、安全性に問題はないと判断された散剤の用法・用量を追加したこと。

（例）温清飲、独活葛根湯等（小児用法不可の削除）

平胃散等（散剤の用法・用量の追加）

(3) 記載の整備（140処方）

「朮」については「白朮」と「蒼朮」に分離するとともに、「乾生姜」は日局の「生姜」に統一するなど、記載整備したこと。

（例）朮→蒼朮（又は白朮）、乾生姜→生姜

別添（略）

53　薬事法施行令第三条第三号の規定に基づき厚生労働大臣の指定する医薬品の有効成分の一部改正及び薬局製剤指針の一部改正について

（平成21年1月27日　薬食発第0127003号
各都道府県知事あて　厚生労働省医薬食品局長通知）

薬局開設者が当該薬局における設備及び器具をもって製造し、当該薬局において直接消費者に販売し、又は授与する医薬品であって、昭和55年9月27日厚生省告示第169号（以下「告示」という。）に定める有効成分以外の有効成分を含有しないもの（以下「薬局製造販売医薬品」という。）に係る承認・許可に関する取扱いについては、昭和55年10月9日薬発第1337号薬務局長通知（以下「局長通知」という。）により示されているところですが、今般、告示の一部が別添のとおり改正すること等に伴い、局長通知別添の薬局製剤指針の一部を下記2のとおり改正することとしましたので、貴管下関係業者に対し指導方御配慮願います。

記

1．告示改正の概要

耳鼻科用薬の項の硝酸ナファゾリンを削除し、ナファゾリン塩酸塩を追加すること。

2．薬局製剤指針の一部改正等

(1) 局長通知別添の「薬局製剤指針」の一部を次のように改正すること。

医薬品各条の【4】鎮暈薬1－①の条の製造方法欄を次のように改める。

製造方法	以上をとり、散剤の製法により製する。 ジフェニドール塩酸塩に替えて、ジフェニドール塩酸塩10％散を用いてもよい。

医薬品各条の【5】解熱鎮痛薬1－①の条を次のように改める。

【5】解熱鎮痛薬1－②

成分及び分量 又は本質	有効成分　日本薬局方　アセトアミノフェン　0.9g 有効成分　〃　ケイヒ末　0.3g 有効成分　〃　ショウキョウ末　0.1g 有効成分　〃　カンゾウ末　0.3g 賦形剤　〃　デンプン、乳糖又はこれらの混合物　適量 全量　3.0g
製造方法	以上をとり、散剤の製法により製する。ただし、分包散剤とする。
用法及び用量	1回量を次のとおりとし、1日3回を限度とする。なるべく空腹時をさけて服用する。服用間隔は4時間以上おくこと。 大人（15才以上）1包1.0g、11才以上15才未満　大人の2/3

効能又は効果	○頭痛・歯痛・抜歯後の疼痛・咽喉痛・耳痛・関節痛・神経痛・腰痛・筋肉痛・肩こり痛・打撲痛・骨折痛・ねんざ痛・月経痛（生理痛）・外傷痛の鎮痛 ○悪寒・発熱時の解熱
貯蔵方法及び有効期間	密閉容器
規格及び試験方法	別記のとおり。
備考	

規格及び試験方法

本品は定量するとき、アセトアミノフェン（$C_8H_9NO_2$：151.17）27～33％を含む。

性　状　本品は淡褐色の粉末で、ケイヒのにおいがある。

確認試験　(1)　本品0.1 gにメタノール5 mLを加えて振り混ぜた後、ろ過し、ろ液を試料溶液とする。別にアセトアミノフェン0.03 gをそれぞれメタノール5 mLに溶かし、標準溶液とする。これらの液につき、薄層クロマトグラフ法により試験を行う。試料溶液及び標準溶液5 μLずつを薄層クロマトグラフ用シリカゲル（蛍光剤入り）を用いて調製した薄層板にスポットする。次に酢酸エチル・ヘキサン混液（4：1）を展開溶媒として約10 cm展開した後、薄層板を風乾する。これに紫外線（主波長254 nm）を照射するとき、試料溶液から得たスポットは、標準溶液から得たスポットと色調及び*Rf*値が等しい。

(2)　本品3.0 gにエーテル20 mLを加えて振り混ぜた後、ろ過し、ろ液を蒸発乾固する。残留物をエーテル2 mLに溶かし、試料溶液とする。別にケイヒ末0.3 gをとり、試料溶液と同様に操作し、標準溶液とする。これらの液につき、薄層クロマトグラフ法により試験を行う。試料溶液及び標準溶液10 μLを薄層クロマトグラフ法シリカゲルを用いて調製した薄属板にスポットする。次にヘキサン・クロロホルム・酢酸エチル混液（4：4：1）を展開溶媒とし約10 cm展開した後、薄層板を風乾する。これに2,4-ジニトロフェニルヒドラジン試液を均一に噴霧するとき、試料溶液から得た数個のスポットのうち1個のスポットは、標準溶液から得た黄だいだい色のスポットと色調及び*Rf*値が等しい。

(3)　本品6.0 gにメタノール20 mLを加えて振り混ぜた後、遠心分離する。上澄液を除き、残留物にエーテル30 mLを加えて振り混ぜた後、遠心分離する。上澄液を蒸発乾固し、残留物をエーテル2 mLに溶かし、試料溶液とする。別にショウキョウ末0.5 gにエーテル5 mLを加えて振り混ぜた後、ろ過し、ろ液を標準溶液とする。これらの液につき、薄層クロマトグラフ法により試験を行う。試料溶液及び標準溶液10 μLを薄層クロマトグラフ用シリカゲルを用いて調製した薄層板にスポットする。次にクロロホルム・アセトン混液（5：1）を展開溶媒とし約10 cm展開した後、薄層板を風乾する。これにバニリン・硫酸溶液*を均等に噴霧し、105℃で5分間加熱するとき、試料溶液から得た数個のスポットのうち1個のスポットは、標準溶液から得た紫色の主スポットと色調及び*Rf*値が等しい。

[注]　*バニリン・硫酸溶液：バニリン0.5 gにメタノール25 mL及び希硫酸25 mLを加える。

(4)　本品1.0 gにメタノール5 mLを加えて振り混ぜた後、ろ過し、ろ液を試料溶液とする。別にグリチルリチン酸5 mgをメタノール10 mLに溶かし、標準溶液とする。これらの液につき、薄層クロマトグラフ法により試験を行う。試料溶液及び標準溶液5 μLずつを薄層クロマトグラフ用シリカゲル（蛍光剤入り）を用いて調製した薄層板にスポットする。次に*n*-ブタノール・水・氷酢酸混液（7：2：1）を展開溶媒とし約10 cm展開した後、薄層板を風乾する。これに紫外線（主波長254 nm）を照射するとき、試料溶液から得た数個のスポットのうち1個のスポットは、標準溶液から得た暗紫色のスポットと色調及び*Rf*値が等しい。

定量法　本品約0.05 gを精密に量り、メタノール30 mLを加えて10分間振り混ぜた後、内標準溶液5 mLを正確に加え、更にメタノールを加えて50 mLとし、ろ過する。初めのろ液10 mLを除き、次のろ液を試料溶液とする。別に定量用アセトアミノフェン約0.015 gを精密に量り、内標準溶液

5 mL を正確に加え、更にメタノールを加えて 50 mL とし、標準溶液とする。試料溶液及び標準溶液 10 μL につき、次の条件で液体クロマトグラフ法により試験を行い、内標準物質のピーク面積に対するアセトアミノフェンのピーク面積の比 Q_T 及び Q_S を求める。

アセトアミノフェン（$C_8H_9NO_2$）の量（mg）＝定量用アセトアミノフェンの量（mg）×（Q_T/Q_S）

内標準溶液　パラオキシ安息香酸のメタノール溶液（1 → 1000）
操作条件
検出器：紫外吸光光度計（測定波長：275 nm）
カラム：内径約 4 mm、長さ 15～25 cm のステンレス管に 5～10 μm の液体クロマトグラフ用オクタデシルシリル化シリカゲルを充てんする。
カラム温度：40℃
移動相：薄めたリン酸（1 → 1000）・アセトニトリル混液（93：7）
流量：パラオキシ安息香酸の保持時間が約 10 分になるように調整する。
カラムの選定：標準溶液 10 μL につき、上記の条件で操作するとき、アセトアミノフェン、パラオキシ安息香酸の順に溶出し、それぞれのピークが完全に分離するものを用いる。

医薬品各条の【6】解熱鎮痛薬２－②の条を次のように改める。

【6】解熱鎮痛薬２－③

成分及び分量又は本質	有効成分	日本薬局方	アセトアミノフェン	0.9 g
	有効成分	〃	カンゾウ末	0.5 g
	有効成分	〃	シャクヤク末	0.5 g
	賦形剤	〃	デンプン、乳糖又はこれらの混合物	適　量
			全　　量	3.0 g
製造方法	以上をとり、散剤の製法により製する。ただし、分包散剤とする。			
用法及び用量	１回量を次のとおりとし、１日２回を限度とする。なるべく空腹時をさけて服用する。服用間隔は６時間以上おくこと。 大人（15才以上）１包1.5 g、11才以上15才未満　大人の２/３			
効能又は効果	○頭痛・歯痛・抜歯後の疼痛・咽喉痛・耳痛・関節痛・神経痛・腰痛・筋肉痛・肩こり痛・打撲痛・骨折痛・ねんざ痛・月経痛（生理痛）・外傷痛の鎮痛 ○悪寒・発熱時の解熱			
貯蔵方法及び有効期間	密閉容器			
規格及び試験方法	別記のとおり。			
備考				

規格及び試験方法

本品は定量するとき、アセトアミノフェン（$C_8H_9NO_2$：151.17）27～33％を含む。

性　状　本品は淡褐色の粉末で、特異なにおいがある。

確認試験　(1)　本品 0.1 g にメタノール 5 mL を加えて振り混ぜた後、ろ過し、ろ液を試料溶液とする。別にアセトアミノフェン 0.03 g をそれぞれメタノール 5 mL に溶かし、標準溶液とする。これらの液につき、薄層クロマトグラフ法により試験を行う。試料溶液及び標準溶液 5 μL ずつを薄層クロマトグラフ用シリカゲル（蛍光剤入り）を用いて調製した薄層板にスポットする。次に酢酸エチル・ヘキサン混液（4：1）を展開溶媒として約10 cm展開した後、薄層板を風乾する。これに紫外線（主波長254 nm）を照射するとき、試料溶液から得たスポットは、標準溶液から得たスポットと色調及び*Rf*値が等しい。

(2)　本品1.0 gにメタノール5 mLを加えて振り混ぜた後、ろ過し、ろ液を試料溶液とする。別にグリチルリチン酸5 mgをメタノール10 mLに溶かし、標準溶液とする。これらの液につき、薄層クロマトグラフ法により試験を行う。試料溶液及び標準溶液5 μLずつを薄層クロマトグラフ用シリカゲル（蛍光剤入り）を用いて調製した薄層板にスポットする。次に*n*-ブタノール・水・氷酢酸混液（7：2：1）を展開溶媒とし約10 cm展開した後、薄層板を風乾する。これに紫外線（主波長254 nm）を照射するとき、試料溶液から得た数個のスポットのうち1個のスポットは、標準溶液から得たスポットと色調及び*Rf*値が等しい。

(3)　本品0.6 gにメタノール10 mLを加えて水浴上で10分間加温し、冷後、ろ過する。ろ液を蒸発乾固し、残留物にメタノール1 mLを加えて溶かし、試料溶液とする。別にシャクヤク末0.1 gにメタノール10 mLを加え、試料溶液と同様に操作し、標準溶液とする。これらの液につき、薄層クロマトグラフ法により試験を行う。試料溶液及び標準溶液5 μLずつを薄層クロマトグラフ用シリカゲル（蛍光剤入り）を用いて調製した薄層板にスポットする。次にクロロホルム・メタノール・水混液（26：14：5）の下層を展開溶媒として約10 cm展開した後、薄層板を風乾する。これにp-アニスアルデヒド・硫酸試液を均等に噴霧し、105℃で5分間加熱するとき、試料溶液から得た数個のスポットのうち1個のスポットは、標準溶液から得た赤紫色のスポットと色調及び*Rf*値が等しい。

定量法　本品約0.05 gを精密に量り、メタノール30 mLを加えて10分間振り混ぜた後、内標準溶液5 mLを正確に加え、更にメタノールを加えて50 mLとし、ろ過する。初めのろ液10 mLを除き、次のろ液を試料溶液とする。別に定量用アセトアミノフェン約0.015 gを精密に量り、内標準溶液5 mLを正確に加え、更にメタノールを加えて50 mLとし、標準溶液とする。試料溶液及び標準溶液10 μLにつき、次の条件で液体クロマトグラフ法により試験を行い、内標準物質のピーク面積に対するアセトアミノフェンのピーク面積の比Q_T及びQ_Sを求める。

アセトアミノフェン（$C_8H_9NO_2$）の量（mg）＝定量用アセトアミノフェンの量（mg）×（Q_T/Q_S）

内標準溶液　パラオキシ安息香酸のメタノール溶液（1→1000）

操作条件

検出器：紫外吸光光度計（測定波長：275 nm）

カラム：内径約4 mm、長さ15〜25 cmのステンレス管に5〜10 μmの液体クロマトグラフ用オクタデシルシリル化シリカゲルを充てんする。

カラム温度：40℃

移動相：薄めたリン酸（1→1000）・アセトニトリル混液（93：7）

流量：パラオキシ安息香酸の保持時間が約10分になるように調整する。

カラムの選定：標準溶液10 μLにつき、上記の条件で操作するとき、アセトアミノフェン、パラオキシ安息香酸の順に溶出し、それぞれのピークが完全に分離するものを用いる。

医薬品各条の【21】耳鼻科用薬1－①の条を次のように改める。

【21】耳鼻科用薬１—②

成分及び分量 又は本質	有効成分　日本薬局方　ナファゾリン塩酸塩　0.05 g 有効成分　〃　クロルフェニラミンマレイン酸塩　0.1 g 防腐剤　〃　クロロブタノール　0.2 g 潤滑剤　〃　グリセリン　5.0 mL 溶剤　〃　精製水　適　量 全　量　100 mL
製造方法	以上をとり、溶解混和して製する。なお、全容量は最大30 mL とする。ただし、プラスチック製容器を使用する場合は、当該容器は、昭和48年９月26日薬発第958号通知〔透明性及び強熱残分を除く〕に適合する。
用法及び用量	成人（15才以上）１日６回を限度として、３～４時間ごとに鼻汁をよくかんでから１～２回鼻腔内に噴霧する。
効能又は効果	急性鼻炎、アレルギー性鼻炎又は副鼻腔炎による次の諸症状の緩和：鼻づまり、鼻水（鼻汁過多）、くしゃみ、頭重（頭が重い）
貯蔵方法及び 有効期間	遮光した気密容器
規格及び試験方法	別記のとおり。
備　　考	

規格及び試験方法

本品は定量するとき、ナファゾリン塩酸塩（$C_{14}H_{14}N_2 \cdot HCl$：246.74）0.045～0.055％及びクロルフェニラミンマレイン酸塩（$C_{16}H_{19}ClN_2.C_4H_4O_4$：390.86）0.09～0.11％を含む。

性　　状　本品は無色澄明の液である。

確認試験　⑴　本品 20 mL に水酸化カリウム溶液（7 → 10）2 mL 及びピリジン 5 mL を加え 100℃で５分間加熱するとき、液は赤色を呈する（クロロブタノール）。

⑵　本品 10 mL を共栓試験管にとり、エタノール（95）10 mL、水酸化ナトリウム試液 2 mL 及び塩化銅（II）二水和物のエタノール（95）溶液（1 → 10）1 mL を加え、振り混ぜるとき、液は青色を呈する（グリセリン）。

⑶本品 20 mL に水酸化ナトリウム試液 5 mL を加え、ジエチルエーテル 10 mL で抽出し、ジエチルエーテル層を分取する。この液 5 mL をとり、溶媒を留去し、残留物をメタノール 5 mL に溶かし、試料溶液とする。別にナファゾリン塩酸塩及びクロルフェニラミンマレイン酸塩標準品 0.01 g ずつをそれぞれメタノール 10 mL 及び 5 mL に溶かし、標準溶液⑴及び標準溶液⑵とする。これらの液につき、薄層クロマトグラフ法により試験を行う。試料溶液、標準溶液⑴及び標準溶液⑵ 5 µL ずつを薄層クロマトグラフ用シリカゲル（蛍光剤入り）を用いて調製した薄層板にスポットする。次にクロロホルム・メタノール・アセトン・アンモニア水（28）混液（73：15：10：2）を展開溶媒として約 10 cm 展開した後、薄層板を風乾する。これに紫外線（主波長 254 nm）を照射するとき、試料溶液から得た２個のスポットの *Rf* 値は、標準溶液⑴及び標準溶液⑵から得たそれぞれのスポットの *Rf* 値に等しい。また、これらの薄層板に噴霧用ドラーゲンドルフ試液を均等に噴霧するとき、標準溶液⑴及び標準溶液⑵から得たスポット並びにそれらに対応する位置の試料溶液から得たスポットは、だいだい色を呈する。

定量法　本品 4 mL を正確に量り、内標準溶液 4 mL を正確に加え、更に水を加えて 10 mL とし、試料溶液とする。別に 105℃で２時間乾燥した定量用ナファゾリン塩酸塩約 50 mg 及び 105℃で３時間乾燥したクロルフェニラミンマレイン酸塩標準品約 0.1 g をそれぞれ精密に量り、水に溶かし、正確に 100 mL とする。この液 4 mL を正確に量り、内標準溶液 4 mL を正確に加え、更に水を加えて 10 mL

とし、標準溶液とする。試料溶液及び標準溶液10 µLにつき、次の条件で液体クロマトグラフ法により試験を行う。試料溶液の内標準物質のピーク高さに対するナファゾリン塩酸塩及びクロルフェニラミンマレイン酸塩のピーク高さの比Q_{Ta}及びQ_{Tb}並びに標準溶液の内標準物質のピーク高さに対するナファゾリン塩酸塩及びクロルフェニラミンマレイン酸塩のピーク高さの比Q_{Sa}及びQ_{Sb}を求める。

ナファゾリン塩酸塩（$C_{14}H_{14}N_2 \cdot HCl$）の量（mg）$= W_{Sa} \times (Q_{Ta}/Q_{Sa}) \times (1/25)$

クロルフェニラミンマレイン酸塩（$C_{16}H_{19}ClN_2 \cdot C_4H_4O_4$）の量（mg）$= W_{Sb} \times (Q_{Tb}/Q_{Sb}) \times (1/25)$

W_{Sa}：定量用ナファゾリン塩酸塩の秤取量（mg）
W_{Sb}：クロルフェニラミンマレイン酸塩標準品の秤取量（mg）

内標準溶液　エテンザミドのメタノール溶液（1→1000）
操作条件
検出器：紫外吸光光度計（測定波長：254 nm）
カラム：内径約4 mm、長さ25～30 cmのステンレス管に、5 µmの液体クロマトグラフ用オクタデシルシリル化シリカゲルを充てんする。
カラム温度：室温
移動相：アセトニトリル／ラウリル硫酸ナトリウムの薄めたリン酸（1→1000）溶液（1→500）混液（1：1）
流量：クロルフェニラミンの保持時間が約10分になるように調整する。
カラムの選定：標準溶液10 µLにつき、上記の条件で操作するとき、内標準物質、ナファゾリン、クロルフェエラミンの順に溶出し、それぞれのピークが完全に分離するものを用いる。

医薬品各条の【40】鎮咳去痰薬13－②の条の製造方法欄を次のように改める。

製　造　方　法	以上をとり、散剤の製法により製する。 デキストロメトルファン臭化水素酸塩水和物に替えて、デキストロメトルファン臭化水素酸塩水和物10％散を用いてもよい。

医薬品各条の【51】胃腸薬3－②の条の製造方法欄を次のように改める。

製　造　方　法	以上をとり、散剤の製法により製する。ただし、分包散剤とする。 メチルベナクチジウム臭化物に替えて、メチルベナクチジウム臭化物10％散を用いてもよい。

医薬品各条の【58】胃腸薬10－②の条の製造方法欄を次のように改める。

製　造　方　法	以上をとり、散剤の製法により製する。ただし、分包散剤とする。 メチルベナクチジウム臭化物に替えて、メチルベナクチジウム臭化物10％散を用いてもよい。

医薬品各条の【72】胃腸薬24－②の条を次のように改める。

【72】胃腸薬 24—③

成分及び分量又は本質	有効成分　日本薬局方　乾燥酵母　2.0 g 有効成分　〃　ジアスターゼ　0.6 g 有効成分　〃　パンクレアチン　0.6 g 有効成分　〃　ゲンチアナ末　0.3 g 有効成分　〃　ホミカエキス散　0.3 g 有効成分　〃　炭酸水素ナトリウム　2.0 g 有効成分　〃　ウルソデオキシコール酸　0.06 g 矯味剤　〃　*l*-メントール　0.05 g 賦形剤　〃　デンプン、乳糖又はこれらの混合物　適量 全量　6.0 g
製造方法	以上をとり、散剤の製法により製する。ただし、分包散剤とする。
用法及び用量	1回量を次のとおりとし、1日3回、食後服用する。 大人（15才以上）1包2.0 g、11才以上15才未満　大人の2/3、8才以上11才未満　大人の1/2、5才以上8才未満　大人の1/3
効能又は効果	胃弱、胸やけ、はきけ（むかつき、胃のむかつき、二日酔・悪酔のむかつき、嘔気、悪心）、嘔吐、消化促進、消化不良、食欲不振、食べ過ぎ、もたれ、胸つかえ、消化不良による胃部・腹部膨満感
貯蔵方法及び有効期間	気密容器
規格及び試験方法	
備考	

規格及び試験方法

本品は定量するとき、ウルソデオキシコール酸（$C_{24}H_{40}O_4$：392.57）0.9～1.1%を含む。

性　状　本品は淡褐色の粉末である。

確認試験　(1)　本品0.5 gにエタノール20 mLを加えて撹り混ぜた後、ろ過する。ろ液を蒸発乾固し、残留物をエタノール2 mLに溶かし、試料溶液とする。別にウルソデオキシコール酸0.01 gをエタノール2 mLに溶かし、標準溶液とする。これらの液につき、薄層クロマトグラフ法により試験を行う。試料溶液及び標準溶液10 µLずつを薄層クロマトグラフ用シリカゲルを用いて調製した薄層板にスポットする。次にクロロホルム・アセトン・氷酢酸混液（7：2：1）を展開溶媒として約10 cm展開した後、薄層板を120℃で30分間乾燥した後、直ちにリンモリブデン酸のエタノール溶液（1→5）を均等に噴霧し、薄層板を120℃で2～3分間加熱するとき、試料溶液から得た数個のスポットのうち1個のスポットは、標準溶液から得た暗青色のスポットと色調及び*Rf*値が等しい。

(2)　本品3 gをとり、希塩酸5 mLを加えるとき、一部ガスを発生して溶け、ガスを水酸化カルシウム試液に通すとき、白濁する（炭酸水素ナトリウム）。

(3)　本品4.0 gをとり、クロロホルム10 mL及び強アンモニア水1 mLを加えて振り混ぜてろ過する。ろ液に無水硫酸ナトリウム2 gを加え、振り混ぜてろ過し、ろ液中のクロロホルムを水浴上で留去し、残留物に水2 mLを加え、加温して溶かした後、ヨウ素ヨウ化カリウム溶液5滴を加えるとき、褐色の沈殿を生じる（ゲンチアナ）。

定量法　本品約1.25 gを精密に量り、リン酸を添加したメタノール（1→1000）80 mLを加え、ときどき振り混ぜながら60℃で30分間加温し、冷後、リン酸を添加したメタノール（1→1000）を加えて、正確に100 mLとする。この液20 mLを正確に量り、60℃の水浴上で抽出溶媒を留去する。残留物に内標準溶液2 mLを正確に加え、さらに移動相を加えて溶かし10 mLとした後、孔径0.45 µm以下のメンブランフィルターでろ過し、初めのろ液3mLを除き、次のろ液を試料溶液とする。別に、ウルソデオキシコール酸標準品を105℃で4時間乾燥し、その約25mgを正確に量り、移動相溶液に溶かし、正確に50mLとする。この液5mLを正確に量り、内標準溶液2mLを正確に加えた後、移動相を加えて10mLとし、標準溶液とする。試料溶液及び標準溶液100µLにつき、次の条件で液体クロマトグラフ法により試験を行い、内標準物質のピーク面積に対するウルソデオキシコール酸のピーク面積の比 Q_T 及び Q_S を求める

内標準溶液　ブチルヒドロキシアニソールのメタノール溶液（1→200000）

操作条件

検出器：紫外吸光光度計（測定波長：208nm）

カラム：内径約4mm、長さ15～25cmのステンレス管に5～10µmの液体クロマトグラフ用オクタデシルシリル化シリカゲルを充填する。

カラム温度：40℃

移動相：薄めたリン酸（1→1000）・アセトニトリル混液（58：42）

流量：1mL/min

カラムの選定：標準溶液100µLにつき、上記の条件で操作するとき、ウルソデオキシコール酸、ブチルヒドロキシアニソールの順に溶出し、それぞれのピークが完全に分離するものを用いる。

医薬品各条の【109】外皮用薬20－①の条を次のように改める。

【109】外皮用薬20－②

成分及び分量又は本質	有効成分　日本薬局方　ヒドロコルチゾン酢酸エステル　0.5g 有効成分　局外規　クロタミトン　5.0g 基剤　薬添規　ゲル化炭化水素　50g 基剤　日本薬局方　白色ワセリン　適量 全量　100.0g
製造方法	以上をとり、軟膏剤の製法により製する。
用法及び用量	適宜、患部に塗布する。
効能又は効果	湿疹・皮膚炎、ただれ、かぶれ
貯蔵方法及び有効期間	気密容器
規格及び試験方法	別記のとおり。
備考	

規格及び試験方法

本品は定量するとき、ヒドロコルチゾン酢酸エステル（$C_{23}H_{32}O_6$：404.50）0.45～0.55％及びクロタミトン（$C_{13}H_{17}NO$：203.28）4.5～5.5％を含む。

性　状　本品は白色である。

確認試験　(1)　本品2gにエーテル10mLを加えてよくかき混ぜた後、ろ過する。残留物にクロロホルム20mLを加えてよくかき混ぜた後、ろ過し、水浴上でクロロホルムを留去する。残留物の半量をとり、硫酸2mLを加えるとき、初めに帯黄緑色の蛍光を発し、徐々にだいだい色を経て暗赤色に変わる。この液に水10mLを加えるとき、液は黄色からだいだい黄色に変わり、緑色の蛍光を発す

る（ヒドロコルチゾン酢酸エステル）。

(2) (1)で得た残留物半量にメタノール1 mLを加え、加温して振り混ぜた後、ろ過し、ろ液にフェーリング試液1 mLを加えて加熱するとき、だいだい色〜赤色の沈殿を生じる（ヒドロコルチゾン酢酸エステル）。

(3) 本品0.5 gにテトラヒドロフラン5 mLを加えてかき混ぜた後、ろ過し、ろ液を試料溶液とする。別にクロタミトン0.02 gをメタノール4 mLに溶かし、標準溶液とする。これらの液につき、薄層クロマトグラフ法により試験を行う。試料溶液及び標準溶液3 μLずつを薄層クロマトグラフ用シリカゲル（蛍光剤入り）を用いて調製した薄層板にスポットする。次に酢酸エチル・無水エタノール・強アンモニア水混液（50：5：1）を展開溶媒として約10 cm展開した後、薄層板を風乾する。これに紫外線（主波長254 nm）を照射するとき、試料溶液から得たスポットは標準溶液から得たスポットと色調及び *Rf* 値が等しい。

定量法 (1) 本品約1.0 gを精密に量り、テトラヒドロフラン30 mLを加えて振り混ぜた後、メタノールを加えて50 mLとする。この液をろ過し、初めのろ液10 mLを除き、次のろ液5 mLを正確に量り、内標準溶液5 mLを正確に加え、更にメタノールを加えて正確に50 mLとし、試料溶液とする。別に定量用ヒドロコルチゾン酢酸エステル約0.01 gを精密に量り、メタノールに溶かし、正確に25 mLとする。この液5 mLを正確に量り、メタノールを加えて20 mLとする。この液5 mLを正確に量り、内標準溶液5 mLを正確に加え、更にメタノールを加えて50 mLとし、標準溶液とする。試料溶液及び標準溶液10 μLにつき、次の条件で、液体クロマトグラフ法により試験を行い、内標準物質のピーク面積に対するヒドロコルチゾン酢酸エステルのピーク面積の比 Q_T 及び Q_S を求める。

ヒドロコルチゾン酢酸エステル（$C_{23}H_{32}O_6$）の量（mg）
= 定量用ヒドロコルチゾン酢酸エステルの量（mg）×（Q_T/Q_S）×（1/2）

内標準溶液　フタル酸ジメチルのメタノール溶液（1 → 10000）

操作条件

検出器：紫外吸光光度計（測定波長：240 nm）

カラム：内径約4 mm、長さ15〜25 cmのステンレス管に5〜10 μmの液体クロマトグラフ用オクタデシルシリル化シリカゲルを充てんする。

カラム温度：40℃付近の一定温度

移動相：薄めたリン酸（1 → 1000）・アセトニトリル混液（65：35）

流量：ヒドロコルチゾン酢酸エステルの保持時間が約10分になるように調整する。

カラムの選定：標準溶液10 μLにつき、上記の条件で操作するとき、フタル酸ジメチル、ヒドロコルチゾン酢酸エステルの順に溶出し、それぞれのピークが完全に分離するものを用いる。

(2) 本品約1.0 gを精密に量り、テトラヒドロフラン30 mLを加えて振り混ぜた後、メタノールを加えて正確に50 mLとする。この液をろ過し、初めのろ液10 mLを除き、次のろ液5 mLを正確に量り、メタノールを加えて正確に25 mLとする。この液5 mLを正確に量り、内標準溶液5 mLを正確に加え、更にメタノールを加えて50 mLとし、試料溶液とする。別に定量用クロタミトン約0.05 gを精密に量り、メタノールに溶かし、正確に50 mLとする。この液5 mLを正確に量り、メタノールを加えて正確に25 mLとする。この液5 mLを正確に量り、内標準溶液5 mLを正確に加え、更にメタノールを加えて50 mLとし、標準溶液とする。試料溶液及び標準溶液10 μLにつき、次の条件で液体クロマトグラフ法により試験を行い、内標準物質のピーク面積に対するクロタミトンのピーク面積の比 Q_T 及び Q_S を求める。

クロタミトン（$C_{13}H_{17}NO$）の量（mg）= 定量用クロタミトンの量（mg）×（Q_T/Q_S）

内標準溶液　p-トルイル酸エチルのメタノール溶液（1 → 7500）

操作条件

検出器：紫外吸光光度計（測定波長：254 nm）

カラム：内径約 4 mm、長さ 15～25 cm のステンレス管に 5～10 μm の液体クロマトグラフ用オクタデシルシリル化シリカゲルを充てんする。

カラム温度：40℃付近の一定温度

移動相：メタノール・水混液（6：4）

流量：クロマトミトンの保持時間が約 10 分になるように調整する。

カラムの選定：標準溶液 10 μL につき、上記の条件で操作するとき、トルイル酸エチル、クロタミトンの順に溶出し、それぞれのピークが完全に分離するものを用いる。

医薬品各条の【111】外皮用薬 22 －①の条を次のように改める。

【111】外皮用薬 22—②

成分及び分量又は本質	有効成分　日本薬局方　尿素　20.0 g 基剤　〃　親水軟膏　25.0 g 防腐剤　〃　パラオキシ安息香酸メチル　0.013 g 防腐剤　〃　パラオキシ安息香酸プロピル　0.007 g 溶剤　〃　精製水　適　量 全　量　100 mL
製造方法	以上をとり、ローション剤の製法により製する。
用法及び用量	1 日数回、適量を患部に塗擦する。
効能又は効果	手指のあれ、ひじ・ひざ・かかと・くるぶしの角化症、老人の乾皮症、さめ肌
貯蔵方法及び有効期間	気密容器
規格及び試験方法	別記のとおり。
備考	

規格及び試験方法

本品は定量するとき、尿素（CH_4N_2O：60.06）18.0～22.0％を含む。

性　状　本品は乳剤性ローションである。

確認試験　(1)　本品 1.0 g にエタノール 30 mL を加えて振り混ぜた後、ろ過し、ろ液を蒸発乾固する。残留物に水 3 mL を加え、振り混ぜた後、ろ過し、ろ液 1 mL に硝酸 1 mL を加えて放置するとき、白色の結晶性の沈殿を生じる（尿素）。

(2)　本品 10 mL に飽和塩化ナトリウム溶液 10 mL を加えた後、エーテル 10 mL で抽出する。エーテル層を蒸発乾固し、残留物をメタノール 1 mL に溶かして、試料溶液とする。別にパラオキシ安息香酸メチル 1 mg 及びパラオキシ安息香酸プロピル 1 mg をそれぞれメタノール 1 mL に溶かして、標準溶液(1)及び標準溶液(2)とする。これらの液につき、薄層クロマトグラフ法により試験を行う。試料溶液及び標準溶液 10 μL ずつを薄層クロマトグラフ用シリカゲル（蛍光剤入り）を用いて調製した薄層板にスポットする。次に酢酸エチル・ヘキサン・氷酢酸混液（10：5：1）を展開溶媒として約 10 cm 展開した後、薄層板を風乾する。これに紫外線（主波長 254 nm）を照射するとき、試料溶液から得た 2 個のスポットは標準溶液(1)及び標準溶液(2)から得たスポットと色調及び Rf 値が等しい。

定量法　(1)　本品約 1.0 g を精密に量り、エタノール 100 mL を加えて振り混ぜた後、ろ過する。ろ紙上の残留物をエタノール 10 mL で洗い、ろ液と洗液を合わせ、強酸性陽イオン交換樹脂カラム*に注入する。更にエタノール 50～100 mL を流してカラムを洗う。次に水 100 mL を流して尿素を溶出する。

溶出液は重量既知のビーカーに入れ、水浴上で蒸発乾固した後、約70℃で1時間乾燥し、秤量する。

100 mL 中の尿素の量 (g) = (溶出物の重量 (g) / 採取量 (g)) × (1/0.99574) × 100 (比重:0.99574)

［注］*内径約1.0 cm、長さ20～30 cm のカラムに強酸性陽イオン交換樹脂（H形）を約10 cm 充填する。

医薬品各条の【119】外皮用薬30 －②の条を次のように改める。

【119】外皮用薬30 －③

成分及び分量又は本質	有効成分　日本薬局方　インドメタシン　1.0 g 有効成分　〃　l-メントール　3.0 g 溶解補助剤　〃　プロピレングリコール　10.0 mL 保存剤　〃　ベンザルコニウム塩化物液（10%）　0.1 mL 溶剤　〃　エタノール　80.0 mL 溶剤　精製水　適量 全量　100 mL
製造方法	インドメタシンを、水浴上で加温したプロピレングリコールに溶解し、l-メントールを溶解したエタノールと合わせた後、ベンザルコニウム塩化物液、精製水を加え、全量100 mL とする。
用法及び用量	1日4回を限度として、適量を患部に塗布する。1週間50 mL を限度とする。11才未満は使用しない。
効能又は効果	関節痛、筋肉痛、腰痛、肩こりに伴う肩の痛み、腱鞘炎、肘の痛み、打撲、ねんざ
貯蔵方法及び有効期間	遮光した気密容器
規格及び試験方法	別記のとおり。
備考	

規格及び試験方法

本品は定量するとき、インドメタシン（$C_{19}H_{16}ClNO_4$:357.79）0.9～1.1%、l-メントール（$C_{10}H_{20}O$:156.27）2.7～3.3%を含む。

性　状　本品は淡黄色澄明の液で、ハッカのにおいがある。

確認試験　(1)　本品1 mL にメタノール4 mL を加えて、試料溶液とする。別にインドメタシン10 mg をメタノール5 mL に溶かし、標準溶液とする。これらの液につき、薄層クロマトグラフ法により試験を行う。試料溶液及び標準溶液5 μL ずつを薄層クロマトグラフ用シリカゲル（蛍光剤入り）を用いて調製した薄層板にスポットする。次にエーテル・氷酢酸混液（100:3）を展開溶媒として約10 cm 展開した後、薄層板を風乾する。これに紫外線（主波長254 nm）を照射するとき、試料溶液から得たスポットは、標準溶被から得た暗紫色のスポットと色調及び Rf 値が等しい。

(2)　本品2 mL に水5 mL を加え、石油エーテル10 mL で抽出する。石油エーテル抽出液を蒸発乾固し、残留物に無水エタノール10 mL を加えた後、硫酸3 mL を加えて振り混ぜるとき、液は黄赤色を呈する（メントール）。

(3)　本品5 mL を水浴上で蒸発乾固し、残留物に水1 mL、ブロムフェノールブルー溶液（1 → 2000）0.2 mL 及び水酸化ナトリウム試液0.5 mL の混液を加えるとき、液は青色を呈し、これにクロロホルム4 mL を加えて激しく振り混ぜるとき、青色はクロロホルム層に移る。このクロロホルム層を分取し、振り混ぜながらラウリル硫酸ナトリウム溶液（1 → 1000）を滴加するとき、クロロホルム層は無色となる（ベンザルコニウム塩化物）。

定量法　(1)　本品5 mLを正確に量り、メタノールを加えて正確に50 mLとする。この液をろ過し、初めのろ液10 mLを除き、次のろ液5 mLを正確に量り、内標準溶液3 mLを正確に加え、更に移動相を加えて100 mLとし、試料溶液とする。別にインドメタシン標準品を105℃で4時間乾燥し、その約50 mgを精密に量り、メタノールに溶かし、正確に50 mLとする。この液5 mLを正確に量り、内標準溶液3 mLを正確に加え、更に移動相を加えて100 mLとし、標準溶液とする。試料溶液及び標準溶液20 µLにつき、次の条件で液体クロマトグラフ法により試験を行い、内標準物質のピーク面積に対するインドメタシンのピーク面積の比Q_T及びQ_Sを求める。

インドメタシン（$C_{19}H_{16}ClNO_4$）の量（mg）$= W_S \times (Q_T/Q_S)$
W_S：インドメタシン標準品の秤取量（mg）

内標準溶液　パラオキシ安息香酸ブチルのメタノール溶液（1 → 1000）
操作条件
検出器：紫外吸光光度計（測定法長：254 nm）
カラム：内径約4 mm、長さ15〜25 cmのステンレス管に5〜10 µmのオクタデシルシリル化シリカゲルを充てんする。
カラム温度：25℃付近の一定温度
移動相：メタノール / 薄めたリン酸（1 → 1000）混液（7：3）
流量：インドメタシンの保持時間が約8分になるように調整する。
カラムの選定：標準溶液20 µLにつき、上記の条件で操作するとき、パラオキシ安息香駿ブチル、インドメタシンの順に溶出し、それぞれのピークが完全に分離するものを用いる。

(2)　本品2 mLを正確に量り、内標準溶液5 mLを正確に加え、アセトンを加えて50 mLとし、試料溶液とする。別に定量用*l*-メントール約0.06 gを精密に量り、アセトン30 mLに溶かし、内標準溶液5 mLを正確に加え、更にアセトンを加えて50 mLとし、標準溶液とする。試料溶液及び標準溶液2 µLにつき、次の条件でガスクロマトグラフ法により試験を行い、内標準物質のピーク面積に対する*l*-メントールのピーク面積の比Q_T及びQ_Sを求める。

l-メントール（$C_{10}H_{20}O$）の量（mg）＝定量用*l*-メントールの量（mg）× Q_T/Q_S

内標準溶液　安息香酸エチルのアセトン溶液（1 → 100）
操作条件
検出器：水素炎イオン化検出器
カラム：内径約3 mm、長さ約3 mのガラス管に、ガスクロマトグラフ法ポリエチレングリコール20Mをシラン処理した180〜250 µmのガスクロマトグラフ用ケイソウ土に10%の割合で被覆したものを充てんする。
カラム温度：150℃付近の一定温度
キャリヤーガス：窒素
流量：*l*-メントールの保持時間が約6分になるように調整する。
カラムの選定：標準溶液3 µLにつき、上記の条件で操作するとき、*l*-メントール、安息香酸エチルの順に流出し、完全に分離するものを用いる。

医薬品各条の【139】外皮用薬50の条を次のように改める。

【139】外皮用薬50－①

成分及び分量 又は本質	有効成分　日本薬局方　ヨードチンキ　20.0 mL 有効成分　〃　サリチル酸　5.0 g 有効成分　〃　液状フェノール　2.2 mL 有効成分　〃　安息香酸　8.0 g 溶　剤　〃　消毒用エタノール　適　量 全　量　100 mL
製造方法	以上をとり、酒精剤の製法により製する。ただし、「エタノール」及び「精製水」適量を用いて製することができる。
用法及び用量	適宜、患部に塗布する。
効能又は効果	みずむし、いんきんたむし、ぜにたむし
貯蔵方法及び 有効期間	遮光した気密容器
規格及び試験方法	別記のとおり。
備考	

規格及び試験方法

本品は定量するとき、ヨウ素（I:126.90）1.08～1.32％、ヨウ化カリウム（KI:166.00）0.72～0.88％、サリチル酸（$C_7H_6O_3$:138.12）4.5～5.5％、フェノール（C_6H_6O:94.11）1.8～2.2％及び安息香酸（$C_7H_6O_2$:122.12）7.2～8.8％を含む。

性　状　本品は暗赤褐色の液で、フェノールのにおいがある。

確認試験　(1)　本品1滴をデンプン試液1 mL及び水9 mLの混液に加えるとき、暗青紫色を呈する（ヨウ素）。

(2)　本品1 mLにエタノール(95)5 mL及び水を加えて50 mLとする。この液1 mLにpH2.0の塩酸・塩化カリウム緩衝液を加えて50 mLとする。この液15 mLに硝酸鉄（Ⅲ）九水和物溶液（1 → 200）5 mLを加えるとき、液は赤紫色を呈する（サリチル酸）。

(3)　本品1 mLにチオ硫酸ナトリウム試液1 mLを加えて振り混ぜ、水20 mL及び希塩酸5 mLを加え、ジエチルエーテル25 mLで抽出する。ジエチルエーテル抽出液を炭酸水素ナトリウム試液25 mLずつで2回洗った後、希水酸化ナトリウム試液10 mLで抽出する。抽出液1 mLに亜硝酸ナトリウム試液1 mL及び希塩酸1 mLを加えて振り混ぜ、更に水酸化ナトリウム試液3 mLを加えるとき、液は黄色を呈する（フェノール）。

(4)　本品1 mLにチオ硫酸ナトリウム試液1 mLを加えて振り混ぜ、更に水20 mL及び希塩酸5 mLを加え、ジエチルエーテル10 mLで抽出し、試料溶液とする。別にサリチル酸25 mg、フェノール0.01 g及び安息香酸0.04 gをそれぞれジエチルエーテル5 mLに溶かし、標準溶液(1)、標準溶液(2)及び標準溶液(3)とする。これらの液につき、薄層クロマトグラフ法により試験を行う。試料溶液、標準溶液(1)、標準溶液(2)及び標準溶液(3)5 µLずつを薄層クロマトグラフ用シリカゲル（蛍光剤入り）を用いて調製した薄層板にスポットする。次にクロロホルム・アセトン・酢酸（100）混液（45：5：1）を展開溶媒として約10 cm展開した後、薄層板を風乾する。これに紫外線(主波長254 nm)を照射するとき、試料溶液から得た3個のスポットのRf値は、標準溶液(1)、標準溶液(2)及び標準溶液(3)から得たそれぞれのスポットのRf値に等しい。また、この薄層板に塩化鉄（Ⅲ）試液を均等に噴霧するとき、標準溶液(1)から得たスポット及びそれに対応する位置の試料溶液から得たスポットは、紫色を呈する。

定量法　(1)　ヨウ素　本品4 mLを正確に量り、エタノール（95）を加えて正確に50 mLとし、試料溶液とする。別に定量用ヨウ素約1.2 g及び105℃で4時間乾燥した定量用ヨウ化カリウム約0.8 gをそれぞれ精密に量り、エタノール（95）に溶かし、正確に100 mLとする。この液4 mLを正確に量り、エタノール（95）を加えて正確に50 mLとし、標準溶液とする。試料溶液及び標準溶液3 mLずつを正確に量り、それぞれにクロロホルム・ヘキサン混液（2：1）25 mLを正確に加えて振り混ぜ、更に水10 mLを正確に加えて振り混ぜた後、クロロホルム・ヘキサン層を分取し、〔水層は(2)に用いる〕、脱脂綿でろ過する。ろ液につき、クロロホルム・ヘキサン混液（2：1）を対照とし、紫外可視吸光度測定法により試験を行う。試料溶液及び標準溶液から得たそれぞれの液の波長512 nmにおける吸光度A_T及びA_Sを測定する。

ヨウ素（I）の量（mg）$=W_S \times (A_T/A_S) \times (1/25)$
W_S：定量用ヨウ素の秤取量（mg）

(2)　ヨウ化カリウム　(1)の試料溶液及び標準溶液から得た水層8 mLずつを正確に量り、それぞれに薄めた希塩酸（1→2）1 mL及び亜硝酸ナトリウム試液1 mLを加えて振り混ぜ、直ちにクロロホルム・ヘキサン混液（2：1）10 mLを正確に加えて振り混ぜ、更に水10 mLを正確に加えて振り混ぜた後、以下(1)と同様に操作する。

ヨウ化カリウム（KI）の量（mg）$=W_S \times (A_T/A_S) \times (1/25)$
W_S：定量用ヨウ化カリウムの秤取量（mg）

(3)　サリチル酸、フェノール及び安息香酸　本品2 mLを正確に量り、薄めたメタノール（1→2）20 mLを加える。この液に0.1 mol/Lチオ硫酸ナトリウム液をヨウ素の色が消えるまで加えた後、内標準溶液20 mLを正確に加え、更に薄めたメタノール（1→2）を加えて200 mLとし、試料溶液とする。別にデシケーター（シリカゲル）で3時間乾燥した定量用サリチル酸約0.2 g、定量用フェノール約80 mg及びデシケーター（シリカゲル）で3時間乾燥した安息香酸約0.32 gをそれぞれ精密に量り、薄めたメタノール（1→2）に溶かし、正確に50 mLとする。この液25 mLを正確に量り、内標準溶液20 mLを正確に加え、更に薄めたメタノール（1→2）を加えて200 mLとし、標準溶液とする。試料溶液及び標準溶液3 µLにつき、次の条件で液体クロマトグラフ法により試験を行う。試料溶液の内標準物質のピーク面積に対するサリチル酸、フェノール及び安息香酸のピーク面積の比Q_{Ta}、Q_{Tb}及びQ_{Tc}並びに標準溶液の内標準物質のピーク面積に対するサリチル酸、フェノール及び安息香酸のピーク面積の比Q_{Sa}、Q_{Sb}及びQ_{Sc}を求める。

サリチル酸（$C_7H_6O_3$）の量（mg）$=W_{Sa} \times (Q_{Ta}/Q_{Sa}) \times (1/2)$
フェノール（C_6H_6O）の量（mg）$=W_{Sb} \times (Q_{Tb}/Q_{Sb}) \times (1/2)$
安息香酸（$C_7H_6O_2$）の量（mg）$=W_{Sc} \times (Q_{Tc}/Q_{Sc}) \times (1/2)$
W_{Sa}：定量用サリチル酸の秤取量（mg）
W_{Sb}：定量用フェノールの秤取量（mg）
W_{Sc}：安息香酸の秤取量（mg）

内標準溶液　テオフィリンのメタノール溶液（1→1000）
操作条件
検出器：紫外吸光光度計（測定波長：270 nm）
カラム：内径約4 mm、長さ25～30 cmのステンレス管に5 µmの液体クロマトグラフ用オクタデシルシリル化シリカゲルを充てんする。
カラム温度：室温
移動相：pH7.0の0.1 mol/Lリン酸塩緩衝液・メタノール混液（3：1）
流量：サリチル酸の保持時間が約6分になるように調整する。
カラムの選定：安息香酸0.2 g、サリチル酸0.2 g及びテオフィリン0.05 gを薄めたメタノール

（1 → 2）100 mL に溶かす。この液 10 mL に薄めたメタノール（1 → 2）90 mL を加える。この液 10 µL につき、上記の条件で操作するとき、安息香酸、サリチル酸、テオフィリンの順に溶出し、それぞれのピークが完全に分離するものを用いる。

医薬品各条の【157】外皮用薬 68 －②の条を次のように改める。

【157】外皮用薬 68 －③

成分及び分量又は本質	有効成分　日本薬局方　インドメタシン　1.0 g 有効成分　〃　*l*-メントール　3.0 g 溶解補助剤　〃　マクロゴール400　5.0 mL 基剤　〃　マクロゴール軟膏　適　量 全　量　100 g
製造方法	インドメタシン、*l*-メントールを秤取し、あらかじめ60～70℃に加温したマクロゴール400に加え攪拌溶解し、別に60～70℃で加温溶融したマクロゴール軟膏に加え、攪拌冷却して製する。
用法及び用量	1日4回を限度として、適量を患部に塗布する。ただし、1週間当たり50 g を超えて使用しないこと。11才未満は使用しない。
効能又は効果	関節痛、筋肉痛、腰痛、肩こりに伴う肩の痛み、腱鞘炎、肘の痛み、打撲、ねんざ
貯蔵方法及び有効期間	遮光した気密容器
規格及び試験方法	別記のとおり。
備考	

規格及び試験方法

本品は定量するとき、インドメタシン（$C_{19}H_{16}ClNO_4$：357.79）0.9～1.1％、*l*-メントール（$C_{10}H_{20}O$：156.27）2.7～3.3％を含む。

性　状　本品は淡黄白色で、ハッカのにおいがある。

確認試験　(1)　本品 1 g にメタノール 5 mL を加え、水浴上で加温して溶かし、冷後、ろ過し、ろ液を試料溶液とする。別にインドメタシン 10 mg をメタノール 5 mL に溶かし、標準溶液とする。これらの液につき、薄層クロマトグラフ法により試験を行う。試料溶液及び標準溶液 5 µL ずつを薄層クロマトグラフ用シリカゲル（蛍光剤入り）を用いて調製した薄層板にスポットする。次にエーテル・氷酢酸混液（100：3）を展開溶媒として約 10 cm 展開した後、薄層板を風乾する。これに紫外線（主波長 254 nm）を照射するとき、試料溶液から得たスポットは、標準溶液から得た暗紫色のスポットと色調及び *Rf* 値が等しい。

(2)　本品 2 g に石油エーテル 10 mL を加え、水浴上で加温しながらよくかき混ぜ、冷後、傾斜して上澄液をとり、この液を蒸発乾固する。残留物にエタノール 10 mL を加えた後、硫酸 3 mL を加えて振り混ぜるとき、液は黄赤色を呈する（メントール）。

(3)　本品 0.05 g に希塩酸 5 mL を加え、更に塩化バリウム試液 1 mL を加えて振り混ぜ、必要ならろ過し、ろ液にリンモリブデン酸溶液（1 → 10）1 mL を加えるとき、黄緑色の沈殿を生じる（マクロゴール）。

定量法　(1)　本品 5.0 g を精密に量り、メタノール 40 mL を加えて振り混ぜた後、更にメタノールを加えて正確に 50 mL とする。この液をろ過し、初めのろ液 10 mL を除き、次のろ液 5 mL を正確に量り、内標準溶液 3 mL を正確に加え、更に移動相を加えて 100 mL とし、試料溶液とする。別にインドメタシン標準品を 105℃で 4 時間乾燥し、その約 50 mg を精密に量り、メタノールに溶かし、正確に

50 mL とする。この液 5 mL を正確に量り、内標準溶液 3 mL を正確に加え、更に移動相を加えて 100 mL とし、標準溶液とする。試料溶液及び標準溶液 20 μL につき、次の条件で液体クロマトグラフ法により試験を行い、内標準物質のピーク面積に対するインドメタシンのピーク面積の比 Q_T 及び Q_S を求める。

インドメタシン（$C_{19}H_{16}ClNO_4$）の量（mg）$=W_S \times (Q_T/Q_S)$
W_S：インドメタシン標準品の秤取量（mg）

内標準溶液　パラオキシ安息香酸ブチルのメタノール溶液（1 → 1000）
操作条件
検出器：紫外吸光光度計（測定波長：254 nm）
カラム：内径約 4 mm、長さ 15～25 cm のステンレス管に 5～10 μm のオクタデシルシリル化シリカゲルを充てんする。
カラム温度：25℃付近の一定温度
移動相：メタノール / 薄めたリン酸（1 → 1000）混液（7：3）
流量：インドメタシンの保持時間が約 8 分になるように調整する。
カラムの選定：標準溶液 20 μL につき、上記の条件で操作するとき、パラオキシ安息香酸ブチル、インドメタシンの順に溶出し、それぞれのピークが完全に分離するものを用いる。

⑵　本品約 2.0 g を精密に量り、アセトン 30 mL を加えて振り混ぜた後、内標準溶液 5 mL を正確に加え、更にアセトンを加えて 50 mL とする。この液をろ過し、初めのろ液 10 mL を除き、次のろ液を試料溶液とする。別に定量用 *l*-メントール約 0.06 g を精密に量り、アセトン 30 mL に溶かし、内標準溶液 5 mL を正確に加え、更にアセトンを加えて 50 mL とし、標準溶液とする。試料溶液及び標準溶液 2 μL につき、次の条件でガスクロマトグラフ法により試験を行い、内標準物質のピーク面積に対する *l*-メントールのピーク面積の比 Q_T 及び Q_S を求める。

l-メントール（$C_{10}H_{20}O$）の量（mg）＝定量用 *l*-メントールの量（mg）$\times Q_T/Q_S$

内標準溶液　安息香酸エチルのアセトン溶液（1 → 100）
操作条件
検出器：水素炎イオン化検出器
カラム：内径約 3 mm、長さ約 3 m のガラス管に、ガスクロマトグラフ法ポリエチレングリコール 20M をシラン処理した 180～250 μm のガスクロマトグラフ用ケイソウ土に 10％の割合で被覆したものを充てんする。
カラム温度：150℃付近の一定温度
キャリヤーガス：窒素
流量：*l*-メントールの保持時間が約 6 分になるように調整する。
カラムの選定：標準溶液 3 μL につき、上記の条件で操作するとき、*l*-メントール、安息香酸エチルの順に流出し、完全に分離するものを用いる。

医薬品各条の【158】外皮用薬 69 －①の条を次のように改める。

【158】外皮用薬 69 —②

成分及び分量又は本質	有効成分 局外規 酢酸デキサメタゾン 0.025 g 有効成分 〃 クロタミトン 5.0 g 基剤 薬添規 ゲル化炭化水素 50 g 基剤 日本薬局方 白色ワセリン 適 量 全 量 100.0 g
製造方法	以上をとり、軟膏剤の製法により製する。
用法及び用量	適宜、患部に塗布する。
効能又は効果	湿疹・皮膚炎、ただれ、かぶれ
貯蔵方法及び有効期間	気密容器
規格及び試験方法	別記のとおり。
備考	

規格及び試験方法

本品は定量するとき、酢酸デキサメタゾン（$C_{24}H_{31}FO_6$：434.50）0.0225〜0.0275％及びクロタミトン（$C_{13}H_{17}NO$：203.28）4.5〜5.5％を含む。

性　状　本品は白色である。

確認試験　⑴　本品 15 g にエタノール 20 mL を加え、水浴上で加温しながらよくかき混ぜる。冷後、ろ過し、ろ液に 2,6- ジ - 第三ブチル -p- クレゾール試液 5 mL 及び水酸化ナトリウム試液 5 mL を加え、還流冷却器を付け、水浴上で 20 分間加熱するとき、液は淡緑色を呈する（酢酸デキサメタゾン）。

⑵　本品 0.5 g にテトラヒドロフラン 5 mL を加えてかき混ぜた後、ろ過し、ろ液を試料溶液とする。別にクロタミトン 0.02 g をメタノール 4 mL に溶かし、標準溶液とする。これらの液につき、薄層クロマトグラフ法により試験を行う。試料溶液及び標準溶液 3 μL ずつを薄層クロマトグラフ用シリカゲル（蛍光剤入り）を用いて調製した薄層板にスポットする。次に酢酸エチル・無水エタノール・強アンモニア水混液（50：5：1）を展開溶媒として約 10 cm 展開した後、薄層板を風乾する。これに紫外線（主波長 254 nm）を照射するとき、試料溶液から得たスポットは標準溶液から得たスポットと色調及び *Rf* 値が等しい。

定量法　⑴　本品約 2.0 g を精密に量り、テトラヒドロフラン 30 mL を加えて振り混ぜた後、内標準溶液 5 mL を正確に加え、更にメタノールを加えて正確に 50 mL とし、試料溶液とする。別に定量用酢酸デキサメタゾン約 0.005 g（$C_{24}H_{31}FO_6 \cdot H_2O$）を精密に量り、メタノールに溶かし、正確に 50 mL とする。この液 5 mL を正確に量り、内部標準溶液 5 mL を正確に加え、更にメタノールを加えて正確に 50 mL とし、標準溶液とする。試料溶液及び標準溶液 25 μL につき、次の条件で液体クロマトグラフ法により試験を行い、標準溶液のピーク面積 Q_S 及び試料溶液のピーク面積 Q_T を求める。

酢酸デキサメタゾン（$C_{24}H_{31}FO_6 \cdot H2O$）の量（mg）
　＝定量用酢酸デキサメタゾンの量（mg）×（Q_T/Q_S）×（1/10）

内標準溶液　パラオキシ安息香酸プロピルの薄めたメタノール溶液（1 → 8000）

操作条件

検出器：紫外吸光光度計（測定波長：254 nm）
カラム：内径約 4 mm、長さ約 15 cm のステンレス管に約 5 µm の液体クロマトグラフ用オクタデシルシリル化シリカゲルを充填する。
カラム温度：25℃付近の一定温度
移動相：水／アセトニトリル混液（2：1）
流量：デキサメタゾン酢酸の保持時間が約 6 分になるように調節する。
カラムの選定：標準溶液 25 µL につき、上記の条件で操作するとき、デキサメタゾン酢酸、パラオキシ安息香酸プロピル（内標準物質）の順に溶出し、それぞれのピークが完全に分離するものを用いる。

(2)　本品約 1.0 g を精密に量り、テトラヒドロフラン 30 mL を加えて振り混ぜた後、メタノールを加えて正確に 50 mL とする。この液をろ過し、初めのろ液 10 mL を除き、次のろ液 5 mL を正確に量り、メタノールを加えて正確に 25 mL とする。この液 5 mL を正確に量り、内標準溶液 5 mL を正確に加え、更にメタノールを加えて 50 mL とし、試料溶液とする。別に定量用クロタミトン約 0.05 g を精密に量り、メタノールに溶かし、正確に 50 mL とする。この液 5 mL を正確に量り、メタノールを加えて正確に 25 mL とする。この液 5 mL を正確に量り、内標準溶液 5 mL を正確に加え、更にメタノールを加えて 50 mL とし、標準溶液とする。試料溶液及び標準溶液 10 µL につき、次の条件で液体クロマトグラフ法により試験を行い、内標準物質のピーク面積に対するクロタミトンのピーク面積の比 Q_T 及び Q_S を求める。

クロタミトン（$C_{13}H_{17}NO$）の量（mg）＝定量用クロタミトンの量（mg）×（Q_T/Q_S）

内標準溶液　p- トルイル酸エチルのメタノール溶液（1 → 7500）
操作条件
検出器：紫外吸光光度計（測定波長：254 nm）
カラム：内径約 4 mm、長さ 15〜25 cm のステンレス管に 5〜10 µm の液体クロマトグラフ用オクタデシルシリル化シリカゲルを充てんする。
カラム温度：40℃付近の一定温度
移動相：メタノール・水混液（6：4）
流量：クロタミトンの保持時間が約 10 分になるように調整する。
カラムの選定：標準溶液 10 µL につき、上記の条件で操作するとき、トルイル酸エチル、クロタミトンの順に溶出し、それぞれのピークが完全に分離するものを用いる。

医薬品各条の【166】かぜ薬 8 －①の条の製造方法欄を次のように改める。

製　造　方　法	以上をとり、散剤の製法により製する。ただし、分包散剤とする。 アリメマジン酒石酸塩に替えて、アリメマジン酒石酸塩 1 ％散を用いてもよい。

医薬品各条の【168】解熱鎮痛薬 11 －①から【385】K192 －①までを【169】解熱鎮痛薬 11 －①から【386】K192 －①までとし、【167】解熱鎮痛薬 10 の条の次に次の条を追加する。

【168】解熱鎮痛薬 10 ―①

成分及び分量又は本質	有効成分　日本薬局方　イブプロフェン　0.15 g 賦形剤　〃　デンプン、乳糖又はこれらの混合物　適　量 全　量　0.4 g
製造方法	以上をとり、散剤の製法により製し、日本薬局方カプセル1個に充填し、カプセル剤として製する。
用法及び用量	大人（15才以上）1回1個、1日3回を限度としてなるべく空腹時をさけて服用する。服用間隔は4時間以上おくこと。
効能又は効果	○頭痛、歯痛・抜歯後の疼痛・咽喉痛・耳痛・関節痛・神経痛・腰痛・筋肉痛・肩こり痛・打撲痛・骨折痛・ねんざ痛・月経痛（生理痛）・外傷痛の鎮痛 ○悪寒・発熱時の解熱
貯蔵方法及び有効期間	気密容器
規格及び試験方法	別記のとおり。
備考	

規格及び試験方法

本品はカプセルに充填された粉末を定量するとき、イブプロフェン（$C_{13}H_{18}O_2$：206.28）33.75～41.25％を含む。

性　状　本品は白色の粉末を充填したカプセル剤である。

確認試験　本品1個を取り、カプセルを開いて充填された粉末を取り出す。取り出した粉末0.2 gにメタノール5 mLを加え、振り混ぜた後、ろ過し、ろ液を試料溶液とする。別にイブプロフェン0.01 gをメタノール1 mLに溶かし、標準溶液とする。これらの液につき、薄層クロマトグラフ法により試験を行う。試料溶液及び標準溶液5 µLずつを薄層クロマトグラフ用シリカゲル（蛍光剤入り）を用いて調整した薄層板にスポットする。次にヘキサン・酢酸エチル・氷酢酸混液（15：5：1）を展開溶媒として約10 cm展開した後、薄層板を風乾する。これに紫外線（主波長254 nm）を照射するとき、試料溶液から出たスポットは、標準溶液から得たスポットと色調及びRf値が等しい。

定量法　本品20個以上をとり、その重量を精密に量る。カプセルを開いて充填された粉末を小さなはけなどを用いてとり出し、20個以上とった空のカプセルの重量を精密に量る。全体の重量から空カプセルの重量を差し引いてとり出した粉末の重量を計算して、1カプセル当たりの粉末量を計算する。イブプロフェン（$C_{13}H_{18}O_2$）約0.15 gに対応する量を精密に量り、移動相140 mLを加え、10分間超音波処理を行なった後、移動相を加えて正確に200 mLとし、遠心分離する。上澄液5 mLを正確に量り、内部標準溶液5 mLを正確に加え、更に移動相を加えて100 mLとし、孔径0.5 µm以下のメンブランフィルターでろ過し、初めのろ液を除き、次のろ液を試料溶液とする。別に、定量用イブプロフェンをデシケータ（減圧・0.67 kPa以下、五酸化リン）で4時間乾燥し、その約0.075 gを精密に量り、移動相に溶かし、正確に100 mLとする。この液5 mLを正確に量り、内部標準溶液5 mLを正確に加え、更に移動相を加えて100 mLとし、標準溶液とする。試料溶液及び標準溶液5 µLにつき、次の条件で液体クロマトグラフ法により試験を行なう。試料溶液の内部標準物質のピーク面積に対するイブプロフェンのピーク面積の比Q_T並びに標準溶液の内部標準物質のピーク面積に対するイブプロフェンのピーク面積の比Q_Sを求める。

イブプロフェン（$C_{13}H_{18}O_2$）の量（mg）
＝定量用イブプロフェンの量（mg）×（Q_T/Q_S）× 2

内部標準液　安息香酸エチルの移動相溶液（3 → 4000）

操作条件

検出器：紫外吸光光度計（測定波長：210 nm）

カラム：内径約 4 mm、長さ約 15 cm のステンレス管に約 5 μm の液体クロマトグラフ用オクタデシルシリル化シリカゲルを充填する。

カラム温度：50℃付近の一定温度

移動相：薄めたリン酸（1 → 1000）/ アセトニトリル混液（3：2）

流量：イブプロフェンの保持時間が約 17 分になるように調節する。

カラムの選定：標準溶液 5 μL につき、上記の条件で操作するとき、安息香酸エチル（内部標準）、イブプロフェンの順に溶出し、それぞれのピークが完全に分離するものを用いる。

重量偏差試験　本剤 20 個をとり、その重量を精密に量り、平均重量を計算するとき、この値と個々の重量との偏差（%）が 10% 以下のときは適合とする。偏差（%）が 10% を超えるものがあるときは、内容物について、次の重量偏差試験を行う。

本剤 20 個をとり、個々の重量を精密に量る。このとき、個々に番号をひかえるなど識別して、各カプセル剤とその重量との対応に留意する。カプセルを開き、内容物を小さなはけなどを用いて除去し、個々の空のカプセルの重量を精密に量る。個々のカプセル剤の重量から対応する空のカプセルの重量を差し引いて、そのカプセル剤の内容物の重量とする。20 個について、個々の内容物の重量を求め、平均重量を計算するとき、この値と個々の重量との偏差（%）が 10% を超えるものが 2 個以下で、かつ 25% を超えるものがないときは適合とする。

(2)　薬局製剤指針から削除することとした品目（【5】解熱鎮痛薬 1 −①、【6】解熱鎮痛薬 2 −②、【21】耳鼻科用薬 1 −①、【72】胃腸薬 24 −②、【109】外皮用薬 20 −①、【111】外皮用薬 22 −①、【119】外皮用薬 30 −②、【139】外皮用薬 50、【157】外皮用薬 68 −②、【158】外皮用薬 69 −①）の製造販売承認を受けている薬局製造販売医薬品の製造販売者に対しては、速やかに当該品目について昭和 46 年 6 月 29 日薬発第 588 号薬務局長通知に基づく承認整理届を提出させること。

(3)　「【168】解熱鎮痛薬 10 −①」を追加したことにより、一連番号がずれた品目（旧一連番号が「【168】解熱鎮痛薬 11 −①」から「【385】K192 −①まで」）については、既承認の医薬品の旧一連番号は新一連番号に読み替えることとし、新たに製造販売承認申請の手続きを要しないこと。

(4)　製造方法欄のみを改めた品目（【4】鎮暈薬 1 −①、【40】鎮咳去痰薬 13 −②、【51】胃腸薬 3 −②、【58】胃腸薬 10 −②、【166】かぜ薬 8 −①）に関して、承認書の製造方法欄に「薬局製剤指針による」と記載されている品目については、薬事法第 14 条第 9 項の規定による医薬品の製造販売の承認事項の一部変更の承認の申請を要しないこと。

以下（略）

54　薬事法の一部を改正する法律等の施行等について

（平成 21 年 5 月 8 日　薬食発第 0508003 号
各〔都道府県知事・保健所設置市長・特別区長〕あて　厚生労働省医薬食品局長通知）

「薬事法の一部を改正する法律」（平成 18 年法律第 69 号。以下「改正法」という。）については、平成 18 年 6 月 14 日に公布されているところであるが、今般、「薬事法の一部を改正する法律の施行期日を定める政令」（平成 21 年政令第 1 号）が平成 21 年 1 月 7 日に公布され、平成 21 年 6 月 1 日から施行することとされたところである。

また、「薬事法の一部を改正する法律の施行に伴う関係政令の整備等及び経過措置に関する政令」（平成 21 年政令第 2 号。以下「改正政令」という。）、「薬事法施行規則等の一部を改正する省令」（平成 21 年厚生労働省令第 10 号。以下「改正省令」という。）及び関係告示がそれぞれ平成 21 年 1 月 7 日、平成 21 年 2 月 6 日及び平成 21 年 3 月 27 日に公布され、平成 21 年 6 月 1 日から施行し、又は適用することされ、若しくは平成21年5月31日限り廃止することとされたところである。

これらの改正等の趣旨、内容等については下記のとおりであるので、御了知の上、貴管内市町村、関係団体、関係機関等に周知徹底を図るとともに、適切な指導を行い、その実施に遺漏なきを期されたい。

記 第1、2（略）

第3　薬事法施行規則等の一部を改正する省令（平成21年厚生労働省令第10号）関係

Ⅰ　薬事法施行規則（昭和36年厚生省令第1号）関係

1　薬局に関する事項

(1) 医薬品の販売等の方法

① 薬局医薬品の販売等の方法（改正省令による改正後の薬事法施行規則（以下「新施行規則」という。）第15条の5関係）

薬局製造販売医薬品その他の一般用医薬品以外の医薬品（以下「薬局医薬品」という。）を販売し、又は授与する場合には、薬剤師に、当該薬局において、対面で販売させ、又は授与させなければならないこととしたこと。

なお、薬局製造販売医薬品以外の薬局医薬品を販売し、又は授与する場合の取扱いについては、平成17年3月30日付薬食発第0330016号医薬食品局長通知「処方せん医薬品等の取扱いについて」を参照すること。

(1)② （略）

(2) 医薬品等の情報提供の方法等

① 薬局医薬品の情報提供の方法等（新施行規則第15条の6及び第15条の7関係）

ア　薬局開設者は、その薬局において薬局医薬品を販売し、又は授与する場合には、薬剤師をして、その適正な使用のために必要な情報を提供させなければならないこととしたこと。また、その方法を次のように定めたこと。なお、薬局医薬品を購入する者等から説明を要しない旨の意思の表明があるかどうかにかかわらず、積極的に情報提供を行わせる必要があること。

(ア) a及びbにより、薬剤師に行わせなければならないこととしたこと。

a　当該薬局内の情報提供を行う場所（Ⅱの1の⑤の情報を提供するための設備がある場所をいう。以下イ及び②において同じ。）において、対面で行わせること。

b　医薬品を購入し、又は譲り受けようとする者における当該医薬品の使用が適正なものであること又は不適正なものとならないことを確認するための質問又は説明を行わせること。

(イ) 次に掲げる事項を記載した書面を用いて説明を行わせることとしたこと。なお、eに該当する具体的な事項は、添付文書中の「使用上の注意」のうち、「してはいけないこと」に関する情報及び「使用前に医師・薬剤師等に相談する必要がある人」に関する情報であること。また、添付文書中の「使用上の注意」について説明を行う以外の場合には、書面を交付することが望ましいこと。

a　当該医薬品の名称

b　当該医薬品の有効成分の名称及びその分量

c　当該医薬品の用法及び用量

d　当該医薬品の効能又は効果

e　当該医薬品に係る使用上の注意のうち、保健衛生上の危害の発生を防止するために必要な事項

f　その他当該医薬品を販売し、又は授与する薬剤師がその適正な使用のために必要と判断する事項

イ　薬局開設者は、薬局医薬品を購入した者等から相談があった場合には、薬剤師をして、その適正な使用のために必要な情報を提供させなければならないこととしたこと。また、その方法を次のように定めたこと。

(ア) 当該薬局内の情報提供を行う場所において、対面で行わせること。

(イ) 医薬品の使用に当たり保健衛生上の危害の発生を防止するために必要な事項について説明を行わせること。

(2)②〜(6)（略）

(7) 医薬品の陳列等

① 薬局医薬品の陳列等（新施行規則第15条の8関係）

薬局開設者は、薬局医薬品を調剤室以外の場所に貯蔵し、又は陳列してはならないこととしたこと。ただし、一般用医薬品を通常陳列し、又は交付する場所以外の場所に貯蔵する場合は、この限りでないこととしたこと。

なお、薬局医薬品を調剤室以外の場所に貯蔵する場合には、倉庫等の当該薬局の従事者のみが立ち入ることができる場所又は当該薬局の従事者のみが手にとることができる場所に貯蔵すること。また、薬剤師による情報提供が十分に確保できることを前提に、同一又は類似の薬効の一般用医薬品を陳列している場所において、薬局製造販売医薬品に関する製品情報（製品名リスト等）を示すことは差し支えないこと。

(7)②〜5(2)①（略）

② 薬局製造販売医薬品の製造業者及び製造販売業者である薬局開設者の遵守事項を次のように定めたこと。

ア 当該薬局で調剤に従事する薬剤師に当該薬局における設備及び器具をもって、薬局製造販売医薬品を製造させなければならないこととしたこと。（新施行規則第96条の2第1項関係）

イ 当該薬局以外の薬局開設者又は医薬品の製造販売業者、製造業者若しくは販売業者に対して、薬局製造販売医薬品を販売し、又は授与してはならないこととしたこと。（新施行規則第92条の3及び第96条の2第2項関係）

(2)③以降（略）

55　改正法施行に伴う経過措置等終了にあたっての対応について

（平成22年3月18日　薬食審査発0318第1号、薬食監麻発0318第6号
各都道府県衛生主管部(局)長あて　厚生労働省医薬食品局審査管理課長、監視指導・麻薬対策課長通知）

薬事法及び採血及び供血あつせん業取締法の一部を改正する法律（平成14年法律第96号。以下「改正法」という。）の施行及び改正法による改正後の薬事法（昭和35年法律第145号。以下「新薬事法」という。）に伴い、製造販売承認書における製造方法欄等の記載整備、改正法施行前に簡易登録を行った原薬等登録原簿（以下「MF」という。）における新薬事法に適合させるための変更登録申請（以下「本登録申請」という。)、外国製造業者の認定及び5年を経過するごとのGMP/QMS適合性調査（以下「定期GMP/QMS適合性調査」という。）について定められたところですが、平成22年3月31日をもって経過措置等の期限が原則として終了することとなります。

つきましては、経過措置等終了にあたっての対応白は下記のとおりとすることといたしましたので、貴管下関係業者への周知方お願いいたします。

また、本日付で、関連事項の事務連絡（Q&A）を発出しますので、合わせて周知のほどお願いいたします。

なお、本通知の写しについて、別記関係団体の長あて送付することを、念のため申し添えます。

記

1．製造販売承認申請書における製造方法欄の記載整備

(1) 改正法附則第8条第1項の規定に基づき、改正法による改正前の薬事法（以下「旧薬事法」という。）において製造承認を受けているものであって、新薬事法における製造販売承認を受けたものとみなされたもの（以下「みなし承認品目」という。）は、薬事法施行規則等の一部を改正する省

令（平成16年厚生労働省令第112号）附則第3条の規定に基づき、製造販売承認書の記載整備（製造場所の記載、原薬情報の記載、製造方法の記載充実等）を、みなしの製造販売業許可更新時までの間に行うこととされているところ。

(2) みなし承認品目についての同省令附則第3条に基づく記載整備は、平成22年3月31日までに遺漏なきよう対応すること。なお、期限までに記載整備ができない場合は、今後の対応につき審査管理課又は医療機器審査管理室に相談すること。

2．簡易登録したMFの変更登録（本登録）

(1) 改正法施行前恒簡易登録を受けたMFについては、平成22年3月31日までに本登録申請を行うよう求めているところ（平成17年3月10日付薬食審査発第0310002号審査管理課長通知）。

(2) 同期日までに本登録申請を行うことができないものについては、登録整理（平成18年2月8日付薬食審査発第0208001号審査管理課長通知）を行うこと。平成22年6月30日までに登録整理されていない簡易登録MFについては、登録を抹消する予定であること。

(3) 登録整理または登録を抹消されることとなるMFを引用している製剤等については、速やかに、新薬事法第14条第10項の規定に基づく承認事項の軽微変更に係る届出（以下「軽微変更届出」という。）により、MFに記載されるはずであった製造所情報及びできる限りの製造方法情報を、製造方法欄に記載するとともに、他の原薬製造業者へと改める同法第14条第9項の規定に基づく承認事項の一部変更承認申請（以下「一変申請」という。）を行うこと。なお、登録整理または登録を抹消されることとなるMFに記載されるはずであった製造所情報及び製造方法情報を、引用していた製剤の製造販売業者が十分把握でき、引き続き原薬等の供給を受け続ける場合には、軽微変更届出のみで、一変申請を要しない場合もある。

3．外国製造業者の認定

(1) 薬事法及び採血及び供血あつせん業取締法の一部を改正する法律の施行に伴う関係政令の整備に関する政令（平成15年政令第535号）附則第6条及び附則第11条の規定に基づき、新薬事法における外国製造業者の認定を受けているものとみなされている者については、同政令附則第6条に規定する当該品目を輸入する者の旧薬事法に基づく輸入販売業許可の有効期限までに認定の更新を行うよう求めているところ。

(2) 旧薬事法に基づく輸入販売業許可の有効期限が終了するまでに認定の更新が行われない場合は、新薬事法第55条第2項の規定及び同条の規定を準用するとされている同法第64条の規定により、認定を取得していない間に当該製造所で製造された医薬品及び医療機器は、販売し、授与し、又は販売（医療機器にあっては販売し、賃貸し、授与し、又は販売、賃貸）若しくは授与の目的で貯蔵し、若しくは陳列してはならないとされていることから、当該製造所で製造された原薬及び製剤並びに医療機器の新たな輸入等は認められないこと。

(3) 当該製造所で製造されていた製剤（当該製造所で製造されていた原薬を用いた製剤を含む。）及び医療機器について、その承認を維持し、引き続き製造販売する場合には、当該製造所から他の製造所に変更するための一変申請を速やかに行うこと。

4．定期GMP/QMS適合性調査

(1) 新薬事法第14条第6項及び薬事法施行令第21条において、同法第14条第1項の承認を受けた者は、5年ごとにその医薬品、医薬部外品、化粧品及び医療機器の製造所におけるGMP/QMS適合性調査を受けなければならないとされている。

(2) 改正法附則第8条第1項の規定に基づき、みなし承認品目についての新薬事法第14条第6項に規定する期間は、旧薬事法第12条第3項に規定する期間の残存期間（以下「みなし許可期間」という。）とされており、原則、すべてのみなし許可期間が終了する平成22年3月31日時点においてもGMP/QMS適合が確認されていない場合は、新薬事法第14条第6項を満たさないため、製造販売承認が取り消される場合があるとしているところ（平成21年9月18日付監視指導・麻薬対策課事務連絡）

(3) 製造販売業者がGMP/QMS適合性調査の申請を行った段階でGMP/QMS適合性調査を受けて

いると解釈されることから、みなし許可期間が終了するまでに定期GMP/QMS適合性調査の申請がなされている場合には、みなし承認品目の製造販売承認の取り消しを行うものではない。

(4)　ただし、みなし許可期間が終了するまでに定期GMP/QMS適合性調査の申請がなされた場合にあっても、申請に対する照会に速やかに対応されない等の理由により、GMP/QMS適合性調査を受けることができない場合については、最終的には当該みなし承認品目に対して承認の取り消し又は承認事項の一部変更を命ずるなど厳正な対処を取ることもあるので留意されたい。

5．その他

(1)　一変申請等における留意点

2の(3)に基づき行う軽微変更届又は一変申請書には、その他の軽微変更届・一変申請と区別するため、備考2の項目中、優先審査欄の優先審査コードに、簡易登録MFの登録整理・登録抹消によるものであることを示す「19507」、及び備考欄に「平成22年3月18日付薬食審査発0318第1号・薬食監麻発0318第6号審査管理課長、監視指導・麻薬対策課長通知に基づく」旨を記載すること。

なお、当該軽微変更届出又は一変申請は、受付事務手続き上の問題のため、平成22年3月26日以降に行うこと。

(2)　一般用医薬品、医薬部外品、化粧品及び転用原薬の簡略化記載

一般用医薬品(新有効成分含有一般用医薬品(再審査期間中に申請されるものを含む。)を除く。)、医薬部外品及び化粧品の製造方法及び「食品・工業用製品等をやむを得ず転用する場合」として認められる原薬の製造方法については、改正薬事法移行期における当分の間の措置として、簡略化記載を認めてきたところ（平成18年4月27日付薬食審査発第0427002号審査管理課長通知で一部改正後の平成17年2月10日付薬食審査発第0210001号審査管理課長通知)。現時点において特段の問題が生じていないこと等から、本取扱いについては、引き続き同様の取扱いとするものであること。

(3)　薬局製造販売医薬品の製造の用に供されるものの取扱い

薬局製造販売医薬品の製造の用に供されるもの(以下「薬局製剤用医薬品」という。)については、平成17年3月31日付薬食審査発第0331015号審査管理課長通知において、一般用医薬品としての承認を要すること、ただし、既に医療用医薬品又は一般用医薬品として承認を受けているものを薬局製剤用医薬品として用いる場合に限り、薬局製剤用医薬品としての承認は要しないこととしているところ。

今般、他の医薬品の製造の用に供されているものである原薬たる医薬品については、他の医薬品の製造販売の承認等の際に、品質等が確認されていると考えられることから、当分の間、上記に加えて薬局製剤用医薬品として用いても差し支えないこととすること。

別記（略）

56　改正法施行に伴う経過措置等に関する質疑応答集（Q&A）について

（平成22年3月18日　事務連絡
各都道府県衛生主管部（局）薬務主管課あて　厚生労働省医薬食品局審査管理課、厚生労働省医薬食品局監視指導・麻薬対策課）

薬事法及び採血及び供血あつせん業取締法の一部を改正する法律（平成14年法律第96号。以下「改正法」という。）の施行及び改正法による改正後の薬事法（昭和35年法律第145号。以下「新薬事法」という。）に伴う経過措置等に関する質疑応答集（Q&A）を別添のとおりとりまとめましたので、貴管下関係業者に対し周知願います。

なお、本事務連絡の写しを別記関係団体あて送付しますので、念のため申し添えます。

別添

改正法施行に伴う経過措置等に関する質疑応答集（Q&A）

本Q&Aにおいて、「医薬品（体外診断用医薬品を除く。以下同じ。）、医薬部外品及び化粧品」を「医薬品等」、「医療機器及び体外診断用医薬品」を「医療機器等」、「薬事法第14条第9項の規定に基づく承認事項の一部変更承認申請」を「一変申請」、「薬事法第14条第10項の規定に基づく承認事項の軽微変更に係る届出」を「軽微変更届出」、「原薬等登録原簿」を「MF」とそれぞれ略する。また、本日付薬食審査発0318第1号・薬食監麻発0318第6号審査管理課長、監視指導・麻薬対策課長通知については「本日付通知」と略する。

なお、医療機器等にあっては、「原薬」とあるのは「部品（医療機器等に該当するものに限る。）」と、「製剤」とあるのは「製品」と、「製剤化等」とあるのは「組み立て製造」と、「製剤の製造所」とあるのは「製造所」と読み替えるものとする。

＜定期GMP/QMS適合性調査＞

Q 1
定期GMP/QMS適合性調査申請をみなし期限終了までに行ったが、期限終了までに「適合」の結果通知を受け取っていない場合、「適合」の調査結果が出るまでの間も引き続き医薬品等及び医療機器等の製造等を継続してよいか。

A 1
みなし期限終了までに当該申請がなされた場合、「適合」の調査結果が出るまでの間も、当該医薬品等及び医療機器等が適切な品質であることを製造販売業者の責任において担保することをもって継続して製造等可能である。

ただし、本事務連絡発出日以降に調査権者から発出された照会に対して1ヵ月以内に回答を提出できない場合は、調査権者と相談の上、資料持ち込みによる誠査や実地調査への切り替え又は適合性調査申請の取り下げ等を行うこと。なお、これら対応が不適切な場合は、承認の取消し又はその承認を与えた事項の一部についてその変更を命ずることがあるので留意すること。

＜製造所廃止、製造中止＞

Q 2
原薬の製造所が廃止されている場合の記載整備については平成19年1月12日付審査管理課事務連絡Q 4において示されているが、製造業の許可又は外国製造業の認定は有しているものの、当該原薬の製造を中止したもので、記載整備に必要な情報入手が困難な場合の記載整備はどうすればよいか。

A 2
製造所の許可又は認定番号及び許可又は認定年月日については、現行の情報を記載し、その他の情報等は平成19年1月12日付審査管理課事務連絡Q 4を準用し、製造方法欄については可能な限りの情報、備考欄にはやむを得ず記載整備ができない旨及び当該製造所において当該原薬の製造を中止した旨を記載すること。

Q 3
みなし期限終了までに原薬及び製剤の製造所が廃止されている又は当該原薬及び製剤の製造を中止等している（以下「廃止等」という。）場合、当該製造所に対する定期GMP/QMS適合性調査は受ける必要があるか。

A 3
不要である。

Q 4

原薬の製造所が廃止等されている場合、既に購入した原薬を用いて、引き続き製剤化等することは可能か。

A 4

原薬の製造所が廃止等された場合であって、当該原薬を用いた製剤を引き続き製造販売する場合は、製造業許可を有しており現在製造を行っている製造所で製造された原薬に変更する必要があるため、代替となる原薬の製造所変更に関する一変申請を速やかに行うこと。

一変申請は、原則として原薬の製造所が廃止等された日から6ヶ月以内に行うこととし、その際には備考欄に、「原薬○○の製造所△△について、平成○○年○○月○○日に業を廃止（製造を中止）したことによる一変申請」等現状がわかる内容を記載すること。

やむを得ず当該原薬を用いた製剤を引き続き製造販売する場合であって、既に製造所が廃止等されている原薬を使用する場合は、当該製造所から既にGMP/QMSに適合していることが確認されている次工程以降の原薬又は製剤の製造所（以下「適合済製造所」という。）に販売され、又は授与されている原薬に限っては、製造販売業者の責任において適切な品質であることを担保することをもって、適合済製造所において引き続き製剤化等することは可能とする。

なお、廃止等した原薬の製造所が製造を再開し、当該原薬を新たに販売し、又は授与する場合は製造所変更の一変申請が必要となるので留意すること。

Q 5

製剤の製造所が廃止等されている場合、記載整備はどのようにすればよいか？また、4月以降も販売を続けることは可能か。

A 5

許可番号及び年月日は、「99AZ888888」及び「平成17年4月1日」を記載すること。製造方法については新薬事法に適合するように記載し、備考欄に「製剤の製造所○○については、平成○○年○○月○○日に業を廃止」など現状が分かる内容を記載すること。

製剤の製造所が廃止等された場合であって、当該製剤を引き続き製造販売する場合は、製造業許可を有しており現在製造を行っている製造所で製造された製剤に変更する必要があるため、代替となる製剤の製造所変更に関する一変申請を速やかに行うこと。

一変申請は、原則として製剤の製造所が廃止等された日から6ヶ月以内に行うこととし、その際には備考欄に、「製剤○○の製造所△△について、平成○○年○○月○○に業を廃止（製造を中止）したことによる一変申請」等現状がわかる内容を記載すること。

やむを得ず引き続き廃止等されている製剤の製造所において製造された医薬品等又は医療機器等を製造販売する場合については、廃止等される前に既に卸売販売業者に販売され、又は授与されているものに限っては市場に流通してもよい。

なお、廃止等した製剤の製造所が製造を再開し、当該製剤を新たに販売し、又は授与する場合は製造所変更の一変申請が必要となるので留意すること。

＜簡易登録MF＞

Q 6

現在、簡易登録MFについて、本登録を行うための変更登録申請を準備しているところであるが、平成22年3月31日までに変更登録申請を行えば、当該簡易登録MFは登録抹消されないということでよいか。

Ａ６

平成22年３月31日までに本登録のための変更登録申請が受理されていれば、原則として登録抹消の対象とはならない。一方、申請を行ったものの、添付資料等がそろわない等の理由により平成22年３月31日までに変更登録申請が受理されないものについては、登録抹消の対象となるため、この場合にあっては可能な限りMFの登録者自らが登録整理を行うこと。登録整理手続きについては、平成18年２月８日付薬食審査発第0208001号審査管理課長通知を参照すること。

なお、簡易登録されていた原薬等について、登録整理又は抹消後に、再度MF登録が必要な場合は、添付資料等をそろえた上で改めて新規登録申請を行う等の対応をとること。

Ｑ７

製剤等に引用している簡易登録MFが登録整理又は登録抹消された。今後も供給を続けるにはどうすればよいか。

Ａ７

今後とも製造販売を継続する場合は、速やかに簡易登録MFに記載されていた製造所情報及び製造方法情報を、平成17年２月10日付薬食審査発第0210001号審査管理課長通知に準じて可能な範囲で承認書に反映させるよう軽微変更届を提出するとともに、他の原薬等製造業者等を見つけ、原則としてMFが登録整理又は登録抹消された日から６ヶ月以内に製造所を変更するための一変申請を行うこと。

なお、登録整理または登録を抹消されることとなるMFに記載されるはずであった製造所情報及び製造方法情報を、引用していた製剤の製造販売業者が十分把握でき、同一製造所から引き続き原薬等の供給を受け続ける場合には、軽微変更届出のみで、一変申請を要しない場合もある。

いずれの場合であっても、本日付通知の記の５の(1)に留意すること。

登録整理又は登録抹消されたMFの原薬等製造所に対しての定期GMP/QMS適合性調査については、本日付通知の「４．定期GMP/QMS適合性調査」及び本事務連絡ＱＡ１に示したとおりである。また、今後当該製造所より原薬の供給を受けない場合は、ＱＡ３及びＱＡ４における「製造所が廃止等された場合」とみなす。この時、Ａ４「製造所が製造を再開し、当該原薬又は製剤を新たに販売し、又は授与する場合」は「製造所から供給を再び受ける場合」と読み替えるものとする。

なお、問にあるような状態にならないよう、関係するMF登録者及び製造販売承認取得者間で確認をとるよう努めること。

＜その他＞

Ｑ８

改正法施行後に承認された医薬品等又は医療機器等の製造販売承認書において、現在、みなし外国製造業認定番号及びみなし認定年月日としてダミー番号（AG99999999等）及びダミー認定年月日を入力しているが、このままでよいか。

Ａ８

平成18年12月14日付審査管理課事務連絡QA25を参照し、一変申請又は軽微変更届出を行う機会がある時に併せて当該製造所の外国製造業認定番号及び認定年月日に変更することでよいが、平成22年４月末までには変更すること。なお、当該認定番号及び認定年月日のみを変更する場合にあっては、軽微変更届出で対応可能とする。

Q９
薬局はどのようにして、薬局製造販売医薬品の製造の用に供されるものが、他の医薬品の製造の用に供されていることを判別すればよいか。

A９
包装や表示から判断ができない場合、原薬の製造業者又は卸売一般販売業者等に対して確認されたい。

Q10
薬局は、薬局製造販売医薬品の製造の用に供されるものが、他の医薬品の製造の用に供されていることを、いつ確認すればよいか。

A10
薬局製造販売医薬品の製造の用に供されるものを仕入れる際に確認することで差し支えない。

別記（略）

57　一般用漢方製剤承認基準の改正について

（平成22年４月１日　薬食審査発0401第２号
各都道府県衛生主管部（局）長あて　厚生労働省医薬食品局審査管理課長通知）

一般用漢方製剤承認基準については、平成20年９月30日付け薬食審査発第0930001号厚生労働省医薬食品局審査管理課長通知（以下「新基準」という。）により通知したところであるが、今般、別添のとおり本新基準に加減方を追加した基準（以下「改正新基準」という。）を定めたので、貴管下関係業者等に対し、周知徹底を図るとともに、円滑な事務処理が行われるようご配慮をお願いする。

なお、改正新基準制定の経緯、概要は下記のとおりであり、平成22年４月１日以降に製造販売承認申請される品目について適用する。

ただし、改正新基準に適合しないものについては、従前のとおりの審査を行うこととする。

記

１．加減方追加の経緯

一般用漢方処方の見直しを図るための調査研究班（班長：合田　幸広（国立医薬品食品衛生研究所生薬部長））の調査結果のうち、加減方に関する処方に関しては、新基準の制定に引き続き、新たに薬事・食品衛生審議会一般用医薬品部会での討議に基づき、この新基準への追加が認められた。

２．加減方の概要

⑴　基本的な考え方

旧基準から基本となる処方を選び、それに一部の生薬を加えたり減じたりした処方（加減方）の23処方を新基準に追加する。

⑵　効能・効果について

新基旬準の語句に統一等、現在に即した表現とした。

⑶　追加する処方一覧

	処方番号	処方名
1	11	黄耆桂枝五物湯
2	20	解労散
3	30	加味四物湯
4	40	枳縮二陳湯

5	75	杞菊地黄丸
6	89	柴胡疎肝湯
7	91	柴蘇飲
8	110	芍薬甘草附子湯
9	156	沢瀉湯
10	158	竹葉石膏湯
11	162	知柏地黄丸
12	164	中建中湯
13	171	定悸飲
14	179	当帰芍薬散加黄耆釣藤
15	180	当帰芍薬散加人参
16	181	当帰芍薬散加附子
17	192	排膿散及湯
18	196	八解散
19	209	附子理中湯
20	222	味麦地黄丸
21	223	明朗飲
22	227	抑肝散加芍薬黄連
23	235	連珠飲

以下（略）

58　一般用漢方製剤承認基準の改正について

（平成23年4月15日　薬食審査発0415第1号
各都道府県衛生主管部（局）長あて　厚生労働省医薬食品局審査管理課長通知）

一般用漢方製剤承認基準については、平成22年4月1日付け薬食審査発0401第2号厚生労働省医薬食品局審査管理課長通知（以下「基準」という。）により通知したところであるが、今般、別添1のとおり本基準に新規27処方を追加した基準（以下「改正基準」という。）を定めたので、貴管下関係業者等に対し、周知徹底を図るとともに、円滑な事務処理が行われるようご配慮をお願いします。

なお、基準改正の経緯、概要は下記のとおりであり、平成23年4月15日以降に製造販売承認申請される品目について適用します。

ただし、改正基準に適合しないものについては、従前のとおりの審査を行うこととします。

記

1．新規処方追加の経緯

一般用漢方処方の見直しを図るための調査研究班（班長：合田　幸広（国立医薬品食品衛生研究所生薬部長））の調査結果等のうち、新規処方に関するもので、薬事・食品衛生審議会一般用医薬品部会での討議を得て基準への追加が認められた27処方について、基準に追加する。

なお、新規処方に関するもののうち、残りの処方については、順次、薬事・食品衛生審議会一般用医薬品部会での検討を行った上で追加する。

2．改正の概要

(1)　新規処方の追加

新規27処方について追加した。

(2)　追加する処方一覧

	処方番号	処方名
1	7	烏薬順気散
2	11	越婢加朮湯
3	12	越婢加朮附湯
4	23	解急蜀椒湯
5	39	甘草乾姜湯
6	43	甘露飲
7	55	九味檳榔湯
8	58	桂姜棗草黄辛附湯
9	59	桂枝越婢湯
10	69	桂枝芍薬知母湯
11	71	桂枝二越婢一湯
12	72	桂枝二越婢一湯加朮附
13	114	四逆加人参湯
14	116	四逆湯
15	119	紫根牡蛎湯
16	120	滋腎通耳湯
17	121	滋腎明目湯
18	142	小続命湯
19	154	真武湯
20	162	清熱補気湯
21	163	清熱補血湯
22	168	千金内托散
23	170	続命湯
24	231	茯苓四逆湯
25	243	麻黄附子細辛湯
26	260	麗沢通気湯
27	261	麗沢通気湯加辛夷

(3)　既存処方の整備

既存処方の成分・分量を参考文献の処方構成に基づく記載に改めた。これらの改正箇所については、別添2の新旧対照表に示す。

別添1（略）

59　一般用漢方製剤承認基準の改正について

(平成24年8月30日　薬食審査発0830第1号
各都道府県衛生主管部(局)長あて　厚生労働省医薬食品局審査管理課長通知)

一般用漢方製剤承認基準の改正について

一般用漢方製剤承認基準については、平成23年4月15日付け薬食審査発0415第1号厚生労働省医薬食品局審査管理課長通知（以下「基準」という。）により通知したところであるが、今般、別添1のとおり本基準に新規31処方を追加した基準（以下「改正基準」という。）を定めたので、貴管下関係業者等に対し、周知徹底を図るとともに、円滑な事務処理が行われるようご配慮をお願いします。

なお、基準改正の経緯、概要は下記のとおりであり、平成24年8月30日以降に製造販売承認申請される品目について適用します。

ただし、改正基準に適合しないものについては、従前のとおりの審査を行うこととします。

記

1．新規処方追加の経緯

一般用漢方処方の見直しを図るための調査研究班（班長：合田　幸広（国立医薬品食品衛生研究所生薬部長））の調査結果等のうち、新規処方に関するもので、薬事・食品衛生審議会一般用医薬品部会での討議を得て基準への追加が認められた31処方について、基準に追加する。

2．改正の概要

(1)　新規処方の追加

新規31処方について追加した。

(2)　収載順序の変更

これまでの五十音順から、漢方の考え方を取り入れた基本処方に基づく収載順序へ変更を行った。

(3)　追加する処方一覧

	処方番号	処方名
1	6	烏苓通気散
2	19	加減涼膈散（浅田）
3	20	加減涼膈散（龔廷賢）
4	26	栝楼薤白白酒湯
5	26A	栝楼薤白湯
6	30	甘草附子湯
7	55	外台四物湯加味
8	66	柴葛解肌湯
9	66A	柴葛湯加川芎辛夷
10	67	柴梗半夏湯
11	69	柴胡枳桔湯
12	87	梔子豉湯
13	88	梔子柏皮湯
14	113	神仙太乙膏
15	127	洗肝明目湯
16	131	喘四君子湯

17	137	大黄附子湯
18	142	大防風湯
19	167	八味疝気方
20	169	半夏散及湯
21	172	白朮附子湯
22	176	茯苓杏仁甘草湯
23	179	附子粳米湯
24	180	扶脾生脈散
25	189	補陽還五湯
26	190	奔豚湯（金匱要略）
27	191	奔豚湯（肘後方）
28	197	木防已湯
29	200	薏苡附子敗醤散
30	205	苓甘姜味辛夏仁湯
31	209	苓桂味甘湯

(4) 既存処方の整備

既存処方の名称を構成生薬に基づく記載に改めた。これらの改正箇所については、以下の新旧対照表に示す。

頁	番号	処方名	項目	基準（平成23年4月15日）	改正基準（平成24年8月30日）
32	111	秦艽羌活湯	処方名	秦艽羌活湯	秦艽羌活湯

別添1（略）

60　一般用漢方製剤の承認申請に関する留意事項について

（平成24年8月30日　薬食審査発0830第4号
各都道府県衛生主管部（局）長あて　厚生労働省医薬食品局審査管理課長通知）

一般用漢方製剤承認基準については、平成24年8月30日付け薬食審査発0830第1号厚生労働省医薬食品局審査管理課長通知（以下「改正基準」という。）により通知したところであるが、一般用漢方製剤の製造販売承認申請を行う際の留意事項を下記のとおりとりまとめたので、御了知の上、貴管下関係業者等に対し周知徹底方御配慮願います。

記

1．新規の製造販売承認申請品目について

平成24年8月30日以降に新規の製造販売承認申請を行う品目の成分・分量、効能・効果及び用法・用量については、改正基準に基づき申請すること。

2．既承認の一般用漢方製剤の効能・効果、用法・用量の取扱いについて

(1) 既承認の効能・効果又は用法・用量が改正基準と合致しない場合は、改正基準に合わせるための一部変更承認申請を平成25年3月1日より平成25年5月31日までの間に行うこと。

(2) 申請は追加された新規処方の31処方に関する一部変更承認申請に限ること。

(3) 当該一部変更承認申請については、効能・効果、用法・用量以外の項目を変更することはできな

いこと。

(4)　当該一部変更承認申請において、書類上の不備がなく、医薬品医療機器総合機構による照会への対応が速やかに行われる場合、(1)の申請期間内に申請された品目については、平成25年8月31日を目途に承認すること。

(5)　当該一部変更承認申請に必要な資料について

新旧対照表及び既承認の承認書の写し（一部変更承認、記載整備届、軽微変更届を含む。）を添付すること。

(6)　当該一部変更承認申請にあたっては、申請書の右肩に朱書きで「31処方」と記載するとともに、備考欄に「平成24年8月30日付け薬食審査発0830第1号通知による一般用漢方製剤承認基準の改正に伴う一部変更承認申請」と記載すること。

(7)　配置販売に係る効能・効果等については、今回の措置による一部変更承認申請での変更はできないこと。

(8)　申請手数料について

薬事法関係手数料令（平成17年政令第91号）第7条第1項第2号イ(22)及び第17条第1項第2号イ(7)に基づく手数料とすること。

3．申請中の品目について

通知発出の際に、既に新規申請又は一部変更承認申請を行っている品目については、品目ごとに対応が異なると考えられることから、本年9月30日までに、別添の様式を用いて、審査管理課まで連絡すること。

別添（略）

61　一般用医薬品の区分リストの変更について

（平成25年1月11日　薬食安発0111第1号
各都道府県衛生主管部(局)長あて　厚生労働省医薬食品局安全対策課長通知）

「薬事法第36条の3第1項第1号及び第2号の規定に基づき厚生労働大臣が指定する第一類医薬品及び第二類医薬品の一部を改正する件」（平成25年厚生労働省告示第2号）が平成25年1月11日に告示され、下記のとおり適用されました。

これに伴い、平成19年3月30日付け薬食安発第0330007号安全対策課長通知「一般用医薬品の区分リストについて」の別紙1（第一類医薬品）、別紙2（第二類医薬品）及び別紙3（第三類医薬品）について、別添1のとおり今回の改正を反映し、別添2のとおり今回の改正を反映させた区分リストを作成しましたので、貴管下関係業者、団体等に対する周知方よろしくお願いします。

この改正により、リスク区分が第一類医薬品から変更になった医薬品については、薬剤師のほか登録販売者等による販売が可能となることから、新区分に応じた適切な情報提供が行われるよう指導方よろしくお願いします。

記

告示の適用日

改正される成分	適用日
ミコナゾール （膣カンジダによる外陰部の症状に使用する外用剤）	平成25年1月11日
漢方処方製剤、生薬及び動植物成分	平成25年1月11日
エメダスチン	平成25年1月19日

別添１.

1．別紙１　第１類医薬品の変更
次のものを変更する。
「ミコナゾール。ただし、膣剤に限る。」を
「ミコナゾール。ただし、膣カンジダ治療薬に限る。」に変更する。

2．別紙２　第二類医薬品の変更

1) (4)について

○次のものを変更する。
「秦艽羗活湯」を「秦艽羌活湯」に変更する。

○次のものを追加する

烏苓通気散
加減涼膈散（浅田）
加減涼膈散（龔廷賢）
栝楼薤白湯
栝楼薤白白酒湯
甘草附子湯
外台四物湯加味
柴葛解肌湯
柴葛湯加川芎辛夷
柴梗半夏湯
柴胡枳桔湯
梔子豉湯
梔子柏皮湯
神仙太乙膏
洗肝明目湯
喘四君子湯
大黄附子湯
大防風湯
八味疝気方
半夏散及湯
白朮附子湯
茯苓杏仁甘草湯
附子粳米湯
扶脾生脈散
補陽還五湯
奔豚湯（金匱要略）
奔豚湯（肘後方）
木防已湯
薏苡附子敗醤散
苓甘姜味辛夏仁湯
苓桂味甘湯

2) (5)のうち「○無機薬品及び有機薬品」について

○次のものを追加する。

告示名	別名等
エメダスチン	エメダスチンフマル酸塩

○次のものを変更する。

「ミコナゾール。ただし、膣剤を除く。」を

「ミコナゾール。ただし、膣カンジダ治療薬を除く。」に変更する。

3．別紙3　第三類医薬品の変更

「○生薬及び動植物成分」について

○次のものを追加する。

成分名	別名等
ガイハク	
ハイショウ	
白酒	

○「別名等」欄に次のとおり追加する。

・「ズシ」の別名に「コウシ」を追加する。

・「ミツロウ」の別名に「オウロウ」を追加する。

・「リコンピ」の別名に「リコンハクヒ」を追加する。

（参考）リスク区分の検討がなされた成分とその概要

成分	概要
イソコナゾール※) （膣カンジダによる外陰部の症状に使用する外用剤）	薬事法施行規則第159条の２の表第２号に規定する期間終了後も引き続き第一類医薬品とするもの。
ミコナゾール （膣カンジダによる外陰部の症状に使用する外用剤）	薬事法施行規則第159条の２の表第２号に規定する期間終了後も引き続き第一類医薬品とするもの。
エメダスチン	薬事法施行規則第159条の２の表第２号に規定する期間終了後、第二類医薬品とするもの。
漢方処方製剤	新たに一般用漢方製剤承認基準に追加となった31処方について、他の263処方と同様に第二類医薬品とするもの。また、一般用漢方製剤承認基準において名称が変更となった「秦艽羌活湯」を「秦艽羌活湯」に変更するもの。
生薬及び動植物成分	新たに一般用漢方製剤承認基準に追加となった31処方に含まれる生薬及び動植物成分のうち区分が示されていないものについて、上記「３．別紙３　第三類医薬品の変更」のとおりとするもの。

※）イソコナゾール（膣カンジダによる外陰部の症状に使用する外用剤）については、リスク区分の検討の結果、薬事法施行規則第159条の２の表第２号に規定する期間終了後も引き続き第一類医薬品とすることとされたが、すでに第一類医薬品にイソコナゾールの記載があるため、一般用医薬品の区分リストの変更はない。

62　薬事法施行規則等の一部を改正する省令の一部を改正する省令の施行について

（平成25年12月27日　薬食発1227第3号
各都道府県知事・保健所設置市長・特別区長あて　厚生労働省医薬食品局長通知）

現在、薬事法施行規則等の一部を改正する省令（平成21年厚生労働省令第10号。以下「改正省令」という。）附則第23条から第31条までの規定に基づき、薬局開設者又は店舗販売業者は、次の①又は②のいずれかに該当する場合には、第二類医薬品又は薬局製造販売医薬品（以下「第二類医薬品等」という。）の郵便等販売を行うことができることとされており、その期限は平成25年12月31日までとされている。

① 薬局又は店舗が存在しない離島に居住する者に対して郵便等販売を行う場合
② 改正省令の施行前に購入等した第二類医薬品等と同一の医薬品を改正省令の施行時に継続して使用していると認められる者に対して、当該医薬品と同一の医薬品の郵便等販売を行う場合

今般、薬事法及び薬剤師法の一部を改正する法律（平成25年法律第103号。以下「改正法」という。）が本年12月5日に成立し、12月13日に公布されたところであり、施行後の改正法に基づき、一般用医薬品について新たに郵便等販売のルール等が定められることとなった。

このため、改正省令附則で定められている期限を、改正法の施行日の前日まで延長することとし、本日、これを内容とする「薬事法施行規則等の一部を改正する省令の一部を改正する省令」（平成25年厚生労働省令第140号）が公布・施行されたところである。

ついては、その改正内容について御了知の上、貴管下関係団体、関係機関等に周知徹底を図るとともに、適切な指導を行い、その実施に遺漏なきを期されたい。

以下（略）

63　薬事法及び薬剤師法の一部を改正する法律等の施行等について

（平成26年3月10日　薬食発0310第1号
各都道府県知事・保健所設置市長・特別区長あて　厚生労働省医薬食品局長通知）

「薬事法及び薬剤師法の一部を改正する法律」（平成25年法律第103号。以下「改正法」という。）については、平成25年12月13日に公布されましたが、「薬事法及び薬剤師法の一部を改正する法律の施行期日を定める政令」（平成26年政令第24号）が平成26年2月5日に公布され、改正法のうち、医薬品の販売業等に関する規制の見直しについては、平成26年6月12日から施行することとされたところです。

また、「薬事法施行令の一部を改正する政令」（平成26年政令第25号。以下「改正政令」という。）及び「薬事法施行規則等の一部を改正する省令」（平成26年厚生労働省令第8号。以下「改正省令」という。）がそれぞれ平成26年2月5日及び平成26年2月10日に公布され、平成26年6月12日から施行することとされたところです。

これらの改正の趣旨、内容等については下記のとおりですので、御了知の上、貴管下市町村、関係団体、関係機関等に周知徹底を図るとともに、適切な指導を行い、その実施に遺漏なきよう、お願いいたします。

また、改正法等が施行されるまでの間であっても、可能なかぎり改正法等による改正後の販売制度の内容に沿った対応が行われるよう、併せて貴管下市町村、関係団体、関係機関等への依頼をお願いいたします。

なお、改正法のうち、指定薬物に関する規制の見直しについては、「薬事法及び薬剤師法の一部を改正する法律の一部の施行について（通知）」（平成26年2月5日付け薬食発0205第1号厚生労働省医薬食品局長通知）のとおりです。

記

第1　医薬品の分類について

1　薬局医薬品（改正法による改正後の薬事法（昭和35年法律第145号。以下「新法」という。）第4条第5項第3号関係）

薬局医薬品とは、3の要指導医薬品及び4の一般用医薬品以外の医薬品（専ら動物のために使用されることが目的とされているものを除く。）をいうこと。

2　薬局製造販売医薬品（改正政令による改正後の薬事法施行令（昭和36年政令第11号。以下「新施行令」という。）第3条第3号関係）

薬局製造販売医薬品とは、薬局医薬品のうち、

・薬局開設者が当該薬局における設備及び器具をもって製造し、

・当該薬局において直接消費者に販売・授与する医薬品であって、

・厚生労働大臣の指定する有効成分以外の有効成分を含有しないもの

をいうこと。

3　要指導医薬品（新法第4条第5項第4号関係）

(1)　要指導医薬品とは、次の①から④までに掲げる医薬品（専ら動物のために使用されることが目的とされているものを除く。）のうち、

・その効能及び効果において人体に対する作用が著しくないものであって、

・薬剤師その他の医薬関係者から提供された情報に基づく需要者の選択により使用されることが目的とされているものであり、かつ、

・その適正な使用のために薬剤師の対面による情報の提供及び薬学的知見に基づく指導が行われることが必要なもの

として、厚生労働大臣が薬事・食品衛生審議会の意見を聴いて指定するものをいうこと。

①　その製造販売の承認の申請に際して、新法第14条第8項第1号に該当するとされた医薬品であって、当該申請に係る承認を受けてから厚生労働省令で定める期間（(2)の①のア又はイの期間）を経過しないもの

②　その製造販売の承認の申請に際して①に掲げる医薬品と有効成分、分量、用法、用量、効能、効果等が同一性を有すると認められた医薬品であって、当該申請に係る承認を受けてから厚生労働省令で定める期間（(2)の②の期間）を経過しないもの

③　新法第44条第1項に規定する毒薬

④　新法第44条第2項に規定する劇薬

(2)　安全性に関する調査期間（改正省令による改正後の薬事法施行規則（昭和36年厚生省令第1号。以下「新施行規則」という）第7条の2関係）

①　(1)の①の期間（新法第4条第5項第4号イの厚生労働省令で定める期間）は、次のア又はイに掲げる医薬品の区分に応じ、それぞれア又はイに掲げる期間とすること。

ア　新法第14条の4第1項第1号に規定する新医薬品　新法第14条の4第1項第1号に規定する調査期間（同条第2項の規定による延長が行われたときは、その延長後の期間）

イ　新法第79条第1項の規定に基づき、製造販売の承認の条件として当該承認を受けた者に対し製造販売後の安全性に関する調査（医薬品、医薬部外品、化粧品及び医療機器の製造販売後安全管理の基準に関する省令（平成16年厚生労働省令第135号）第2条第3項に規定する市販直後調査を除く。）を実施する義務が課せられている医薬品　製造販売の承認の条件として付された調査期間

②　(1)の②の期間（新法第4条第5項第4号ロの厚生労働省令で定める期間）は、(1)の②の医薬品と有効成分、分量、用法、用量、効能、効果等が同一性を有すると認められた(1)の①の医薬品に係る上記①のア又はイの期間の満了日までの期間とすること。

(3)　要指導医薬品の表示（新施行規則第209条の2及び第216条の2関係）

①　要指導医薬品については、新法第50条第6号の規定により、その直接の容器又は直接の被包に、「要指導医薬品」の文字を記載しなければならないこと。また、直接の容器又は直接の被包が小売のために包装されている場合において、その直接の容器又は直接の被包への記載が、

外部の容器又は外部の被包を透かして容易に見ることができないときは、外部の容器又は外部の被包にも併せて記載されていなければならないこと。

具体的には、枠は四角枠として以下のように記載することとすること。

要指導医薬品

ここでいう直接の容器又は直接の被包には、いわゆる内袋（PTP シート等）は含まれないこと。

「要指導医薬品」の文字は黒枠の中に黒字で記載しなければならないこと。ただし、その直接の容器又は直接の被包の色と比較して明瞭に判読できない場合は、白枠の中に白字で記載することができること。

「要指導医薬品」の文字は、工業標準化法（昭和 24 年法律第 185 号）に基づく日本工業規格 Z8305 に規定する 8 ポイント以上の大きさの文字を用いなければならないこと。ただし、その直接の容器又は直接の被包の面積が狭いため、当該文字を明瞭に記載することができない場合は、この限りでないこと。

例えば、販売名等の表記に用いる文字等の大きさが 8 ポイント未満である場合、「要指導医薬品」の文字の大きさは、販売名等の表記に用いる文字等の大きさと同じであれば、8 ポイント未満でも差し支えないこと。

「要指導医薬品」の文字は、基本的に、直接の容器若しくは直接の被包又は外部の容器若しくは外部の被包（以下「直接の容器等」という。）のいずれにおいても、当該要指導医薬品の名称（以下「販売名」という。）が記載されている面と同じ面に記載することとし、販売名が複数の面に記載されている場合は、販売名が記載されている各面に「要指導医薬品」の文字を記載することとすること。

要指導医薬品の表示は添付文書にも併せて記載することとすること。

② 新法第 4 条第 5 項第 4 号の規定による要指導医薬品の指定を変更した場合には、その指定が変更された医薬品であってその変更前に製造販売されたものについては、厚生労働大臣が別に定める期間内は、要指導医薬品の表示、一般用医薬品の区分ごとの表示及び指定第 2 類医薬品の表示（以下「区分等表示」という。）が記載されていることを要しないこととしたこと。

また、当該医薬品については、その外部の容器又は外部の被包に区分等表示が記載されている場合には、その直接の容器又は直接の被包に区分等表示が記載されていることを要しないこととしたこと。

なお、直接の容器等にシール等を貼付することにより要指導医薬品の表示を行うことも認められること。

(4) 要指導医薬品の表示の経過措置（改正法附則第 7 条関係）

改正法の施行の際現に存する経過措置対象要指導医薬品（改正法附則第 6 条に規定する経過措置対象要指導医薬品をいう。）で、その容器若しくは被包又はこれらに添付される文書に改正法による改正前の薬事法（以下「旧法」という。）の規定に適合する表示がされているものについては、平成 28 年 6 月 11 日までの間は、引き続き旧法の規定に適合する表示がされている限り、新法の規定に適合する表示がされているものとみなすこと。

また、改正法の施行の際現に旧法の規定に適合する表示がされている医薬品の容器若しくは被包又はこれらに添付される文書が、平成 27 年 6 月 11 日までの間に要指導医薬品の容器等として使用されたときは、平成 28 年 6 月 11 日までの間は、引き続き旧法の規定に適合する表示がされている限り、新法の規定に適合する表示がされているものとみなすこと。

なお、直接の容器等にシール等を貼付することにより要指導医薬品の表示を行うことも認められること。

4 一般用医薬品（新法第 4 条第 5 項第 5 号及び第 36 条の 7 第 1 項並びに新施行規則第 1 条第 3 項第 5 号関係）

⑴　一般用医薬品とは、医薬品のうち、
・その効能及び効果において人体に対する作用が著しくないものであって、
・薬剤師その他の医薬関係者から提供された情報に基づく需要者の選択により使用されることが目的とされているもの（要指導医薬品を除く。）
をいうこと。

⑵　一般用医薬品（専ら動物のために使用されることが目的とされているものを除く。）は、次の①から④までのように区分すること。

①　第１類医薬品
第１類医薬品とは、
・その副作用等により日常生活に支障を来す程度の健康被害が生ずるおそれがある医薬品のうちその使用に関し特に注意が必要なものとして厚生労働大臣が指定するもの及び
・その製造販売の承認の申請に際して新法第14条第８項第１号に該当するとされた医薬品であって当該申請に係る承認を受けてから厚生労働省令で定める期間（原則、３の⑵の①のア若しくはイの期間又は３の⑵の②の期間に１年を加えた期間）を経過しないもの
をいうこと。

②　第２類医薬品
第２類医薬品とは、その副作用等により日常生活に支障を来す程度の健康被害が生ずるおそれがある医薬品（第１類医薬品を除く。）であって厚生労働大臣が指定するものをいうこと。

③　指定第２類医薬品
指定第２類医薬品とは、第２類医薬品のうち、特別の注意を要するものとして厚生労働大臣が指定するものをいうこと。

④　第３類医薬品
第３類医薬品とは、第１類医薬品及び第２類医薬品以外の一般用医薬品をいうこと。

第２　薬局に関する事項

１　開設の許可

⑴　開設許可の申請（新法第４条第２項並びに新施行規則第１条第１項及び第２項関係）

新法第４条第２項において、薬局開設の許可を受けようとする者は、次の①から⑨までに掲げる事項を記載した申請書（新施行規則様式第１）をその薬局の所在地の都道府県知事（その所在地が地域保健法（昭和22年法律第101号）第５条第１項の政令で定める市（保健所設置市）又は特別区の区域にある場合においては、市長又は区長。）（以下「都道府県知事等」という。）に提出しなければならないこと。

⑦の営業時間とは、実店舗を開店し、販売・授与等を行う時間及び実店舗を閉店し、特定販売（その薬局又は店舗におけるその薬局又は店舗以外の場所にいる者に対する一般用医薬品又は薬局製造販売医薬品（毒薬及び劇薬であるものを除く。）の販売・授与をいう。以下同じ。）のみを行う時間の両者を指すものであり、注文のみを受け付ける時間は含まれないこと（以下同じ。）。

⑧のその他連絡先とは、具体的には、電子メールアドレス等であること（以下同じ。）。

①　氏名又は名称及び住所並びに法人にあっては、その代表者の氏名
②　その薬局の名称及び所在地
③　その薬局の構造設備の概要
④　その薬局において調剤及び調剤された薬剤の販売・授与の業務を行う体制の概要並びにその薬局において医薬品の販売業を併せ行う場合にあっては医薬品の販売・授与の業務を行う体制の概要
⑤　法人にあっては、薬局開設者の業務を行う役員の氏名
⑥　申請者（申請者が法人であるときは、その業務を行う役員を含む。）が新法第５条第３号イからハまで及びニ（麻薬、大麻、あへん又は覚醒剤の中毒者に係る部分を除く。）に該当するか否かの別

⑦　通常の営業日及び営業時間

⑧　相談時及び緊急時の電話番号その他連絡先

⑨　特定販売の実施の有無

(2)　申請書に添付すべき書類(新法第4条第3項及び新施行規則第1条第3項から第5項まで関係)

(1)　の申請に当たっては、次の①から⑬までに掲げる書類を添付しなければならないこと。

①　法人にあっては、登記事項証明書

②　その薬局の平面図

③　新法第7条第1項ただし書き又は第2項の規定により薬局の管理者を指定してその薬局を実地に管理させる場合は、その薬局の管理者の氏名及び住所を記載した書類

④　薬局の管理者(新法第7条第1項の規定によりその薬局を実地に管理する薬局開設者を含む。⑤を除き、以下同じ。）の週当たり勤務時間数（一週間当たりの通常の勤務時間数をいう。以下同じ。）並びに薬剤師名簿の登録番号及び登録年月日を記載した書類

⑤　新法第7条第1項ただし書又は第2項の規定により薬局の管理者を指定してその薬局を実地に管理させる場合にあっては、その薬局の管理者の雇用契約書の写しその他申請者のその薬局の管理者に対する使用関係を証する書類

⑥　薬局の管理者以外にその薬局において薬事に関する実務に従事する薬剤師又は登録販売者を置く場合にあっては、その薬剤師又は登録販売者の氏名及び住所を記載した書類

⑦　薬局の管理者以外にその薬局において薬事に関する実務に従事する薬剤師又は登録販売者を置く場合にあっては、その薬剤師又は登録販売者の別、週当たり勤務時間数並びに薬剤師名簿の登録番号及び登録年月日又は新法第36条の8第2項の規定による登録(以下「販売従事登録」という。）の登録番号及び登録年月日を記載した書類

⑧　薬局の管理者以外にその薬局において薬事に関する実務に従事する薬剤師又は登録販売者を置く場合にあっては、その薬剤師又は登録販売者の雇用契約書の写しその他申請者のその薬剤師又は登録販売者に対する使用関係を証する書類

⑨　一日平均取扱処方箋数（改正省令による改正後の薬局並びに店舗販売業及び配置販売業の業務を行う体制を定める省令（昭和39年厚生省令第3号。以下「新体制省令」という。）第1条第1項第2号に規定する一日平均取扱処方箋数をいう。以下同じ。）を記載した書類

⑩　放射性医薬品（放射性医薬品の製造及び取扱規則（昭和36年厚生省令第4号）第1条第1号に規定する放射性医薬品をいう。以下同じ。）を取り扱おうとするとき（厚生労働大臣が定める数量又は濃度以下の放射性医薬品を取り扱おうとするときを除く。）は、放射性医薬品の種類及び放射性医薬品を取り扱うために必要な設備の概要を記載した書類

⑪　その薬局において医薬品の販売業その他の業務を併せ行う場合は、その業務の種類を記載した書類

⑫　その薬局において医薬品の販売業を併せ行う場合は、次のア及びイに掲げる書類

ア　その薬局において販売・授与する医薬品の薬局医薬品、薬局製造販売医薬品、要指導医薬品、第1類医薬品、指定第2類医薬品、第2類医薬品及び第3類医薬品の区分を記載した書類

イ　特定販売を行う場合にあっては、次の(ア)から(カ)までに掲げる事項を記載した書類

ただし、(オ)の主たるホームページアドレスとは、その薬局が販売・授与しようとする一般用医薬品を広告しているホームページのうち、当該一般用医薬品を購入し、又は譲り受けようとする者等が通常最初に閲覧するホームページ（いわゆる「トップページ」や「メインページ」）のアドレスをいうこと（以下この第2において同じ。)。なお、当該ホームページの閲覧に必要なパスワード等がある場合には、併せてそのパスワード等を提出すること。

一つの薬局が複数のホームページを開設している場合には、それらの全ての主たるホームページアドレスの提出が必要であること。ただし、それら全てのホームページへのリンクをまとめたホームページを開設している場合は、そのホームページアドレスを提出することで

差し支えないこと。

ホームページを開設せず、アプリケーションソフト等を利用して特定販売を行う場合には、当該ソフトの入手方法等に関する資料を代わりに提出する必要があること。

主たるホームページの構成の概要については、ホームページでの医薬品の表示内容や表示すべき事項の表示の状況等が分かるようなホームページのイメージ等の書類を添付すること。一つの薬局が複数のホームページを開設している場合には、それらの全てについて関連する書類の添付が必要であること。カタログ等を用いて特定販売を行う場合においても、同様にその概要が分かる資料を提出すること。

(カ)の必要な設備とは、開店時間（営業時間のうち特定販売のみを行う時間を除いた時間をいい、実店舗が開店している時間を指す。）外に特定販売のみを行う営業時間がある場合に、都道府県知事等が特定販売の実施方法に関し適切に監督する観点から、テレビ電話のほか、画像又は映像をパソコン等により都道府県等の求めに応じて直ちに電送できる設備（都道府県知事等が認めるものに限る。）をいうこと。なお、開店時間外に特定販売のみを行う営業時間がない場合には、関連する書類の添付は不要であること。

(ア)　特定販売を行う際に使用する通信手段

(イ)　特定販売を行う医薬品の区分（第１類医薬品、指定第２類医薬品、第２類医薬品、第３類医薬品及び薬局製造販売医薬品（毒薬及び劇薬であるものを除く。））

(ウ)　特定販売を行う時間及び営業時間のうち特定販売のみを行う時間がある場合はその時間

(エ)　特定販売を行うことについての広告に、新法第４条第２項の申請書に記載する薬局の名称と異なる名称を表示するときは、その名称

(オ)　特定販売を行うことについてインターネットを利用して広告をするときは、主たるホームページアドレス及び主たるホームページの構成の概要

(カ)　都道府県知事等又は厚生労働大臣が特定販売の実施方法に関する適切な監督を行うために必要な設備の概要（当該薬局の営業時間のうち特定販売のみを行う時間がある場合に限る。）

⑬　申請者（申請者が法人であるときは、その業務を行う役員）に係る精神の機能の障害又は申請者が麻薬、大麻、あへん若しくは覚醒剤の中毒者であるかないかに関する医師の診断書

2　許可の基準

(1)　構造設備の基準（改正省令による改正後の薬局等構造設備規則（昭和36年厚生省令第２号。以下「新構造設備規則」という。）第１条関係）

要指導医薬品を販売・授与する薬局の構造設備の基準については、原則、第１類医薬品を販売・授与する薬局に関するこれまでの規定と同等のものとし、新たに、次の①から⑤までのとおりとしたこと。

なお、それ以外の基準については、従前の例によるものであること。

①　調剤された薬剤又は医薬品を購入し、又は譲り受けようとする者が容易に出入りできる構造であり、薬局であることがその外観から明らかであること。

具体的には、その薬局が販売・授与の対象としている者が容易に当該薬局に出入りできる構造である必要があること。特定販売を行うことについてインターネットを利用して広告をする場合は、通常、全国民を販売・授与の対象にしていると考えられるため、誰もがその薬局に容易に出入りできる構造である必要があること。ここでいう容易に出入りできる構造であるとは、薬局への出入りのための手続に十数分もかかるものであってはならないこと。

また、薬局である旨がその外観から判別できない薬局や、通常人が立ち寄らないような場所に敢えて開設した薬局等、実店舗での対面による販売を明らかに想定していないような薬局は認められないこと。

②　要指導医薬品又は一般用医薬品を販売・授与する薬局にあっては、開店時間のうち、要指導医薬品又は一般用医薬品を販売・授与しない時間がある場合には、要指導医薬品又は一般用医

薬品を通常陳列・交付する場所を閉鎖することができる構造のものであること。

ここでいう閉鎖することができる構造のものには、例えば、シャッター、パーティション、チェーン等が該当すること。

③　要指導医薬品を販売・授与する薬局にあっては、次のアからウまでに適合するものであること。

ア　要指導医薬品を陳列するために必要な陳列棚その他の設備（以下「陳列設備」という。）を有すること。

イ　要指導医薬品を陳列する陳列設備から1.2メートル以内の範囲（以下「要指導医薬品陳列区画」という。）に医薬品を購入し、若しくは譲り受けようとする者又は医薬品を購入し、若しくは譲り受けた者若しくはこれらの者によって購入され、若しくは譲り受けられた医薬品を使用する者が進入することができないよう必要な措置が採られていること。ただし、要指導医薬品を陳列しない場合又は鍵をかけた陳列設備（新構造設備規則第1条第1項第10号イに規定する陳列設備をいう。）その他医薬品を購入し、若しくは譲り受けようとする者若しくは医薬品を購入し、若しくは譲り受けた者若しくはこれらの者によって購入され、若しくは譲り受けられた医薬品を使用する者が直接手の触れられない陳列設備に陳列する場合は、この限りでないこと。

ウ　開店時間のうち、要指導医薬品を販売・授与しない時間がある場合には、要指導医薬品陳列区画を閉鎖することができる構造のものであること。

なお、これと同様に、第1類医薬品を販売・授与する薬局について、開店時間のうち、第1類医薬品を販売・授与しない時間がある場合には、第1類医薬品を陳列する陳列設備から1.2メートル以内の範囲（以下「第1類医薬品陳列区画」をいう。）を閉鎖することができる構造のものであること。

④　要指導医薬品を陳列する場合には、要指導医薬品陳列区画の内部又は近接する場所に情報の提供及び指導を行うための設備を有すること。ただし、複数の設備を有する場合は、いずれかの設備が適合していれば足りること。

⑤　都道府県知事等又は厚生労働大臣が特定販売の実施方法に関する適切な監督を行うために必要な設備を備えていること。

当該設備については、開店時間外に特定販売のみを行っている営業時間がある場合に、都道府県知事等が特定販売の実施方法を適切に監督する観点から、テレビ電話のほか、画像又は映像をパソコン等により都道府県等の求めに応じて直ちに電送できる設備（都道府県知事等が認めるものに限る。）を整備すること。なお、開店時間外に特定販売のみを行う営業時間がない場合は、この限りでないこと。

(2)　業務体制の基準（新体制省令第1条関係）

薬局の業務を行う体制の基準については、従前の基準について新法の下での整理を明確化しつつ、新たに、次の①から⑪までのとおりとしたこと。

なお、それ以外の基準については、従前の例によるものであること。

①　薬局の開店時間内は、常時、当該薬局において調剤に従事する薬剤師が勤務していること。

②　要指導医薬品又は第1類医薬品を販売・授与する薬局にあっては、要指導医薬品又は第1類医薬品を販売・授与する営業時間内は、常時、当該薬局において医薬品の販売・授与に従事する薬剤師が勤務していること。

64　薬局医薬品の取扱いについて

（平成26年3月18日　薬食発0318第4号
各都道府県知事・保健所設置市長・特別区長あて　厚生労働省医薬食品局長通知）

「薬事法及び薬剤師法の一部を改正する法律」（平成25年法律第103号。以下「改正法」という。）については、「薬事法及び薬剤師法の一部を改正する法律の施行期日を定める政令」（平成26年政令第24号）により、医薬品の販売業等に関する規制の見直しについては、平成26年6月12日から施行することとされました。

また、「薬事法施行令の一部を改正する政令」（平成26年政令第25号。以下「改正政令」という。）及び「薬事法施行規則等の一部を改正する省令」（平成26年厚生労働省令第8号。以下「改正省令」という。）がそれぞれ平成26年2月5日及び平成26年2月10日に公布され、改正法の施行の日から施行することとされました。

改正法による改正後の薬事法（昭和35年法律第145号。以下「新法」という。）第36条の3第2項においては、薬局医薬品について、薬局医薬品を使用しようとする者以外の者に対して、正当な理由なく、販売・授与してはならない旨の規定が新設され、この「正当な理由」の認められる場合については、「薬事法及び薬剤師法の一部を改正する法律等の施行等について」（平成26年3月10日付け薬食発0310第1号厚生労働省医薬食品局長通知）第2の5の(1)において、追ってその内容を通知することとしていたところです。

今般、改正法等の施行に伴い、この「正当な理由」が認められる場合の取扱いを含め、薬局医薬品の取扱いについて下記のとおり定め、改正法等の施行の日（平成26年6月12日）から適用することとしましたので、御了知の上、貴管内関係団体、関係機関等に周知徹底を図るとともに、その実施に遺漏なきよう、お願いいたします。

なお、「処方せん医薬品等の取扱いについて」（平成17年3月30日付け薬食発第0330016号）は、同日をもって廃止いたします。

記

第1　処方箋に基づく販売

1．処方箋医薬品について

(1)　原則

薬局医薬品のうち、処方箋医薬品については、薬剤師、薬局開設者、医薬品の製造販売業者、製造業者若しくは販売業者、医師、歯科医師若しくは獣医師又は病院、診療所若しくは飼育動物診療施設の開設者（以下「薬剤師等」という。）が業務の用に供する目的で当該処方箋医薬品を購入し、又は譲り受けようとする場合に販売（授与を含む。以下同じ。）する場合を除き、新法第49条第1項の規定に基づき、医師等からの処方箋の交付を受けた者以外の者に対して、正当な理由なく、販売を行ってはならない。

なお、正当な理由なく、医師等からの処方箋の交付を受けた者以外の者に対して処方箋医薬品を販売した場合については、罰則が設けられている。

(2)　正当な理由について

新法第49条第1項に規定する正当な理由とは、次に掲げる場合によるものであり、この場合においては、医師等の処方箋なしに販売を行っても差し支えない。

①　大規模災害時等において、医師等の受診が困難な場合、又は医師等からの処方箋の交付が困難な場合に、患者（現に患者の看護に当たっている者を含む。）に対し、必要な処方箋医薬品を販売する場合

②　地方自治体の実施する医薬品の備蓄のために、地方自治体に対し、備蓄に係る処方箋医薬品を販売する場合

③　市町村が実施する予防接種のために、市町村に対し、予防接種に係る処方箋医薬品を販売する場合

④　助産師が行う臨時応急の手当等のために、助産所の開設者に対し、臨時応急の手当等に必要な処方箋医薬品を販売する場合

⑤　救急救命士が行う救急救命処置のために、救命救急士が配置されている消防署等の設置者に対し、救急救命処置に必要な処方箋医薬品を販売する場合

⑥　船員法施行規則第53条第1項の規定に基づき、船舶に医薬品を備え付けるために、船長の

発給する証明書をもって、同項に規定する処方箋医薬品を船舶所有者に販売する場合

⑦　医学、歯学、薬学、看護学等の教育・研究のために、教育・研究機関に対し、当該機関の行う教育・研究に必要な処方箋医薬品を販売する場合

⑧　在外公館の職員等の治療のために、在外公館の医師等の診断に基づき、当該職員等（現に職員等の看護に当たっている者を含む。）に対し、必要な処方箋医薬品を販売する場合

⑨　臓器の移植に関する法律（平成9年法律第104号）第12条第1項に規定する業として行う臓器のあっせんのために、同項の許可を受けた者に対し、業として行う臓器のあっせんに必要な処方箋医薬品を販売する場合

⑩　新法その他の法令に基づく試験検査のために、試験検査機関に対し、当該試験検査に必要な処方箋医薬品を販売する場合

⑪　医薬品、医薬部外品、化粧品又は医療機器の原材料とするために、これらの製造業者に対し、必要な処方箋医薬品を販売する場合

⑫　動物に使用するために、獣医療を受ける動物の飼育者に対し、獣医師が交付した指示書に基づき処方箋医薬品（専ら動物のために使用されることが目的とされているものを除く。）を販売する場合

⑬　その他①から⑫に準じる場合

なお、①の場合にあっては、可能な限り医師等による薬局等への販売指示に基づき、④、⑤及び⑧の場合にあっては、医師等による書面での薬局等への販売指示をあらかじめ受けておくなどする必要がある。このうち、④及び⑤については、販売ごとの指示は必要ではなく、包括的な指示で差し支えない（第2の2．において同じ。）。

また、⑥に規定する船長の発給する証明書については、昭和41年5月13日付け薬発296号「船員法施行規則の一部改正及びこれに伴う船舶備付け要指示医薬品の取扱いについて」の別紙様式に準じて取り扱われたい（第2の2．において同じ。）。

2．処方箋医薬品以外の医療用医薬品について

薬局医薬品のうち、処方箋医薬品以外の医療用医薬品（薬局製造販売医薬品以外の薬局医薬品をいう。以下同じ。）についても、処方箋医薬品と同様に、医療用医薬品として医師、薬剤師等によって使用されることを目的として供給されるものである。

このため、処方箋医薬品以外の医療用医薬品についても、効能・効果、用法・用量、使用上の注意等が医師、薬剤師などの専門家が判断・理解できる記載となっているなど医療において用いられることを前提としており、1．(2)に掲げる場合を除き、薬局においては、処方箋に基づく薬剤の交付が原則である。

なお、1．(2)に掲げる場合以外の場合であって、一般用医薬品の販売による対応を考慮したにもかかわらず、やむを得ず販売を行わざるを得ない場合などにおいては、必要な受診勧奨を行った上で、第3の事項を遵守するほか、販売された処方箋医薬品以外の医療用医薬品と医療機関において処方された薬剤等との相互作用・重複投薬を防止するため、患者の薬歴管理を実施するよう努めなければならない。

第2　使用者本人への販売

1．原則

薬局医薬品については、薬剤師等が業務の用に供する目的で当該薬局医薬品を購入し、又は譲り受けようとする場合に販売する場合を除き、新法第36条の3第2項の規定に基づき、薬局医薬品を使用しようとする者以外の者に対して、正当な理由なく、販売を行ってはならない。

なお、薬局製造販売医薬品については、改正政令による改正後の薬事法施行令（昭和36年政令第11号）第74条の2第2項の規定により、新法第36条の3第2項は適用されない。

2．正当な理由について

新法第36条の3第2項に規定する正当な理由とは、次に掲げる場合によるものであり、この場合においては、薬局医薬品を使用しようとする者以外の者に対して販売を行っても差し支えない。

⑴　大規模災害時等において、本人が薬局又は店舗を訪れることができない場合であって、医師等の受診が困難又は医師等からの処方箋の交付が困難な場合に、現に患者の看護に当たっている者に対し、必要な薬局医薬品を販売する場合

⑵　地方自治体の実施する医薬品の備蓄のために、地方自治体に対し、備蓄に係る薬局医薬品を販売する場合

⑶　市町村が実施する予防接種のために、市町村に対し、予防接種に係る薬局医薬品を販売する場合

⑷　助産師が行う臨時応急の手当等のために、助産所の開設者に対し、臨時応急の手当等に必要な薬局医薬品を販売する場合

⑸　救急救命士が行う救急救命処置のために、救命救急士が配置されている消防署等の設置者に対し、救急救命処置に必要な薬局医薬品を販売する場合

⑹　船員法施行規則第53条第1項の規定に基づき、船舶に医薬品を備え付けるために、船長の発給する証明書をもって、同項に規定する薬局医薬品を船舶所有者に販売する場合

⑺　医学、歯学、薬学、看護学等の教育・研究のために、教育・研究機関に対し、当該機関の行う教育・研究に必要な薬局医薬品を販売する場合

⑻　在外公館の職員等の治療のために、在外公館の医師等の診断に基づき、現に職員等の看護に当たっている者に対し、必要な薬局医薬品を販売する場合

⑼　臓器の移植に関する法律第12条第1項に規定する業として行う臓器のあっせんのために、同項の許可を受けた者に対し、業として行う臓器のあっせんに必要な薬局医薬品を販売する場合

⑽　新法その他の法令に基づく試験検査のために、試験検査機関に対し、当該試験検査に必要な薬局医薬品を販売する場合

⑾　医薬品、医薬部外品、化粧品又は医療機器の原材料とするために、これらの製造業者に対し、必要な薬局医薬品を販売する場合

⑿　動物に使用するために、獣医療を受ける動物の飼育者に対し、獣医師が交付した指示書に基づき薬局医薬品（専ら動物のために使用されることが目的とされているものを除く。）を販売する場合

⒀その他⑴から⑿に準じる場合

第3　留意事項

1．販売数量の限定

医療用医薬品を処方箋の交付を受けている者以外の者に販売する場合には、その適正な使用のため、改正省令による改正後の薬事法施行規則（昭和36年厚生省令第1号。以下「新施行規則」という。）第158条の7の規定により、当該医療用医薬品を購入し、又は譲り受けようとする者及び当該医療用医薬品を使用しようとする者の他の薬局開設者からの当該医療用医薬品の購入又は譲受けの状況を確認した上で、販売を行わざるを得ない必要最小限の数量に限って販売しなければならない。

2．販売記録の作成

薬局医薬品を販売した場合は、新施行規則第14条第2項の規定により、品名、数量、販売の日時等を書面に記載し、2年間保存しなければならない。

また、同条第5項の規定により、当該薬局医薬品を購入し、又は譲り受けた者の連絡先を書面に記載し、これを保存するよう努めなければならない。

3．調剤室での保管・分割

医療用医薬品については、薬局においては、原則として、医師等の処方箋に基づく調剤に用いられるものであり、通常、処方箋に基づく調剤に用いられるものとして、調剤室又は備蓄倉庫において保管しなければならない。

また、処方箋の交付を受けている者以外の者への販売に当たっては、薬剤師自らにより、調剤室において必要最小限の数量を分割した上で、販売しなければならない。

4．その他

(1)　広告の禁止

患者のみの判断に基づく選択がないよう、引き続き、処方箋医薬品以外の医療用医薬品を含めた全ての医療用医薬品について、一般人を対象とする広告は行ってはならない。

(2)　服薬指導の実施

処方箋医薬品以外の医療用医薬品についても、消費者が与えられた情報に基づき最終的にその使用を判断する一般用医薬品とは異なり、処方箋医薬品と同様に医療において用いられることを前提としたものであるので、販売に当たっては、これを十分に考慮した服薬指導を行わなければならない。

(3)　添付文書の添付等

医療用医薬品を処方箋に基づかずに3．により分割して販売を行う場合は、分割販売に当たることから、販売に当たっては、外箱の写しなど新法第50条に規定する事項を記載した文書及び同法第52条に規定する添付文書又はその写しの添付を行うなどしなければならない。

以上

65　医薬品の販売業等に関するQ&Aについて

(平成26年3月31日　事務連絡
各都道府県・保健所設置市・特別区衛生主管部(局)薬務主管課あて　厚生労働省医薬食品局総務課、厚生労働省医薬食品局監視指導・麻薬対策課)

「薬事法及び薬剤師法の一部を改正する法律」（平成25年法律第103号。以下「改正法」という。）及び改正法の施行に伴う政省令改正の内容については、「薬事法及び薬剤師法の一部を改正する法律等の施行等について」（平成26年3月10付け薬食発0310第1号厚生労働省医薬食品局通知。以下「施行通知」という。）でお示ししておりますが、今般、そのQ&Aを別添のとおり取りまとめましたので、業務の参考としていただくとともに、貴管下関係団体、関係機関等への周知をお願いいたします。

＜別添＞

【許可申請・届出関係】

（問1）新制度の施行（平成26年6月12日）の時点で要指導医薬品を販売等している場合は、施行の日から30日以内に届け出ることとされている。また、一般用医薬品の特定販売を行っている場合には、施行後直ちに届け出ることとされている。これらの場合、事前（平成26年6月12日以前）に届出書類を受け付けることは差し支えないか。

（答）都道府県知事等の判断で柔軟に対応して差し支えない（届出の様式は問わない。）。

（問2）今回の改正で、薬局開設許可申請書等に新たに「相談時及び緊急時の連絡先」を記載する欄が設けられているが、緊急時専用の連絡先がない場合には、店舗や営業所の通常の連絡先を記載すればよいか。

（答）薬局等に掲示すべき事項である「相談時及び緊急時の電話番号その他連絡先」と同じものを記載すればよい。

【開店時間・営業時間】

（問3）全く開店しない店舗について、店舗販売業の許可を取得することは可能であるか。

（答）全く開店しないのであれば、店舗とは言いがたいため、不可である。

（問４）例えば、インターネットでの注文を受け付ける場合には、通常24時間受付していると考えられるが、営業時間としては、受信した注文内容を薬剤師又は登録販売者が確認した時点から運送業者等に医薬品を引き渡せる状態にするまでの業務を行う時間を営業時間と考えて差し支えないか。

（答）差し支えない。

【薬局及び店舗の構造設備】

（問５）薬局（店舗）の看板や掲示板が出ていれば、「薬局（店舗）であることが外観から明らかであること」との要件を満たすと考えてよいか。

（答）看板、掲示板の位置、形状、大きさ等の見えやすさにもよるが、通常の看板や掲示板であれば、要件を満たすと考えている。

【医薬品の譲渡に関する記録】

（問６）購入者が情報提供及び指導の内容を理解したことの確認に当たっては、何をもって購入者が理解したと判断すればよいのか。

（答）薬剤師等が購入者に口頭等で確認すればよい。

（問７）購入者が情報提供及び指導の内容を理解したことの確認の結果の記録に当たつては、購入者の署名が必要か。

（答）購入者の署名が望ましいが、購入者に理解したことを確認の上、対応した薬剤師等が記録することでも差し支えない。

（問８）薬局医薬品、要指導医薬品を販売・授与する際、購入者が使用者でない場合に正当な理由の有無を確認したことについて、書面による記録が必要か。

（答）販売記録に併せて記載することが望ましいと考える。

（問９）「特定販売の実施方法に関する適切な監督を行うために必要な設備」として、例えば、①映像を撮影するためのデジタルカメラ、②撮影した映像を電子メールで送信するためのパソコンやインターネット回線等及び③現状についてリアルタイムでやり取りができる電話機及び電話回線の全てを組み合わせることは、これに該当するか。

（答）都道府県知事等が認めるのであれば、該当する。

【医薬品の陳列】

(問10) 陳列棚内で区分しであれば、要指導医薬品と第１類医薬品を同じ陳列棚に陳列して差し支えないか。

(答) 差し支えない。

【濫用等のおそれのある医薬品の販売等】

(問11) 濫用等のおそれのある医薬品を若年者に販売する場合、購入者の氏名や年齢についてはどのように確認すればよいのか。

(答) 具体的な方法は問わないが、若年者であることが疑われる場合には、年齢・氏名の確認が必要となる。この場合、身分証明書等により確認することが適当である。

(問12) 濫用等のおそれのある医薬品を販売する場合、購入者の他薬局等での購入状況等についてはどのように確認すればよいのか。

(答) 口頭等で確認することで差し支えない。

【薬局等における医薬品の広告】

(問13) 薬局等の接客態度に関する「口コミ」を、ちらしやホームページに掲載してもよいか。

(答) 医薬品は個々人のそのときの症状に合わせて使用されるべきものであり、体質や症状の異なる他人からの効能・効果に関する「口コミ」に基づいて使用すると、不適正な使用を招くおそれがあることから、医薬品の効能・効果に関する「口コミ」を禁止するものである。

このため、単に薬局等の接客態度に関するものであれば、「口コミ」をちらしやホームページに掲載することは差し支えない。

ただし、接客態度に関する「口コミ」等と称していても、その内容が医薬品の効能・効果に関する「口コミ」に該当するものは認められない。また、「口コミ」の掲載に当たっては、適正広告基準等に十分留意することが必要である。

(問14) いわゆる「レコメンド」は認められないとされているが、例えば、トップページに特定の医薬品を表示させることや、販売サイトに登録した年齢や性別に関する情報に基づき医薬品に関して広告してもよいか。

(答)「レコメンド」に関する規定は、医薬品の購入履歴等に基づき、購入者の同意なく、特定の医薬品の購入を勧めるような広告をしてはならないという趣旨で設けられたものである。

このため、販売サイトのトップページに医薬品を表示させる場合であっても、医薬品の購入履歴や閲覧履歴に基づくものであれば認められない。

他方で、医薬品の購入履歴等に基づかない広告（例：ホームページ閲覧者全員に対する一律の医薬品広告、ホームページでの医薬品購入者全員に対する一律の医薬品広告）は差し支えない。また、販売サイトに登録した年齢や性別に関する情報に基づき、特定の医薬品に関して広告することは差し支えない。

ただし、いずれの場合も適正広告基準等に十分留意することが必要である。

（問15）医薬品の購入履歴等に基づき、いわゆる「ダイレクトメール」の形式で、特定の医薬品の購入を勧めることは差し支えないか。

（答）いわゆる「ダイレクトメール」の形式であっても、医薬品の購入履歴等に基づき広告するのであれば認められない。

（問16）購入希望者が、自身の購入履歴を踏まえた情報提供（いわゆる「ダイレクトメール」の送付等）を希望する旨意思表示があった場合でも、医薬品の購入履歴等に基づき、特定の医薬品の購入を勧めるような「ダイレクトメール」を送付することは認められないのか。

（答）医薬品の購入履歴等に基づき、特定の医薬品の広告を行うことは認められないが、購入希望者の求めに応じて客観的な事実を情報提供することは差し支えない。

ただし、購入希望者の求めに応じた情報提供であるか否かを明確にするため、購入希望者による同意については、単に「「ダイレクトメール」を送付すること」への同意ではなく、「医薬品の購入履歴等に基づいて特定の医薬品を勧めること」に対して、同意を別に得る形で行うことが必要である。

また、ホームページでこのような情報提供を行う場合は、例えば、

①　医薬品の購入履歴等に基づいて勧める医薬品を表示するページを別に設け

②　購入希望者に、そのページには過去の購入履歴等に基づき勧められる医薬品が表示されることを伝えた上で

③　購入希望者がそのページを閲覧することを希望した場合にそのページを見られるようする

といった手続きで同意を得る方法が考えられる。

なお、購入希望者側から、いつでも同意が撤回できるようにしておくことが必要である（例えば、「ダイレクトメール」に毎回、同意の撤回する手続きを併せて記載すること等）。

また、同意を得る手続きの際、例えば、初期設定（デフォルト）を「同意あり」として同意を得ることは、購入希望者が同意の内容を確認した上で同意しているか否かが明確でないため、認められない。

（問17）どのような広告が「特定販売を行う広告」になるのか、販売を行うホームページに単に誘導するだけのバナー広告も「特定販売を行う広告」に該当するのか。

（答）「特定販売を行う広告」に該当するか否かは、その広告にインターネットや電話で注文可能であることが記載されているか否かで判断することを基本とする。

このため、原則として、販売を行うホームページに単に誘導するだけのバナー広告も「特定販売を行う広告」には該当しない。

また、単に商品と電話番号だけが書いてある場合は「特定販売を行う広告」には該当しないが、商品と電話番号と併せて、その電話番号に電話すれば特定販売に応じる旨を併記した場合は、「特定販売を行う広告」に該当する。

（問18）テレビで「特定販売を行う広告」を実施する場合も、インターネット等で「特定販売を行う広告」を実施する場合に求められる表示事項と同じ事項の表示が求められるのか。

（答）テレビで広告を行う場合についても、インターネット等で「特定販売を行う広告」を実施する場合と同じ事項の表示が求められる。

ただし、テレビの場合は、番組終了後に表示事項が見られなくなってしまうという特性を踏まえ、購入者保護の観点から、問い合わせの際に口頭で説明することや、商品発送時に求められる表示事項と同様の事項を示した書面の同封することが望ましい。

【特定販売の方法】

（問19）特定の組織内でのみ接続可能な、いわゆる「イントラネット」を用いた一般用医薬品の販売については、特定販売に該当するか。

（答）特定販売に該当する。

ただし、組織の外部から接続できないのであれば、インターネットを利用した特定販売には該当しないため、厚生労働省のホームページの販売サイト一覧には掲載されない。

（問20）単に注文のみを受け付けるだけの業務を行っている営業所について、薬事法上の取扱いはどのようになるのか。

（答）以下の①から③までに掲げる条件を満たし、単に注文のみを受け付けるだけの営業所であれば、医薬品の販売業の許可は不要であるが、その営業所で販売の可否を判断しないこと及び購入者と実際に医薬品を販売する店舗との間で、必要な情報提供・相談応需が直接できることが前提となる。

また、その営業所を運営する事業者は、薬事法の規定に違反するおそれのある事業者による医薬品の販売・授与や、薬事法等の規定に違反した、又は違反するおそれのある医薬品が販売・授与されないよう、国及び都道府県等とも連携して、必要な取組を行うことが望ましい。

① 購入者がどこの店舗から医薬品を購入しているのかが明らかである
② 必要な表示等も含めて、特定販売に関する全てのルールが遵守されている
③ 実際に医薬品を販売する店舗に現に勤務している薬剤師等が、購入者の情報を収集した上で販売の可否を判断し、必要な情報提供している

（問21）コンビニエンスストア（コンビニ）において、例えば、①そのコンビニに設置された端末等により、特定販売を行う薬局等から、必要な情報提供を受けた後に、一般用医薬品の売買契約を結ぶ、②その際、そのコンビニでその商品の代金を支払う、③後日、売買契約を結んだ、医薬品の販売業の許可を有する薬局等からそのコンビニに配送された商品を購入者が受け取る、といった手続きを経て、購入者に一般用医薬品が販売・授与される場合には、そのコンビニについて、薬事法上の取扱いはどのようになるのか。

（答）以下の①から③までに掲げる条件を満たし、そのコンビニでは単に商品の取り次ぐ業務だけを行っているのであれば、そのコンビニは、医薬品の販売業の許可を取得する必要はないが、そのコンビニで販売の可否を判断しないこと及び購入者と実際に医薬品を販売する薬局等との間で、必要な情報提供・相談応需体制が直接できることが前提となる。

ただし、そのコンビニで、注文されていない商品も含めて貯蔵したり、医薬品を陳列したりするのであれば、そのコンビニエンスストアは、医薬品の販売業の許可が必要である。

また、そのコンビニを運営する事業者は、薬事法の規定に違反するおそれのある事業者による

医薬品の販売・授与や、薬事法等の規定に違反した、又は違反するおそれのある医薬品が販売・授与されないよう、国及び都道府県等とも連携して、必要な取組を行うことが望ましい。

① 購入者がどこの居舗から医薬品を購入しているのかが明らかである
② 必要な表示等も含めて、特定販売に関する全てのルールが遵守されている
③ 実際に医薬品を販売する薬局等に現に勤務している薬剤師等が、購入者の情報を収集した上で販売の可否を判断し、必要な情報提供している

（問22）特定販売を行うに当たり、販売を行う薬局（店舗）に販売品の在庫がない場合など、系列の特定販売を行う他店から配送を行うことは可能か。

（答）不可である。

【特定販売に関する表示】

（問23）特定販売に関して表示すべき事項に「現在勤務している薬剤師及び登録販売者の氏名」とあるが、カタログにより特定販売を行うことを広告する場合にはどのように表示すればよいのか。

（答）特定販売の業務を行う資格者の一覧と、概ねの勤務時間等（シフト表等）を示すことで差し支えない。

（問24）特定販売を行うことについて広告をする場合、ホームページに、薬局等の正式な名称を表示することとなっているが、その略称やインターネットモール事業者の名称を併記しても差し支えないとされている。この場合、略称等の文字の大きさは、正式名称よりも大きく表示されていてもよいか。

（答）薬局等の正式な名称は、購入者がどこの店舗から購入したのかが分かるよう、ホームページ上で分かりやすく表示されている必要があるため、薬局等の正式な名称の文字の大きさは、略称等よりも大きいか、又は同じである必要がある。

（問25）販売する医薬品の使用期限については、その店舗に貯蔵、陳列等している品目の全ての使用期限を表示させる方法のほか、使用期限までの期間が最短の品目の使用期限を表示させる方法でも差し支えないとのことであるが、例えば、「当店では使用期限が○年以上ある医薬品のみを配送いたします」と表示すれば良いか。

（答）購入者に分かりやすく表示させるのであれば、そうした内容で差し支えない。

【特定販売の薬事監視の手段】

（問26）特定販売のみを行う時間に薬事監視を行う場合には、「特定販売の実施方法に関する適切な監督を行うために必要な設備」を必ず利用しなければならないのか。

（答）直接店舗を訪問する手段等と組み合わせて対応することで差し支えない。

【指定第２類医薬品に関する表示】

（問27）「指定第２類医薬品を購入し、又は譲り受けようとする場合は、当該指定第２類医薬品の禁忌を確認すること及び当該指定第２類医薬品の使用について薬剤師又は登録販売者に相談することを勧める旨」を確実に認識できるようにするための必要な措置の具体的な方法としては、例えば、店頭では、購入者への声かけやレジ付近での分かりやすい掲示、インターネット販売では、ポップアップ表示が考えられるが、いずれの方法も問題ないものか。

（答）問題ない。

【薬学的知見に基づく指導】

（問28）法９条の３第２項等に規定されている「薬学的知見に基づく指導」とは、具体的にどのような指導をいうのか。

（答）薬剤師が有する薬学的知見に基づき、購入者から確認した使用者に関する情報（年齢、性別、症状、服用履歴等）を踏まえ、当該使用者の個別具体の状態、状況等に合わせて、適正使用等を指導する行為をいう。

【一般用医薬品に関する情報提供等】

（問29）法第36条の10第１項ただし書きについて、購入者が薬剤師等であるか否かの確認は、口頭での確認のみで差し支えないか。

（答）薬剤師等であることが分かる身分証等があれば、それをもって判断することが望ましい。それが、困難な場合にあっては、個別に薬剤師が判断しても差し支えない。
ただし、薬剤師が、相手を専門家と判断した根拠を説明できることが必要である。

（問30）法第36条の10第６項により、説明不要の意思表示があった場合であって、第１類医薬品が適正に使用されると認められる場合には、同条第１項の規定は適用しないことになるが、その場合は同条第２項の規定も適用されないものと考えてよいか。

（答）法第36条の10第２項に規定する義務は、第１項の規定に付随するものであるため、同条第１項の規定が適用されない場合には、同条第２項も適用されない。

（問31）一般用医薬品の情報提供に当たっては、情報提供を行った薬剤師又は登録販売者の氏名を購入者に伝えさせることとされているが、薬局又は店舗内の情報提供を行う場所において「販売した薬剤師又は登録販売者の氏名」は名札を提示することにより伝えたとすることで差し支えないか。

（答）情報提供文書等に記載するなどの方法が望ましいが、購入者に対して、情報提供を行った薬剤師又は登録販売者の氏名が確実に伝わる方法であれば、差し支えない。

【配置販売業】

(問32) 配置販売に従事する者は名札を付けることとされているが、法第33条第１項の身分証明書でも差し支えないか。

(答) 差し支えない。

【登録販売者試験】

(問33) 平成26年度以降の登録販売者試験の出題事項には、今回の法改正の内容は含まれるのか。

(答) 含まれる。

登録販売者試験の出題事項については、「試験問題作成に関する手引き（平成26年３月）」※を参照されたい。

※掲載ページ：http://www.mhlw.go.jp/bunya/iyakuhin/ippanyou/shiken_h26.html

66　医薬品の販売業等に関するQ&Aについて（その2）

（平成26年５月７日　事務連絡
各都道府県・保健所設置市・特別区衛生主管部(局)薬務主管課あて　厚生労働省医薬食品局総務課、厚生労働省医薬食品局監視指導・麻薬対策課）

「薬事法及び薬剤師法の一部を改正する法律」（平成25年法律第103号。以下「改正法」という。）及び改正法の施行に伴う政省令改正の内容については、「薬事法及び薬剤師法の一部を改正する法律等の施行等について」（平成26年３月10日付け薬食発0310第１号厚生労働省医薬食品局通知）でお示ししておりますが、今般、そのQ&A（その2）を別添のとおり取りまとめましたので、業務の参考としていただくとともに、貴管下関係団体、関係機関等への周知をお願いいたします。

＜別添＞

【要指導医薬品の表示】

(問１) 改正法の施行（平成26年６月12日）後に第一類医薬品から要指導医薬品に区分が変更される医薬品について、その直接の容器等にシールを貼付することにより「要指導医薬品」の表示を行うことが認められているが、出荷後に、卸売販売業者や薬局、薬店がそのシールを貼付してよいか。

(答) 製造販売業者の責任の下、卸売販売業者や薬局、薬店の従業員が、製造販売業者の代わりにシールを貼付することは差し支えない。

(問２) シールの貼付によって「要指導医薬品」の表示を行った製品は、２年間の経過措置期間終了後も販売可能か。

(答) 可能である。

(問３) 表示スペースが狭いため、「要指導医薬品」の文字を二段書きしてもよいか。

（答）差し支えない。

（問４）改正法の施行（平成26年６月12日）後に第１類医薬品から要指導医薬品に区分が変更される医薬品について、第一類医薬品と記載している販促資材（パンフレット等）を、施行後も引き続き使用してよいか。

（答）使用しても差し支えないが、正しい情報を記載した販促資材に可能な限り早く切り替えるべきである。

なお、その品目が、第１類医薬品ではなく要指導医薬品という区分に改められている旨など、販促資材を渡す際に必要な情報提供を行うことが望ましい。

【開店時間・営業時間】

（問５）特定販売を行う時間（営業時間）について、例えば、夜間にメールやファクシミリで単に注文を受け付ける業務だけではなく、その注文内容を薬剤師や登録販売者以外の一般従事者が確認する業務まで行っている場合、その注文内容を確認している時間は特定販売を行う時間（営業時間）に含まれるのか。

（答）販売の可否の判断や情報提供等といった薬剤師又は登録販売者が実施する必要がある業務を行っている場合は、特定販売を行う時間（営業時間）に含まれる。

一方、注文を受け付けた旨のメール送信、購入希望商品の名称やお届け先等の電話確認作業のみであれば、単に「注文を受け付ける」ことに含まれるため、その業務を行っている時間は、特定販売を行う時間（営業時間）には含まれない。

注文を受け付けた旨の連絡を購入者に対して行う場合、別途薬剤師等による確認を行った後に販売できることが確定することを伝達するなど、受付連絡の時点で販売が確定しているという誤解が生じないようにする必要がある。

【特定販売の方法】

（問６）特定販売の配送手段としては、郵便や宅配便の他、店舗の従業員が直接配達してもよいか。

（答）配送の手段は問わないが、医薬品の搬送についても薬局の管理者や店舗管理者の管理業務に含まれるものであり、医薬品の品質が適切に管理できる方法で搬送することが求められる。

（問７）特定販売で配送した一般用医薬品を子供が受け取ってもよいか。

（答）受け取る者については、薬事法上、特段の規定はないが、具体的にどのような運用とするかについては、医薬品の搬送等も薬局の管理者や店舗管理者の管理業務に含まれるものであることを踏まえ、各店舗で適切に判断されたい。

（問８）配送用に梱包した箱や袋などには、どういう事項を表示すべきか。

（答）薬事法上、特段の規定はないが、具体的にどのような運用とするかについては、医薬品の搬送等も薬局の管理者や店舗管理者の管理業務に含まれるものであることを踏まえ、各店舗で適切に判断されたい。

（問９）配送された商品をコンビニエンスストア（コンビニ）に一時的に保管する場合、その商品の管理の責任はどうなるのか。

（答）その商品を販売した薬局･薬店が、搬送も含めて、医薬品の適正管理の責任を負うことになる。このため、薬局・薬店は、第三者（コンビニや配送業者）に対して必要な指示を出す（必要な契約を結ぶ）ことを通じて、医薬品の適正管理を行わなければならない。

（問10）ある店舗（Ａ店）で在庫がない一般用医薬品について、購入の希望に応じて、他の店舗（Ｂ店）の在庫を融通してもらって販売・授与することとなった場合、Ａ店が必要な情報提供等を行った後であれば、Ｂ店から購入者に直接配送しても差し支えないか。

（答）販売やその責任の主体を明確にするため、Ｂ店からＡ店に納入した後に、Ａ店から購入者に配送しなければならない。

（問11）販売時の情報提供や指導は店舗内で行う必要があるが､緊急時の電話対応などについては、必ずしも店舗内で行う必要はないという理解でよいか。

（答）そのような理解で差し支えない。

【掲示事項等】

（問12）要指導医薬品や第一類医薬品を取り扱わない薬局・薬店でも、要指導医薬品や全ての区分の一般用医薬品の定義やそれらに関する解説などの掲示事項を掲示しなければならないのか。

（答）要指導医薬品及び一般用医薬品の販売制度の全般について、購入者に理解していただくため、要指導医薬品及び全ての区分の一般用医薬品に関する掲示事項を掲示する必要がある。

【特定販売に関する表示】

（問13）特定販売を行うことについてインターネットを利用して広告する場合には､そのホームページに「当該薬局又は店舗に勤務する薬剤師又は登録販売者の別、その氏名及び担当業務」を表示することとなっているが､「担当業務」についてはどのように記載すればよいのか。

（答）どのような業務に従事しているのかが分かるように記載すればよい。

例えば、保管・陳列・販売・情報提供・相談・発送等をそれぞれ誰がいつ担当しているのかが分かるように記載すればよい。また、対面販売と特定販売とで担当が異なる場合には、その旨も記載することが望ましい。

（問14）特定販売を行うことについてインターネットを利用して広告する場合には、そのホームページに「一般用医薬品の陳列の状況を示す写真」を表示することとなっているが、どのような写真が適当か。

（答）その店舗でどのように医薬品を陳列しているか分かるように、代表的な一般用医薬品の陳列棚（例えば一番大きな陳列棚、レジの後ろの陳列棚等）の写真を表示させることで差し支えないものと考える。

（問15）特定販売を行うことについてインターネットを利用して広告する場合には、そのホームページに、特定販売を行う医薬品の使用期限を表示することとなっているが、どこに表示するのが適当か。

（答）そのホームページを閲覧する者にとって分かりやすい形で記載されるのであれば、場所は問わない。

（問16）特定販売を行うことについてインターネットを利用して広告する場合には、そのホームページに、「店舗の主要な外観の写真」、「一般用医薬品の陳列の状況を示す写真」、「現在勤務している薬剤師又は登録販売者の別及びその氏名」等を表示することとなっているが、それぞれ小さな画像をクリックし、別画面で拡大表示する形式でも差し支えないか。

（答）そのホームページを閲覧する者にとって分かりやすい形で記載されるのであれば、差し支えない。

（問17）その店舗の正式な名称や略称のほかに、「ロゴマーク」や「シンボルマーク」を販売サイトに表示してよいか。

（答）それが店舗名であるとの誤解を購入者に与えないような「ロゴマーク」や「シンボルマーク」であれば、表示して差し支えない。
ただし、「ロゴマーク」等に紛れることがないよう、薬局・薬店の正式名称を分かりやすく表示させる必要がある。

【店舗間の医薬品の販売・譲渡】

（問18）医薬品の販売業を有する薬局や薬店の間で、一般用医薬品を販売・授与してもよいか。

（答）薬事法上、医薬品の販売業の許可を有する店舗間での医薬品の販売・授与は禁止されていないものの、店舗間での販売・譲渡に当たるため、必要な記録等の作成は必要になる。

【濫用のおそれのある医薬品の取扱い】

（問19）特定販売により濫用のおそれのある医薬品の販売・授与を行う際、若年者の年齢確認をどのように行えばよいのか。

（答）インターネットを利用する場合には、例えば、ウェブ画面上に年齢を記載させる欄を設けて確認する方法が考えられる。
なお、単に警告事項※をウェブ画面に表示させるだけでは確認したことにはならない。
※：例えば、「中学生や高校生は購入できません」「他店で同一の商品を購入している場合は購入できません」との警告

【その他】

（問20）常用漢字の見直しに伴い、改正法により、「注意－医師等の処方せんにより使用すること」の記載が「注意－医師等の処方箋により使用すること」に改正されたが、改正法の施行（平成26年６月12日）以降は直接の容器又は直接の被包に「処方せん」と記載した製品を製造販売・販売して差し支えないか。

（答）当面の間は、「処方せん」と記載した製品を製造販売・販売して差し支えない。

67　薬事法施行規則第15条の２の規定に基づき濫用等のおそれのあるものとして厚生労働大臣が指定する医薬品（告示）の施行について

（平成26年６月４日　薬食発0604第２号
各都道府県知事・保健所設置市長・特別区長あて　厚生労働省医薬食品局長通知）

「薬事法及び薬剤師法の一部を改正する法律」（平成25年法律第103号）及び「薬事法施行規則等の一部を改正する省令」（平成26年厚生労働省令第８号。以下「改正省令」という。）がそれぞれ平成25年12月13日及び平成26年２月10日に公布され、平成26年６月12日から施行することとされたところです。

改正省令による改正後の薬事法施行規則（昭和36年厚生省令第１号）第15条の２の規定に基づき、「薬事法施行規則第15条の２の規定に基づき濫用等のおそれのあるものとして厚生労働大臣が指定する医薬品」（平成26年厚生労働省告示第252号）が本日公布され、平成26年６月12日から施行することとされたので、下記の事項について御了知の上、関係団体、関係機関等に周知するとともに、適切な指導を行い、その実施に遺漏無きよう、お願いいたします。

記

1　濫用等のおそれのある医薬品の指定について

(1)　従来の指導及び近年の動向を踏まえ、濫用等のおそれのある医薬品として別紙に掲げる成分、その水和物及びそれらの塩類（以下「指定成分」という。）を有効成分として含有する製剤（以下「指定医薬品」という。）を指定した。

(2)　指定医薬品は、指定成分を有効成分として配合する製剤であり、生薬を主たる有効成分とする製剤は含まれない。

(3)　ジヒドロコデインセキサノール及びリン酸ヒドロコデインセキサノールは、ジヒドロコデインを含む混合物であるため、これらを有効成分として配合する製剤は、指定医薬品となる。

2　指定医薬品の販売等について

(1)　適正な使用のために必要と認められる数量とは、原則として、薬効分類ごとに１人１包装単位（１箱、１瓶等）である。よって、例えば解熱鎮痛薬と鼻炎薬など、使用目的が異なる医薬品を販売等する場合には、それぞれの用途ごとに１人１包装ずつを適正数量とする。

(2)　(1)のほか、指定医薬品の取扱いについては、平成26年３月10日付け薬食発0310第１号厚生労働省医薬食品局長通知「薬事法及び薬剤師法の一部を改正する法律等の施行等について」第２の10(4)、第３の９(3)及び第４の６(3)によるものとする。

3　濫用等のおそれのある医薬品に関する通知の取扱いについて

平成22年６月１日付け薬食総発0601第６号・薬食安発0601第３号厚生労働省医薬食品局総務課長・安全対策課長連名通知「コデインリン酸塩水和物及びジヒドロコデインリン酸塩等を含有する一般用医薬品の鎮咳去痰薬（内用）の販売に係る留意事項について」は、今般、改正省令と関係通知により薬局等が遵守すべき事項が規定されたことから、平成26年６月12日付けで廃止する。

（別紙）

濫用等のおそれのある医薬品

以下に掲げるもの、その水和物及びそれらの塩類を有効成分として含有する製剤

1．エフェドリン
2．コデイン（鎮咳去痰薬に限る。）
3．ジヒドロコデイン（鎮咳去痰薬に限る。）
4．ブロムワレリル尿素
5．プソイドエフェドリン
6．メチルエフェドリン（鎮咳去痰薬のうち、内用液剤に限る。）

以下（略）

68　医薬品の販売業等に関するQ&Aについて（その3）

（平成26年7月9日　事務連絡
各都道府県・保健所設置市・特別区衛生主管部（局）薬務主管課あて　厚生労働省医薬食品局総務課、厚生労働省医薬食品局監視指導・麻薬対策課）

「薬事法及び薬剤師法の一部を改正する法律」（平成25年法律第103号。以下「改正法」という。）及び改正法の施行に伴う政省令改正の内容については、「薬事法及び薬剤師法の一部を改正する法律等の施行等について」（平成26年3月10日付け薬食発0310第1号厚生労働省医薬食品局通知）でお示ししておりますが、今般、そのQ&A（その3）を別添のとおり取りまとめましたので、業務の参考としていただくとともに、貴管下関係団体、関係機関等への周知をお願いいたします。

＜別添＞

【特定販売に関する表示】

（問1）インターネットを利用して特定販売を行うことについて広告を行う場合は、ホームページに薬事法施行規則別表第1の2及び第1の3に掲げる情報を見やすく表示しなければならないとされているが、例えば、表示すべき事項をまとめたホームページ（B）を別に設け、特定販売を行うことについて広告しているホームページ（A）から、Bにリンクを張ることでもよいか。

（答）①Aの上部や店舗の名称を表示している場所の付近など、購入者が見つけやすい場所にBへのリンク（例えば、「薬事法上記載すべき事項」）が分かりやすく張られており、②表示すべき事項がBに見やすく表示されているのであれば、そうした方法でも差し支えない。

（問2）インターネットを利用して特定販売を行うことについて広告を行う場合は、ホームページに「薬局又は店舗の主要な外観の写真」を表示することとされているが、どのような写真が適当なのか。

（答）「外観の写真」の表示は、購入者に対して、容易に出入りできる店舗が実際にあることを分かりやすく示すために求めているものである。

このため、具体的には、公道から、看板も入れて店舗を撮影した写真など、不特定多数の一般人が容易に通行できる場所からその店舗であることが分かるように撮影した写真を表示する必要がある。

建造物（ショッピングモール、テナントビル等）内の店舗については、建造物内で、不特定多数の一般人が容易に通行できる通路からその店舗であることが分かるように撮影した写真を表示する必要がある。その際、建造物を公道から撮影した写真も併せて表示することが望ましい。

（問３）要指導医薬品の特定販売はできないが、特定販売を行う旨の広告（ホームページなど）に、要指導医薬品の定義や解説など、要指導医薬品に関する表示は必要か。

（答）医薬品の販売制度の全体像を購入者に理解していただくため、特定販売を行う旨の広告においても、要指導医薬品に関する表示が必要である。

同様に、要指導医薬品を販売しない店舗についても、要指導医薬品に関する掲示が必要である。

69　医薬品、医療機器等の品質、有効性及び安全性の確保等に関する法律施行令第３条の規定に基づき厚生労働大臣の指定する医薬品の有効成分の一部を改正する件について

（平成27年3月31日　薬食発0331第1号
各都道府県知事・保健所設置市長・特別区長あて　厚生労働省医薬食品局長通知）

薬局開設者が当該薬局における設備及び器具をもって製造し、当該薬局において販売又は授与することができる医薬品であって、「医薬品、医療機器等の品質、有効性及び安全性の確保等に関する法律施行令第３条の規定に基づき厚生労働大臣の指定する医薬品の有効成分」（昭和55年9月27日付け厚生省告示第169号（以下「告示」という。）に定める有効成分以外の有効成分を含有しないもの（以下「薬局製造販売医薬品」という。）に係る承認・許可に関する取扱いについては、昭和55年10月9日付け薬発第1337号厚生省薬務局長通知（以下「旧局長通知」という。）により示されているところですが、今般、告示の一部を平成27年厚生労働省告示第217号をもって改正すること等に伴い、薬局製造販売医薬品の取扱いについて、下記のとおり定めたので、貴管下関係者に対し指導方御配慮願います。

なお、本通知の発出に合わせて、旧局長通知は廃止します。

記

1　告示改正の概要

(1)　歯科口腔用薬の項にアズレンスルホン酸ナトリウム、炭酸水素ナトリウム及びポビドンヨードを追加すること。

(2)　胃腸薬の項のフェノバリンを削除すること。

(3)　外皮用薬の項に薬用炭を追加すること。

(4)　その他の項にクコシ、コウホン、ジンギョウ、センレンシ、トチュウ、ドベッコウ、ブシ（ただし、1個中アコニチンとして0.01 mg以下を含有する場合に限る。）、硫酸アルミニウムカリウム水和物を追加すること。

2　薬局製造販売医薬品の対象品目について

薬局製造販売医薬品とは、薬局開設者が当該薬局における設備及び器具をもって製造し、当該薬局において販売又は授与する医薬品であって、別紙1及び別紙2に掲げる430品目が該当すること。

3　製造販売承認等について

(1)　承認の要否

別紙1に掲げる421品目（以下「薬局製剤」という。）については都道府県知事による薬局ごと

の製造販売承認を要するものであること。また、別紙2に掲げる9品目については、製造販売承認が不要であること。この場合、薬局ごとに都道府県知事にあらかじめ製造販売の届出を行う必要があること。

(2)　製造販売承認申請

薬局製剤の製造販売承認申請書については、各都道府県において適宜、医薬品、医療機器等の品質、有効性及び安全性の確保等に関する法律施行規則（以下「施行規則」という。）様式第22を変更して差し支えないこと。

(3)　承認不要品目に係る製造販売届出

承認不要品目に係る薬局製剤の製造販売届書については、各都道府県において適宜、施行規則様式第39を変更して差し支えないこと。

4　その他

薬局製剤の処方等に係る指針、製造販売承認申請等の取扱等については、「薬局製造販売医薬品の取扱いについて」（平成17年3月25日付け薬食審査発第0325009号厚生労働省医薬食品局審査管理課長通知）によること。

（別紙１）製造販売承認を要する薬局製造販売医薬品

一連番号	薬局製剤指針による処方番号	一連番号	薬局製剤指針による処方番号
1	催眠鎮静薬１—①	36	鎮咳去痰薬９—①
2	催眠鎮静薬２—①	37	鎮咳去痰薬10—①
3	催眠鎮静薬３—①	38	鎮咳去痰薬11—①
4	鎮暈薬１—①	39	鎮咳去痰薬12—③
5	解熱鎮痛薬１—②	40	鎮咳去痰薬13—②
6	解熱鎮痛薬２—③	41	鎮咳去痰薬14—①
7	解熱鎮痛薬４—②	42	吸入剤１
8	かぜ薬１—②	43	吸入剤２
9	かぜ薬６—①	44	歯科口腔用薬１
10	解熱鎮痛薬６—②	45	歯科口腔用薬２
11	解熱鎮痛薬７—①	46	歯科口腔用薬３—①
12	解熱鎮痛薬８—①	47	歯科口腔用薬４
13	解熱鎮痛薬９—①	48	歯科口腔用薬５
14	かぜ薬７—①	49	胃腸薬１—①
15	かぜ薬３—③	50	胃腸薬２—②
16	かぜ薬２—①	51	胃腸薬３—②
17	かぜ薬９	52	胃腸薬４—②
18	かぜ薬４—②	53	胃腸薬５—①
19	かぜ薬５—②	54	胃腸薬６—②
20	眼科用薬１—①	55	胃腸薬７—①
21	耳鼻科用薬１—②	56	胃腸薬８—②
22	抗ヒスタミン薬１—②	57	胃腸薬９—①
23	抗ヒスタミン薬２—①	58	胃腸薬10—②
24	抗ヒスタミン薬３—②	59	胃腸薬11—①
25	抗ヒスタミン薬４—①	60	胃腸薬12—②
26	抗ヒスタミン薬５—②	61	胃腸薬13
27	欠番	62	胃腸薬14
28	鎮咳去痰薬１—①	63	欠番
29	鎮咳去痰薬２—①	64	胃腸薬16
30	鎮咳去痰薬３—①	65	胃腸薬17—①
31	鎮咳去痰薬４—②	66	胃腸薬18—①
32	鎮咳去痰薬５—②	67	胃腸薬19—②
33	鎮咳去痰薬６—①	68	胃腸薬20
34	鎮咳去痰薬７—①	69	胃腸薬21
35	鎮咳去痰薬８—①	70	胃腸薬22

一連番号	薬局製剤指針による処方番号	一連番号	薬局製剤指針による処方番号
71	胃腸薬23―①	106	外皮用薬17
72	胃腸薬24―③	107	外皮用薬18―①
73	胃腸薬25―②	108	外皮用薬19
74	胃腸薬26―①	109	外皮用薬20―②
75	胃腸薬27―②	110	外皮用薬21―①
76	胃腸薬28―①	111	外皮用薬22―②
77	胃腸薬29―①	112	外皮用薬23
78	胃腸薬30―①	113	外皮用薬24―①
79	胃腸薬31―②	114	外皮用薬25―①
80	胃腸薬32―②	115	外皮用薬26
81	胃腸薬33	116	外皮用薬27―①
82	胃腸薬34―①	117	外皮用薬28
83	胃腸薬35―①	118	外皮用薬29―①
84	胃腸薬36―①	119	外皮用薬30―③
85	胃腸薬37―①	120	外皮用薬31―①
86	胃腸薬38―①	121	外皮用薬32―①
87	外用痔疾用薬 1	122	外皮用薬33―①
88	外用痔疾用薬 2	123	外皮用薬34―①
89	外用痔疾用薬 3	124	外皮用薬35―①
90	外皮用薬 1	125	外皮用薬36―①
91	外皮用薬 2	126	外皮用薬37―①
92	外皮用薬 3	127	外皮用薬38―①
93	外皮用薬 4	128	外皮用薬39
94	外皮用薬 5	129	外皮用薬40―②
95	外皮用薬 6	130	外皮用薬41―②
96	外皮用薬 7	131	外皮用薬42―①
97	外皮用薬 8 ―②	132	外皮用薬43―②
98	外皮用薬 9 ―①	133	外皮用薬44
99	外皮用薬10	134	外皮用薬45
100	外皮用薬11―①	135	外皮用薬46
101	外皮用薬12	136	外皮用薬47
102	外皮用薬13	137	外皮用薬48
103	外皮用薬14―①	138	外皮用薬49
104	外皮用薬15	139	外皮用薬50―①
105	外皮用薬16―①	140	外皮用薬51―①

一連番号	薬局製剤指針による処方番号	一連番号	薬局製剤指針による処方番号
141	外皮用薬52	176	抗ヒスタミン薬６
142	外皮用薬53—①	177	鎮咳去痰薬15
143	外皮用薬54—①	178	歯科口腔用薬６
144	外皮用薬55—①	179	歯科口腔用薬７
145	外皮用薬56	180	胃腸薬39
146	外皮用薬57—①	181	外皮用薬72
147	外皮用薬58—②	182	外皮用薬73
148	外皮用薬59—①	183	外皮用薬74
149	外皮用薬60—①	184	外皮用薬75
150	外皮用薬61—①	185	外皮用薬76
151	外皮用薬62—①	186	外皮用薬77
152	外皮用薬63	187	外皮用薬78
153	外皮用薬64—①	188	K１
154	外皮用薬65	189	K１—①
155	外皮用薬66	190	K２
156	外皮用薬67—①	191	K３
157	外皮用薬68—③	192	K４
158	外皮用薬69—②	193	K５
159	外皮用薬70—②	194	K５—①
160	外皮用薬71—①	195	K６
161	鎮暈薬２—①	196	K７
162	駆虫薬１—①	197	K８
163	駆虫薬２—①	198	K９
164	ビタミン主薬製剤６	199	K10
165	その他１—①	200	K11
166	かぜ薬８—①	201	K11—①
167	解熱鎮痛薬10	202	K12
168	解熱鎮痛薬10—①	203	K13
169	解熱鎮痛薬11—①	204	K13—①
170	ビタミン主薬製剤１—①	205	K14
171	ビタミン主薬製剤２—①	206	K15
172	ビタミン主薬製剤３—①	207	K16
173	ビタミン主薬製剤４—①	208	K17
174	ビタミン主薬製剤５—①	209	K18
175	かぜ薬10	210	K19

一連番号	薬局製剤指針による処方番号	一連番号	薬局製剤指針による処方番号
211	K20	246	K52—①
212	K21	247	K53
213	K22	248	K54
214	K23	249	K55
215	K24	250	K56
216	K25	251	K57
217	K26	252	K58
218	K26—①	253	K59
219	K27	254	K60
220	K28	255	K61
221	K29	256	K62
222	K30	257	K63
223	K31	258	K63—①
224	K32	259	K64
225	K33	260	K65
226	K34	261	K66
227	K35	262	K67
228	K36	263	K68
229	K36—①	264	K69
230	K37	265	K70
231	K38	266	K71
232	K39	267	K72
233	K40	268	K72—①
234	K41	269	K73
235	K42	270	K74
236	K43	271	K74—①
237	K44	272	K75
238	K45	273	K76
239	K46	274	K77
240	K47	275	K78
241	K48	276	K79
242	K49	277	K80
243	K50	278	K81
244	K51	279	K82
245	K52	280	K83

一連番号	薬局製剤指針による処方番号	一連番号	薬局製剤指針による処方番号
281	K84	316	K116
282	K85	317	K117
283	K86	318	K118
284	K87	319	K119
285	K88	320	K120
286	K88—①	321	K121
287	K89	322	K122
288	K90	323	K123
289	K91	324	K124
290	K92	325	K125
291	K93	326	K126
292	K94	327	K127
293	K95	328	K128
294	K96	329	K129
295	K97	330	K130
296	K98	331	K131
297	K99	332	K132
298	K100	333	K133
299	K101	334	K134
300	K101—①	335	K135
301	K102	336	K136
302	K103	337	K137
303	K104	338	K138
304	K105	339	K139
305	K106	340	K140
306	K107	341	K141
307	K108	342	K142
308	K109	343	K143
309	K110	344	K144
310	K111	345	K144—①
311	K112	346	K145
312	K113	347	K146
313	K114	348	K147
314	K115	349	K147—①
315	K115—①	350	K148

一連番号	薬局製剤指針による処方番号	一連番号	薬局製剤指針による処方番号
351	K149	386	K181
352	K150	387	K182
353	K151	388	K182—①
354	K152	389	K183
355	K153	390	K184
356	K154	391	K185
357	K155	392	K186
358	K155—①	393	K187
359	K156	394	K188
360	K157	395	K189
361	K157—①	396	K190
362	K158	397	K191
363	K159	398	K192
364	K160	399	K192—①
365	K160—①	400	K193
366	K161	401	K194
367	K162	402	K195
368	K163	403	K196
369	K164	404	K197
370	K165	405	K198
371	K166	406	K199
372	K167	407	K200
373	K168	408	K201
374	K169	409	K202
375	K170	410	K203
376	K171	411	K204
377	K172	412	K205
378	K173	413	K206
379	K174	414	K207
380	K175	415	K208
381	K176	416	K209
382	K177	417	K210
383	K178	418	K211
384	K179	419	K212
385	K180	420	K213

一連番号	薬局製剤指針による処方番号
421	K214
422	K215
423	K216

（別紙2）製造販売承認を要しない薬局製造販売医薬品

1	日本薬局方　吸水軟膏
2	日本薬局方　親水軟膏
3	日本薬局方　精製水
4	日本薬局方　単軟膏
5	日本薬局方　白色軟膏
6	日本薬局方　ハッカ水
7	日本薬局方　マクロゴール軟膏
8	日本薬局方　加水ラノリン
9	日本薬局方　親水ワセリン

（参考）製造販売承認を要する薬局製造販売医薬品

一連番号	薬局製剤指針による処方番号	旧一連番号	薬局製剤指針による処方番号
1	催眠鎮静薬１—①	1	催眠鎮静薬１—①
2	催眠鎮静薬２—①	2	催眠鎮静薬２—①
3	催眠鎮静薬３—①	3	催眠鎮静薬３—①
4	鎮暈薬１—①	4	鎮暈薬１—①
5	解熱鎮痛薬１—②	5	解熱鎮痛薬１—②
6	解熱鎮痛薬２—③	6	解熱鎮痛薬２—③
7	解熱鎮痛薬４—②	7	解熱鎮痛薬４—②
8	かぜ薬１—②	8	かぜ薬１—②
9	かぜ薬６—①	9	かぜ薬６—①
10	解熱鎮痛薬６—②	10	解熱鎮痛薬６—②
11	解熱鎮痛薬７—①	11	解熱鎮痛薬７—①
12	解熱鎮痛薬８—①	12	解熱鎮痛薬８—①
13	解熱鎮痛薬９—①	13	解熱鎮痛薬９—①
14	かぜ薬７—①	14	かぜ薬７—①
15	かぜ薬３—③	15	かぜ薬３—③
16	かぜ薬２—①	16	かぜ薬２—①
17	かぜ薬９	17	かぜ薬９
18	かぜ薬４—②	18	かぜ薬４—②
19	かぜ薬５—②	19	かぜ薬５—②
20	眼科用薬１—①	20	眼科用薬１—①
21	耳鼻科用薬１—②	21	耳鼻科用薬１—②
22	抗ヒスタミン薬１—②	22	抗ヒスタミン薬１—②
23	抗ヒスタミン薬２—①	23	抗ヒスタミン薬２—①
24	抗ヒスタミン薬３—②	24	抗ヒスタミン薬３—②
25	抗ヒスタミン薬４—①	25	抗ヒスタミン薬４—①
26	抗ヒスタミン薬５—②	26	抗ヒスタミン薬５—②
27	欠番	27	欠番
28	鎮咳去痰薬１—①	28	鎮咳去痰薬１—①
29	鎮咳去痰薬２—①	29	鎮咳去痰薬２—①
30	鎮咳去痰薬３—①	30	鎮咳去痰薬３—①
31	鎮咳去痰薬４—②	31	鎮咳去痰薬４—②
32	鎮咳去痰薬５—②	32	鎮咳去痰薬５—②
33	鎮咳去痰薬６—①	33	鎮咳去痰薬６—①
34	鎮咳去痰薬７—①	34	鎮咳去痰薬７—①
35	鎮咳去痰薬８—①	35	鎮咳去痰薬８—①

一連番号	薬局製剤指針による処方番号	旧一連番号	薬局製剤指針による処方番号
36	鎮咳去痰薬９—①	36	鎮咳去痰薬９—①
37	鎮咳去痰薬10—①	37	鎮咳去痰薬10—①
38	鎮咳去痰薬11—①	38	鎮咳去痰薬11—①
39	鎮咳去痰薬12—③	39	鎮咳去痰薬12—③
40	鎮咳去痰薬13—②	40	鎮咳去痰薬13—②
41	鎮咳去痰薬14—①	41	鎮咳去痰薬14—①
42	吸入剤１	42	吸入剤１
43	吸入剤２	43	吸入剤２
44	歯科口腔用薬１	44	歯科口腔用薬１
45	歯科口腔用薬２	45	歯科口腔用薬２
46	歯科口腔用薬３—①	46	歯科口腔用薬３—①
47	歯科口腔用薬４	47	歯科口腔用薬４
48	歯科口腔用薬５	48	歯科口腔用薬５
49	胃腸薬１—①	49	胃腸薬１—①
50	胃腸薬２—②	50	胃腸薬２—②
51	胃腸薬３—②	51	胃腸薬３—②
52	胃腸薬４—②	52	胃腸薬４—②
53	胃腸薬５—①	53	胃腸薬５—①
54	胃腸薬６—②	54	胃腸薬６—②
55	胃腸薬７—①	55	胃腸薬７—①
56	胃腸薬８—②	56	胃腸薬８—②
57	胃腸薬９—①	57	胃腸薬９—①
58	胃腸薬10—②	58	胃腸薬10—②
59	胃腸薬11—①	59	胃腸薬11—①
60	胃腸薬12—②	60	胃腸薬12—②
61	胃腸薬13	61	胃腸薬13
62	胃腸薬14	62	胃腸薬14
63	欠番	63	胃腸薬15
64	胃腸薬16	64	胃腸薬16
65	胃腸薬17—①	65	胃腸薬17—①
66	胃腸薬18—①	66	胃腸薬18—①
67	胃腸薬19—②	67	胃腸薬19—②
68	胃腸薬20	68	胃腸薬20
69	胃腸薬21	69	胃腸薬21
70	胃腸薬22	70	胃腸薬22

一連番号	薬局製剤指針による処方番号	旧一連番号	薬局製剤指針による処方番号
71	胃腸薬23—①	71	胃腸薬23—①
72	胃腸薬24—③	72	胃腸薬24—③
73	胃腸薬25—②	73	胃腸薬25—②
74	胃腸薬26—①	74	胃腸薬26—①
75	胃腸薬27—②	75	胃腸薬27—②
76	胃腸薬28—①	76	胃腸薬28—①
77	胃腸薬29—①	77	胃腸薬29—①
78	胃腸薬30—①	78	胃腸薬30—①
79	胃腸薬31—②	79	胃腸薬31—②
80	胃腸薬32—②	80	胃腸薬32—②
81	胃腸薬33	81	胃腸薬33
82	胃腸薬34—①	82	胃腸薬34—①
83	胃腸薬35—①	83	胃腸薬35—①
84	胃腸薬36—①	84	胃腸薬36—①
85	胃腸薬37—①	85	胃腸薬37—①
86	胃腸薬38—①	86	胃腸薬38—①
87	外用痔疾用薬 1	87	外用痔疾用薬 1
88	外用痔疾用薬 2	88	外用痔疾用薬 2
89	外用痔疾用薬 3	89	外用痔疾用薬 3
90	外皮用薬 1	90	外皮用薬 1
91	外皮用薬 2	91	外皮用薬 2
92	外皮用薬 3	92	外皮用薬 3
93	外皮用薬 4	93	外皮用薬 4
94	外皮用薬 5	94	外皮用薬 5
95	外皮用薬 6	95	外皮用薬 6
96	外皮用薬 7	96	外皮用薬 7
97	外皮用薬 8—②	97	外皮用薬 8—②
98	外皮用薬 9—①	98	外皮用薬 9—①
99	外皮用薬10	99	外皮用薬10
100	外皮用薬11—①	100	外皮用薬11—①
101	外皮用薬12	101	外皮用薬12
102	外皮用薬13	102	外皮用薬13
103	外皮用薬14—①	103	外皮用薬14—①
104	外皮用薬15	104	外皮用薬15
105	外皮用薬16—①	105	外皮用薬16—①

一連番号	薬局製剤指針による処方番号	旧一連番号	薬局製剤指針による処方番号
106	外皮用薬17	106	外皮用薬17
107	外皮用薬18—①	107	外皮用薬18—①
108	外皮用薬19	108	外皮用薬19
109	外皮用薬20—②	109	外皮用薬20—②
110	外皮用薬21—①	110	外皮用薬21—①
111	外皮用薬22—②	111	外皮用薬22—②
112	外皮用薬23	112	外皮用薬23
113	外皮用薬24—①	113	外皮用薬24—①
114	外皮用薬25—①	114	外皮用薬25—①
115	外皮用薬26	115	外皮用薬26
116	外皮用薬27—①	116	外皮用薬27—①
117	外皮用薬28	117	外皮用薬28
118	外皮用薬29—①	118	外皮用薬29—①
119	外皮用薬30—③	119	外皮用薬30—③
120	外皮用薬31—①	120	外皮用薬31—①
121	外皮用薬32—①	121	外皮用薬32—①
122	外皮用薬33—①	122	外皮用薬33—①
123	外皮用薬34—①	123	外皮用薬34—①
124	外皮用薬35—①	124	外皮用薬35—①
125	外皮用薬36—①	125	外皮用薬36—①
126	外皮用薬37—①	126	外皮用薬37—①
127	外皮用薬38—①	127	外皮用薬38—①
128	外皮用薬39	128	外皮用薬39
129	外皮用薬40—②	129	外皮用薬40—②
130	外皮用薬41—②	130	外皮用薬41—②
131	外皮用薬42—①	131	外皮用薬42—①
132	外皮用薬43—②	132	外皮用薬43—②
133	外皮用薬44	133	外皮用薬44
134	外皮用薬45	134	外皮用薬45
135	外皮用薬46	135	外皮用薬46
136	外皮用薬47	136	外皮用薬47
137	外皮用薬48	137	外皮用薬48
138	外皮用薬49	138	外皮用薬49
139	外皮用薬50—①	139	外皮用薬50—①
140	外皮用薬51—①	140	外皮用薬51—①
141	外皮用薬52	141	外皮用薬52

一連番号	薬局製剤指針による処方番号	旧一連番号	薬局製剤指針による処方番号
142	外皮用薬53—①	142	外皮用薬53—①
143	外皮用薬54—①	143	外皮用薬54—①
144	外皮用薬55—①	144	外皮用薬55—①
145	外皮用薬56	145	外皮用薬56
146	外皮用薬57—①	146	外皮用薬57—①
147	外皮用薬58—②	147	外皮用薬58—②
148	外皮用薬59—①	148	外皮用薬59—①
149	外皮用薬60—①	149	外皮用薬60—①
150	外皮用薬61—①	150	外皮用薬61—①
151	外皮用薬62—①	151	外皮用薬62—①
152	外皮用薬63	152	外皮用薬63
153	外皮用薬64—①	153	外皮用薬64—①
154	外皮用薬65	154	外皮用薬65
155	外皮用薬66	155	外皮用薬66
156	外皮用薬67—①	156	外皮用薬67—①
157	外皮用薬68—③	157	外皮用薬68—③
158	外皮用薬69—②	158	外皮用薬69—②
159	外皮用薬70—②	159	外皮用薬70—②
160	外皮用薬71—①	160	外皮用薬71—①
161	鎮暈薬２—①	161	鎮暈薬２—①
162	駆虫薬１—①	162	駆虫薬１—①
163	駆虫薬２—①	163	駆虫薬２—①
164	ビタミン主薬製剤６	164	ビタミン主薬製剤６
165	その他１—①	165	その他１—①
166	かぜ薬８—①	166	かぜ薬８—①
167	解熱鎮痛薬10	167	解熱鎮痛薬10
168	解熱鎮痛薬10—①	168	解熱鎮痛薬10—①
169	解熱鎮痛薬11—①	169	解熱鎮痛薬11—①
170	ビタミン主薬製剤１—①	170	ビタミン主薬製剤１—①
171	ビタミン主薬製剤２—①	171	ビタミン主薬製剤２—①
172	ビタミン主薬製剤３—①	172	ビタミン主薬製剤３—①
173	ビタミン主薬製剤４—①	173	ビタミン主薬製剤４—①
174	ビタミン主薬製剤５—①	174	ビタミン主薬製剤５—①
175	かぜ薬10		
176	抗ヒスタミン薬６		

一連番号	薬局製剤指針による処方番号	旧一連番号	薬局製剤指針による処方番号
177	鎮咳去痰薬15		
178	歯科口腔用薬 6		
179	歯科口腔用薬 7		
180	胃腸薬39		
181	外皮用薬72		
182	外皮用薬73		
183	外皮用薬74		
184	外皮用薬75		
185	外皮用薬76		
186	外皮用薬77		
187	外皮用薬78		
188	K 1	175	K 1
189	K 1—①	176	K 1—①
190	K 2	177	K 2
191	K 3	178	K 3
192	K 4	179	K 4
193	K 5	180	K 5
194	K 5—①	181	K 5—①
195	K 6	182	K 6
196	K 7	183	K 7
197	K 8	184	K 8
198	K 9	185	K 9
199	K10	186	K10
200	K11	187	K11
201	K11—①	188	K11—①
202	K12	189	K12
203	K13	190	K13
204	K13—①	191	K13—①
205	K14	192	K14
206	K15	193	K15
207	K16	194	K16
208	K17	195	K17
209	K18	196	K18
210	K19	197	K19
211	K20	198	K20

一連番号	薬局製剤指針による処方番号	旧一連番号	薬局製剤指針による処方番号
212	K21	199	K21
213	K22	200	K22
214	K23	201	K23
215	K24	202	K24
216	K25	203	K25
217	K26	204	K26
218	K26—①	205	K26—①
219	K27	206	K27
220	K28	207	K28
221	K29	208	K29
222	K30	209	K30
223	K31	210	K31
224	K32	211	K32
225	K33	212	K33
226	K34	213	K34
227	K35	214	K35
228	K36	215	K36
229	K36—①	216	K36—①
230	K37	217	K37
231	K38	218	K38
232	K39	219	K39
233	K40	220	K40
234	K41	221	K41
235	K42	222	K42
236	K43	223	K43
237	K44	224	K44
238	K45	225	K45
239	K46	226	K46
240	K47	227	K47
241	K48	228	K48
242	K49	229	K49
243	K50	230	K50
244	K51	231	K51
245	K52	232	K52
246	K52—①	233	K52—①

一連番号	薬局製剤指針による処方番号	旧一連番号	薬局製剤指針による処方番号
247	K53	234	K53
248	K54	235	K54
249	K55	236	K55
250	K56	237	K56
251	K57	238	K57
252	K58	239	K58
253	K59	240	K59
254	K60	241	K60
255	K61	242	K61
256	K62	243	K62
257	K63	244	K63
258	K63―①	245	K63―①
259	K64	246	K64
260	K65	247	K65
261	K66	248	K66
262	K67	249	K67
263	K68	250	K68
264	K69	251	K69
265	K70	252	K70
266	K71	253	K71
267	K72	254	K72
268	K72―①	255	K72―①
269	K73	256	K73
270	K74	257	K74
271	K74―①	258	K74―①
272	K75	259	K75
273	K76	260	K76
274	K77	261	K77
275	K78	262	K78
276	K79	263	K79
277	K80	264	K80
278	K81	265	K81
279	K82	266	K82
280	K83	267	K83
281	K84	268	K84

一連番号	薬局製剤指針による処方番号	旧一連番号	薬局製剤指針による処方番号
282	K85	269	K85
283	K86	270	K86
284	K87	271	K87
285	K88	272	K88
286	K88—①	273	K88—①
287	K89	274	K89
288	K90	275	K90
289	K91	276	K91
290	K92	277	K92
291	K93	278	K93
292	K94	279	K94
293	K95	280	K95
294	K96	281	K96
295	K97	282	K97
296	K98	283	K98
297	K99	284	K99
298	K100	285	K100
299	K101	286	K101
300	K101—①	287	K101—①
301	K102	288	K102
302	K103	289	K103
303	K104	290	K104
304	K105	291	K105
305	K106	292	K106
306	K107	293	K107
307	K108	294	K108
308	K109	295	K109
309	K110	296	K110
310	K111	297	K111
311	K112	298	K112
312	K113	299	K113
313	K114	300	K114
314	K115	301	K115
315	K115—①	302	K115—①
316	K116	303	K116

一連番号	薬局製剤指針による処方番号	旧一連番号	薬局製剤指針による処方番号
317	K117	304	K117
318	K118	305	K118
319	K119	306	K119
320	K120	307	K120
321	K121	308	K121
322	K122	309	K122
323	K123	310	K123
324	K124	311	K124
325	K125	312	K125
326	K126	313	K126
327	K127	314	K127
328	K128	315	K128
329	K129	316	K129
330	K130	317	K130
331	K131	318	K131
332	K132	319	K132
333	K133	320	K133
334	K134	321	K134
335	K135	322	K135
336	K136	323	K136
337	K137	324	K137
338	K138	325	K138
339	K139	326	K139
340	K140	327	K140
341	K141	328	K141
342	K142	329	K142
343	K143	330	K143
344	K144	331	K144
345	K144—①	332	K144—①
346	K145	333	K145
347	K146	334	K146
348	K147	335	K147
349	K147—①	336	K147—①
350	K148	337	K148
351	K149	338	K149

一連番号	薬局製剤指針による処方番号	旧一連番号	薬局製剤指針による処方番号
352	K150	339	K150
353	K151	340	K151
354	K152	341	K152
355	K153	342	K153
356	K154	343	K154
357	K155	344	K155
358	K155—①	345	K155—①
359	K156	346	K156
360	K157	347	K157
361	K157—①	348	K157—①
362	K158	349	K158
363	K159	350	K159
364	K160	351	K160
365	K160—①	352	K160—①
366	K161	353	K161
367	K162	354	K162
368	K163	355	K163
369	K164	356	K164
370	K165	357	K165
371	K166	358	K166
372	K167	359	K167
373	K168	360	K168
374	K169	361	K169
375	K170	362	K170
376	K171	363	K171
377	K172	364	K172
378	K173	365	K173
379	K174	366	K174
380	K175	367	K175
381	K176	368	K176
382	K177	369	K177
383	K178	370	K178
384	K179	371	K179
385	K180	372	K180
386	K181	373	K181

一連番号	薬局製剤指針による処方番号	旧一連番号	薬局製剤指針による処方番号
387	K182	374	K182
388	K182—①	375	K182—①
389	K183	376	K183
390	K184	377	K184
391	K185	378	K185
392	K186	379	K186
393	K187	380	K187
394	K188	381	K188
395	K189	382	K189
396	K190	383	K190
397	K191	384	K191
398	K192	385	K192
399	K192—①	386	K192—①
400	K193		
401	K194		
402	K195		
403	K196		
404	K197		
405	K198		
406	K199		
407	K200		
408	K201		
409	K202		
410	K203		
411	K204		
412	K205		
413	K206		
414	K207		
415	K208		
416	K209		
417	K210		
418	K211		
419	K212		
420	K213		
421	K214		

一連番号	薬局製剤指針による処方番号
422	K215
423	K216

70 「薬局製造販売医薬品の取扱いについて」の一部改正について

(平成27年3月31日　薬食審査発0331第6号
各都道府県・保健所設置市・特別区衛生主管部(局)長あて　厚生労働省医薬食品局審査管理課長通知)

薬局製造販売医薬品の取扱いについては、「薬局製造販売医薬品の取扱いについて」(平成17年3月25日付け薬食審査発第0325009号厚生労働省医薬食品局審査管理課長通知)(以下「薬局製剤通知」という。)により示してきたところですが、今般、「医薬品、医療機器等の品質、有効性及び安全性の確保等に関する法律施行令第三条の規定に基づき厚生労働大臣の指定する医薬品の有効成分の一部を改正する件」(平成27年厚生労働省告示第217号。以下「改正告示」という。)の公布等に伴い、薬局製剤通知の一部を改正することとしたので、薬局製造販売医薬品の取扱いに際して留意されるよう貴管内関係企業及び関係団体に対して周知方よろしく御配慮お願いします。

なお、参考として改正後の薬局製剤通知を添付します。

記

1　改正の趣旨

(1)　「薬事法等の一部を改正する法律」(平成25年法律第84号。以下「改正法」という。)の施行に伴い、改正法による改正後の「医薬品、医療機器等の品質、有効性及び安全性の確保等に関する法律」(昭和35年法律第145号)に則し、必要な記載整備等を行ったこと。

(2)　改正告示等を踏まえ、別添の薬局製剤指針の内容について全体を見直したこと。

2　薬局製剤通知の改正

(1)　本文を次のように改める。

「医薬品、医療機器等の品質、有効性及び安全性の確保等に関する法律」(昭和35年法律第145号。以下「法」という。)第80条第7項の規定に基づき、薬局開設者が当該薬局における設備及び器具をもって製造し、当該薬局において販売又は授与することができる医薬品に係る承認・認可等に関して、今般、その取扱い方法を下記のとおり定めたので、貴職におかれては本件につき御了知の上、貴管内関係企業及び関係団体に周知を図るとともに、適切な指導方御配慮願います。

(2)　記を新旧対照表のように改正する。

3　適用時期

本通知の発出日以降に申請されるものに適用する。

新	旧
1．薬局製造販売医薬品 薬局製造販売医薬品とは、薬局開設者が当該薬局における設備及び器具をもって製造し、当該薬局において直接消費者に販売し、又は授与する医薬品であり、製造した当該薬局以外の他の薬局又は店舗で販売してはならないこと。	1．薬局製造販売医薬品 （1）品目 薬局製造販売医薬品（以下「薬局製剤」という。）とは、薬局開設者が当該薬局における設備及び器具をもって製造し、当該薬局において直接消費者に販売し、又は授与する医薬品であって、昭和55年10月9日付け薬発第1337号薬務局長通知「薬局製剤の承認・許可に関する取扱いについて」（平成8年3月28日一部改正）に基づく394品目（別紙1及び別紙2）を指すものであること。 （2）販売方法等 薬局製剤については、薬局開設者が当該薬局における設備及び器具をもって製造し、当該薬局において直接消費者に販売し、又は授与するものであること。 このため、薬局製剤を製造した当該薬局以外の他の薬局又は店舗で販売してはならないこと。
2．薬局製剤指針について （1）別添の「薬局製剤指針」は、通則と医薬品各条からなり、医薬品各条には、薬局製剤（薬局製造販売医薬品のうち、承認不要医薬品を除く。以下同じ。）として適当と考えられる承認対象品目を掲載するとともに、各品目毎に、「成分及び分量又は本質」、「製造方法」、「用法及び用量」、「効能又は効果」、「貯蔵方法及び有効期間」及び「規格及び試験方法」に関する承認基準を定めていること。 （2）薬局製剤指針の医薬品各条の「成分及び分量又は本質」欄に記載されている成分のうち、別表の左欄に掲げる有効成分については、それぞれ同表右欄に掲げる医薬品又はこれらと本質が同一なものを用いること。	
3．製造販売承認等 （削除）	2．製造販売承認等 （1）承認の要否 薬局製剤394品目のうち、385品目（別紙1）については都道府県知事による薬局ごとの製造販売承認を要するものであること。 これ以外の9品目（別紙2）については、製造販売承認が不要であること。この場合、薬局ごとに都道府県知事にあらかじめ製造販売の届出を行う必要があること。

新	旧
（1）製造販売承認申請書 薬局製剤の製造販売承認申請書については、その名称を「薬局製剤製造販売承認申請書」とするなど、各都道府県において適宜、医薬品、医療機器等の品質、有効性及び安全性の確保等に関する法律施行規則（以下「施行規則」という。）様式第22を多品目の承認申請等ができるよう変更して差し支えないこと。 また、当該申請書の記載にあたっては、「名称」欄及び「備考」欄を「別紙のとおり」と記載し、別紙様式に承認申請をしようとする品目に係る「薬局製剤指針」における処方番号とその販売名を記載すること。なお、「成分及び分量又は本質」、「製造方法」、「効能又は効果」、「貯蔵方法及び有効期間」及び「規格及び試験方法」については、「薬局製剤指針による」と記載して差し支えないこと。 （以下略）	（2）製造販売承認申請書 薬局製剤の製造販売承認申請書については、その名称を「薬局製剤製造販売承認申請書」とするなど、各都道府県において適宜、規則様式第22（1）を変更して差し支えないこと。 また、当該申請書に記載することとされている「成分及び分量又は本質」、「製造方法」、「効能又は効果」、「貯蔵方法及び有効期間」及び「規格及び試験方法」については、「薬局製剤指針による」と記載して差し支えないこと。 （以下略）
（2）承認書 （略）	（3）承認書 （略）
（3）承認不要品目に係る製造販売届書 承認不要品目に係る薬局製剤の製造販売届書については、その名称を「薬局製剤製造販売届書」とするなど、各都道府県において適宜、施行規則様式第39を変更して差し支えないこと。 また、当該届書の記載にあたっては、「名称」欄及び「備考」欄を「別紙のとおり」と記載し、「成分及び分量又は本質」、「製造方法」、「効能又は効果」、「貯蔵方法及び有効期間」及び「規格及び試験方法」については、「薬局製剤指針による」と記載して差し支えないこと。 また、当該届書に記載することとされている「原薬の製造所」ついては、省略して差し支えないこと。この場合であっても、製造販売しようとする薬局製剤の製造のために購入する当該製剤の原薬の製造所を把握しておくよう指導すること。	（4）承認不要品目に係る製造販売届書 承認不要品目に係る薬局製剤の製造販売届書については、その名称を「薬局製剤製造販売届書」とするなど、各都道府県において適宜、規則様式第39（1）を変更して差し支えないこと。 また、当該届書に記載することとされている「成分及び分量又は本質」、「製造方法」、「効能又は効果」、「貯蔵方法及び有効期間」及び「規格及び試験方法」については、「薬局製剤指針による」と記載して差し支えないこと。 また、当該届書に記載することとされている「原薬の製造所」ついては、省略して差し支えないこと。この場合であっても、製造販売しようとする薬局製剤の製造のために購入する当該製剤の原薬の製造所を把握しておくよう指導すること。 なお、施行日前に薬局製剤の製造業許可を受けている薬局であって、施行日時点において、薬局製剤の製造販売業許可を受けたものとみなされるものについて、製造販売する薬局製剤のうち、承認不要品目に係る薬局製剤の届出は不要であること。
（4）製造管理又は品質管理の方法 薬局製剤の製造販売承認においては、法第14条第2項第4号の規定に基づく「医薬品及び医薬部外品の製造管理及び品質管理規則」（平成16年厚生労働省令第179号）は適用しないこと。	（5）製造管理又は品質管理の方法 薬局製剤の製造販売承認においては、第14条第2項第4号の規定に基づく「医薬品及び医薬部外品の製造管理及び品質管理規則」（平成16年厚生労働省令第179号）は適用しないこと。
（5）及び（6） （略）	（6）及び（7） （略）
（削除）	（8）製造販売業を行う旨の届出 （略）

新	旧
4．製造販売業許可 （1）薬局ごとの許可 （略） （2）許可の基準 薬局製剤の製造販売業許可においては、法第12条の2第1号及び第2号の規定に基づく「医薬品、医薬部外品、化粧品及び再生医療等製品の品質管理の基準に関する省令」（平成16年厚生労働省令第136号）及び「医薬品、医薬部外品、化粧品、医療機器及び再生医療等製品の製造販売後安全管理の基準に関する省令」（平成16年厚生労働省令第135号）は適用しないこと。 （3） （略） （4）許可申請書及び許可証 薬局製剤の製造販売業許可（更新）申請書及び製造販売業許可証については、その名称を「薬局製剤製造販売業許可（更新）申請書」又は「薬局製剤製造販売業許可証」とするなど、各都道府県において適宜、施行規則様式第9、第11又は第10（1）を変更して差し支えないこと。 （5） （略） （6）許可の有効期間 薬局製剤の製造販売業許可の更新については、法第12条第2項に基づく医薬品、医療機器等の品質、有効性及び安全性の確保等に関する法律施行令（以下「施行令」という。）第3条により、その許可の有効期間は6年であること。	3．製造販売業許可 （1）薬局ごとの許可 （略） （2）許可の基準 薬局製剤の製造販売業許可においては、第12条の2第1号及び第2号の規定に基づく「医薬品、医薬部外品、化粧品及び医療機器の品質管理の基準に関する省令」（平成16年厚生労働省令第136号）及び「医薬品、医薬部外品、化粧品及び医療機器の製造販売後安全管理の基準に関する省令」（平成16年厚生労働省令第135号）は適用しないこと。 （3） （略） （4）許可申請書及び許可証 薬局製剤の製造販売業許可（更新）申請書及び製造販売業許可証については、その名称を「薬局製剤製造販売業許可（更新）申請書」又は「薬局製剤製造販売業許可証」とするなど、各都道府県において適宜、規則様式第9、第11又は第10（1）を変更して差し支えないこと。 （5） （略） （6）許可の有効期間 薬局製剤の製造販売業許可の更新については、新法第12条第2項に基づく令第3条により、その許可の有効期間は6年としたこと。
5．製造業許可 （1）及び（2） （略） （3）許可区分 薬局製剤については、施行規則第26条第1項第4号の許可の区分のほか、同条同項第3号の許可の区分（無菌医薬品の製造工程）が必要となるものもあるが、薬局製剤の製造業許可においては、これらの区分の許可を一括して与えて差し支えないこと。この場合、薬局製剤の製造業許可申請書及び製造業許可証に記載することとされている、「許可の区分」については、「薬局製剤」など適宜、記載させ、又は記載すること。 （4）許可申請書及び許可証 薬局製剤の製造業許可（更新）申請書及び製造業許可証については、その名称を「薬局製剤製造業許可申請書」又は「薬局製剤製造業許可証」とするなど、適宜、施行規則様式第12、第14又は第13を変更して差し支えないこと。	4．製造業許可 （1）及び（2） （略） （3）許可区分 薬局製剤については、規則第26条第1項第4号の許可の区分のほか、同条同項第3号の許可の区分（無菌医薬品の製造工程）が必要となるものもあるが、薬局製剤の製造業許可においては、これらの区分の許可を一括して与えて差し支えないこと。この場合、薬局製剤の製造業許可申請書及び製造業許可証に記載することとされている、「許可の区分」については、「薬局製剤」など適宜、記載させ、又は記載すること。 （4）許可申請書及び許可証 薬局製剤の製造業許可（更新）申請書及び製造業許可証については、その名称を「薬局製剤製造業許可申請書」又は「薬局製剤製造業許可証」とするなど、適宜、規則様式第12、第14又は第13を変更して差し支えないこと。

新	旧
（５）許可の有効期間 薬局製剤の製造業許可の更新については、法第13条第３項に基づく施行令第10条により、その許可の有効期間は６年であること。	（５）許可の有効期間 薬局製剤の製造業許可の更新については、新法第13条第３項に基づく令第10条により、その許可の有効期間は６年であること。
６．管理者 （略）	５．管理者 （略）
（削除）	６．経過措置等 （略）
７．その他 （１）薬局製剤の販売名 薬局製剤の販売名については、同一の処方番号の製剤であっても、承認を取得する薬局ごとに異なる販売名にすること。 （２）～（３） （略） （４）許可証の掲示 薬局製剤を製造販売する薬局においては、製造販売業許可証、製造業許可証及び薬局開設許可証を掲示しなければならないこと。	７．その他 （１）薬局製剤の販売名 新法の施行後に承認を取得しようとする薬局製剤の販売名については、同一の処方番号の製剤であっても、承認を取得する薬局ごとに異なる販売名にすること。 なお、施行日時点において薬局製剤の製造販売承認を受けたものとみなされるものの販売名については、適宜、承認を取得する薬局ごとに異なる販売名とするよう指導すること。 この場合及び薬局の名称変更に伴う薬局製剤の名称変更については、軽微変更届出の対象として差し支えないこと。 （２）～（３） （略） （４）許可証の掲示 薬局製剤を製造販売する薬局においては、製造販売業許可証、製造業許可証及び薬局開設許可証を掲示しなければならないこと。 なお、新法の施行の際現に薬局製剤に係る製造業許可を取得している薬局においては、新法の施行の日後に初めて製造販売業許可を更新するまでの間は、製造業許可証及び承認書又はその写しを提示することにより、製造販売業許可証の提示がなされているものとみなされること。
（削除）	別紙１ （略）
（削除）	別紙２ （略）

別表

有効成分	医薬品
桜皮エキスA	濃厚ブロチンコデイン配合シロップ液 サリパラ・コデイン液
桜皮エキスB	ブロチン液3.3% サリパラ液
乳酸菌 酪酸菌	ビオヂアスミンF-2散 アタバニン散 ミヤBM細粒
車前草エキス	フスタギン末5％
脱脂大豆の乾留タール	グリテール
酢酸$d-\alpha$-トコフエロール散	酢酸$d-\alpha$-トコフエロール・50散

別紙様式

承認申請品目の販売名

一連番号	薬局製剤指針による処方番号	左記品目の販売名
1 2 3 4 5 6 7 ：		

（注意）

1　用紙の大きさは、折上り日本工業規格B5とすること。

2　この申請書は、正本1通及び副本2通を提出すること。

ただし、申請書を保健所等を経由せずに、直接所管の都道府県薬務主管課に提出する場合は、副本は1通でもよい。

3　字は、墨、インク等を用い、楷書で、はっきり書くこと。

4　申請に係る手数料の納付は、申請品目数に応じ所定の額を、所管の都道府県において定める納付方法により納付すること。

5　備考欄にその薬局の名称、許可番号及び許可年月日を記載すること。

参考（略）

71　薬局等構造設備規則の一部を改正する省令の施行について

（平成27年4月1日　薬食発0401第8号
各都道府県知事・保健所設置市長・特別区長あて　厚生労働省医薬食品局長通知）

薬局等構造設備規則の一部を改正する省令（平成27年厚生労働省令第80号。以下「改正省令」という。）について、本日公布されましたが、その改正の趣旨等は下記のとおりですので、御了知の上、貴管下関係者へ周知いただきますよう、よろしくお願いいたします。

記

1　薬局に備えるべき調剤に必要な設備及び器具について

(1)　近年の調剤技術の進歩や使用状況を鑑み、薬局に備えるべき調剤に必要な設備及び器具について次のように見直しを行ったこと。

ア　液量器については、規格（20 cc 及び 200 cc のもの）を削除したこと。
　ただし、小容量（50 cc 未満）及び中～高容量（50 cc 以上）のものを各1つ以上備えることが望ましいこと。

イ　ピペット台及びロート台を削除したこと。

ウ　メスフラスコ、メスシリンダーについては、どちらか一方を備えればよいこととしたこと。

エ　メスピペットに代えてディスポーザブルシリンジを用いている等の実態があることに鑑み、調剤に必要な書籍以外の設備及び器具について、同等以上の性質を有する設備及び器具を備えていれば足りることとしたこと。これらの設備及び器具に求められる性質は別添のとおりであるため、同等以上の性質を有するか否かの判断に用いられたいこと。なお、調剤に必要な書籍の取扱いは従前のとおりであること。

(2)　これらの設備及び器具については、医薬品、医療機器等の品質、有効性及び安全性の確保等に関する法律施行規則（昭和 36 年厚生省令第１号）第 11 条の 11 及び薬剤師法第 21 条に規定する調剤の求めに応ずる義務を遵守するよう、その具備を求めているところであり、引き続きこれらの設備及び器具を備えるとともに、正当な理由なく調剤の求めを拒むことのないよう適切に指導されたいこと。

（別添）

	設備及び器具		性質
イ	液量器		一定量の計量
ロ	温度計（一〇〇度）		温度測定（環境、水温等）
ハ	水浴		医薬品を間接的に加温
ニ	調剤台		散剤、錠剤、水剤の調剤を行う専用の台
ホ	軟膏板		軟膏剤の混合
ヘ	乳鉢（散剤用のもの）及び乳棒		固体の粉砕、混和
ト	はかり（感量一〇ミリグラムのもの及び感量一〇〇ミリグラムのもの）		散剤の秤量 感量10 mg：0.01 g 単位の秤量（小児科領域等分量が少ない場合等） 感量100 mg：0.1 g 単位の秤量
チ	ビーカー		液剤の混合・撹拌
リ	ふるい器		錠剤粉砕時の篩過、コーティングの除去
ヌ	へら	金属製のもの	軟膏剤等の混合
		角製又はこれに類するもの	上記のうち、金属と反応性がある医薬品（サリチル酸等）の混合
ル	メスピペット		少量液剤（小児科領域等）の正確な計量
ヲ	メスフラスコ又はメスシリンダー		液剤の一定程度の正確な計量
ワ	薬匙	金属製のもの	散剤等の秤量
		角製又はこれに類するもの	上記のうち、金属と反応性がある医薬品（サリチル酸等）の秤量

カ	ロート	液体等を口径の小さい容器等に流下液体と固体を濾過・分離

以下（略）

72　薬局製剤指針の一部改正に関する質疑応答集（Q&A）について

（平成27年4月17日　事務連絡
各都道府県・保健所設置市・特別区衛生主管部(局)薬務主管課あて　厚生労働省医薬食品局審査管理課）

薬局製剤指針の一部改正については、「医薬品、医療機器等の品質、有効性及び安全性の確保等に関する法律施行令第3条の規定に基づき厚生労働大臣の指定する医薬品の有効成分の一部を改正する件について」（平成27年3月31日付け薬食発0331第1号厚生労働省医薬食品局長通知。以下「局長通知」という。）及び「「薬局製造販売医薬品の取扱いについて」の一部改正について」（平成27年3月31日付け薬食審査発0331第6号厚生労働省医薬食品局審査管理課長通知。以下「課長通知」という。）において示したところですが、今般、本件に関する質疑応答集（Q&A）を別添のとおり取りまとめましたので、貴管下関係者に周知方よろしく御配慮願います。

（別添）

（問1）薬局製剤指針から削除することとした【63】胃腸薬15について、既に製造販売承認を受けている品目は、承認整理届の提出をする必要があるか。

（答）

該当の品目の製造販売承認を受けている薬局製造販売医薬品の製造販売者は、昭和46年6月29日付け薬発第588号薬務局長通知に基づき、すみやかに承認整理届を提出すること。

（問2）【175】かぜ薬10から【187】外皮用薬78、【400】K193から【423】K216を追加したことにより、一連番号がずれた品目（旧一連番号が「【175】」から「【386】」）については、既承認の医薬品の旧一連番号は新一連番号に読み替えることとし、新たに製造販売承認申請の手続きをする必要はないか。

（答）

新たに製造販売承認申請の手続きをする必要はない。

（問3）承認書の「成分及び分量又は本質」欄、「製造方法」欄、「効能又は効果」欄、「規格及び試験方法」欄等に「薬局製剤指針による」と記載されている品目については、今回の薬局製剤指針の一部改正を踏まえ、医薬品、医療機器等の品質、有効性及び安全性の確保等に関する法律第14条第9項の規定による医薬品の製造販売の承認事項一部変更承認の申請(以下「一変申請」という。）をする必要はないか。

（答）

一変申請をする必要がないが、今回の改正内容について十分把握し、薬局製剤に関する業務に従事すること。

（問4）薬局製剤の販売名について、薬局の名称変更に伴う薬局製剤の名称変更については、軽微変更届出の対象として差し支えないか。

（答）

軽微変更届出の対象として差し支えない。

73 医薬品、医療機器等の品質、有効性及び安全性の確保等に関する法律施行令第3条の規定に基づき厚生労働大臣の指定する医薬品の有効成分の一部を改正する件について

（平成28年3月28日　薬生発0328第8号
各〔都道府県知事・保健所設置市長・特別区長〕あて　厚生労働省医薬・生活衛生局長通知）

「医薬品、医療機器等の品質、有効性及び安全性の確保等に関する法律施行令第3条の規定に基づき厚生労働大臣の指定する医薬品の有効成分の一部を改正する件」（平成28年厚生労働省告示第96号）が告示され、平成28年3月28日より適用されることとなったので、下記事項について御了知の上、貴管下関係業者に対する周知をお願いいたします。

記

1　告示の改正内容について

医薬品、医療機器等の品質、有効性及び安全性の確保等に関する法律施行令（以下「施行令」という。）第3条に規定する薬局製造販売医薬品については、施行令第80条第1項の規定に基づき、その製造販売の承認の権限が都道府県知事に委譲されているが、その委譲の範囲中、鎮咳去痰薬の項の「塩化リゾチーム」を削除したこと。

2　通知改正について

「医薬品、医療機器等の品質、有効性及び安全性の確保等に関する法律施行令第3条の規定に基づき厚生労働大臣の指定する医薬品の有効成分の一部を改正する件について」（平成27年3月31日付け薬食発0331第1号厚生労働省医薬食品局長通知）の記2を次のとおり改める。

「2　薬局製造販売医薬品の対象品目について

薬局製造販売医薬品とは、薬局開設者が当該薬局における設備及び器具をもって製造し、当該薬局において販売又は授与する医薬品であって、別紙1及び別紙2に掲げる429品目が該当すること。」

（別紙１）　製造販売承認を要する薬局製造販売医薬品

一連番号	薬局製剤指針による処方番号	一連番号	薬局製剤指針による処方番号
1	催眠鎮静薬１—①	36	鎮咳去痰薬９—①
2	催眠鎮静薬２—①	37	鎮咳去痰薬10—①
3	催眠鎮静薬３—①	38	鎮咳去痰薬11—①
4	鎮暈薬１—①	39	鎮咳去痰薬12—③
5	解熱鎮痛薬１—②	40	欠番
6	解熱鎮痛薬２—③	41	鎮咳去痰薬14—①
7	解熱鎮痛薬４—②	42	吸入剤１
8	かぜ薬１—②	43	吸入剤２
9	かぜ薬６—①	44	歯科口腔用薬１
10	解熱鎮痛薬６—②	45	歯科口腔用薬２
11	解熱鎮痛薬７—①	46	歯科口腔用薬３—①
12	解熱鎮痛薬８—①	47	歯科口腔用薬４
13	解熱鎮痛薬９—①	48	歯科口腔用薬５
14	かぜ薬７—①	49	胃腸薬１—①
15	かぜ薬３—③	50	胃腸薬２—②
16	かぜ薬２—①	51	胃腸薬３—②
17	かぜ薬９	52	胃腸薬４—②
18	かぜ薬４—②	53	胃腸薬５—①
19	かぜ薬５—②	54	胃腸薬６—②
20	眼科用薬１—①	55	胃腸薬７—①
21	耳鼻科用薬１—②	56	胃腸薬８—②
22	抗ヒスタミン薬１—②	57	胃腸薬９—①
23	抗ヒスタミン薬２—①	58	胃腸薬10—②
24	抗ヒスタミン薬３—②	59	胃腸薬11—①
25	抗ヒスタミン薬４—①	60	胃腸薬12—②
26	抗ヒスタミン薬５—②	61	胃腸薬13
27	欠番	62	胃腸薬14
28	鎮咳去痰薬１—①	63	欠番
29	鎮咳去痰薬２—①	64	胃腸薬16
30	鎮咳去痰薬３—①	65	胃腸薬17—①
31	鎮咳去痰薬４—②	66	胃腸薬18—①
32	鎮咳去痰薬５—②	67	胃腸薬19—②
33	鎮咳去痰薬６—①	68	胃腸薬20
34	鎮咳去痰薬７—①	69	胃腸薬21
35	鎮咳去痰薬８—①	70	胃腸薬22

一連番号	薬局製剤指針による処方番号	一連番号	薬局製剤指針による処方番号
71	胃腸薬23—①	106	外皮用薬17
72	胃腸薬24—③	107	外皮用薬18—①
73	胃腸薬25—②	108	外皮用薬19
74	胃腸薬26—①	109	外皮用薬20—②
75	胃腸薬27—②	110	外皮用薬21—①
76	胃腸薬28—①	111	外皮用薬22—②
77	胃腸薬29—①	112	外皮用薬23
78	胃腸薬30—①	113	外皮用薬24—①
79	胃腸薬31—②	114	外皮用薬25—①
80	胃腸薬32—②	115	外皮用薬26
81	胃腸薬33	116	外皮用薬27—①
82	胃腸薬34—①	117	外皮用薬28
83	胃腸薬35—①	118	外皮用薬29—①
84	胃腸薬36—①	119	外皮用薬30—③
85	胃腸薬37—①	120	外皮用薬31—①
86	胃腸薬38—①	121	外皮用薬32—①
87	外用痔疾用薬 1	122	外皮用薬33—①
88	外用痔疾用薬 2	123	外皮用薬34—①
89	外用痔疾用薬 3	124	外皮用薬35—①
90	外皮用薬 1	125	外皮用薬36—①
91	外皮用薬 2	126	外皮用薬37—①
92	外皮用薬 3	127	外皮用薬38—①
93	外皮用薬 4	128	外皮用薬39
94	外皮用薬 5	129	外皮用薬40—②
95	外皮用薬 6	130	外皮用薬41—②
96	外皮用薬 7	131	外皮用薬42—①
97	外皮用薬 8—②	132	外皮用薬43—②
98	外皮用薬 9—①	133	外皮用薬44
99	外皮用薬10	134	外皮用薬45
100	外皮用薬11—①	135	外皮用薬46
101	外皮用薬12	136	外皮用薬47
102	外皮用薬13	137	外皮用薬48
103	外皮用薬14—①	138	外皮用薬49
104	外皮用薬15	139	外皮用薬50—①
105	外皮用薬16—①	140	外皮用薬51—①

一連番号	薬局製剤指針による処方番号	一連番号	薬局製剤指針による処方番号
141	外皮用薬52	176	抗ヒスタミン薬６
142	外皮用薬53—①	177	鎮咳去痰薬15
143	外皮用薬54—①	178	歯科口腔用薬６
144	外皮用薬55—①	179	歯科口腔用薬７
145	外皮用薬56	180	胃腸薬39
146	外皮用薬57—①	181	外皮用薬72
147	外皮用薬58—②	182	外皮用薬73
148	外皮用薬59—①	183	外皮用薬74
149	外皮用薬60—①	184	外皮用薬75
150	外皮用薬61—①	185	外皮用薬76
151	外皮用薬62—①	186	外皮用薬77
152	外皮用薬63	187	外皮用薬78
153	外皮用薬64—①	188	K１
154	外皮用薬65	189	K１—①
155	外皮用薬66	190	K２
156	外皮用薬67—①	191	K３
157	外皮用薬68—③	192	K４
158	外皮用薬69—②	193	K５
159	外皮用薬70—②	194	K５—①
160	外皮用薬71—①	195	K６
161	鎮暈薬２—①	196	K７
162	駆虫薬１—①	197	K８
163	駆虫薬２—①	198	K９
164	ビタミン主薬製剤６	199	K10
165	その他１—①	200	K11
166	かぜ薬８—①	201	K11—①
167	解熱鎮痛薬10	202	K12
168	解熱鎮痛薬10—①	203	K13
169	解熱鎮痛薬11—①	204	K13—①
170	ビタミン主薬製剤１—①	205	K14
171	ビタミン主薬製剤２—①	206	K15
172	ビタミン主薬製剤３—①	207	K16
173	ビタミン主薬製剤４—①	208	K17
174	ビタミン主薬製剤５—①	209	K18
175	かぜ薬10	210	K19

一連番号	薬局製剤指針による処方番号	一連番号	薬局製剤指針による処方番号
211	K20	246	K52—①
212	K21	247	K53
213	K22	248	K54
214	K23	249	K55
215	K24	250	K56
216	K25	251	K57
217	K26	252	K58
218	K26—①	253	K59
219	K27	254	K60
220	K28	255	K61
221	K29	256	K62
222	K30	257	K63
223	K31	258	K63—①
224	K32	259	K64
225	K33	260	K65
226	K34	261	K66
227	K35	262	K67
228	K36	263	K68
229	K36—①	264	K69
230	K37	265	K70
231	K38	266	K71
232	K39	267	K72
233	K40	268	K72—①
234	K41	269	K73
235	K42	270	K74
236	K43	271	K74—①
237	K44	272	K75
238	K45	273	K76
239	K46	274	K77
240	K47	275	K78
241	K48	276	K79
242	K49	277	K80
243	K50	278	K81
244	K51	279	K82
245	K52	280	K83

一連番号	薬局製剤指針による処方番号	一連番号	薬局製剤指針による処方番号
281	K84	316	K116
282	K85	317	K117
283	K86	318	K118
284	K87	319	K119
285	K88	320	K120
286	K88—①	321	K121
287	K89	322	K122
288	K90	323	K123
289	K91	324	K124
290	K92	325	K125
291	K93	326	K126
292	K94	327	K127
293	K95	328	K128
294	K96	329	K129
295	K97	330	K130
296	K98	331	K131
297	K99	332	K132
298	K100	333	K133
299	K101	334	K134
300	K101—①	335	K135
301	K102	336	K136
302	K103	337	K137
303	K104	338	K138
304	K105	339	K139
305	K106	340	K140
306	K107	341	K141
307	K108	342	K142
308	K109	343	K143
309	K110	344	K144
310	K111	345	K144—①
311	K112	346	K145
312	K113	347	K146
313	K114	348	K147
314	K115	349	K147—①
315	K115—①	350	K148

一連番号	薬局製剤指針による処方番号	一連番号	薬局製剤指針による処方番号
351	K149	386	K181
352	K150	387	K182
353	K151	388	K182—①
354	K152	389	K183
355	K153	390	K184
356	K154	391	K185
357	K155	392	K186
358	K155—①	393	K187
359	K156	394	K188
360	K157	395	K189
361	K157—①	396	K190
362	K158	397	K191
363	K159	398	K192
364	K160	399	K192—①
365	K160—①	400	K193
366	K161	401	K194
367	K162	402	K195
368	K163	403	K196
369	K164	404	K197
370	K165	405	K198
371	K166	406	K199
372	K167	407	K200
373	K168	408	K201
374	K169	409	K202
375	K170	410	K203
376	K171	411	K204
377	K172	412	K205
378	K173	413	K206
379	K174	414	K207
380	K175	415	K208
381	K176	416	K209
382	K177	417	K210
383	K178	418	K211
384	K179	419	K212
385	K180	420	K213

一連番号	薬局製剤指針による処方番号
421	K214
422	K215
423	K216

（別紙 2）　製造販売承認を要しない薬局製造販売医薬品

1	日本薬局方　吸水クリーム
2	日本薬局方　親水クリーム
3	日本薬局方　精製水
4	日本薬局方　単軟膏
5	日本薬局方　白色軟膏
6	日本薬局方　ハッカ水
7	日本薬局方　マクロゴール軟膏
8	日本薬局方　加水ラノリン
9	日本薬局方　親水ワセリン

（参考）　製造販売承認を要する薬局製造販売医薬品

一連番号	薬局製剤指針による処方番号	旧一連番号	薬局製剤指針による処方番号
1	催眠鎮静薬１—①	1	催眠鎮静薬１—①
2	催眠鎮静薬２—①	2	催眠鎮静薬２—①
3	催眠鎮静薬３—①	3	催眠鎮静薬３—①
4	鎮暈薬１—①	4	鎮暈薬１—①
5	解熱鎮痛薬１—②	5	解熱鎮痛薬１—②
6	解熱鎮痛薬２—③	6	解熱鎮痛薬２—③
7	解熱鎮痛薬４—②	7	解熱鎮痛薬４—②
8	かぜ薬１—②	8	かぜ薬１—②
9	かぜ薬６—①	9	かぜ薬６—①
10	解熱鎮痛薬６—②	10	解熱鎮痛薬６—②
11	解熱鎮痛薬７—①	11	解熱鎮痛薬７—①
12	解熱鎮痛薬８—①	12	解熱鎮痛薬８—①
13	解熱鎮痛薬９—①	13	解熱鎮痛薬９—①
14	かぜ薬７—①	14	かぜ薬７—①
15	かぜ薬３—③	15	かぜ薬３—③
16	かぜ薬２—①	16	かぜ薬２—①
17	かぜ薬９	17	かぜ薬９
18	かぜ薬４—②	18	かぜ薬４—②
19	かぜ薬５—②	19	かぜ薬５—②
20	眼科用薬１—①	20	眼科用薬１—①
21	耳鼻科用薬１—②	21	耳鼻科用薬１—②
22	抗ヒスタミン薬１—②	22	抗ヒスタミン薬１—②
23	抗ヒスタミン薬２—①	23	抗ヒスタミン薬２—①
24	抗ヒスタミン薬３—②	24	抗ヒスタミン薬３—②
25	抗ヒスタミン薬４—①	25	抗ヒスタミン薬４—①
26	抗ヒスタミン薬５—②	26	抗ヒスタミン薬５—②
27	欠番	27	欠番
28	鎮咳去痰薬１—①	28	鎮咳去痰薬１—①
29	鎮咳去痰薬２—①	29	鎮咳去痰薬２—①
30	鎮咳去痰薬３—①	30	鎮咳去痰薬３—①
31	鎮咳去痰薬４—②	31	鎮咳去痰薬４—②
32	鎮咳去痰薬５—②	32	鎮咳去痰薬５—②
33	鎮咳去痰薬６—①	33	鎮咳去痰薬６—①
34	鎮咳去痰薬７—①	34	鎮咳去痰薬７—①

一連番号	薬局製剤指針による処方番号	旧一連番号	薬局製剤指針による処方番号
35	鎮咳去痰薬８—①	35	鎮咳去痰薬８—①
36	鎮咳去痰薬９—①	36	鎮咳去痰薬９—①
37	鎮咳去痰薬10—①	37	鎮咳去痰薬10—①
38	鎮咳去痰薬11—①	38	鎮咳去痰薬11—①
39	鎮咳去痰薬12—③	39	鎮咳去痰薬12—③
40	欠番	40	鎮咳去痰薬13—②
41	鎮咳去痰薬14—①	41	鎮咳去痰薬14—①
42	吸入剤１	42	吸入剤１
43	吸入剤２	43	吸入剤２
44	歯科口腔用薬１	44	歯科口腔用薬１
45	歯科口腔用薬２	45	歯科口腔用薬２
46	歯科口腔用薬３—①	46	歯科口腔用薬３—①
47	歯科口腔用薬４	47	歯科口腔用薬４
48	歯科口腔用薬５	48	歯科口腔用薬５
49	胃腸薬１—①	49	胃腸薬１—①
50	胃腸薬２—②	50	胃腸薬２—②
51	胃腸薬３—②	51	胃腸薬３—②
52	胃腸薬４—②	52	胃腸薬４—②
53	胃腸薬５—①	53	胃腸薬５—①
54	胃腸薬６—②	54	胃腸薬６—②
55	胃腸薬７—①	55	胃腸薬７—①
56	胃腸薬８—②	56	胃腸薬８—②
57	胃腸薬９—①	57	胃腸薬９—①
58	胃腸薬10—②	58	胃腸薬10—②
59	胃腸薬11—①	59	胃腸薬11—①
60	胃腸薬12—②	60	胃腸薬12—②
61	胃腸薬13	61	胃腸薬13
62	胃腸薬14	62	胃腸薬14
63	欠番	63	欠番
64	胃腸薬16	64	胃腸薬16
65	胃腸薬17—①	65	胃腸薬17—①
66	胃腸薬18—①	66	胃腸薬18—①
67	胃腸薬19—②	67	胃腸薬19—②
68	胃腸薬20	68	胃腸薬20
69	胃腸薬21	69	胃腸薬21

一連番号	薬局製剤指針による処方番号	旧一連番号	薬局製剤指針による処方番号
70	胃腸薬22	70	胃腸薬22
71	胃腸薬23—①	71	胃腸薬23—①
72	胃腸薬24—③	72	胃腸薬24—③
73	胃腸薬25—②	73	胃腸薬25—②
74	胃腸薬26—①	74	胃腸薬26—①
75	胃腸薬27—②	75	胃腸薬27—②
76	胃腸薬28—①	76	胃腸薬28—①
77	胃腸薬29—①	77	胃腸薬29—①
78	胃腸薬30—①	78	胃腸薬30—①
79	胃腸薬31—②	79	胃腸薬31—②
80	胃腸薬32—②	80	胃腸薬32—②
81	胃腸薬33	81	胃腸薬33
82	胃腸薬34—①	82	胃腸薬34—①
83	胃腸薬35—①	83	胃腸薬35—①
84	胃腸薬36—①	84	胃腸薬36—①
85	胃腸薬37—①	85	胃腸薬37—①
86	胃腸薬38—①	86	胃腸薬38—①
87	外用痔疾用薬 1	87	外用痔疾用薬 1
88	外用痔疾用薬 2	88	外用痔疾用薬 2
89	外用痔疾用薬 3	89	外用痔疾用薬 3
90	外皮用薬 1	90	外皮用薬 1
91	外皮用薬 2	91	外皮用薬 2
92	外皮用薬 3	92	外皮用薬 3
93	外皮用薬 4	93	外皮用薬 4
94	外皮用薬 5	94	外皮用薬 5
95	外皮用薬 6	95	外皮用薬 6
96	外皮用薬 7	96	外皮用薬 7
97	外皮用薬 8 —②	97	外皮用薬 8 —②
98	外皮用薬 9 —①	98	外皮用薬 9 —①
99	外皮用薬10	99	外皮用薬10
100	外皮用薬11—①	100	外皮用薬11—①
101	外皮用薬12	101	外皮用薬12
102	外皮用薬13	102	外皮用薬13
103	外皮用薬14—①	103	外皮用薬14—①
104	外皮用薬15	104	外皮用薬15

一連番号	薬局製剤指針による処方番号	旧一連番号	薬局製剤指針による処方番号
105	外皮用薬16—①	105	外皮用薬16—①
106	外皮用薬17	106	外皮用薬17
107	外皮用薬18—①	107	外皮用薬18—①
108	外皮用薬19	108	外皮用薬19
109	外皮用薬20—②	109	外皮用薬20—②
110	外皮用薬21—①	110	外皮用薬21—①
111	外皮用薬22—②	111	外皮用薬22—②
112	外皮用薬23	112	外皮用薬23
113	外皮用薬24—①	113	外皮用薬24—①
114	外皮用薬25—①	114	外皮用薬25—①
115	外皮用薬26	115	外皮用薬26
116	外皮用薬27—①	116	外皮用薬27—①
117	外皮用薬28	117	外皮用薬28
118	外皮用薬29—①	118	外皮用薬29—①
119	外皮用薬30—③	119	外皮用薬30—③
120	外皮用薬31—①	120	外皮用薬31—①
121	外皮用薬32—①	121	外皮用薬32—①
122	外皮用薬33—①	122	外皮用薬33—①
123	外皮用薬34—①	123	外皮用薬34—①
124	外皮用薬35—①	124	外皮用薬35—①
125	外皮用薬36—①	125	外皮用薬36—①
126	外皮用薬37—①	126	外皮用薬37—①
127	外皮用薬38—①	127	外皮用薬38—①
128	外皮用薬39	128	外皮用薬39
129	外皮用薬40—②	129	外皮用薬40—②
130	外皮用薬41—②	130	外皮用薬41—②
131	外皮用薬42—①	131	外皮用薬42—①
132	外皮用薬43—②	132	外皮用薬43—②
133	外皮用薬44	133	外皮用薬44
134	外皮用薬45	134	外皮用薬45
135	外皮用薬46	135	外皮用薬46
136	外皮用薬47	136	外皮用薬47
137	外皮用薬48	137	外皮用薬48
138	外皮用薬49	138	外皮用薬49
139	外皮用薬50—①	139	外皮用薬50—①

一連番号	薬局製剤指針による処方番号	旧一連番号	薬局製剤指針による処方番号
140	外皮用薬51—①	140	外皮用薬51—①
141	外皮用薬52	141	外皮用薬52
142	外皮用薬53—①	142	外皮用薬53—①
143	外皮用薬54—①	143	外皮用薬54—①
144	外皮用薬55—①	144	外皮用薬55—①
145	外皮用薬56	145	外皮用薬56
146	外皮用薬57—①	146	外皮用薬57—①
147	外皮用薬58—②	147	外皮用薬58—②
148	外皮用薬59—①	148	外皮用薬59—①
149	外皮用薬60—①	149	外皮用薬60—①
150	外皮用薬61—①	150	外皮用薬61—①
151	外皮用薬62—①	151	外皮用薬62—①
152	外皮用薬63	152	外皮用薬63
153	外皮用薬64—①	153	外皮用薬64—①
154	外皮用薬65	154	外皮用薬65
155	外皮用薬66	155	外皮用薬66
156	外皮用薬67—①	156	外皮用薬67—①
157	外皮用薬68—③	157	外皮用薬68—③
158	外皮用薬69—②	158	外皮用薬69—②
159	外皮用薬70—②	159	外皮用薬70—②
160	外皮用薬71—①	160	外皮用薬71—①
161	鎮暈薬２—①	161	鎮暈薬２—①
162	駆虫薬１—①	162	駆虫薬１—①
163	駆虫薬２—①	163	駆虫薬２—①
164	ビタミン主薬製剤６	164	ビタミン主薬製剤６
165	その他１—①	165	その他１—①
166	かぜ薬８—①	166	かぜ薬８—①
167	解熱鎮痛薬10	167	解熱鎮痛薬10
168	解熱鎮痛薬10—①	168	解熱鎮痛薬10—①
169	解熱鎮痛薬11—①	169	解熱鎮痛薬11—①
170	ビタミン主薬製剤１—①	170	ビタミン主薬製剤１—①
171	ビタミン主薬製剤２—①	171	ビタミン主薬製剤２—①
172	ビタミン主薬製剤３—①	172	ビタミン主薬製剤３—①
173	ビタミン主薬製剤４—①	173	ビタミン主薬製剤４—①
174	ビタミン主薬製剤５—①	174	ビタミン主薬製剤５—①

一連番号	薬局製剤指針による処方番号	旧一連番号	薬局製剤指針による処方番号
175	かぜ薬10	175	かぜ薬10
176	抗ヒスタミン薬６	176	抗ヒスタミン薬６
177	鎮咳去痰薬15	177	鎮咳去痰薬15
178	歯科口腔用薬６	178	歯科口腔用薬６
179	歯科口腔用薬７	179	歯科口腔用薬７
180	胃腸薬39	180	胃腸薬39
181	外皮用薬72	181	外皮用薬72
182	外皮用薬73	182	外皮用薬73
183	外皮用薬74	183	外皮用薬74
184	外皮用薬75	184	外皮用薬75
185	外皮用薬76	185	外皮用薬76
186	外皮用薬77	186	外皮用薬77
187	外皮用薬78	187	外皮用薬78
188	K１	188	K１
189	K１—①	189	K１—①
190	K２	190	K２
191	K３	191	K３
192	K４	192	K４
193	K５	193	K５
194	K５—①	194	K５—①
195	K６	195	K６
196	K７	196	K７
197	K８	197	K８
198	K９	198	K９
199	K10	199	K10
200	K11	200	K11
201	K11—①	201	K11—①
202	K12	202	K12
203	K13	203	K13
204	K13—①	204	K13—①
205	K14	205	K14
206	K15	206	K15
207	K16	207	K16
208	K17	208	K17
209	K18	209	K18

一連番号	薬局製剤指針による処方番号	旧一連番号	薬局製剤指針による処方番号
210	K19	210	K19
211	K20	211	K20
212	K21	212	K21
213	K22	213	K22
214	K23	214	K23
215	K24	215	K24
216	K25	216	K25
217	K26	217	K26
218	K26―①	218	K26―①
219	K27	219	K27
220	K28	220	K28
221	K29	221	K29
222	K30	222	K30
223	K31	223	K31
224	K32	224	K32
225	K33	225	K33
226	K34	226	K34
227	K35	227	K35
228	K36	228	K36
229	K36―①	229	K36―①
230	K37	230	K37
231	K38	231	K38
232	K39	232	K39
233	K40	233	K40
234	K41	234	K41
235	K42	235	K42
236	K43	236	K43
237	K44	237	K44
238	K45	238	K45
239	K46	239	K46
240	K47	240	K47
241	K48	241	K48
242	K49	242	K49
243	K50	243	K50
244	K51	244	K51

一連番号	薬局製剤指針による処方番号	旧一連番号	薬局製剤指針による処方番号
245	K52	245	K52
246	K52—①	246	K52—①
247	K53	247	K53
248	K54	248	K54
249	K55	249	K55
250	K56	250	K56
251	K57	251	K57
252	K58	252	K58
253	K59	253	K59
254	K60	254	K60
255	K61	255	K61
256	K62	256	K62
257	K63	257	K63
258	K63—①	258	K63—①
259	K64	259	K64
260	K65	260	K65
261	K66	261	K66
262	K67	262	K67
263	K68	263	K68
264	K69	264	K69
265	K70	265	K70
266	K71	266	K71
267	K72	267	K72
268	K72—①	268	K72—①
269	K73	269	K73
270	K74	270	K74
271	K74—①	271	K74—①
272	K75	272	K75
273	K76	273	K76
274	K77	274	K77
275	K78	275	K78
276	K79	276	K79
277	K80	277	K80
278	K81	278	K81
279	K82	279	K82

一連番号	薬局製剤指針による処方番号	旧一連番号	薬局製剤指針による処方番号
280	K83	280	K83
281	K84	281	K84
282	K85	282	K85
283	K86	283	K86
284	K87	284	K87
285	K88	285	K88
286	K88―①	286	K88―①
287	K89	287	K89
288	K90	288	K90
289	K91	289	K91
290	K92	290	K92
291	K93	291	K93
292	K94	292	K94
293	K95	293	K95
294	K96	294	K96
295	K97	295	K97
296	K98	296	K98
297	K99	297	K99
298	K100	298	K100
299	K101	299	K101
300	K101―①	300	K101―①
301	K102	301	K102
302	K103	302	K103
303	K104	303	K104
304	K105	304	K105
305	K106	305	K106
306	K107	306	K107
307	K108	307	K108
308	K109	308	K109
309	K110	309	K110
310	K111	310	K111
311	K112	311	K112
312	K113	312	K113
313	K114	313	K114
314	K115	314	K115

一連番号	薬局製剤指針による処方番号	旧一連番号	薬局製剤指針による処方番号
315	K115―①	315	K115―①
316	K116	316	K116
317	K117	317	K117
318	K118	318	K118
319	K119	319	K119
320	K120	320	K120
321	K121	321	K121
322	K122	322	K122
323	K123	323	K123
324	K124	324	K124
325	K125	325	K125
326	K126	326	K126
327	K127	327	K127
328	K128	328	K128
329	K129	329	K129
330	K130	330	K130
331	K131	331	K131
332	K132	332	K132
333	K133	333	K133
334	K134	334	K134
335	K135	335	K135
336	K136	336	K136
337	K137	337	K137
338	K138	338	K138
339	K139	339	K139
340	K140	340	K140
341	K141	341	K141
342	K142	342	K142
343	K143	343	K143
344	K144	344	K144
345	K144―①	345	K144―①
346	K145	346	K145
347	K146	347	K146
348	K147	348	K147
349	K147―①	349	K147―①

一連番号	薬局製剤指針による処方番号	旧一連番号	薬局製剤指針による処方番号
350	K148	350	K148
351	K149	351	K149
352	K150	352	K150
353	K151	353	K151
354	K152	354	K152
355	K153	355	K153
356	K154	356	K154
357	K155	357	K155
358	K155—①	358	K155—①
359	K156	359	K156
360	K157	360	K157
361	K157—①	361	K157—①
362	K158	362	K158
363	K159	363	K159
364	K160	364	K160
365	K160—①	365	K160—①
366	K161	366	K161
367	K162	367	K162
368	K163	368	K163
369	K164	369	K164
370	K165	370	K165
371	K166	371	K166
372	K167	372	K167
373	K168	373	K168
374	K169	374	K169
375	K170	375	K170
376	K171	376	K171
377	K172	377	K172
378	K173	378	K173
379	K174	379	K174
380	K175	380	K175
381	K176	381	K176
382	K177	382	K177
383	K178	383	K178
384	K179	384	K179

一連番号	薬局製剤指針による処方番号	旧一連番号	薬局製剤指針による処方番号
385	K180	385	K180
386	K181	386	K181
387	K182	387	K182
388	K182—①	388	K182—①
389	K183	389	K183
390	K184	390	K184
391	K185	391	K185
392	K186	392	K186
393	K187	393	K187
394	K188	394	K188
395	K189	395	K189
396	K190	396	K190
397	K191	397	K191
398	K192	398	K192
399	K192—①	399	K192—①
400	K193	400	K193
401	K194	401	K194
402	K195	402	K195
403	K196	403	K196
404	K197	404	K197
405	K198	405	K198
406	K199	406	K199
407	K200	407	K200
408	K201	408	K201
409	K202	409	K202
410	K203	410	K203
411	K204	411	K204
412	K205	412	K205
413	K206	413	K206
414	K207	414	K207
415	K208	415	K208
416	K209	416	K209
417	K210	417	K210
418	K211	418	K211
419	K212	419	K212

一連番号	薬局製剤指針による処方番号	旧一連番号	薬局製剤指針による処方番号
420	K213	420	K213
421	K214	421	K214
422	K215	422	K215
423	K216	423	K216

74 「薬局製造販売医薬品の取扱いについて」の一部改正について

（平成28年3月28日　薬生審査発0328第15号
各〔都道府県・保健所設置市・特別区〕衛生主管部（局）長あて　厚生労働省医薬・生活衛生局審査管理課長通知）

薬局製造販売医薬品の取扱いについては、「薬局製造販売医薬品の取扱いについて」（平成17年3月25日付け薬食審査発第0325009号厚生労働省医薬食品局審査管理課長通知）（以下「薬局製剤通知」という。）により示してきたところですが、今般、「医薬品、医療機器等の品質、有効性及び安全性の確保等に関する法律施行令第3条の規定に基づき厚生労働大臣の指定する医薬品の有効成分の一部を改正する件」（平成28年厚生労働省告示第96号。以下「改正告示」という。）の告示に伴い、薬局製剤通知の一部を改正することとしたので、薬局製造販売医薬品の取扱いに際して留意されるよう貴管内関係企業及び関係団体に対して周知方よろしく御配慮お願いします。

記

1　薬局製剤通知の改正

⑴改正告示を踏まえ、別添の薬局製剤指針の内容について一部を見直したこと。

⑵その他、所要の記載整備をしたこと。

2　適用時期

本通知の発出日以降に申請されるものに適用する。

Ⅱ 「使用上の注意」に関する行政通知

〔はじめに〕

1．この通知集は、使用上の注意に関して厚生労働省から発せられた行政通知を収録したものである。ただし、医療用医薬品に関するものについては、総括的通知を除いて、薬局製剤には関係が少ないので、割愛することとした。

2．この通知集においては、次の順序により収録することとした。なお、特定の医薬品について示された使用上の注意については、医薬品医療機器総合機構ホームページの使用上の注意の改訂情報を参照のこと。

医薬品医療機器等法（抄）

① 医療用医薬品の使用上の注意に関する通知

1 医療用医薬品添付文書の記載要領について（平成9年4月25日付薬発第606号）

2 医療用医薬品の使用上の注意記載要領について（平成9年4月25日付薬発第607号）

3 医療用医薬品添付文書の記載要領について（平成9年4月25日付薬安第59号）

② 一般用医薬品の使用上の注意に関する通知

4 製造（輸入）承認基準の制定されていない一般用医薬品の添付文書等に記載する使用上の注意について（平成15年1月9日付医薬安発第0109001号・医薬審発第0109001号）

5 一般用医薬品の使用上の注意記載要領について（平成23年10月14日付薬食発1014第3号）

6 一般用医薬品の使用上の注意記載要領の訂正について（平成23年10月28日付事務連絡）

7 一般用医薬品の使用上の注意記載要領の訂正について（平成24年7月10日付事務連絡）

8 一般用医薬品の添付文書記載要領について（平成23年10月14日付薬食発1014第6号）

9 一般用医薬品の添付文書記載要領の留意事項について（平成23年10月14日付薬食安発1014第1号）

10 一般用医薬品の使用上の注意記載要領及び添付文書記載要領に関するQ&Aについて（平成23年11月11日付事務連絡）

11 一般用漢方製剤の添付文書等に記載する使用上の注意について（平成23年10月14日付薬食安発1014第7号・薬食審査発1014第8号）

12 一般用漢方製剤の添付文書等に記載する使用上の注意に関するQ&Aについて（平成23年11月11日付事務連絡）

13 一般用漢方製剤の添付文書等に記載する使用上の注意の訂正について（平成23年11月16日付事務連絡）

14 一般用漢方製剤の添付文書等に記載する使用上の注意の一部改正について（平成25年3月27日付薬食安発0327第1号・薬食審査発0327第1号）

15 かぜ薬等の添付文書等に記載する使用上の注意について（平成23年10月14日付薬食安発1014第4号・薬食審査発1014第5号）

16 かぜ薬等の添付文書等に記載する使用上の注意に関するQ&Aについて（平成23年11月11日付事務連絡）

17 かぜ薬等の添付文書等に記載する使用上の注意及び一般用漢方製剤の添付文書等に記載する使用上の注意の訂正について（平成24年8月30日付事務連絡）

18　かぜ薬等の添付文書等に記載する使用上の注意の一部改正について（平成24年9月21日付薬食安発0921第1号・薬食審査発0921第2号）

19　かぜ薬等の添付文書等に記載する使用上の注意の一部改正について（平成27年4月1日付薬食安発0401第2号・薬食審査発0401第9号）

20　かぜ薬等の添付文書等に記載する使用上の注意に関するQ&Aについて（平成27年4月23日付事務連絡）

医薬品、医療機器等の品質、有効性及び安全性の確保等に関する法律（抄）

医薬品医療機器等法

（直接の容器等の記載事項）

第50条　医薬品は、その直接の容器又は直接の被包に、次の掲げる事項が記載されていなければならない。ただし、厚生労働省令で別段の定めをしたときは、この限りでない。

一　製造販売業者の氏名又は名称及び住所

二　名称（日本薬局方に収められている医薬品にあつては日本薬局方において定められた名称、その他の医薬品で一般的名称があるものにあつてはその一般的名称）

三　製造番号又は製造記号

四　重量、容量又は個数等の内容量

五　日本薬局方に収められている医薬品にあつては、「日本薬局方」の文字及び日本薬局方において直接の容器又は直接の被包に記載するように定められた事項

六　要指導医薬品にあつては、厚生労働省令で定める事項

七　一般用医薬品にあつては、第36条の7第1項に規定する区分ごとに、厚生労働省令で定める事項

八　第四十一条第三項の規定によりその基準が定められた体外診断用医薬品にあつては、その基準において直接の容器又は直接の被包に記載するように定められた事項

九　第42条第1項の規定によりその基準が定められた医薬品にあつては、貯法、有効期間その他その基準において直接の容器又は直接の被包に記載するように定められた事項

十　日本薬局方に収められていない医薬品にあつては、その有効成分の名称（一般的名称があるものにあつては、その一般的名称）及びその分量（有効成分が不明のものにあつては、その本質及び製造方法の要旨）

十一　習慣性があるものとして厚生労働大臣の指定する医薬品にあつては、「注意－習慣性あり」の文字

十二　前条第1項の規定により厚生労働大臣の指定する医薬品にあつては、「注意－医師等の処方箋により使用すること」の文字

十三　厚生労働大臣が指定する医薬品にあつては、「注意－人体に使用しないこと」の文字

十四　厚生労働大臣の指定する医薬品にあつては、その使用の期限

十五　前各号に掲げるもののほか、厚生労働省令で定める事項

第51条　医薬品の直接の容器又は直接の被包が小売のために包装されている場合において、その直接の容器又は直接の被包に記載された第44条第1項若しくは第2項又は前条各号に規定する事項が外部の容器又は外部の被包を透かして容易に見ることができないときは、その外部の容器又は外部の被包にも、同様の事項が記載されていなければならない。

（添付文書等の記載事項）

第52条　医薬品は、これに添付する文書又はその容器若しくは被包（以下この条において「添付文書等」という。）に、当該医薬品に関する最新の論文その他により得られた知見に基づき、次に掲げる事項（次項及び次条において「添付文書等記載事項」という。）が記載されていなければならない。ただし、厚生労働省令で別段の定めをしたときは、この限りでない。

一　用法、用量その他使用及び取扱い上の必要な注意

二　日本薬局方に収められている医薬品にあつては、日本薬局方において添付文書等に記載するように定められた事項

三　第41条第3項の規定によりその基準が定められた体外診断用医薬品にあつては、その基準にお

いて添付文書等に記載するように定められた事項
四　第42条第1項の規定によりその基準が定められた医薬品にあつては、その基準において添付文書等に記載するように定められた事項
五　前各号に掲げるもののほか、厚生労働省令で定める事項

（記載方法）
第53条　第44条第1項若しくは第2項又は第50条から第52条までに規定する事項の記載は、他の文字、記事、図画又は図案に比較して見やすい場所にされていなければならず、かつ、これらの事項については、厚生労働省令の定めるところにより、当該医薬品を一般に購入し、又は使用する者が読みやすく、理解しやすいような用語による正確な記載がなければならない。

（記載禁止事項）
第54条　医薬品は、これに添付する文書、その医薬品又はその容器若しくは被包（内袋を含む。）に、次に掲げる事項が記載されていてはならない。
一　当該医薬品に関し虚偽又は誤解を招くおそれのある事項
二　第14条、第19条の2、第23条の2の5又は第23条の2の17の承認を受けていない効能、効果又は性能（第14条第1項、第23条の2の5第1項又は第23条の2の23第1項の規定により厚生労働大臣がその基準を定めて指定した医薬品にあつては、その基準において定められた効能、効果又は性能を除く。）
三　保健衛生上危険がある用法、用量又は使用期間

（誇大広告等）
第66条　何人も、医薬品、医薬部外品、化粧品、医療機器又は再生医療等製品の名称、製造方法、効能、効果又は性能に関して、明示的であると暗示的であるとを問わず、虚偽又は誇大な記事を広告し、記述し、又は流布してはならない。
2　医薬品、医薬部外品、化粧品、医療機器又は再生医療等製品の効能、効果又は性能について、医師その他の者がこれを保証したものと誤解されるおそれがある記事を広告し、記述し、又は流布することは、前項に該当するものとする。
3　何人も、医薬品、医薬部外品、化粧品、医療機器又は再生医療等製品に関して堕胎を暗示し、又はわいせつにわたる文書又は図画を用いてはならない。

医薬品医療機器等法施行規則

（添付文書等の記載）
第217条　法の規定により医薬品の添付文書等に記載されていなければならない事項は、特に明瞭に記載されていなければならない。
2　日本薬局方に収められている医薬品であつて、これに添付文書等に日本薬局方で定められた名称と異なる名称が記載されているものについては、日本薬局方で定められた名称は、少なくとも他の名称と同等程度に明瞭に記載されていなければならない。

（邦文記載）
第218条　法第50条から第52条までに規定する事項の記載は、邦文でされていなければならない。

① 医療用医薬品の使用上の注意に関する通知

1　医療用医薬品添付文書の記載要領について

(平成9年4月25日　薬発第606号
各都道府県知事あて　厚生省薬務局長通知)

標記については、昭和58年5月18日薬発第385号薬務局長通知「医療用医薬品添付文書の記載要領について」により、その適切な運用に努めてきたところであるが、近年、薬理作用の強い医薬品の実用化や高齢化社会の進展に伴う多科受診の増加等を反映し、医薬品の使用に当たっては、副作用や使用禁忌、相互作用等について一層の注意が必要となっていることから、添付文書について、より理解し易く活用し易い内容にするため、今般別添のとおり「医療用医薬品添付文書の記載要領」を定めたので、下記の点に御留意のうえ貴管下関係業者、団体等に対し周知徹底を図るとともに、医療用医薬品添付文書に関する指導につき格段の御配慮を願いたい。

なお、昭和58年5月18日薬発第385号薬務局長通知「医療用医薬品添付文書の記載要領について」及び昭和58年5月18日薬監第38号薬務局監視指導課長通知「医療用医薬品添付文書の記載要領について」(以下「これらを「旧通知」という。) は廃止する。

本通知の写しを別紙の関係各団体の長あてに発出することとしているので申し添える。

記

1．本記載要領の要点

(1)　医療関係者が理解し易く、使用し易い記載要領に改めたこと。

(2)　内容からみて重要と考えられる項目については、添付文書の前段に配列するようにしたこと。

(3)　具体的な改正点は、次のような点であること。

①医薬品の正確な履歴を明示するために「日本標準商品分類番号」以外に、承認番号、薬価基準収載、販売開始、再審査・再評価結果公表及び効能又は効果の追加承認等の年月を記載したこと。

②「開発の経緯及び特徴」の項目を削除したこと。

③「非臨床試験」の項目を削除し、必要な情報は関連する項目に記載したこと。

④「承認条件」の項目を新たに設定したこと。

(4)　「使用上の注意」で効能又は効果、用法及び用量に関連する事項は、関連情報として各項目に続けて記載するようにしたこと。

(5)　原則として、記載内容が二項目以上にわたる重複記載は避けるようにしたこと。

2．適用の範囲

本記載要領は、医療用医薬品の添付文書に適用すること。ただし、体外診断薬、ワクチン、抗毒素又は検査に用いる生物学的製剤についてはこの限りでない。

3．実施時期

今後作成する添付文書は本記載要領に基づくものとすること。ただし、製造工程の変更等本記載要領に基づく添付文書を作成できない合理的な理由がある場合には、平成11年12月末日までは旧通知の記載要領に基づくものとすることができること。また、既に旧通知に基づいて作成されている添付文書については、平成11年12月末日までを目途にできるだけ速やかに本記載要領に基づいた改訂を行うこと。

別　添

医療用医薬品添付文書の記載要領

第1　「添付文書記載」の原則

1．医療用医薬品の添付文書は、薬事法第52条第1号の規定に基づき医薬品の適用を受ける患者の安全を確保し適正使用を図るために、医師、歯科医師及び薬剤師に対して必要な情報を提供する目的で当該医薬品の製造業者又は輸入販売業者が作成するものであること。

2．添付文書に記載すべき内容は、原則として当該医薬品が承認された範囲で用いられる場合に必要とされる事項とすること。ただし、その場合以外であっても重要で特に必要と認められる情報については評価して記載すること。

3．記載順序は、原則として「記載項目及び記載順序」に掲げるものに従うこと。

4．既に記載している事項の削除又は変更は、十分な根拠に基づいて行うこと。

第2　記載項目及び記載順序

1．作成又は改訂年月
2．日本標準商品分類番号等
3．薬効分類名
4．規制区分
5．名　称
6．警　告
7．禁　　忌
8．組成・性状
9．効能又は効果
10．用法及び用量
11．使用上の注意
12．薬物動態
13．臨床成績
14．薬効薬理
15．有効成分に関する理化学的知見
16．取扱い上の注意
17．承認条件
18．包　　装
19．主要文献及び文献請求先
20．製造業者又は輸入販売業者の氏名又は名称及び住所

第3　記載要領

1．作成又は改訂年月

改訂した版数も記載すること。

2．日本標準商品分類番号等

日本標準商品分類番号、承認番号、薬価基準収載年月、販売開始年月、再審査結果の公表年月、再評価結果の公表年月、効能又は効果の追加承認年月、貯法等について記載すること。

3．薬効分類名

当該医薬品の薬効又は性格を正しく表すことのできる場合には記載することとし、使用者に誤解を招くおそれのある表現は避けること。

4．規制区分

毒薬、劇薬、麻薬、向精神薬、覚せい剤、覚せい剤原料、習慣性医薬品、指定医薬品及び要指示医薬品の区分を記載すること。

5．名　　称

(1)　日本薬局方外医薬品にあっては、承認を受けた販売名を記載すること。なお、薬事法第42条第1項の規定に基づく基準（以下「法定の基準」という。）により記載が義務付けられている医薬品にあっては、基準名を併せて記載すること。またそれ以外の医薬品であって、一般的名称がある場合には、その一般的名称を併せて記載すること。

(2)　日本薬局方に収められている医薬品にあっては、日本薬局方で定められた名称を記載し、販売名がある場合は併記して差し支えないこと。

6．警　　告

(1) 本文冒頭に記載すること。

(2) 平成9年4月25日薬発第607号「医療用医薬品の使用上の注意記載要領について」により記載すること。

7．禁　　忌

(1) 原則として、警告に続けて記載することとし、警告がない場合は本文冒頭に記載すること。

(2) 平成9年4月25日薬発第607号「医療用医薬品の使用上の注意記載要領について」により記載すること。

8．組成・性状

(1) 組成

① 有効成分の名称（一般的名称があるものにあっては、その一般的名称）及びその分量（有効成分が不明なものにあっては、その本質及び製造方法の要旨）及びその分量を記載すること。

② 医薬品添加物については、昭和63年10月1日薬発第853号薬務局長通知「医療用医薬品添加物の記載について」により記載すること。

③ 日本薬局方に収められている医薬品又は法定の基準が定められている医薬品にあっては、②に規定するものの他、日本薬局方又は法定の基準で添付文書への記載が義務付けられている医薬品の添加物について記載すること。

(2) 製剤の性状

識別上に必要な色、味、におい、形状（散剤、顆粒剤等の別）、識別コードなどを記載すること。また、水性注射液にあっては、pH及び浸透圧比を、無菌製剤（注射剤を除く）にあっては、その旨を記載すること。

9．効能又は効果

承認を受けた効能又は効果を記載すること。

10. 用法及び用量

承認を受けた用法及び用量を記載すること。

なお、効能又は効果に応じて用法及び用量が定められているものはこれを書き分けること。

11. 使用上の注意

(1) 平成9年4月25日薬発第607号薬務局長通知「医療用医薬品の使用上の注意記載要領について」により記載すること。

(2)「使用上の注意」で効能又は効果に関連する事項は、効能又は効果の項目に続けて承認内容と明確に区別して記載すること。

(3)「使用上の注意」で用法及び用量に関連する事項は、用法及び用量の項目に続けて承認内容と明確に区別して記載すること。

(4)「使用上の注意」のうちで、警告、禁忌、(2)及び(3)に該当する事項は、原則としてこの項目に重複して記載する必要はないこと。

12. 薬物動態

(1) ヒトでの吸収、分布、代謝及び排泄に関するデータを記載すること。

(2) ヒトでの吸収、分布、代謝及び排泄に関するデータが得られないものについては、これを補足するために本項に動物実験の結果を記載すること。

(3) データの根拠がある場合には、腎機能、肝機能等の程度に応じた投与量、投与間隔の解説を記載し、慎重投与等の対象患者の記載の後に「薬物動態の項参照」と記載すること。

13. 臨床成績

(1) 精密かつ客観的に行われた臨床試験の結果について、投与量、投与期間、症例数、有効率等を承認を受けた用法及び用量に従って記載すること。

(2) 他剤との比較を記載する場合には、その対照が繁用医薬品であり、精密かつ客観的に行われた比較試験の成績がある場合にのみ記載することができること。

14. 薬効薬理

(1)　効能又は効果を裏付ける薬理作用及び作用機序を記載すること。

(2)　動物実験の結果を用いる場合には動物種を、また*in vitro*試験の結果を用いる場合にはその旨をそれぞれ記載すること。

15. 有効成分に関する理化学的知見

一般的名称、化学名、分子式、化学構造式、核物理学的特性（放射性物質に限る。）等必要に応じて記載すること。

16. 取扱い上の注意

日本薬局方に収められている医薬品、法定の基準が定められている医薬品又は承認を受けた医薬品であって、それぞれ日本薬局方、基準又は承認の中で取扱い上の注意事項が定められているものにあっては、少なくともそれぞれの当該注意事項を記載すること。その他の医薬品にあっては、取扱い上の注意事項があればそれを記載すること。

17. 承認条件

承認に当たって試験の実施等の条件を付された場合には、その内容を記載すること。

18. 包　　装

19. 主要文献及び文献請求先

文献請求先にあっては、その氏名又は名称及び住所を記載すること。

20. 製造業者又は輸入販売業者の氏名又は名称及び住所

別紙（略）

2　医療用医薬品の使用上の注意記載要領について

（平成9年4月25日　薬発第607号
各都道府県知事あて　厚生省薬務局長通知）

標記については、昭和51年2月20日薬発第153号薬務局長通知「医療用医薬品の使用上の注意記載要領について」により、適切な運用について努めてきたところであるが、今般、添付文書の内容について、平成9年4月25日薬発第606号薬務局長通知「医療用医薬品の添付文書の記載要領について」により新たに添付文書の記載要領が定められたことに伴い、別添のとおり「医療用医薬品の使用上の注意記載要領」を定めたので、左記の点に御留意の上、貴管下関係業者、団体等に対する周知徹底を図るとともに、医療用医薬品の使用上の注意に関する指導につき格段の御配慮を願いたい。

なお、昭和51年2月20日薬発第153号薬務局長通知「医療用医薬品の使用上の注意記載要領について」、昭和58年12月15日薬安第180号薬務局安全課長通知「小児に対する医療用医薬品の使用上の注意の記載について」、平成4年4月1日薬安第30号薬務局安全課長通知「高齢者への投与に関する医療用医薬品の使用上の注意の記載について」、平成5年11月24日薬発第999号薬務局長通知「医療用医薬品の使用上の注意記載要領について」及び平成7年4月10日薬安第32号薬務局安全課長通知「医療用医薬品添付文書「使用上の注意」記載内容の改定について」は廃止する。

本通知の写しを別紙の関係各団体の長あて発出することとしているので申し添える。

記

1．本記載要領に基づく使用上の注意の変更は、平成9年4月25日薬発第606号薬務局長通知「医療用医薬品の添付文書の記載要領について」に伴う添付文書の変更に併せて行うよう指導されたい。

2．使用上の注意の記載内容を改めたときは、その改めた趣旨及び内容を医師、歯科医師及び薬剤師等の医療関係者に対し周知徹底するよう指導されたい。

3．使用上の注意事項の変更に伴い、重要な項目である「警告」、「禁忌」については、製品情報概要等の目立つ部分に明瞭に記載するよう引き続き貴管下関係業者、団体等を指導されたい。

別　添

医療用医薬品の使用上の注意記載要領

第１　「使用上の注意」の原則

1．医療用医薬品の「使用上の注意」は、薬事法第52条第１号の規定に基づき医薬品の適用を受ける患者の安全を確保し適正使用を図るために、医師、歯科医師及び薬剤師に対して必要な情報を提供する目的で、当該医薬品の製造業者又は輸入販売業者が添付文書等に記載するものであること。

2．「使用上の注意」に記載すべき内容は、原則として当該医薬品が承認された効能又は効果、用法及び用量の範囲で用いられる場合に必要とされる事項とすること。ただし、その場合以外であっても重大な副作用等特に必要と認められる注意事項は記載すること。また、評価の確立していない副作用であっても重篤なものは必要に応じて記載すること。これらの事項の選択収録に当たっては、広範に収集した内外の情報を評価して記載すること。

なお、医薬品による感染症に関する注意についても副作用に準じて記載するものであること。

3．記載順序は、原則として「記載項目及び記載順序」に掲げるものに従うほか、次の要領によること。

(1)　内容からみて重要と考えられる事項については記載順序として前の方に配列すること。

(2)　「効能又は効果」又は「用法及び用量」によって注意事項や副作用が著しく異なる場合は分けて記載すること。

4．原則として、記載内容が、２項目以上にわたる重複記載は避けること。

なお、重大な副作用又は事故を防止するために複数の項目に注意事項を記載する場合には、「警告」、「禁忌」、「慎重投与」あるいは「重要な基本的注意」の項目には簡潔な記載の後に「○○の項参照」等と記載した上、対応する項目に具体的な内容を記載して差し支えないこと。

5．既に記載している注意事項の削除又は変更は、十分な根拠に基づいて行うこと。

6．記載に当たって、データが無いか、或いは不十分な場合には、その記載が数量的でなく包括的な記載（例えば、慎重に、定期的に、頻回に、適宜など）であっても差し支えないこと。

第２　「使用上の注意」の記載項目及び記載順序

1．警告
2．禁忌（次の患者には投与しないこと）
3．慎重投与（次の患者には慎重に投与すること）
4．重要な基本的注意
5．相互作用
(1)併用禁忌（併用しないこと）
(2)併用注意（併用に注意すること）
6．副作用
(1)重大な副作用
(2)その他の副作用
7．高齢者への投与
8．妊婦、産婦、授乳婦等への投与
9．小児等への投与
10．臨床検査結果に及ぼす影響
11．過量投与
12．適用上の注意
13．その他の注意

第３　記載要領

1．［警告］

(1)　致死的又は極めて重篤かつ非可逆的な副作用が発現する場合、又は副作用が発現する結果極めて重大な事故につながる可能性があって、特に注意を喚起する必要がある場合に記載すること。

(2) 必要な場合には設定理由を［ ］内に簡潔に記載すること。

2．［禁忌（次の患者には投与しないこと）］

(1) 患者の症状、原疾患、合併症、既往歴、家族歴、体質、併用薬剤等からみて投与すべきでない患者を記載すること。なお、投与してはならない理由が異なる場合は、項を分けて記載すること。

(2) 本項以外にも、禁忌に該当する内容のある場合は、重複して本項にも記載すること。

(3) 原則として過敏症以外は設定理由を［ ］内に簡潔に記載すること。

(4) 本来、投与禁忌とすべきものであるが、診断あるいは治療上当該医薬品を特に必要とする場合には、［禁忌］とは別に「原則禁忌（次の患者には投与しないことを原則とするが、特に必要とする場合には慎重に投与すること）」として記載すること。なお、「原則禁忌」の記載はむやみに行うべきではなく、「診断あるいは治療上特に必要とする場合」に限定すべきであること。

(5) 使用に際しての特別の注意、応急対処法があれば簡潔に記載すること。

3．［慎重投与（次の患者には慎重に投与すること）］

(1) 患者の症状、原疾患、合併症、既往歴、家族歴、体質、併用薬剤等からみて、他の患者よりも以下①～⑦に述べるような副作用による危険性が高いため、投与の可否の判断、用法及び用量の決定等に特に注意が必要である場合、又は、臨床検査の実施や患者に対する細かい観察が必要とされる場合に記載すること。他の患者と比較して危険性が高い場合として、次のものが考えられる。

① 副作用が早く発現する場合

② 副作用の発現率が高い場合

③ より重篤な副作用が現れる場合

④ 非可逆性の副作用が現れる場合

⑤ 蓄積する結果、副作用が現れる場合

⑥ 耐性が変化する場合

⑦ その他

(2) 原則として過敏症以外は設定理由を［ ］内に簡潔に記載すること。

4．［重要な基本的注意］

重大な副作用又は事故を防止する上で、用法及び用量、効能又は効果、投与期間、投与すべき患者の選択、検査の実施等に関する重要な基本的注意事項があれば内容を具体的に記載すること。

5．［相互作用］

(1) 他の医薬品を併用することにより、当該医薬品又は併用薬の薬理作用の増強又は減弱、副作用の増強、新しい副作用の出現又は原疾患の増悪等が生じる場合で、臨床上注意を要する組合せを記載すること。これには物理療法、飲食物等との相互作用についても重要なものを含むものであること。

(2) 内容により措置概略として、「併用禁忌（併用しないこと）」と「併用注意（併用に注意すること）」に分けて記載すること。（併用禁忌は禁忌の項にも簡潔に記載し、「相互作用の項参照」と記載すること。）

(3) 記載に当たっては、まず相互作用を生じる薬剤名・薬効群名を挙げ、次いで相互作用の内容（臨床症状・措置方法・機序・危険因子等）を簡潔に記載すること。

また、相互作用の種類（機序等）が異なる場合には項を分けて記載すること。

(4) 併用禁忌の記載は一般名と代表的な販売名を併記すること。

(5) 記載様式は可能な限り表形式等にして分かり易くすること。併用注意では、場合により記述方式で記載しても差し支えないこと。

〈事例〉

［併用禁忌］（併用しないこと）

薬剤名等	臨床症状・措置方法	機序・危険因子
（一般名・代表的販売名）		

［併用注意］（併用に注意すること）

薬剤名等	臨床症状・措置方法	機序・危険因子
（薬効群・代表的一般名）		

6．［副作用］

(1) 前段に副作用発生状況の概要を記載すること。次いで医薬品の使用に伴って生じる副作用等を「重要な副作用」と「その他の副作用」に区分して記載すること。

(2) 副作用等の発生状況の記載に当たっては調査症例数、調査の情報源、記載時期（承認時、安全性定期報告時、再審査終了時、再評価結果等）を明記すること。

また、発現頻度については調査症例数が明確な調査結果に基づいて記載すること。

(3)「重大な副作用」の記載に当たっては次の点に注意すること。

① 当該医薬品にとって特に注意を要するものを記載すること。

② 発現頻度は、出来る限り具体的な数値を記載すること。副詞によって頻度を表す場合には、「まれに（0.1％未満）」、「ときに（5％以下）」等、数値の目安を併記するよう努めること。

③ 副作用の発現機序、発生までの期間、具体的防止策、処置方法等が判明している場合には、必要に応じて（ ）書きすること。

④ 初期症状（臨床検査値の異常を含む）があり、その症状が認められた時点で投与を中止する等の措置をとることにより症状の進展を防止できることが判明している場合には、その初期症状を（ ）書きすること。

⑤ 海外のみで知られている重大な副作用については、原則として、国内の副作用に準じて記載すること。

⑥ 類薬で知られている重大な副作用については、必要に応じて本項に記載すること。

(4)「その他の副作用」の記載に当たっては次の点に注意すること。

① 重大な副作用以外の副作用については発現部位別、投与方法別、薬理学的作用機序又は発現機序別等に分類し、発現頻度を設定して表形式にする等分かり易く記載すること。

② 海外のみで知られているその他の副作用についても、原則として、国内の副作用に準じて記載すること。

7．［高齢者への投与］

(1) 高齢者は腎機能、肝機能等の生理機能が低下していることが多く、医薬品の副作用が発現し易い傾向があり、一般的に、医薬品の投与に当たっては常に十分な注意が必要である。用法及び用量、効能又は効果、剤形等から高齢者に用いられる可能性のある医薬品の場合は、他の患者と比べて高齢者で特に注意する必要がないと考えられる場合を除き、原則として「高齢者への投与」の項を設け、必要な注意を記載すること。

(2) 記載の内容

① 臨床試験、市販後調査又は薬物動態等の具体的なデータから高齢者に投与した場合の問題が示唆される場合はその内容を簡潔に記載すること。なお、「高齢者に使用される医薬品の臨床評価法に関するガイドライン」（平成5年12月2日薬新薬第104号新医薬品課長通知）に基づいて実施された試験結果より得られた情報についても留意すること。

② 同種同効品等の臨床での使用経験から高齢者へ投与する場合に注意すべき問題が示唆される場合はその内容を簡潔に記載すること。

(3) 記載表現の実際

前記(2)の具体的な記載表現は、別表1に準じ、当該薬剤の特徴、高齢者の特徴、当該薬剤を高齢者に投与した場合の問題点、必要な注意・処置の内容を簡潔かつ適切に記載すること。なお、別表の表現は必ずしもこれに限るものではなくそれぞれの問題に応じて問題点が理解され易いよう留意すること。

8．[妊婦、産婦、授乳婦等への投与]

(1) 用法及び用量、効能又は効果、剤形等から妊婦、産婦、授乳婦等の患者に用いられる可能性があって、他の患者と比べて、特に注意する必要がある場合や、適正使用に関する情報がある場合には、必要な注意を記載すること。また、投与してはならない場合は禁忌の項にも記載すること。

(2) 動物実験、臨床使用経験、疫学的調査等で得られている情報に基づき、必要な事項を記載すること。

(3) 記載にあたっては別表2のB、C、Dを適宜組み合わせたものを基本とし、更に追加する情報がある場合にはその情報を記載すること。

9．[小児等への投与]

(1) 「未熟児、新生児、乳児、幼児又は小児（以下「小児等」という）」の用法及び用量は承認されていないが、小児等に用いられる可能性のある医薬品であって「小児等」に対する臨床試験データが十分でない場合には、原則として次のように記載すること。

「未熟児、新生児、乳児、幼児又は小児に対する安全性は確立していない。」

なお、「使用経験がない」、「使用経験が少ない」等の理由を（　）書きで付記しても差し支えない。

(2) 小児等に特殊な有害性を有すると考えられる場合にあっては、その旨を記載すること。

(3) 小児等の薬物代謝に関する文献等を参考として、できるだけ情報を記載する方向で検討し、類似薬から類推できるものは、その旨を記載すること。

(4) 特に記載すべき情報としては次のものが該当すること。

① 解毒機能が未発達な乳児以下の者に関する情報

② 成人と薬物代謝が異なる場合の情報（例えば、解毒・排泄機能が未発達であるために生ずる血中薬物濃度低下の遅延等）

10.〔臨床検査結果に及ぼす影響〕

医薬品を使用することによって、臨床検査値が見かけ上変動し、しかも明らかに器質障害又は機能障害と結びつかない場合に記載すること。（器質障害又は機能障害との関係が否定できない場合には、「副作用」の項に記載すること。）

11.［過量投与］

(1) 過量投与の例があれば記載すること。

(2) 過量投与時（自殺企図、誤用を含む）に出現する中毒症状を記載し、適切な処置方法があれば併せて記載すること。

12.〔適用上の注意〕

投与経路、剤形、注射速度、投与部位、調製方法、薬剤交付時等に関し、必要な注意を適切な標題をつけて具体的に記載すること。

13.〔その他の注意〕

(1) 評価の確立していない文献、報告であっても重要な情報はこれを正確に要約して、「……との報告がある。」と記載すること。

(2) 前期1〜12のいずれにも属さないが、必要な注意（例えば、動物実験の毒性に関する記載必要事項等）はこの項に記載すること。

第4　データの取り扱い方

1．動物実験データ

動物実験のデータは国内、国外の如何を問わず同等に扱うものとすること。障害の詳しい内容、投与量、投与期間・投与経路・投与回数等の投与方法及び動物種等が極めて重要な情報である場合には、これらを（　）書きすることがあること。

2．類似化合物のデータ

類似化合物の動物実験又は臨床成績を検討した結果、当該医薬品についても類似の重篤な副作用の危険性が考えられる場合には、「類似化合物（　）の投与により……」と記載すること。類似化合物の代わりに薬効群又はその他のグループを表す名称を具体的に記載しても差し支えないこと。なお、（　）には代表的な医薬品名を記載すること。

3．疫学的調査データ

疫学的調査データがある場合には、「…との疫学的調査報告がある」と記載し具体的な調査手法も記載すること。

4．外国の報告

外国文献のみに報告されている副作用は、人種差や我が国とは違った使用方法等の要因がある場合を除き、原則として国内のデータと同一の表現により記載すること。

別　表1

「高齢者への投与」記載表現

データ		問　題
臨床の試験等データ	臨床試験等において高齢者に投与した場合の問題が認められた場合	○○○（例：臨床試験）において高齢者に△△△等の副作用の発現率が高い傾向が認められているので、
		高齢者を対象とした○○○（例:臨床試験）において△△△等の副作用の発現率が高い傾向が認められているので、
薬物動態データ	①腎排泄性の薬剤で、腎機能の低下により高い血中濃度が持続する恐れがある場合	本剤は、主として腎臓から排泄される（「薬物動態」の項参照）が、高齢者では腎機能が低下していることが多いため高い血中濃度が持続する恐れがあるので、
	②肝代謝性の薬剤で、肝機能の低下により高い血中濃度が持続する恐れがある場合	本剤は、主として肝臓で代謝される（「薬物動態」の項参照）が、高齢者では肝機能が低下していることが多いため高い血中濃度が持続する恐れがあるので、
	③血漿蛋白結合性の強い薬剤で、遊離薬剤の血中濃度が高くなる恐れがある場合	本剤は、血漿アルブミンとの結合性が強い（「薬物動態」の項参照）が、高齢者では血漿アルブミンが減少していることが多いため、遊離の薬物の血中濃度が高くなる恐れがあるので、
	④高齢者での薬物動態データがあり、問題が認められた場合	高齢者での薬物動態試験で、○○○（例：血中濃度が高い傾向、高い血中濃度が持続する傾向等）が認められているので、
使用経験	①一般に高齢者で反応性が低下又は感受性が増大することの知られている薬理作用を有している場合	高齢者では、○○○作用（例：抗コリン作用）による△△△が強く現れやすいので、
	②一般に高齢者にみられる各種生理機能（腎機能、肝機能、造血機能、呼吸機能、心機能、精神機能、免疫機能等）の低下により、特に高齢者に発現しやすいと思われる副作用がある場合	高齢者では、（生理機能〔腎機能、肝機能、造血機能、呼吸機能、心機能、精神機能、免疫機能等〕が低下していることが多く、）△△△（等）が現れやすいので、 （注）（　）内の記載は問題点の理解に有用と考えられる場合に記載する。
	③類薬で高齢者に投与した場合の問題が知られており、当該医薬品についても同様な問題があると思われる場合	高齢者では、一般に○○○による△△△が知られているので、
		高齢者では、△△△が現れやすいので、

措　置	
慎重投与	①注意すること。 ②慎重に投与すること。 ③患者の状態を観察しながら、慎重に投与すること。
用量調節	④用量に注意して＋①～③ ⑤用量並びに投与間隔に留意するなど＋①～③ ⑥少量（低用量）から投与を開始するなど＋①～③ ⑦少量（低用量）から投与を開始するとともに、投与間隔を延長するなど＋①～③
検査	⑧（④～⑦）＋定期的（頻回）に◎◎検査を行い＋①～③ ⑨（④～⑦）＋定期的（頻回）に血中濃度モニタリングを行い＋①～③
禁忌	⑩投与しないことが望ましい。 ⑪投与しないこと。

別　表2

妊婦、産婦、授乳婦への投与に関する表現方法

A（データ）		B（理　由）	C（注意対象期間）	D（措　置）
1　本剤によると思われるヒトの奇形の症例報告がある場合	→	1　催奇形成を疑う症例報告があるので、	1妊婦又は妊娠している可能性のある婦人には	1投与しないこと
2　奇形児を調査したところ、母親が妊娠中に本剤を投与された症例が対照群と比較して有意に多いとの報告がある場合	→	2　奇形児を出産した母親の中に本剤を妊娠中に投与された例が対照群と比較して有意に多いとの疫学的調査報告があるので、	2妊婦（～ヵ月以内）又は妊娠している可能性のある婦人には	2投与しないことが望ましい
3　妊娠中に本剤を投与された母親を調査したところ、奇形児出産例が対照群に比較して有意に多いとの報告がある場合	→	3　本剤を妊娠中に投与された患者の中に奇形児を出産した例が対照群と比較して有意に多いとの疫学的調査報告があるので、	3妊娠後半期には	3治療上の有益性が危険を上回ると判断される場合にのみ投与すること
4　妊娠中に本剤を投与された母親から生まれた新生児に奇形以外の異常が認められたとする報告がある場合	→	4　新生児に○○を起こすことがあるので、	4妊娠末期には	4減量又は休薬すること
5　母体には障害はないが胎児に影響を及ぼすとの報告がある場合	→	5　胎児に○○を起こすことがあるので、	5授乳中の婦人には	5大量投与を避けること
6　妊婦への投与は非妊婦への投与と異なった危険性がある場合	→	6　○○を起こすことがあるので、		6長期投与を避けること
7　妊娠中に使用した経験がないか又は不十分である場合	→	7　妊娠中の投与に関する安全性は確立していないので、		7本剤投与中は授乳を避けさせること
8　薬物がヒトの乳汁に移行し、乳児に対し有害作用を起こすとのデータがある場合	→	8　ヒト母乳中へ移行する（移行し○○を起こす）ことがあるので、		8授乳を中止させること
9　動物実験で乳汁中に移行するとのデータがある場合	→	9　動物実験で乳汁中に移行することが報告されているので、		
10　動物実験で催奇形成作用が認められている場合	→	10　動物実験で催奇形成作用が報告されているので、		
11　動物実験で催奇形成以外の胎児（新生児）に対する有害作用が認められている場合	→	11　動物実験で胎児毒性（胎児吸収…）が報告されているので、		

別紙（略）

3　医療用医薬品添付文書の記載要領について

（平成9年4月25日　薬安第59号
各都道府県薬務主管部(局)長あて　厚生省薬務局安全課長通知）

標記については、平成9年4月25日薬発第606号薬務局長通知（以下「局長通知」という。）により通知されたところであるが、その運用に当たって留意すべき事項は下記のとおりであるので、御了知の上、貴管下各関係業者、団体等に対し周知徹底を図られたい。

なお、本通知の写しを日本製薬団体連合会会長あて発出することとしているので申し添える。

記

第1　記載上の一般的留意事項

1．各項目の記載は、内容を十分に検討し、できる限り全項目について記載することが望ましいが、記載すべき適切な情報のない場合には、「項目名」を含めて省略しても差し支えないこと。

2．「6．警告」から「19．主要文献及び文献請求先」までの各項目の記載に当たっては、項目名を明示した上で記載することとし、項目名は、原則として局長通知に示すものを用いること。ただし、「効能又は効果」の項目名を「効能効果」又は「効能･効果」に、「用法及び用量」の項目名を「用法用量」又は「用法・用量」に代えることは差し支えないこと。

3．上記2．の各項目の記載に当たっては、別に定めがある場合を除き、原則として8ポイント程度の活字を用いる等見易くするよう配慮すること。

なお、紙面数等の都合により、活字の級数を下げる場合は6ポイント以上とすること。

4．添付文書の作成に当たっては使用者に誤解を招かないため、同一成分を含有する医薬品であっても投与経路の異なるものは併記を避けること。

5．医療関係者の利便性を考慮して様式・仕様を原則として次のとおりとすること。

仕様

A4判　4頁以内

左綴じ代として1.7 cmを確保すること

様式

「警告」を有する医薬品：白色紙の右上縁に赤色の帯を印刷すること

その他の医薬品　　　　：白色紙

6．「体内動態」、「臨床成績」及び「薬効薬理」の各項目の記載に当たっては、原則として科学的な裏付けのあるもので信憑性の高いと判断される文献等に基づく正確な記載が必要であり、例外的なデータをとりあげて、それが一般的な事実であるような印象を与える表現はしないこと。

7．項目名等主要な事項の記載に当たっては、ゴシック体を用いるなど他の項目に比較して見易くするよう工夫すること。

第2　各項目に関する留意事項

1．「作成又は改訂年月」について

(1)　作成又は改訂の年月及び版数を添付文書の左上隅に記載すること。

(2)　添付文書の記載内容のうち、「規制区分」、「組成・性状」、「効能又は効果」、「用法及び用量」、「警告」、「使用上の注意」等医薬品の使用に際し重要な影響を与える項目について改訂した場合は、下記の方法により記載すること。

①　作成年月又は改訂年月の記載は、次々回改訂が行われるまで継続表示することとし、新たな改訂年月の記載に当たっては、前々回の改訂年月（第2回改訂時にあっては作成年月）を削除し、前回改訂年月に新たな改訂年月を併記すること。また、今回改訂と前回改訂のそれぞれの改訂を区分し明示すること。

②　記載内容の改訂を行った箇所には、例えば「＊」印を付記する等、改訂箇所を明示するとともに、対応する改訂年月、版数についても同じ印を付記すること。

2．「日本標準商品分類番号等」について

⑴　日本標準商品分類番号

①　「日本標準商品分類番号」と明記し、枠で囲んで承認番号等の上に記載すること。

②　日本標準商品分類により中分類以下詳細分類まで記載すること。

⑵　承認番号、薬価基準収載年月、販売開始年月、再審査結果公表年月、再評価結果公表年月、効能又は効果追加承認年月

①　原則として名称の右方側に記載すること。

②　再審査結果公表年月、再評価結果公表年月、効能又は効果追加承認年月については最新のものを記載すること。

③　記載に当たっては、薬価基準収載年月、販売開始年月、再審査結果公表年月、再評価結果公表年月及び効能又は効果追加承認年月の項目名を、それぞれ「薬価収載」、「販売開始」、「再審査結果」、「再評価結果」及び「効能追加」と省略して記載して差し支えないこと。

④　承認を要しない医薬品にあっては、承認番号に代えて許可番号を記載すること。

⑶　貯法等

①　貯法等は作成又は改訂年月の下に、貯法、有効期間、使用期限等と小項目を設けて記載すること。

②　日本薬局方に収められている医薬品若しくは法定の基準が定められている医薬品であって、日本薬局方若しくは基準の中で有効期間が定められたもの又は薬事法第50条第10号の規定によって使用の期限が定められたものは、有効期間又は使用の期限が容器又は被包に記載されている旨を記載すること。

③　その他、当該医薬品の操作方法や使用前に品質を確認するための注意事項があれば記載すること。

3．「規制区分」について

⑴　規制区分の対象となる医薬品は、毒薬及び劇薬については薬事法第44条第1項及び第2項に、麻薬及び向精神薬については麻薬及び向精神薬取締法第2条第1号及び第6号に、覚せい剤及び覚せい剤原料については覚せい剤取締法第2条第1項及び第5項に、習慣性医薬品については薬事法第50条第8号に、指定医薬品については薬事法第29条に、要指示医薬品については薬事法第49条第1項に、それぞれ定められているものであること。

⑵　規制区分の記載に当たっては規制区分を表す名称の全文を販売名に併記すること。なお、習慣性医薬品、要指示医薬品及び向精神薬については各内容に関する注意書きは、添付文書の欄外に「注)」として記載しても差し支えないこと。

4．「警告」について

記載事項は、赤枠内に項目名を含めて赤字で記載すること。この場合、活字の大きさは8ポイント以上とすること。

設定理由を［　］内に記載する場合、活字のポイントを下げても差し支えないが6ポイント以上とすること。

5．「禁忌」について

記載事項は、赤枠内に項目名を含めて記載するが、文字は赤色を使用しないこと。

活字の大きさは、8ポイント以上とすること。なお、「原則禁忌」も禁忌に準じて記載すること。

設定理由を［　］内に記載する場合、活字のポイントを下げても差し支えないが6ポイント以上とすること。

6．「併用禁忌」について

記載事項は、赤枠の表内に記載するが、文字は赤色を使用しないこと。

7．「組成・性状」について

⑴　組成

本項目の記載に当たっては、基準量（錠剤等個数として表せる剤形のものにあっては、一定の個数、それ以外の剤形のものにあっては、一定の重量又は容量）中の有効成分の名称（一般的名

称があるものにあっては、その一般的名称）及びその分量（有効成分が不明なものにあっては、その本質及び製造方法の要旨）を記載すること。

(2) 製剤の性状

無菌製剤である旨の記載には、点眼剤、眼軟膏剤及び個々の承認で無菌であることが規定された医薬品が該当すること。

8.「効能又は効果」について

(1) 承認を受けた効能又は効果を正確に記載すること。ただし、承認を要しない医薬品にあっては、医学薬学上認められた範囲内の効能又は効果を記載すること。

なお、既に再審査・再評価の終了した医薬品にあっては、左記にかかわらず再審査・再評価判定結果に基づいて記載すること。

(2) 重要な副作用又は事故を防止する上で、投与すべき患者など効能又は効果に関連する使用上の注意がある場合は、「効能又は効果に関連する使用上の注意」として本項に続けて、承認内容と明確に区別して記載すること。

(3) 項目名と承認内容に使用する活字の大きさは、8ポイント以上とすること。

9.「用法及び用量」について

(1) 承認を受けた用法及び用量を正確に記載すること。ただし、承認を要しない医薬品にあっては、医学薬学上認められた範囲内の用法及び用量を記載すること。

なお、既に再審査・再評価の終了した医薬品にあっては、上記にかかわらず再審査・再評価判定結果に基づいて記載すること。

(2) 重要な副作用又は事故を防止する上で、用法及び用量、投与期間等、用法及び用量に関連する使用上の注意がある場合は、「用法及び用量に関連する使用上の注意」として本項に続けて、承認内容と明確に区別して記載する。

(3) 項目名と承認内容に使用する活字の大きさは、8ポイント以上とすること。

10.「使用上の注意」について

「重要な基本的注意」、「慎重投与」及び「重大な副作用」を記載するに当たっては、8ポイント以上の活字を用いる等、他の項目に比較して見易くするよう配慮すること。

11.「薬物動態」について

(1) 対象の健康人・患者の区分を記載し、必要があれば、患者の状態についても付記すること。

(2) TDM（therapeutic drug level monitoring）が必要とされる医薬品の場合はTDMを充足するために血中薬物濃度、主要な消失経路及び薬物代謝等に関する重要なパラメータを記載すること。

(3) 薬物間等の相互作用を防止するために併用される可能性の高い医薬品やアルコール等から優先的に記載し、その程度が定量的に判断できるように症状や血中濃度の増減等の程度を数量的に記載すること。

(4) 他剤との比較を記載する場合には、十分な客観性のある比較データがあり、かつ、その対照医薬品が原則として繁用医薬品である場合にのみ記載できるものであり、その対照医薬品は一般的名称を記載すること。

12.「薬効薬理」について

(1) ヒトによる薬効薬理試験等の結果を記載する場合には、対象の健康人・患者、性別、成人・小児等の区分を記載すること。また、動物実験の結果を記載する場合は、動物種を記載し、*in vitro* 試験の結果を記載する場合には、その旨を記載すること。

(2) 他剤との比較を記載する場合には、十分な客観性のある比較データがあり、かつ、その対照医薬品が原則として繁用医薬品である場合にのみ記載できるものであり、その対照医薬品は一般的名称を記載すること。

(3) 配合剤における個々の有効成分の薬理作用を説明する場合には、その薬理作用等により、承認を受けた効能又は効果（承認を要しない医薬品にあっては、医学薬学上認められた範囲内の効能又は効果）以外の効能又は効果に使用できるような印象を与える表現はしないこと。また、配合剤における相乗作用を表現する場合には、十分な客観性のあるデータのある場合にのみ記載すること。

13.「取扱い上の注意」について

詳細な記載が必要な場合で紙面の関係で「日本標準商品分類番号等」の項に記載しきれない場合は、貯法等に「取扱い上の注意参照」と記載し、本項に記載すること。

14.「主要文献及び文献請求先」について

(1) 各項目の記載の裏付けとなるデータの中で主要なものについては主要文献として本項目に記載すること。

なお、臨床成績の記載（比較試験成績、副作用等）の裏付けとなる文献は優先的に記載することが望ましい。

(2) 主要文献として記載した文献の内容を引用している該当部分については、使用者が当該文献を検索できるように引用番号を付すこと。

②　一般用医薬品の使用上の注意に関する通知

4　製造（輸入）承認基準の制定されていない一般用医薬品の添付文書等に記載する使用上の注意について

(平成15年1月9日　医薬安発第0109001号・医薬審発第0109001号
各都道府県衛生主管部(局)長あて　厚生労働省医薬局安全対策課長・審査管理課長通知)

標記については、日本製薬団体連合会の自主申し合わせの内容を、平成13年4月24日付け医薬安発第82号、医薬審発第526号医薬局安全対策課長、審査管理課長通知「製造（輸入）承認基準の制定されていない一般用医薬品の添付文書等に記載する使用上の注意について」により、当連合会加盟団体会員以外の関係業者に対して添付文書等に使用上の注意として最低限記載すべき事項を示してきたところであるが、今般、当連合会から、当該自主申し合わせを改正した旨、別添のとおり報告があった。

ついては、本申し合わせの内容は適当なものと考えられるので、貴職より日本製薬団体連合会加盟団体会員以外の貴管下関係業者に対して、添付文書等の作成・改訂に際して参考とするよう周知方お願いする。

なお、平成13年4月24日付け医薬安発第82号、医薬審発第526号医薬局安全対策課長、審査管理課長通知は廃止する。

別添（略）

別　紙

日薬連発第821号
平成14年12月25日

加盟団体　殿

日本製薬団体連合会

製造（輸入）承認基準の制定されていない一般用医薬品の添付文書等に記載する使用上の注意についての自主申し合わせの件

現在、製造（輸入）承認基準の制定されていない22薬効群の一般用医薬品の添付文書等に記載する使用上の注意については、平成14年11月14日付日薬連発第724号「製造（輸入）承認基準の制定されていない一般用医薬品の添付文書等に記載する使用上の注意についての自主申し合わせの件」及び同年12月12日付日薬連発第793号「製造（輸入）承認基準の制定されていない一般用医薬品の添付文書等に記載する使用上の注意についての自主申し合わせの件（一部追加）」に基づき、自主申し合わせ事項として運用して頂いているところです。

この度、利便性を考え、二つの自主申し合わせ通知を一つに集約した上、新たに当連合会の自主申し合わせ事項といたしました。

つきましては、貴会会員への周知徹底方につきご配意の程、よろしくお願い申し上げます。

製造（輸入）承認基準の制定されていない一般用医薬品の添付文書等に記載する使用上の注意について

1．鎮静薬（生薬のみからなる製剤）
2．眠気防止薬（カフェイン主薬製剤）
3．小児五疳薬
4．含そう薬
5．強心薬（六神丸、感応丸）
6．血清高コレステロール改善薬
7．貧血用薬
8．アレルギー用薬

9．口腔咽喉薬（トローチ剤）
10. 歯科口腔用薬（内服剤）
11. 歯痛・歯槽膿漏薬（外用液剤、パスタ剤、クリーム剤、クレオソートを主薬とする丸剤）
12. 内服痔疾用薬
13. 殺菌消毒薬
　Ⅰ．殺菌消毒薬（液剤、軟膏剤、パウダー）
　Ⅱ．殺菌消毒薬（特殊絆創膏〔液剤〕）
　Ⅲ．殺菌消毒薬（特殊絆創膏〔貼付剤〕）
14. 化膿性皮膚疾患用薬（液剤、軟膏剤）
15. 鎮痒消炎薬（液剤、軟膏剤、エアゾール剤）
16. 鎮痛消炎薬（塗布剤、貼付剤、エアゾール剤）
17. しもやけ・あかぎれ用薬（軟膏剤、硬膏剤）
18. うおのめ・いぼ・たこ用薬（液剤、軟膏剤、硬膏剤）
19. 婦人薬
20. ビタミン含有保健薬（A・D含有製剤を除く）
21. カルシウム主薬製剤
22. 生薬主薬保健薬（ニンジン主薬製剤）
以下（略）

5　一般用医薬品の使用上の注意記載要領について

（平成23年10月14日　薬食発1014第3号
各都道府県知事あて　厚生労働省医薬食品局長通知）

標記については、平成11年8月12日付け医薬発第983号医薬安全局長通知「一般用医薬品の使用上の注意記載要領について」（以下「旧通知」という。）により、その適切な運用に努めてきたところである。

今般、購入時の選択に資するよう外部の容器又は外部の被包への記載の見直し等を行い、旧通知の「一般用医薬品の使用上の注意記載要領」を改正し、新たに別添のとおり定めることとしたので、下記の点に御留意の上、貴管下関係業者等に対し周知徹底を図るとともに、一般用医薬品の使用上の注意に関する指導につき特段の御配慮を願いたい。

なお、本通知の写しを独立行政法人医薬品医療機器総合機構理事長、社団法人日本医師会長、社団法人日本歯科医師会会長、社団法人日本薬剤師会会長、一般社団法人日本病院薬剤師会会長、社団法人全日本医薬品登録販売者協会会長、一般社団法人日本医薬品登録販売者協会、日本チェーンドラッグストア協会会長、社団法人日本ブランチャイズチェーン協会会長、日本製薬団体連合会会長、日本一般用医薬品連合会会長、米国研究製薬工業協会会長、欧州製薬団体連合会会長及び社団法人日本医薬品卸業連合会会長あてに発出することとしているので申し添える。

記

1．適用の範囲

本記載要領は、一般用医薬品の添付文書等に記載される使用上の注意に適用する。

2．実施時期等

今後記載する使用上の注意は、原則として本記載要領に基づくものとすること。

ただし、既に旧通知に基づいて記載されている使用上の注意については、平成26年5月末日までに、本記載要領に基づいた記載に改めること。

なお、添付文書に記載された使用上の注意の本記載要領に基づく変更は、平成23年10月14日付け薬食発1014第6号医薬食品局長通知「一般用医薬品の添付文書記載要領について」の一般用医薬品の添付文書記載要領に基づく添付文書の変更に併せて行うこと。

3．その他

使用上の注意において、重要な事項の記載内容を変更したときは、その変更の趣旨及び内容を薬局及び医薬品販売業者に対し周知徹底すること。

4．既存の通知の取扱いについて

本通知の発出に伴い、旧通知は廃止する。

（別添）

一般用医薬品の使用上の注意記載要領

第1　使用上の注意記載要領の趣旨

1．一般用医薬品の使用及び取扱い上の注意は、薬事法第52条第1号の規定に基づき、一般用医薬品の適正な使用を図り、安全を確保するために、一般使用者に対して必要な情報を提供する目的で当該医薬品の製造販売業者が医薬品の添付文書又はその容器若しくは被包に記載するものである。

2．本要領は、添付文書又はその容器若しくは被包に記載すべき、使用及び取扱い上の注意のほか、外部の容器又は外部の被包に記載する事項についても規定した。

3．本要領にいう「副作用」とは、当該医薬品を使用した結果、人体に発現する有害反応をいう。

第2　使用上の注意等の記載に際しての原則

1．記載する内容

原則として、次の事項を含むこと。

(1)　一般用医薬品に共通の注意事項及び同一薬効群に共通の注意事項

(2)　当該医薬品の効能又は効果、用法及び用量、成分及び分量、副作用、剤形・形状等からみて必要な注意事項

(3)　当該医薬品の保管及び取扱い上の注意事項

2．記載項目、順序及び要領

原則として第3及び第4に従うほか、次によること。

(1)　内容からみて重要と考えられる事項については、記載順序として前の方に配列すること。

(2)　原則として、記載内容は2項目以上にわたり重複しないこと。

(3)　各項目は、第3に掲げる項目名を明示した上で記載すること。ただし、「その他」にあっては「その他」という項目名は使用せずに、個々に項目名を設定すること。また、「してはいけないこと」、「相談すること」及び「その他の注意」については、項目名を枠で囲む、文字の色やポイントを変える、イラストを挿入する等により目立つように記載すること。

3．記載に当たっての一般的な留意事項

(1)　一般使用者が理解しやすく自ら判断できる内容とするために、分かりやすい用語を用い、平易な表現で簡潔に記載すること。

(2)　一般使用者に正確に情報を伝えるために、適宜、図表やイラストを用いる等の工夫をすること。

(3)　各注意事項の内容を理解しやすくするために適当と考えられる場合には、注意事項の記載理由を（　）で簡単に記載しても良いこと。

(4)　外部の容器又は外部の被包に記載すべき事項については、一般使用者の目にとまりやすい場所に記載すること。

(5)　既に記載されている事項の削除又は変更は、十分な根拠に基づいて行うこと。

(6)　当該医薬品の有効性、安全性に関して重要な新しい情報が加わった場合には、添付文書の記載内容を検討して適切な内容に変更すること。

第3　記載項目及び記載順序

1．してはいけないこと

(1)　次の人は使用（内服剤の場合には、適宜、「使用」に代えて「服用」とする。以下、本記載要領において同じ。）しないこと

(2)　次の部位には使用しないこと

⑶ 本剤を使用している間は、次のいずれの医薬品も使用しないこと

⑷ その他

2．相談すること

⑴ 次の人は使用前に医師、歯科医師（歯科医師については、歯科医師が関係する場合にのみ記載する。以下、本記載要領において同じ。）、薬剤師又は登録販売者（第一類医薬品には登録販売者は記載しないこと。以下、本記載要領において同じ。）に相談すること

⑵ 使用後、次の症状があらわれた場合は副作用の可能性があるので、直ちに使用を中止し、この文書を持って医師、歯科医師、薬剤師又は登録販売者に相談すること

⑶ 使用後、次の症状の持続又は増強がみられた場合は、使用を中止し、この文書を持って医師、歯科医師、薬剤師又は登録販売者に相談すること

⑷ 一定の期間又は一定の回数を使用しても症状の改善がみられない場合は、この文書を持って医師、歯科医師、薬剤師又は登録販売者に相談すること

⑸ その他

3．その他の注意

4．保管及び取扱い上の注意

第4　各項目の記載要領

1．してはいけないこと

⑴ 次の人は使用しないこと

ア．効能又は効果の範囲内であっても、疾病の種類、症状、合併症、既往歴、体質、妊娠の可能性の有無、授乳の有無、年齢、性別等からみて使用すべきでない人について、一般使用者が自らの判断で確認できる注意事項を記載する。

イ．効能又は効果の範囲以外で、誤って使用されやすい類似の疾病や症状がある場合は、その内容を記載する。

⑵ 次の部位には使用しないこと

⑴ に準じて記載する。

⑶ 本剤を使用している間は、次のいずれの医薬品も使用しないこと

同種同効の医薬品又は相互作用を起こしやすい医薬品との併用に関する注意事項を記載する。

⑷ その他

ア．乳汁への移行性等から乳児に対する危険性がある医薬品の場合、本剤の使用期間中は授乳しない又は授乳期間中は本剤を使用しない旨の注意を記載する。

イ．副作用が発現すると重大な事故につながるおそれがある作業等に関する注意事項がある場合には、その副作用の内容及びそのような作業に従事しない旨の注意を記載する。

ウ．アルコール等の食品と相互作用を起こす可能性がある場合には、本剤の使用中には、その食品を摂取しない旨の注意を記載する。

エ．その他、重大な副作用又は事故を防止する目的で当該項目に記載することが適当であると判断される事項があれば記載する。

2．相談すること

⑴ 次の人は使用前に医師、歯科医師、薬剤師又は登録販売者に相談すること

疾病の種類、症状、合併症、既往歴、体質、妊娠の可能性の有無、授乳の有無、年齢、性別等からみて、副作用による危険性が高い場合若しくは医師又は歯科医師の治療を受けている人であって、一般使用者の判断のみで使用することが不適当な場合について記載する。

⑵ 使用後、次の症状があらわれた場合は副作用の可能性があるので、直ちに使用を中止し、この文書を持って医師、歯科医師、薬剤師又は登録販売者に相談すること

ア．副作用のうち、本剤の使用を続けると症状が重くなったり、症状が長く続くおそれのあるものについて記載することとし、一般使用者が判断できる初期症状を主に記載する。

イ．副作用の内容は一般的な副作用とまれに発生する重篤な副作用に分けて、表形式にする等わか

りやすいよう工夫して記載する。

ウ．副作用の記載に当たっては、最初に、一般的な副作用について発現部位別に症状を記載し、次に、まれに発生する重篤な副作用について副作用名ごとに症状を記載する。

なお、重篤な副作用の発現時には医療機関を受診する旨を記載する。

(3) 使用後、次の症状の持続又は増強がみられた場合は、使用を中止し、この文書を持って医師、歯科医師、薬剤師又は登録販売者に相談すること

本剤の薬理作用等から発現が予想され、容認される軽微な症状であるが、症状の持続又は増強がみられた場合は、医師、歯科医師、薬剤師又は登録販売者に相談する旨を記載する。

(4) 一定の期間又は一定の回数を使用しても症状の改善がみられない場合は、この文書を持って医師、歯科医師、薬剤師又は登録販売者に相談すること

一定の期間又は一定の回数を使用しても症状の改善がみられない場合は、医師、歯科医師、薬剤師又は登録販売者に相談する旨を記載する。この場合、期間又は回数は、可能な限り具体的な数値で記載する。

(5) その他

上記(1)から(4)に分類されない相談すべき注意事項があれば記載する。

3．その他の注意

１又は２に分類されない使用上の注意があれば記載すること。

4．保管及び取扱い上の注意

次のような事項を記載する。

(1) 温度、湿度、日光等に関する注意があれば記載する。

(2) 小児の手の届かない所に保管すべき旨の注意を記載する。

(3) 他の容器に入れかえることは、事故のもとになったり、品質保持の観点からも好ましくないので、その旨を記載する。

また、携帯容器（薬剤を移し替えても品質上、問題ないことを担保した容器）が添付されている場合は、その容器以外の容器に入れかえない旨の注意を記載する。

(4) その他、当該項目に関して必要な事項があれば記載する。

第５　外部の容器又は外部の被包の記載項目、記載順序及び記載要領

1．「次の人は使用しないこと」

第４の１．(1)に準じて記載する。

2．「次の部位には使用しないこと」

第４の１．(2)に準じて記載する。

3．乳汁への移行性等から乳児に対する危険性がある医薬品に関する注意事項

第４の１．(4)アに準じて記載する。

4．副作用が発現すると重大な事故につながるおそれがある作業等に関する事項

第４の１．(4)イに準じて記載する。

5．専門家への相談の勧奨に関する事項

「次の人は使用前に医師、歯科医師、薬剤師又は登録販売者に相談すること」

第４の２．(1)に準じて記載する。

ただし、外部の容器等の記載スペースが狭小なために購入時に専門家に相談すべき場合を具体的に記載できない場合は、「使用が適さない場合があるので、購入時には必ず医師、歯科医師、薬剤師又は登録販売者に相談してください」等と記載する。

6．添付文書の必読に関する事項

7．医薬品の保管に関する事項

第４の４．に準じて記載する。

8．以下の項目等、その他外部の容器又は外部の被包に記載することが適当と考えられる事項

(1) リスク区分表示

薬事法施行規則第209条の2及び第210条第5号の規定に基づき、一般用医薬品のリスク区分の表示を記載すること。

(2) 医薬品副作用被害救済制度に関する表示

平成20年8月5日付け薬食総発第0805001号厚生労働省医薬食品局総務課長通知「一般用医薬品外箱等への副作用被害救済制度の表示に関する自主申し合わせ及び質疑応答集(改訂)について」を参考とすること。なお、改正があった場合には最新の通知等に従うこと。

(3) 消費者相談窓口

一般使用者からの当該医薬品についての相談に応じることができる連絡先等を記載すること。

参考（略）

6　一般用医薬品の使用上の注意記載要領の訂正について

(平成23年10月28日　事務連絡
各都道府県衛生主管部(局)あて　厚生労働省医薬食品局安全対策課通知)

一般用医薬品の使用上の注意記載要領については、平成23年10月14日付け薬食発1014第3号医薬食品局長通知「一般用医薬品の使用上の注意記載要領について」により通知したところですが、別添記載要領において一部誤りがあったので、下記のとおり訂正方よろしくお願いいたします。

なお、事務連絡の写しを独立行政法人医薬品医療機器総合機構、社団法人日本医師会、社団法人日本歯科医師会、社団法人日本薬剤師会、一般社団法人日本病院薬剤師会、社団法人全日本医薬品登録販売者協会、一般社団法人日本医薬品登録販売者協会、日本チェーンドラッグストア協会、社団法人日本フランチャイズチェーン協会、日本製薬団体連合会、日本一般用医薬品連合会、米国研究製薬工業協会、欧州製薬団体連合会及び社団法人日本医薬品卸業連合会あてに発出することとしているので申し添えます。

記

別添「一般用医薬品の使用上の注意記載要領」の第5の「5．専門家への相談の勧奨に関する事項」のただし書について下記のとおり訂正方お願いします。

正	誤
ただし、外部の容器等の記載スペースが狭小なために使用前に専門家に相談すべき場合を具体的に記載できない場合は、「使用が適さない場合があるので、使用前には必ず医師、歯科医師、薬剤師又は登録販売者に相談してください」等と記載する。	ただし、外部の容器等の記載スペースが狭小なために購入時に専門家に相談すべき場合を具体的に記載できない場合は、「使用が適さない場合があるので、購入時には必ず医師、歯科医師、薬剤師又は登録販売者に相談してください」等と記載する。

7　一般用医薬品の使用上の注意記載要領の訂正について

(平成24年7月10日　事務連絡
各都道府県衛生主管部(局)あて　厚生労働省医薬食品局安全対策課通知)

一般用医薬品の添付文書記載要領については、平成23年10月14日付け薬食発1014第3号医薬食品局長通知「一般用医薬品の使用上の注意記載要領について」により通知しましたが、一部誤りがあったので、下記のとおり訂正方よろしくお願いいたします。

記

別添「一般用医薬品の使用上の注意記載要領」の第3及び第4の「2．相談すること」の(4)について下記のとおり訂正方お願いします。

正	誤
一定の期間又は一定の回数を使用しても症状の改善がみられない場合は、使用を中止し、この文書を持って医師、歯科医師、薬剤師又は登録販売者に相談すること	一定の期間又は一定の回数を使用しても症状の改善がみられない場合は、この文書を持って医師、歯科医師、薬剤師又は登録販売者に相談すること

（参考別添）

一般用医薬品の使用上の注意記載要領

第１　使用上の注意記載要領の趣旨

1．一般用医薬品の使用及び取扱い上の注意は、薬事法第52条第1号の規定に基づき、一般用医薬品の適正な使用を図り、安全を確保するために、一般使用者に対して必要な情報を提供する目的で当該医薬品の製造販売業者が医薬品の添付文書又はその容器若しくは被包に記載するものである。

2．本要領は、添付文書又はその容器若しくは被包に記載すべき、使用及び取扱い上の注意のほか、外部の容器又は外部の被包に記載する事項についても規定した。

3．本要領にいう「副作用」とは、当該医薬品を使用した結果、人体に発現する有害反応をいう。

第２　使用上の注意等の記載に際しての原則

1．記載する内容

原則として、次の事項を含むこと。

(1)　一般用医薬品に共通の注意事項及び同一薬効群に共通の注意事項

(2)　当該医薬品の効能又は効果、用法及び用量、成分及び分量、副作用、剤形・形状等からみて必要な注意事項

(3)　当該医薬品の保管及び取扱い上の注意事項

2．記載項目、順序及び要領

原則として第3及び第4に従うほか、次によること。

(1)　内容からみて重要と考えられる事項については、記載順序として前の方に配列すること。

(2)　原則として、記載内容は2項目以上にわたり重複しないこと。

(3)　各項目は、第3に掲げる項目名を明示した上で記載すること。ただし、「その他」にあっては「その他」という項目名は使用せずに、個々に項目名を設定すること。また、「してはいけないこと」、「相談すること」及び「その他の注意」については、項目名を枠で囲む、文字の色やポイントを変える、イラストを挿入する等により目立つように記載すること。

3．記載に当たっての一般的な留意事項

(1)　一般使用者が理解しやすく自ら判断できる内容とするために、分かりやすい用語を用い、平易な表現で簡潔に記載すること。

(2)　一般使用者に正確に情報を伝えるために、適宜、図表やイラストを用いる等の工夫をすること。

(3)　各注意事項の内容を理解しやすくするために適当と考えられる場合には、注意事項の記載理由を（　）で簡単に記載しても良いこと。

(4)　外部の容器又は外部の被包に記載すべき事項については、一般使用者の目にとまりやすい場所に記載すること。

(5)　既に記載されている事項の削除又は変更は、十分な根拠に基づいて行うこと。

(6)　当該医薬品の有効性、安全性に関して重要な新しい情報が加わった場合には、添付文書の記載内容を検討して適切な内容に変更すること。

第３　記載項目及び記載順序

1．してはいけないこと

(1)　次の人は使用（内服剤の場合には、適宜、「使用」に代えて「服用」とする。以下、本記載要領において同じ。」しないこと

(2) 次の部位には使用しないこと

(3) 本剤を使用している間は、次のいずれの医薬品も使用しないこと

(4) その他

2．相談すること

(1) 次の人は使用前に医師、歯科医師（歯科医師については、歯科医師が関係する場合にのみ記載する。以下、本記載要領において同じ。）、薬剤師又は登録販売者（第一類医薬品には登録販売者は記載しないこと。以下、本記載要領において同じ。）に相談すること

(2) 使用後、次の症状があらわれた場合は副作用の可能性があるので、直ちに使用を中止し、この文書を持って医師、歯科医師、薬剤師又は登録販売者に相談すること

(3) 使用後、次の症状の持続又は増強がみられた場合は、使用を中止し、この文書を持って医師、歯科医師、薬剤師又は登録販売者に相談すること

(4) 一定の期間又は一定の回数を使用しても症状の改善がみられない場合は使用を中止し、この文書を持って医師、歯科医師、薬剤師又は登録販売者に相談すること

(5) その他

3．その他の注意

4．保管及び取扱い上の注意

第4　各項目の記載要領

1．してはいけないこと

(1) 次の人は使用しないこと

ア．効能又は効果の範囲内であっても、疾病の種類、症状、合併症、既往歴、体質、妊娠の可能性の有無、授乳の有無、年齢、性別等からみて使用すべきでない人について、一般使用者が自らの判断で確認できる注意事項を記載する。

イ．効能又は効果の範囲以外で、誤って使用されやすい類似の疾病や症状がある場合は、その内容を記載する。

(2) 次の部位には使用しないこと

(1)に準じて記載する。

(3) 本剤を使用している間は、次のいずれの医薬品も使用しないこと

同種同効の医薬品又は相互作用を起こしやすい医薬品との併用に関する注意事項を記載する。

(4) その他

ア．乳汁への移行性等から乳児に対する危険性がある医薬品の場合、本剤の使用期間中は授乳しない又は授乳期間中は本剤を使用しない旨の注意を記載する。

イ．副作用が発現すると重大な事故につながるおそれがある作業等に関する注意事項がある場合には、その副作用の内容及びそのような作業に従事しない旨の注意を記載する。

ウ．アルコール等の食品と相互作用を起こす可能性がある場合には、本剤の使用中には、その食品を摂取しない旨の注意を記載する。

エ．その他、重大な副作用又は事故を防止する目的で当該項目に記載することが適当であると判断される事項があれば記載する。

2．相談すること

(1) 次の人は使用前に医師、歯科医師、薬剤師又は登録販売者に相談すること

疾病の種類、症状、合併症、既往歴、体質、妊娠の可能性の有無、授乳の有無、年齢、性別等からみて、副作用による危険性が高い場合若しくは医師又は歯科医師の治療を受けている人であって、一般使用者の判断のみで使用することが不適当な場合について記載する。

(2) 使用後、次の症状があらわれた場合は副作用の可能性があるので、直ちに使用を中止し、との文書を持って医師、歯科医師、薬剤師又は登録販売者に相談すること

ア．副作用のうち、本剤の使用を続けると症状が重くなったり、症状が長く続くおそれのあるものについて記載することとし、一般使用者が判断できる初期症状を主に記載する。

イ．副作用の内容は一般的な副作用とまれに発生する重篤な副作用に分けて、表形式にする等わかりやすいよう工夫して記載する。

ウ．副作用の記載に当たっては、最初に、一般的な副作用について発現部位別に症状を記載し、次に、まれに発生する重篤な副作用について副作用名ごとに症状を記載する。

なお、重篤な副作用の発現時には医療機関を受診する旨を記載する。

(3)　使用後、次の症状の持続又は増強がみられた場合は、使用を中止し、この文書を持って医師、歯科医師、薬剤師又は登録販売者に相談すること

本剤の薬理作用等から発現が予想され、容認される軽微な症状であるが、症状の持続又は増強がみられた場合は、医師、歯科医師、薬剤師又は登録販売者に相談する旨を記載する。

(4)　一定の期間又は一定の回数を使用しても症状の改善がみられない場合は、使用を中止し、この文書を持って医師、歯科医師、薬剤師又は登録販売者に相談すること

一定の期間又は一定の回数を使用しても症状の改善がみられない場合は、医師、歯科医師、薬剤師又は登録販売者に相談する旨を記載する。この場合、期間又は回数は、可能な限り具体的な数値で記載する。

(5)　その他

上記(1)からは）に分類されない相談すべき注意事項があれば記載する。

3．その他の注意

1又は2に分類されない使用上の注意があれば記載すること。

4．保管及び取扱い上の注意

次のような事項を記載する。

(1)　温度、湿度、日光等に関する注意があれば記載する。

(2)　小児の手の届かない所に保管すべき旨の注意を記載する。

(3)　他の容器に入れかえることは、事故のもとになったり、品質保持の観点からも好ましくないので、その旨を記載する。

また、携帯容器（薬剤を移し替えても品質上、問題ないことを担保した容器）が添付されている場合は、その容器以外の容器に入れかえない旨の注意を記載する。

(4)　その他、当該項目に関して必要な事項があれば記載する。

第5　外部の容器又は外部の被包の記載項目、記載順序及び記載要領

1．「次の人は使用しないこと」

第4の1．(1)に準じて記載する。

2．「次の部位には使用しないこと」

第4の1．(2)に準じて記載する。

3．乳汁への移行性等から乳児に対する危険性がある医薬品に関する注意事項

第4の1．(4)アに準じて記載する。

4．副作用が発現すると重大な事故につながるおそれがある作業等に関する事項

第4の1．(4)イに準じて記載する。

5．専門家への相談の勧奨に関する事項

「次の人は使用前に医師、歯科医師、薬剤師又は登録販売者に相談すること」

第4の2．(1)に準じて記載する。

ただし、外部の容器等の記載スペースが狭小なために使用前に専門家に相談すべき場合を具体的に記載できない場合は、「使用が適さない場合があるので、使用前には必ず医師、歯科医師、薬剤師又は登録販売者に相談してください」等と記載する。

6、添付文書の必読に関する事項

7．医薬品の保管に関する事項

第4の4．に準じて記載する。

8．以下の項目等、その他外部の容器又は外部の被包に記載することが適当と考えられる事項

⑴ リスク区分表示

薬事法施行規則第209条の2及び第210条第5号の規定に基づき、一般用医薬品のリスク区分の表示を記載すること。

⑵ 医薬品副作用被害救済制度に関する表示

平成20年8月5日付け薬食総発第0805001号厚生労働省医薬食品局総務課長通知「一般用医薬品外箱等への副作用被害救済制度の表示に関する自主申し合わせ及び質疑応答集（改訂）について」を参考とすること。なお、改正があった場合には最新の通知等に従うこと。

⑶ 消費者相談窓口

一般使用者からの当該医薬品についての相談に応じることができる連絡先等を記載すること。

8 一般用医薬品の添付文書記載要領について

（平成23年10月14日 薬食発1014第6号
各都道府県知事あて 厚生労働省医薬食品局長通知）

標記については、平成11年8月12日付け医薬発第984号医薬安全局長通知「一般用医薬品の添付文書記載要領について」（以下「旧通知」という。）により、その適切な運用に努めてきたところであるが、平成23年10月14日付け薬食発1014第3号医薬食品局長通知「一般用医薬品の使用上の注意記載要領について」のとおり、一般用医薬品の使用上の注意記載要領の見直しを行ったことから、今般、旧通知の「一般用医薬品の添付文書記載要領」についても、別添のとおり整備することとしたので、下記の点に御留意の上、貴管下関係業者等に対し周知徹底を図るとともに、一般用医薬品の添付文書に関する指導につき特段の御配慮を願いたい。

なお、本通知の写しを独立行政法人医薬品医療機器総合機構理事長、社団法人日本医師会長、社団法人日本歯科医師会会長、社団法人日本薬剤師会会長、一般社団法人日本病院薬剤師会会長、社団法人全日本医薬品登録販売者協会会長、一般社団法人日本医薬品登録販売者協会、日本チェーンドラッグストア協会会長、社団法人日本フランチャイズチェーン協会会長、日本製薬団体連合会会長、日本一般用医薬品連合会会長、米国研究製薬工業協会会長、欧州製薬団体連合会会長及び社団法人日本医薬品卸業連合会会長あてに発出することとしているので申し添える。

記

1．適用の範囲

本記載要領は、使用上の注意に併せてその他の情報を添付文書に記載する場合における一般用医薬品の添付文書に適用する。

2．実施時期

今後作成する添付文書は、原則として本記載要領に基づくものとすること。ただし、既に作成されている添付文書については、平成26年5月末日までに、本記載要領に基づいた記載に改めること。

3．既存の通知の取扱いについて

本通知の発出に伴い、旧通知は廃止する。

（別添）

一般用医薬品の添付文書記載要領

第1 添付文書作成に際しての原則

1．一般用医薬品の添付文書は、一般用医薬品の適正な使用を図り、安全を確保するために、一般使用者に対して必要な情報を提供する目的で当該医薬品の製造販売業者が作成するものであること。

2．添付文書に記載する内容は、原則として当該医薬品が承認された範囲で用いられる場合に必要とされる事項とすること。

3．添付文書が広告的要素の強いものとならないよう、十分に配慮すること。

4．記載順序及び要領は、原則として「第2　記載項目及び記載順序」及び「第3　各項目の記載要領」

に掲げるものに従うほか、次によること。

⑴　内容からみて重要と考えられる事項については、記載順序として前の方に配列すること。

⑵　原則として、記載内容は2項目以上にわたり重複しないこと。

5．添付文書の記載に際しては、一般使用者が理解しやすく自ら判断できる内容とするために、平易な表現で簡潔に記載すること。

6．一般使用者に正確に情報を伝えるために、適宜、図表やイラストを用いる等の工夫をすること。

7．既に記載されている事項の削除又は変更は、十分な根拠に基づいて行うこと。

8．当該医薬品の有効性、安全性に関して重要な新しい情報が加わった場合には、添付文書の記載内容を検討して適切な内容に変更すること。

第2　記載項目及び記載順序

1．改訂年月

2．添付文書の必読及び保管に関する事項

3．販売名、薬効名及びリスク区分

4．製品の特徴

5．使用上の注意

6．効能又は効果

7．用法及び用量

8．成分及び分量

9．保管及び取扱い上の注意

10. 消費者相談窓口

11. 製造販売業者等の氏名又は名称及び住所

第3　各項目の記載要領

1．改訂年月

重要な内容を変更した場合は、改訂年月を記載するとともに、改訂箇所を明示すること。

2．添付文書の必読及び保管に関する事項

添付文書の販売名の上部に、添付文書の必読及び保管に関する注意を記載すること。

3．販売名、薬効名及びリスク区分

日本薬局方に収められていない医薬品にあっては、承認を受けた販売名を記載すること。日本薬局方に収められている医薬品にあっては、日本薬局方で定められた名称を記載し、販売名がある場合は併記して差し支えないこと。薬効名としては当該医薬品の薬効又は性格を正しく表すことのできる名称を記載すること。

また、リスク区分については、薬事法施行規則第209条の2及び第210条第5号の規定に準じて記載すること。

4．製品の特徴

使用者が製品の概要を知るために必要な内容を簡潔に記載すること。

5．使用上の注意

平成23年10月14日付け薬食発1014第3号医薬食品局長通知「一般用医薬品の使用上の注意記載要領について」により記載するほか、次に留意すること。

⑴「使用上の注意」で効能又は効果に関連する事項は、効能又は効果の項目に続けて承認内容と明確に区別して記載すること。

⑵「使用上の注意」で用法及び用量に関連する事項は、用法及び用量の項目に続けて承認内容と明確に区別して記載すること。

⑶「使用上の注意」で成分及び分量に関連する事項は、成分及び分量の項目に続けて、成分、分量及び医薬品添加物の記載と明確に区別して記載すること。

6．効能又は効果

承認を受けた効能又は効果を記載すること。ただし、承認を要しない医薬品にあっては、医学・

薬学上認められた範囲内の効能又は効果を記載すること。

7．用法及び用量

承認を受けた用法及び用量を記載すること。ただし、承認を要しない医薬品にあっては、医学・薬学上認められた範囲内の用法及び用量を記載すること。

8．成分及び分量

有効成分の名称（一般的名称のあるものについては、その一般的名称、有効成分が不明なものにあっては、その本質及び製造方法の要旨）及びその分量並びに医薬品添加物の名称を記載すること。なお、医薬品添加物の記載については、平成14年4月9日付け医薬安発第0409001・医薬監麻発第0409001号厚生労働省医薬局安全対策課長・監視指導・麻薬対策課長通知「「医薬品添加物の記載に関する自主申し合わせ」の実施等について」を参考にすること。また、改正があった場合には最新の通知等に従うこと。

9．保管及び取扱い上の注意

平成23年10月14日付け薬食発1014第3号医薬食品局長通知「一般用医薬品の使用上の注意記載要領について」により記載すること。

10．消費者相談窓口

一般使用者からの当該医薬品についての相談に応じることができる連絡先担当部門の名称、電話番号、受付日時等を記載すること。

11．製造販売業者等の氏名又は名称及び住所

製造販売業者の氏名又は名称及び住所を記載すること。

当該医薬品の販売を製造販売業者以外が行う場合等、必要に応じて販売業者の氏名又は名称及び住所も併せて記載すること。

参考（略）

9　一般用医薬品の添付文書記載要領の留意事項について

（平成23年10月14日　薬食安発1014第1号
各都道府県衛生主管部（局）長あて　厚生労働省医薬食品局安全対策課長通知）

今般、一般用医薬品の添付文書記載要領については、平成23年10月14日付け薬食発1014第6号医薬食品局長通知により改正されたことから、その運用に当たって、留意すべき事項についても下記のとおり整備したので、御了知の上、貴管下関係業者等に対し周知徹底をお願いします。

なお、本通知の発出に伴い、平成11年8月12日付け医薬安第96号厚生省医薬安全局安全対策課長通知「一般用医薬品の添付文書記載要領の留意事項について」は廃止します。

また、本通知の写しを独立行政法人医薬品医療機器総合機構理事長、社団法人日本医師会長、社団法人日本歯科医師会会長、社団法人日本薬剤師会会長、一般社団法人日本病院薬剤師会会長、社団法人全日本医薬品登録販売者協会会長、一般社団法人日本医薬品登録販売者協会、日本チェーンドラッグストア協会会長、社団法人日本フランチャイズチェーン協会会長、日本製薬団体連合会会長、日本一般用医薬品連合会会長、米国研究製薬工業協会会長、欧州製薬団体連合会会長及び社団法人日本医薬品卸連合会会長あてに発出することとしているので申し添えます。

記

第1　記載上の一般的留意事項

1．各項目の記載に当たっては、内容を十分に検討し、できる限り全項目について記載することが望ましいが、記載すべき適切な情報のない場合には、「項目名」を含めて省略しても差し支えないこと。

2．記載順序は原則として局長通知のとおりとするが、「6．効能又は効果」、「7．用法及び用量」及び「8．成分及び分量」については、それぞれ相互に順序を変更しても差し支えないこと。

3．「5．使用上の注意」から「9．保管及び取扱い上の注意」までの各項目の記載に当たっては、項目名を明示した上で記載すること。

4．病気の予防、症状の改善等につながる注意事項については、必要に応じて関連項目中に記載して差し支えないこと。ただし、使用上の注意の項中には記載しないこと。

5．包装単位等のその他の情報を「9．保管及び取扱い上の注意」以降に記載して差し支えないこと。

6．項目名や重要な内容はゴシック体を用いるなど、他の項目に比較して見やすくなるよう工夫すること。

7．文章では伝わりにくいような使用法や使用上の注意中の重要な内容に関連した部分にイラストを効果的に使用すること等により、一般使用者に添付文書全体が読みやすく、かつ、正確に情報が提供されるよう工夫すること。例えば、保護者の指導監督のもとに小学生等が自分で使用する可能性のある医薬品等については、イラストを多く用いるなどして、わかりやすさに十分配慮すること。

8．添付文書の作成に際して使用する文字は、「第2　各項目に関する留意事項」に定めるものを除き、原則6ポイント以上の活字を用いること。

9．承認内容であって、一般使用者が容易に理解することが困難と思われる用語を記載する場合には、その用語の解説を承認内容と明確に区別して注釈を付す等の工夫をすること。

第2　各項目に関する留意事項

1．「改訂年月」について

(1)　改訂年月は添付文書の左上隅に記載すること。

(2)　改訂箇所は印を付す等により明示すること。

(3)　改訂年月及び改訂箇所は、一定期間継続して表示すること。

2．「添付文書の必読及び保管に関する事項」について

(1)　原則として8ポイント以上の活字を用いて記載すること。

(2)「使用に当たって、この説明文書を必ず読むこと。また、必要なときに読めるよう大切に保存すること。」等の文章を記載すること。

3．「販売名、薬効名及びリスク区分」について

(1)　原則として8ポイント以上の活字を用いて記載すること。

(2)　薬効名は使用者にわかりやすい名称を用いて差し支えないが、効能、効果等に関して虚偽又は誇大なものとならないよう十分注意すること。

(3)　リスク区分の表記の色については特に指定していないが、見やすくなるよう注意すること。

4．「製品の特徴」について

使用者に当該医薬品の特徴をわかりやすく説明することを目的として、当該項目の記載内容が効能又は効果、用法及び用量、成分及び分量等の記載の一部と重複することは差し支えないが、過度に重複することのないよう注意すること。

5．「使用上の注意」について

(1)　原則として8ポイント以上の活字を用いて記載すること。

(2)「してはいけないこと」の項目名に続けて、「守らないと現在の症状が悪化したり副作用・事故が起こりやすくなる」等の項目の設定の趣旨を（　）内に記載すること。

(3)　注意を喚起するために、「使用上の注意」、「してはいけないこと」及び「相談すること」の各項目名に目立つ印を付すこと。

6．「効能又は効果」について

(1)　原則として8ポイント以上の活字を用いて記載すること。

(2)　既に再評価の終了した医薬品にあっては、再評価判定結果に基づいて記載すること。

(3)　効能又は効果に関連する使用上の注意がある場合は、「効能又は効果に関連する注意」として効能又は効果の記載の後に、これと明確に区別して記載すること。ただし、「してはいけないこと」又は「相談すること」に該当する注意事項にあっては、「してはいけないこと」又は「相談すること」に記載すること。

7．「用法及び用量」について

(1)　原則として8ポイント以上の活字を用いて記載すること。

(2)　既に再評価の終了した医薬品にあっては、再評価判定結果に基づいて記載すること。

(3)　年齢区分、1回量、1日服用回数からなる表形式にする等わかりやすいよう工夫して記載すること。なお、原則として、承認を受けていない年齢区分について服用しない旨を記載すること。

(4)　用法及び用量に関連する使用上の注意がある場合は、「用法及び用量に関連する注意」として用法及び用量の記載の後に、これと明確に区別して記載すること。ただし、「してはいけないこと」又は「相談すること」に該当する注意事項にあっては、「してはいけないこと」又は「相談すること」に記載すること。

8．「成分及び分量」について

(1)　医薬品添加物については、平成14年4月9日付け医薬安発第0409001号・医薬監麻発第0409001号厚生労働省医薬局安全対策課長・監視指導・麻薬対策課長通知「「医薬品添加物の記載に関する自主申し合わせ」の実施等について」を参考に記載するとともに、昭和57年8月26日付け薬安第141号安全課長通知「黄色4号（タートラジン）使用医薬品の添付文書記載表示について」及び昭和59年7月24日付け薬監第64号監視指導課長通知「アルコールを含有するいわゆるドリンク剤の表示の取扱いについて」により記載すること。また、日本薬局方に収められている医薬品にあっては、日本薬局方で添付文書への記載が義務付けられている医薬品の添加物があるので留意すること。

(2)　成分及び分量に関連する使用上の注意がある場合は、「成分及び分量に関連する注意」として成分、分量及び添加物の記載の後に、これらと明確に区別して記載すること。ただし、「してはいけないこと」又は「相談すること」に該当する注意事項にあっては、「してはいけないこと」又は「相談すること」に記載すること。

9．「保管及び取扱い上の注意」について

原則として8ポイント以上の活字を用いて記載すること。

10　一般用医薬品の使用上の注意記載要領及び添付文書記載要領に関するQ&Aについて

（平成23年11月11日　事務連絡
各都道府県衛生主管部（局）あて　厚生労働省医薬食品局安全対策課通知）

一般用医薬品の使用上の注意記載要領及び添付文書記載要領については、平成23年10月14日付け薬食発1014第3号医薬食品局長通知及び平成23年10月14付け薬食発1014第6号医薬食品局長通知により通知し、一般用医薬品の添付文書記載要領の留意事項については、平成23年10月14日付け薬食安発1014第1号医薬食品局安全対策課長通知により通知したところです。

今般、これら通知に係るQ&Aを作成しましたので、貴官下関係業者に対し周知徹底方御配慮くださいますようお願いいたします。

なお、本事務連絡の写しを独立行政法人医薬品医療機器総合機構、日本製薬団体連合会安全性委員会及び日本一般用医薬品連合会あてに発出することとしているので申し添えます。

一般用医薬品の使用上の注意記載要領及び添付文書記載要領に関するQ&A

1．薬食発1014第3号医薬食品局長通知（一般用医薬品の使用上の注意記載要領）について

Q1　添付文書を添付していない医薬品で、当該医製品の容器又は被包に使用上の注意を記載する場合はどのように記載したらよいか。

A1　使用上の注意記載要領に基づき記載されたい。

Q2　使用上の注意を目立つように枠で囲んで記載する必要があるか。

A２　必ずしも枠で囲んで記載する必要はないが、目立つよう適宜工夫して記載されたい。

Q3　各項目は「記載項目及び記載順序」に掲げる項目名を明示した上で記載することとされているが、項目名は局長通知に示されたものを用いなければならないか。

A３　原則として項目名をそのまま用いることとするが、「１．してはいけないこと」の(1)～(3)、「２．相談すること」の(1)～(4)の小項目については、「次の人は使用しないで下さい」等、記載内容の意味が変わらない程度の丁寧な表現に変更することは差し支えない。

Q4　「してはいけないこと」、「相談すること」及び「その他の注意」の項目名を枠で込まずに、ゴシック体でポイント数を大きくして記載してもよいか。また、赤色等で記載する必要があるか。

A４　項目名を枠で囲む、文字の色やポイントを変える、イラストを挿入する等により目立つようにし、適切な方法で実施されていればよい。

Q5　使用上の注意の記載にあたり、難解な用語・表現については解説を加えてもよいか。

A５　差し支えない。

Q6　２．相談することの「(2)　使用後、次の症状があらわれた場合は副作用の可能性があるので、直ちに使用を中止し、この文書を持って医師、歯科医師（歯科医師が関係する場合にのみ記載する。以下、本Q&Aにおいて同じ。）、薬剤師又は登録販売者（第一類医薬品には登録販売者は記載しないこと。以下、本Q&Aにおいて同じ。）に相談すること」、「(3)　使用後、次の症状の持続又は増強がみられた場合は、使用を中止し、この文書を持って医師、歯科医師、薬剤師又は登録販売者に相談すること」、「(4)　一定の期間又は一定の回数を使用しても症状の改善がみられない場合は、この文書を持って医師、歯科医師、薬剤師又は登録販売者に相談すること」において、「文書」を「添付文書」、「容器」等と書き換えてもよいか。

A６　「文書」を「添付文書」、「容器」等、製品の実状にあわせて変更しても差し支えない。

Q7　２．相談することの「(1)　次の人は使用前に医師、歯科医師、薬剤師又は登録販売者に相談すること」を記載する場合、内容が正しく伝わる範囲で、次の例のように文章を簡略化してよいか。
(例)
次の症状のある人　はげしい目の痛み→はげしい目の痛みのある人
次の診断を受けた人　緑内障→緑内障の診断を受けた人

A７　一般使用者が見やすいよう形式を統一するため、原則として示されたとおり記載すること。ただし、添付文書のない医薬品及び外部の容器又は外部の被包等への記載で表示面積等が狭い場合は、事例のように文章を簡略化しても差し支えない。

Q8　２．相談することの項に、医師、歯科医師、薬剤師に加え、登録販売者が追加になっているが、リスク区分ごとにどのように記載すればよいか。

A８　例えば、以下のように記載されたい。（歯科医師については、歯科医師が関係する場合のみ記載する。）

○第一類医薬品の場合

２．相談すること

(1)　次の人は使用前に医師、歯科医師又は薬剤師に相談すること

(2)　使用後、次の症状があらわれた場合は副作用の可能性があるので、直ちに使用を中止し、との文書を持って医師、歯科医師又は薬剤師に相談すること

(3)　使用後、次の症状の持続又は増強がみられた場合は、使用を中止し、この文書を持って医師、歯科医師又は薬剤師に相談すること

(4) 一定の期間又は一定の回数を使用しても症状の改善がみられない場合は、この文書を持って医師、歯科医師又は薬剤師に相談すること

(5) その他

○第二類医薬品、指定第二類医薬品及び第三類医薬品の場合

2．相談すること

(1) 次の人は使用前に医師、歯科医師、薬剤師又は登録販売者に相談すること

(2) 使用後、次の症状があらわれた場合は副作用の可能性があるので、直ちに使用を中止し、この文書を持って医師、歯科医師、薬剤師又は登録販売者に相談すること

(3) 使用後、次の症状の持続又は増強がみられた場合は、使用を中止し、この文書を持って医師、歯科医師、薬剤師又は登録販売者に相談すること

(4) 一定の期間又は一定の回数を使用しても症状の改善がみられない場合は、この文書を持って医師、歯科医師、薬剤師又は登録販売者に相談すること

(5) その他

Q9　2．相談することの「使用後、次の症状があらわれた場合は副作用の可能性があるので、直ちに使用を中止し、この文書を持って医師、歯科医師、薬剤師又は登録販売者に相談すること」の項が重篤な症状のみの場合、どのように記載すればよいか。

A9　「使用後、まれに下記の重篤な症状が起こることがある。その場合は副作用の可能性があるので、直ちに使用を中止し、この文書を持って医師の診療を受けること」と記載してもよい。

Q10　3．その他の注意の項に記載すべきものとしてどのようなものがあるか。

A10　例えば、浣腸薬使用後の「たちくらみ」、「肛門部の熱感」、「不快感」等が挙げられる。

Q11　4．保管及び取扱い上の注意の項に「車のダッシュボードには置かないこと」等の付加的な注意事項を各社の判断にて記載してもよいか。

A11　各社の判断で記載してよいが、読みやすさ、見やすさ及び誤解を招かない記載とするよう注意が必要である。

Q12　4．保管及び取り扱い上の注意の「その他、当該項目に関して必要な事項」とはどのようなものがあるか。

A12　例えば、火気に関する事項、使用期限に関する事項等が挙げられる。

Q13　容器又は被包の面積が狭い等の理由により、「第5　外部の容器又は外部の被包の記載項目、記載順序及び記載要領」に定められている事項の全てを外部の容器又は被包に記載することが困難な場合、省略してもよいか。

A13　原則として全ての内容を記載すること。ただし、記載面積を小さくするために、「次の人は使用しないこと○○、××」を「○○、××の人は使用しないこと」等の形に変更して記載しても差し支えない。また、専門家への相談の勧奨に関する事項については、外部の容器等の記載スペースが狭小なために使用前に専門家に相談すべき場合を具体的に記載できない場合は、「使用が適さない場合があるので、使用前には必ず医師、歯科医師、薬剤師又は登録販売者に相談してください」等と記載されたい。

Q14　第5の1．から5．の外部の容器又は被包に記載する使用上の注意において、「(眠気があらわれることがある)」等の解説の記載は省略してもよいか。

A14　省略しても差し支えないが、使用上の注意記載要領の第2「3．記載に当たっての一般的な留意事項」において、「各注意事項の内容を理解するために、解説が必要な場合は注意事項の記載理

由を（　）で簡単に記載しても良いこと。」としており、必要に応じ記載されたい。

Q15　第5の「4．副作用が発現すると重大な事故につながるおそれがある作業等に関する事項」を外部の容器又は外部の被包に記載する場合、記載場所が狭い等の問題から「服用後、乗物又は機械類の運転操作をしないこと」を「服用後は乗物等の運転をしないこと」に書き換えてもよいか。

A15　差し支えない。

Q16　第5の「5．専門家への相談の勧奨に関する事項」を外部の容器又は外部の被包に記載する場合、例えば下記のような記載でもよいか。

次の人は使用前に医師、歯科医師、薬剤師又は登録販売者に相談すること

（例1）

次の症状のある人又は次の診断を受けた人。

・高熱、むくみ、排尿困難

・甲状腺機能障害、糖尿病、心臓病、高血圧、肝臓病、腎臓病、胃・十二指腸潰瘍、緑内障

（例2）

次の症状のある人	高熱、むくみ、排尿困難
次の診断を受けた人	甲状腺機能障害、糖尿病、心臓病、高血圧、肝臓病、腎臓病、胃・十二指腸潰瘍、緑内障

A16　差し支えない。

Q17　第5の「5．専門家への相談の勧奨に関する事項」に外部の容器等の記載スペースが狭小なために購入時に専門家に相談すべき場合を具体的に記載できない場合とあるが、記載スペースが狭小な場合の基準はあるか。

A17　特に設けていない。

薬事法第53条及び薬事法施行規則第217条を遵守する等、読みやすさを十分配慮されたい。

Q18　第5の「7．医薬品の保管に関する事項」を外部の容器又は外部の被包に記載する場合、第4の4．⑴～⑷のすべてを記載しなければいけないか。

A18　少なくとも、温度、日光、湿度等に関する注意を記載すること。なお、当該医薬品に特に注意すべき事項がある場合には、それも記載すること。

2．薬食発1014第6号医薬食品局長通知（一般用医薬品の添付文書記載要領）及び薬食安発1014第1号安全対策課長通知（一般用医薬品の添付文書記載要領の留意事項）について

Q1　添付文書記載要領の改正に基づき添付文書を変更する場合は、医薬品医療機器総合機構に相談する必要があるか。

A1　不要である。

Q2　添付文書を添付していない医薬品であっても、添付文書記載要領に基づいて当該医薬品の容器又は被包に記載する必要があるか。

A2　添付文書記載要領は「添付文書」を作成する際に適用されるものである。

なお、使用上の注意については、使用上の注意記載要領に基づき添付文書又は容器、被包に記載されたい。

Q3　既に承認申請している医薬品であって、添付文書（案）を作成しているものについても、当該医薬品の販売開始に当たって記載要領に基づき新たに添付文書を作成し直す必要があるか。

Ａ３　可能な限り記載要領に基づいた添付文書とすることが望ましい。

Q4「承認内容であって、一般使用者が容易に理解することが困難と思われる用語を記載する場合には、その用語の解説を承認内容と明確に区別して注釈を付す等の工夫をすること」とされているが、記載例を示されたい。

Ａ４　以下に記載例を示す。

（例１）

用法及び用量

成人（15歳以上）は１回１包、８歳以上15歳未満は１回１／２包、１日３回食後又は食間に服用する。

食間とは…
食後2～3時間を指します。

（例２）

効能又は効果

次の場合の骨歯の発育促進：虚弱体質、腺病質[注)]

妊娠授乳婦の骨歯の脆弱防止

注)「腺病質」とは貧血などになりやすい虚弱・無力体質を指します。

Q5　読みにくいと思われる漢字に、ふりがなを付してもよいか。

Ａ５　差し支えない。

Q6　添付文書を添付していない医薬品で、当該医薬品の容器又は被包の面積が狭い場合、8ポイント又は6ポイント未満の文字を用いて記載してもよいか

Ａ６　差し支えない。ただし、薬事法第53条及び薬事法施行規則第217条を遵守する等、読みやすさを十分配慮されたい。

なお、文字が小さく見にくい場合にあっては、使用上の注意等を記載した一般使用者向け文書を別に配布する等により、必要な情報提供に努めることが望ましい。

Q7　どのような場合に改訂年月及び改訂箇所を明示すべきか。

Ａ７　次の場合に改訂年月及び改訂箇所を明示すること。ただし、②については、表現方法の変更等、実質的な内容の変更を伴わない場合は除いて差し支えない。

①　効能又は効果、用法及び用量等の薬事法に基づく承認の内容が変更された場合

②「してはいけないこと」が変更された場合

③　その他使用上の注意中の重要な記載内容が変更された場合

Q8　改訂年月及び改訂箇所は一定期間継続して表示することとされているが、どの程度の期間表示したらよいか。

Ａ８　少なくとも6ヵ月から１年程度を目安とされたい。

Q9　6ヵ月～1年の間に2回以上の改訂を行った場合、それぞれについて改訂年月を記載し、改訂箇所を明示する必要があるか。

Ａ９　少なくとも過去２回分の改訂については記載すること。

Q10　今回の記載要領通知及び課長通知の変更に基づく改訂を行なった場合、改訂年月、改訂箇所の明示は必要か。

A10　改訂箇所の明示は不要であるが、改訂年月は必要である。例えば、改訂年月（記載要領変更に伴う改訂）のように記載されたい。

Q11　添付文書のない医薬品であっても、添付文書記載要領に基づいて当該医薬品の直接の容器又は直接の被包に「改訂年月」及び「添付文書の必読及び保管に関する事項」を記載する必要があるか

A11　記載する必要はない。（添付文書記載要領は添付文書を作成する際に適用されるものである。医薬品の直接の容器又は直接の被包へは、薬事法第50条等に基づき必要な記載を行ない、その他重要な記載事項がある場合には、添付文書の記載要領を参考に記載されたい。）

Q12　承認基準が定められている医薬品の場合に、薬効名として薬効群名を用いてよいか。また、薬効群以外の名称を記載してもよいか。

A12　薬効群名及び薬効群名以外の名称のどちらを用いても差し支えない。ただし、一般使用者にわかりやすいものであって、効能、効果等に関して虚偽又は誇大なものとならないよう、医薬品等適正広告基準等を遵守する等に注意すること。また、特定の効能を特記することがないよう注意すること。以下に薬効名の例を示すが、当該医薬品の効能又は効果を考慮して、適切なものを選択すること。

（薬効群）	（薬効名の例）
解熱鎮痛薬	鎮痛薬、解熱薬、下熱薬
かぜ薬	総合かぜ薬、総合感冒薬、感冒薬
眼科用薬	目薬、点眼薬、抗菌性点眼薬、人工涙液、洗眼液、コンタクトレンズ装着液
鼻炎用点鼻薬	点鼻薬
鼻炎用内服薬	鼻炎内服薬、鼻炎用薬、鼻炎薬
鎮暈薬	乗物酔い薬、乗物酔い用薬
鎮咳去痰薬	咳止め薬、咳止め
胃腸薬	胃の薬、整腸薬、止瀉薬、止しゃ薬、下痢止め薬、下痢止め、健胃薬、消化薬、制酸薬、胃腸鎮痛鎮痙薬、鎮痛鎮痙胃腸薬、鎮痛胃腸薬、複合胃腸薬
瀉下薬	下剤、便秘薬、緩下薬
浣腸薬	浣腸
外用痔疾用薬	痔疾用外用薬、痔疾用薬、痔の薬
みずむし・たむし用薬	みずむし薬、たむし薬
ビタミン主薬製剤	ビタミンA（B_1、B_2、B_6、C、D、E、AD、B_2B_6、EC、$B_1B_6B_{12}$）主薬製剤、ビタミンA（B_1、B_2、B_6、C、D、E、AD、B_2B_6、EC、$B_1B_6B_{12}$）剤
駆虫薬	虫下し薬、回虫駆除薬、ぎょう虫駆除薬

Q13　薬効名（薬効群名を含む）が販売名に含まれている場合も薬効名を記載する必要があるのか。

A13　薬効名が分かる場合は省略してもよい。

Q14　薬効名の記載において、例えば「かぜ薬」を「アセトアミノフェン配合かぜ薬」としてよいか。

A14　差し支えない。

Q15　薬効名として、○○ドリンクと記載してもよいか。また、鎮咳去痰薬を「せき、たんに」と記載するなど、キャッチフレーズで記載してもよいか。

A15　○○ドリンクとの記載は好ましくないので、○○薬又は○○剤と記載すること。また、キャッチフレーズを用いて記載しないこと。

Q16　添付文書におけるリスク区分は、「薬事法施行規則第209条の2及び第210条第5号の規定に準じて記載すること」とあるが、色は変更してよいか。

A16　差し支えない。平成20年5月21日付け薬食発第0521001号医薬食品局長通知「薬事法施行規則の一部を改正する省令の公布について」を参照のこと。

Q17「してはいけないこと」に続けて記載する（守らないと現在の症状が悪化したり、副作用・事故が起こりやすくなる）において、製剤の特性から「事故」を削除してよいか。

A17　製剤により事故に関する記載が該当しない場合には、省略して差し支えない。

Q18「使用上の注意」、「してはいけないこと」及び「相談すること」に付する印は、製造販売業者等の裁量により作成してよいか。

A18　一般使用者にわかりやすいよう、全ての医薬品について共通の印が付されていることが望ましい。印については、日本OTC医薬品協会に問い合わせられたい。

Q19　項目名を明示するにあたって、「効能又は効果」、「用法及び用量」、「成分及び分量」については、以下の用語を項目名として書き換えてよいか。
①効能又は効果
「効能・効果」、「効能効果」、「効能」、「効果」、「適応症」等
②用法及び用量
「用法・用量」、「用法用量」、「使用法」等
③成分及び分量
「成分・分量」、「成分分量」、「有効成分」、「成分」、「組成」等

A19　差し支えない。
なお、「成分及び分量」の項目に各成分の働き等を併せて記載する場合には、「成分と働き」、「成分と作用」等の項目名を用いてもよい。

Q20　添付文書記載要領の第3「6．効能又は効果」及び「7．用法及び用量」の承認を要しない医薬品としてどのようなものがあるか。

A20　薬事法第14条第1項の規定に基づく承認を要しない医薬品としては、精製水等が挙げられる。

Q21　用法及び用量に関連する使用上の注意に該当する事項には、どのようなものがあるか。

A21　例えば、以下のようなものが考えられる。
・剤形・形状に由来する必要な注意
・正しい適用方法に関する注意
・誤りやすい使用方法の指摘
・定められた用法及び用量の厳守
・小児に使用される医薬品にあっては、保護者の指導監督のもとに使用されるべき旨

Q22　添付文書の用法及び用量の項に、承認を受けていない年齢区分について服用しない旨を記載しているが、外部の容器又は外部の被包についても同様に承認を受けていない年齢区分に関する記載は必要か。

A22　外部の容器又は外部の被包に記載しなくてもよいが、添付文書（「用法及び用量」の項）には必ず記載する。

Q23　用法及び用量を記載する際に、承認以外の年齢区分について服用しない旨を記載することとされているが、小児用の医薬品に、○歳以上は服用しない旨の記載は必要か。

A23　安全性に直接関わらない場合については、記載しなくてもよい。

Q24　用法及び用量を記載する際に、「水またはお湯と一緒に服用して下さい」等の記載を追加してもよいか、

A24　差し支えない。

Q25　製剤的な特性に応じて、用法・用量に関連する注意を変更してもよいか。

A25　製剤によって適正な記載内容に追記、変更してもよい。

Q26　成分及び分量を記載する際に、成分の働きを記載してもよいか。

A26　差し支えない。ただし、成分の働きは承認の効能又は効果の範囲内で記載すること。

Q27　成分及び分量に関連する使用上の注意に該当する事項には、どのようなものがあるか。

A27　例えば、成分により尿や便が着色する場合の注意等が考えられる。

Q28　分包製剤等で分割服用がある場合、「開封後○日を過ぎたものは使用しないで下さい」の文言は、「用法及び用量に関連する注意」又は「保管及び取扱い上の注意」のいずれの項に記載したらよいか。

A28　「保管及び取扱い上の注意」の項に記載されたい。

Q29　添付文書のない医薬品の場合、或いは表示面積が狭い場合等には、消費者相談窓口（問い合わせ先）は電話番号のみでもよいか。

A29　差し支えない。

11　一般用漢方製剤の添付文書等に記載する使用上の注意について

（平成23年10月14日　薬食安発1014第7号　薬食審査発1014第8号
各都道府県衛生主管部（局）長あて　厚生労働省医薬食品局安全対策課長・医薬食品局審査管理課長通知）

一般用漢方製剤については、平成23年4月15日付け薬食審査発0415第1号厚生労働省医薬食品局審査管理課長通知により、一般用漢方製剤承認基準を定めているところです。

今般、一般用漢方製剤の使用上の注意に記載する情報が、一般用漢方製剤を使用する者に確実に伝達されるよう、一般用漢方製剤の使用上の注意をより見やすく、わかりやすいものとするため、承認基準が制定された一般用漢方製剤について、薬事法（昭和35年法律第145号）第52条第1項第1号に規定する使用及び取扱い上の注意として記載すべき事項として、少なくとも別添の事項を添付文書等に記載することとし、今後作成する添付文書等については原則として別添の事項を記載し、すでに作成されている添付文書等については平成26年5月末日までに改めることとしたので、貴管下関係業者等に対し周知徹底をお願いします。

また、本通知の写しを独立行政法人医薬品医療機器総合機構理事長、社団法人日本医師会長、社団法人日本歯科医師会会長、社団法人日本薬剤師会会長、一般社団法人日本病院薬剤師会会長、社団法人全日本医薬品登録販売者協会会長、一般社団法人日本医薬品登録販売者協会、日本チェーンドラッグストア協会会長、社団法人日本フランチャイズチェーン協会会長、日本製薬団体連合会会長、日本一般用医薬品連合会会長、米国研究製薬工業協会会長、欧州製薬団体連合会会長及び社団法人日本医薬品卸業連合会会長あてに発出することとしているので申し添える。

別添（略）

12　一般用漢方製剤の添付文書等に記載する使用上の注意に関するQ&Aについて

（平成23年11月11日　事務連絡
各都道府県衛生主管部（局）あて　厚生労働省医薬食品局安全対策課・医薬食品局審査管理課通知）

一般用漢方製剤の添付文書等に記載する使用上の注意については、平成23年10月14日付け薬食安発1014第7号・薬食審査発1014第8号医薬食品局安全対策課長・審査管理課長通知により通知したところです。

今般、標記に係るQ&Aを作成しましたので、貴官下関係業者に対し周知徹底方御配慮くださいますようお願いいたします。

なお、本事務連絡の写しを独立行政法人医薬品医療機器総合機構、日本製薬団体連合会安全性委員会及び日本一般用医薬品連合会あてに発出することとしているので申し添えます。

一般用漢方製剤の添付文書等に記載する使用上の注意に関するQ&Aについて

Q1　既存配置販売業者が配置可能な配置販売品目指定基準適合漢方処方における使用上の注意は、一般用漢方製剤に準じると考えてよいか。

A1　差し支えない。

Q2　既存配置販売業者が配置可能な配置販売品目指定基準に適合する漢方処方（以下、「既存配置漢方処方」という。）において、一般用漢方製剤と効能・効果が異なるため使用上の注意等に違いが出てくる事が考えられる。違いがあるものについては、個別に示してほしい。

A2　既存配置漢方処方については、効能・効果の違いより、以下のとおり変更又は追加等をおこなうこと。

○黄連解毒湯

相談することの3．を

「3．1ヵ月位（鼻出血に服用する場合には5～6回）服用しても症状がよくならない場合は服用を中止し、この文書を持って医師、薬剤師又は登録販売者に相談すること」
に変更する。

○乙字湯

相談することの4．を

「4．1ヵ月位（きれ痔の痛みに服用する場合には5～6日間）服用しても症状がよくならない場合は服用を中止し、この文書を持って医師、薬剤師又は登録販売者に相談すること」
に変更する。

○葛根湯

相談することの4．を削除し、

してはいけないことに

「2．短期間の服用にとどめ、連用しないこと〔1日最大配合量が甘草として1g以上（エキス剤については原生薬に換算して1g以上）含有する製剤に記載すること。〕」
を追加する。

相談することの3．を

「3．5～6回服用しても症次がよくならない場合は服用を中止し、この文書を持って医師、薬剤師又は登録販売者に相談すること」
に変更する。

○香蘇散

相談することの4．を削除し、

してはいけないことに

「2．短期間の服用にとどめ、連用しないこと〔1日最大配合量が甘草として1g以上（エキス剤については原生薬に換算して1g以上）含有する製剤に記載すること。〕」
を追加する。

相談することの3．を

「3．5～6回服用しても症状がよくならない場合は服用を中止し、この文書を持って医師、薬剤師又は登録販売者に相談すること」
に変更する。

○五苓散

相談することの3．を

「3．1ヵ月位（下痢、腹痛に服用する場合には5～6日間）服用しても症状がよくならない場合は服用を中止し、この文書を持って医師、薬剤師又は登録販売者に相談すること」
に変更する。

○三黄瀉心湯

相談することの4．を

「4．1ヵ月位（鼻出血に服用する場合には5～6回、痔出血、のぼせ感のある便秘に服用する場合には1週間位）服用しても症状がよくならない場合は服用を中止し、この文書を持って医師、薬剤師又は登録販売者に相談すること」
に変更する。

○少柴胡湯

相談することの4．を削除し

してはいけないことに

「2．短期間の服用にとどめ、連用しないこと〔1日最大配合量が甘草として1g以上（エキス剤については原生薬に換算して1g以上）含有する製剤に記載すること。〕」
を追加する。

相談することの3．を

「3．2～3日服用しても症状がよくならない場合は服用を中止し、この文書を持って医師、薬剤師又は登録販売者に相談すること」
に変更する。

○小青竜湯

相談することの3．を

「3．1ヵ月位（くしゃみ、鼻水に服用する場合には5～6日間）服用しても症状がよくならない場合は服用を中止し、この文書を持って医師、薬剤師又は登録販売者に相談すること」

に変更する。

○人参湯（理中丸）

相談することの3．を

「3．1ヵ月位（下痢、吐き気に服用する場合には1週間位）服用しても症状がよくならない場合は服用を中止し、この文書を持って医師、薬剤師又は登録販売者に相談すること」

に変更する。

○麦門冬湯

相談することの3．を

「3．1週間位服用しても症状がよくならない場合は服用を中止し、この文書を持って医師、薬剤師又は登録販売者に相談すること」

に変更する。

○半夏厚朴湯

相談することの3．を

「3．1ヵ月位服用しても症状がよくならない場合は服用を中止し、この文書を持って医師、薬剤師又は登録販売者に相談すること」

に変更する。

○平胃散

相談することの3．を

「3．1ヵ月位服用しても症状がよくならない場合は服用を中止し、この文書を持って医師、薬剤師又は登録販売者に相談すること」

に変更する。

○麻杏甘石湯

相談することの3．を

「3．1ヵ月位服用しても症状がよくならない場合は服用を中止し、この文書を持って医師、薬剤師又は登録販売者に相談すること」

に変更する。

○黄連解毒湯、香蘇散、三黄瀉心湯

効能・効果欄に「血の道症」がないため、次の注意は記載しないこと。

〔効能又は効果に関連する注意として、効能又は効果の項目に続けて以下を記載すること。〕

血の道症とは、月経、妊娠、出産、産後、更年期など女性のホルモンの変動に伴って現れる精神不安やいらだちなどの精神神経症状および身体症状のことである。

○五苓散

効能・効果欄に「しぶり腹」がないため、次の注意は記載しないこと。

〔効能又は効果に関連する注意として、効能又は効果の項目に続けて以下を記載すること。〕

しぶり腹とは、残便感があり、くり返し腹痛を伴う便意を催すもののことである。

○響声破笛丸、大黄甘草湯

効能・効果欄に備考「注）体力に関わらず、使用できる。」がないため、次の注意は記載しないこと。

〔効能又は効果に関連する注意として、効能又は効果の項目に続けて以下を記載すること。〕

体力に関わらず使用できる。

13　一般用漢方製剤の添付文書等に記載する使用上の注意の訂正について

（平成23年11月16日　事務連絡
各都道府県衛生主管部（局）あて　厚生労働省医薬食品局安全対策課・医薬食品局審査管理課通知）

一般用漢方製剤の添付文書等に記載する使用上の注意については、平成23年10月14日付け薬食安発1014第7号・薬食審査発1014第8号厚生労働省医薬食品局安全対策課長・審査管理課長通知「一般用漢方製剤の添付文書等に記載する使用上の注意について」により通知したところですが、別添において一部誤りがあったので、下記のとおり訂正方よろしくお願いいたします。

なお、事務連絡の写しを独立行政法人医薬品医療機器総合機構、社団法人日本医師会、社団法人日本歯科医師会、社団法人日本薬剤師会、一般社団法人日本病院薬剤師会、社団法人全日本医薬品登録販売者協会、一般社団法人日本医薬品登録販売者協会、日本チェーンドラッグストア協会、社団法人日本フランチャイズチェーン協会、日本製薬団体連合会、日本一般用医薬品連合会、米国研究製薬工業協会、欧州製薬団体連合会及び社団法人日本医薬品卸業連合会あてに発出することとしているので申し添えます。

記

○別添　各一般用漢方製剤の添付文書等に記載する使用上の注意の「相談すること」の下記項目を以下のとおり訂正方お願いします。

正	誤
使用後（服用後）、次の症状があらわれた場合は副作用の可能性があるので、直ちに使用（服用）を中止し、この文書を持って医師、薬剤師又は登録販売者に相談すること	使用後（服用後）、次の症状があらわれた場合は直ちに使用（服用）を中止し、この文書を持って医師、薬剤師又は登録販売者に相談すること

14　一般用漢方製剤の添付文書等に記載する使用上の注意の一部改正について

（平成25年3月27日　薬食安発0327第1号・薬食審査発0327第1号
各都道府県衛生主管部（局）長あて　厚生労働省医薬食品局安全対策課長・医薬食品局審査管理課長通知）

一般用医薬品のうち、一般用漢方製剤の添付文書等に記載する使用上の注意については、平成23年10月14日付け薬食安発1014第7号・薬食審査発1014第8号厚生労働省医薬食品局安全対策課長・審査管理課長連名通知により示しましたが、この度、下記のとおり一部改正し、別添のとおりとしましたので、貴管下関係業者等に対し周知徹底をお願いします。

記

1．改正の趣旨

平成24年8月30日付け薬食審査発0830第1号厚生労働省医薬食品局審査管理課長通知により一般用漢方製剤承認基準を改正し、新たに31処方の承認基準を定めたことをふまえ、これらの処方にかかる使用上の注意を定めたこと。なお、これに合わせて、平成24年1月10日付け薬食安発0110第1号厚生労働省医薬食品局安全対策課長通知により、大建中湯（一般用医薬品）の使用上の注意を改訂したこと、及び平成25年1月8日付け薬食安発0108第1号厚生労働省医薬食品局安全対策課長通知により、竜胆瀉肝湯（一般用医薬品）の使用上の注意を改訂したこと等を反映して、所要の改正を行うものであること。

2．主な改正内容

(1)　一般用漢方製剤承認基準に新たに追加された下表に示す31処方にかかる使用上の注意を新たに定めたこと。

	処方名
1	烏苓通気散
2	加減涼膈散（浅田）
3	加減涼膈散（龔廷賢）
4	栝楼薤白白酒湯
5	栝楼薤白湯
6	甘草附子湯
7	外台四物湯加味
8	柴葛解肌湯
9	柴葛湯加川芎辛夷
10	柴梗半夏湯
11	柴胡枳桔湯
12	梔子豉湯
13	梔子柏皮湯
14	神仙太乙膏
15	洗肝明目湯
16	喘四君子湯
17	大黄附子湯
18	大防風湯
19	八味疝気方
20	半夏散及湯
21	白朮附子湯
22	茯苓杏仁甘草湯
23	附子粳米湯
24	扶脾生脈散
25	補陽還五湯
26	奔豚湯（金匱要略）
27	奔豚湯（肘後方）
28	木防已湯
29	薏苡附子敗醤散
30	苓甘姜味辛夏仁湯
31	苓桂味甘湯

(2)　大建中湯及び竜胆瀉肝湯の相談することの項の2の重篤な症状に、間質性肺炎にかかる記載を追

記したこと。

(3)　医療用医薬品のブシを含有する漢方製剤の添付文書との記載の整合を図り、ブシを含有する下表に示す漢方製剤の相談することの項の「服用後、次の症状があらわれた場合は副作用の可能性があるので、直ちに服用を中止し、この文書を持って医師、薬剤師又は登録販売者に相談すること」の関係部位欄の「その他」の症状欄に、ブシに関係する症状として「口唇・舌のしびれ」を記載することとしたこと。

既に通知している263処方中のブシ含有漢方製剤の処方名	今回新たに定めた31処方中のブシ含有漢方製剤の処方名
越脾加朮附湯	甘草附子湯
解急蜀椒湯	大黄附子湯
桂枝越婢湯	大防風湯
桂枝二越婢一湯加朮附	白朮附子湯
桂姜棗草黄辛附湯	附子粳米湯
桂枝加朮附湯	薏苡附子敗醤散
桂枝加苓朮附湯	
桂枝芍薬知母湯	
四逆湯	
四逆加人参湯	
芍薬甘草附子湯	
真武湯	
小続命湯	
当帰芍薬散加附子	
附子理中湯	
八味地黄丸	
牛車腎気丸	
茯苓四逆湯	
麻黄附子細辛湯	

(4)　その他、既に通知している263処方の一般用漢方製剤の添付文書等に記載する使用上の注意について、秦艽羗活湯の名称を秦艽羌活湯に、神秘湯の【外部の容器又は外部の被包に記載すべき事項】の項「3.」を「2.」に、越婢加朮湯の相談することの項の2中「1ヵ月間位」を「1ヵ月位」に改める等、所要の記載の整備を行ったこと。

以上

別添（略）

15　かぜ薬等の添付文書等に記載する使用上の注意について

（平成23年10月14日　薬食安発1014第4号・薬食審査発1014第5号
各都道府県衛生主管部（局）長あて　厚生労働省医薬食品局安全対策課長・医薬食品局審査管理課長通知）

一般用医薬品のうち、かぜ薬等、製造販売承認基準の制定されているものについては、平成14年8月29日付け医薬安発第0829001号・医薬審発第0829001号厚生労働省医薬局安全対策課長・審査管理課長通知（以下「旧通知」という。）により、薬事法（昭和35年法律第145号）第52条第1項第1号に規定する使用及び取扱い上の注意として記載すべき事項を示し、また、製造販売承認基準の制定されていないものについては、平成15年1月9日付け医薬安発第0109001号・医薬審発第0109001号厚生労働省医薬局安全対策課長・審査管理課長通知「製造（輸入）承認基準の制定されていない一般用医薬品の添付文書等に記載する使用上の注意について」（以下「旧自主申し合わせ通知」という。）により、日本製薬団体連合会の自主申し合わせの内容について、添付文書等の作成・改訂に際して参考とするよう示してきたところです。

今般、一般用医薬品の使用上の注意記載要領（平成23年10月14日付け薬食発1014第3号医薬食品局長通知）の見直しを踏まえ、旧通知及び旧自主申し合わせ通知の全面的な見直しを行い、薬事法（昭和35年法律第145号）第52条第1項第1号に規定する使用及び取扱い上の注意として記載すべき事項として、少なくとも別添の事項を添付文書等に記載することとし、今後作成する添付文書等については原則として別添の事項を記載し、すでに作成されている添付文書等については平成26年5月末日までに改めることとしたので、貴管下関係業者等に対し周知徹底をお願いします。

なお、本通知の発出に伴い、平成11年9月30日付け医薬審第1514号・医薬安第115号厚生省医薬安全局審査管理課長・安全対策課長通知及び旧自主申し合わせ通知は廃止する。

また、本通知の写しを独立行政法人医薬品医療機器総合機構理事長、社団法人日本医師会長、社団法人日本歯科医師会会長、社団法人日本薬剤師会会長、一般社団法人日本病院薬剤師会会長、社団法人全日本医薬品登録販売者協会会長、一般社団法人日本医薬品登録販売者協会、日本チェーンドラッグストア協会会長、社団法人日本フランチャイズチェーシ協会会長、日本製薬団体連合会会長、日本一般用医薬品連合会会長、米国研究製薬工業協会会長、欧州製薬団体連合会会長及び社団法人日本医薬品卸業連合会会長あてに発出することとしているので申し添える。

別添（略）

16　かぜ薬等の添付文書等に記載する使用上の注意に関するQ&Aについて

（平成23年11月11日　事務連絡
各都道府県衛生主管部（局）あて　厚生労働省医薬食品局安全対策課・医薬食品局審査管理課通知）

かぜ薬等の添付文書等に記載する使用上の注意については、平成23年10月14日付け薬食安発1014第4号・薬食審査発1014第5号医薬食品局安全対策課長・審査管理課長通知により通知したところです。

今般、標記に係るQ&Aを作成しましたので、貴官下関係業者に対し周知徹底方御配慮くださいますようお願いいたします。

なお、本事務連絡の写しを独立行政法人医薬品医療機器総合機構、日本製薬団体連合会安全性委員会及び日本一般用医薬品連合会あてに発出することとしているので申し添えます。

かぜ薬等の添付文書等に記載する使用上の注意に関するQ&A

Q1　「してはいけないこと」の項に「服用前後は飲酒しないこと」の記載及び「相談すること」の項に「妊婦又は妊娠していると思われる人」、「授乳中の人」、「高齢者」等の記載がある医薬品について、小児用の製剤の場合であっても上記内容を記載する必要があるか。

Ａ１　小児用の製剤であっても、平成23年10月14日付け薬食安発1014第４号・薬食審査発1014第５号医薬食品局安全対策課長・審査管理課長通知「かぜ薬等の添付文書等に記載する使用上の注意について」（以下「課長通知」という。）に定められた事項を記載すること。なお、記載内容に違和感があるようであれば、例えば以下（下線部）のような注意書きを記載してもよい。
使用上の注意
<u>本剤は小児用ですが、○○薬として定められた一般的な注意事項を記載しています。</u>

してはいけないこと

Q2　「してはいけないこと」の「次の人は服用しないこと」の項に「15歳未満の小児」の記載がある医薬品について、用法及び用量にも「15歳未満　服用しないこと」と記載する必要があるか。

Ａ２　用法及び用量の項にも記載する必要がある。

Q3　通知に示された使用上の注意は、ひらがなを漢字に変更することなく、示されたとおりに記載しなければならないか。

Ａ３　漢字をひらがなに、また、ひらがなを漢字に変更しても差し支えないが、特に漢字を用いる場合にあっては、一般使用者が理解しにくくならないよう配慮すること。

Q4　添付文書の記載内容（課長通知等）については、句読点の書き換え・省略等、一字一句書き換えてはいけないのか。

Ａ４　原則、従うことが望ましいが、記載内容の意味が変わらなければ差し支えない。

Q5　医療用医薬品と同一の製剤である一般用医薬品であって、医療用医薬品で禁忌とされている事項を一般用医薬品においても禁忌としている場合があるが、この事項を引き続き「してはいけないこと」の「次の人は使用しないこと」に記載してもよいか。

Ａ５　各製剤に応じ、必要な事項を記載すること。

Q6　過去に安全対策課長通知等により使用上の注意の改訂の指示があったものと本通知の記述とで語句等が異なっている場合、どちらの語句等により記載すればよいか。

Ａ６　本通知の語句により記載されたい。

Q7　抗ヒスタミン剤を含有していないかぜ薬等についても「本剤を服用している間は、次のいずれの医薬品も使用しないこと」に「抗ヒスタミン剤を含有する内服薬等（鼻炎用内服薬、乗物酔い薬、アレルギー用薬）」を記載しないといけないか。

Ａ７　配合成分にあわせて必要な注意事項を記載すればよい。

Q8　一般用医薬品製造販売承認基準、「ビタミン主薬製剤」の効能・効果に「ただし、これらの症状について1ヶ月ほど使用しても改善がみられない場合は医師又は薬剤師に相談すること」と記載があるが、使用上の注意記載要領等の改正により、相談することに「登録販売者」が追加になっていることから、効能・効果のただし書にも「登録販売者」を加えてよいか。

Ａ８　それぞれの規定に従い記載されたい。

Q9　課長通知で「してはいけないこと」「副作用」等の文言の変更及び副作用（再生不良性貧血、無顆粒球症等）の症状の追記がされているが、課長通知で示されていない製剤はどうすればよいか。

Ａ９　課長通知に準じて改訂してよい。判断に迷う場合は、医薬品医療機器総合機構安全第二部に相談されたい。

Q10 駆虫薬のピペラジンの「眠気」をその他の注意の項に記載してよいか。

A10 課長通知に基づいて、平成23年10月14日付け薬食発1014第3号医薬食品局長通知「一般用医薬品の使用上の注意記載要領について」の一般用医薬品の使用上の注意「2．相談すること」の(3)に記載されたい。

Q11 添付文書がある医薬品の【外部の容器又は外部の被包に記載すべき事項】の"使用（服用）に際しては、説明文書をよく読むこと"の「説明文書」を別の表現に変更してもよいか。

A11 「説明文書」を「添付文書」等と変えても差し支えない。

Q12 「本剤を服用している間は、次のいずれの医薬品も使用しないこと
他のかぜ薬、解熱鎮痛薬、鎮静薬、鎮咳去痰薬、抗ヒスタミン剤を含有する内服薬等（鼻炎用内服薬、乗物酔い薬、アレルギー用薬等）」の「等」に該当する薬効名を具体的に追記してよいか。

A12 差し支えない。

17 かぜ薬等の添付文書等に記載する使用上の注意及び一般用漢方製剤の添付文書等に記載する使用上の注意の訂正について

（平成24年8月30日 事務連絡
各都道府県衛生主管部（局）あて 厚生労働省医薬食品局安全対策課・医薬食品局審査管理課通知）

かぜ薬等の添付文書等に記載する使用上の注意については、平成23年10月14日付け薬食安発1014第4号・薬食審査発1014第5号厚生労働省医薬食品局安全対策課長・審査管理課長通知「かぜ薬等の添付文書等に記載する使用上の注意について」により、一般用漢方製剤の添付文書等に記載する使用上の注意については、平成23年10月14日付け薬食安発1014第7号・薬食審査発1014第8号厚生労働省医薬食品局安全対策課長・審査管理課長通知「一般用漢方製剤の添付文書等に記載する使用上の注意について」により通知しましたが、一部誤りがあったので、下記のとおり訂正方よろしくお願いいたします。

1．かぜ薬等の添付文書等に記載する使用上の注意の訂正について

(1) 製造販売承認基準の制定されている14薬効群及び製造販売承認基準の制定されていない22薬効群のうち、相談することの項に下表の右欄に掲げた記載のある薬効群について下表のとおり訂正をお願いします。

正	誤
服用後、次の症状があらわれることがあるので、このような症状の持続又は増強が見られた場合には、服用を中止し、この文書を持って医師、薬剤師又は登録販売者に相談すること	服用後、次の症状があらわれることがあるので、このような症状の持続又は増強が見られた場合には、服用を中止し、医師、薬剤師又は登録販売者に相談すること
使用後、次の症状があらわれることがあるので、このような症状の持続又は増強が見られた場合には、使用を中止し、この文書を持って医師、薬剤師又は登録販売者に相談すること	使用後、次の症状があらわれることがあるので、このような症状の持続又は増強が見られた場合には、使用を中止し、医師、薬剤師又は登録販売者に相談すること

(2) 製造販売承認基準の制定されている14薬効群のうち、2．解熱鎮痛薬（P9）の 相談すること の項の(4)を下表のとおり訂正をお願いします

正	誤
⑷水痘（水ぼうそう）若しくはインフルエンザにかかっている又はその疑いのある乳・幼・小児（15歳未満） 〔サリチルアミド又はエテンザミドを含有する製剤に記載すること。 ただし、「してはいけないこと」の1．⑶を記載した製剤にあっては記載しない。また、大人専用の製剤であって小児の用法のない場合で、かつ、「小児は使用しないで下さい。」という旨の記載がある場合は記載しなくてもよい。〕	⑷水痘（水ぼうそう）若しくはインフルエンザにかかっている又はその疑いのある乳・幼・小児（15歳未満） 〔サリチルアミド又はエテンザミドを含有する製剤に記載すること。 〔サリチルアミド又はエテンザミドを含有する製剤に記載すること。 ただし、「してはいけないこと」の1．⑶を記載した製剤にあっては記載しない。また、大人専用の製剤であって小児の用法のない場合で、かつ、「小児は使用しないで下さい。」という旨の記載がある場合は記載しなくてもよい。〕

⑶　製造販売承認基準の制定されている14薬効群のうち、8．ビタミン主薬製剤のⅢ．ビタミンE主薬製剤（P74）及びX．ビタミンEC主薬製剤（P83）の相談することの項の5を下表のとおり訂正をお願いします。

正	誤
5．服用後、生理が予定より早くきたり、経血量がやや多くなったりすることがある。出血が長く続く場合は、この文書を持って医師、薬剤師又は登録販売者に相談すること	5．服用後、生理が予定より早くきたり、経血量がやや多くなったりすることがある。出血が長く続く場合は、医師、薬剤師又は登録販売者に相談すること

⑷　製造販売承認基準の制定されている14薬効群のうち、13．外用痔疾用薬（P106）の相談することの項の2を下表のとおり訂正をお願いします。

<table>
<tr><th>正</th><th>誤</th></tr>
<tr><td>
<table>
<tr><th>関係部位</th><th>症　状</th></tr>
<tr><td>皮　膚</td><td>発疹・発赤、かゆみ、はれ、かぶれ[1)]、乾燥感[1)]、熱感[1)]、ヒリヒリ感[1)]</td></tr>
<tr><td>泌尿器</td><td>排尿困難[2)]</td></tr>
<tr><td>その他</td><td>刺激感、化膿[3)]、異常なまぶしさ[4)]</td></tr>
</table>
〔[1)]は、クロタミトンを含有する製剤に、
[2)]は、ロートエキス又は抗ヒスタミン剤を含有する坐剤（軟カプセル剤を含む）又は注入の用法をもつ軟膏剤の場合に、
[3)]は、副腎皮質ホルモンを含有する製剤に、
[4)]は、ロートエキスを含有する坐剤（軟カプセル剤を含む）又は注入の用法をもつ軟膏剤の場合に記載すること。〕
</td><td>
<table>
<tr><th>関係部位</th><th>症　状</th></tr>
<tr><td>皮　膚</td><td>発疹・発赤、かゆみ、はれ、かぶれ[1)]、乾燥感[1)]、熱感[1)]、ヒリヒリ感[1)]</td></tr>
<tr><td>泌尿器</td><td>排尿困難[2)]</td></tr>
<tr><td>その他</td><td>刺激感、化膿[3)]、異常なまぶしさ[2)]</td></tr>
</table>
〔[1)]は、クロタミトンを含有する製剤に、
[2)]は、ロートエキス又は抗ヒスタミン剤を含有する坐剤（軟カプセル剤を含む）又は注入の用法をもつ軟膏剤の場合に、
[3)]は、副腎皮質ホルモンを含有する製剤に記載すること。〕
</td></tr>
</table>

⑸　製造販売承認基準の制定されていない22薬効群のうち、13．殺菌消毒薬のⅣ．創傷面・口腔内に用いない殺菌消毒薬（P151）の【外部の容器又は外部の被包に記載すべき事項】の項の 3’を下

表のとおり訂正をお願いします。

正	誤
3'. 使用が適さない場合があるので、使用前に医師、薬剤師又は登録販売者に相談すること〔3. の項目の記載に際し、十分な記載スペースがない場合には3'を記載すること。〕	3'. 使用が適さない場合があるので、使用前に医師、薬剤師又は登録販売者に相談すること〔2. の項目の記載に際し、十分な記載スペースがない場合には2'を記載する。〕

また、その他の薬効群の【外部の容器又は外部の被包に記載すべき事項】の項の「使用が適さない場合があるので・・・(略)」又は「服用が適さない場合があるので・・・(略)」の後の〔 〕中に「記載する。」と記載があるものは「記載する。」を「記載すること。」へ訂正をお願いします。

2. 一般用漢方製剤の添付文書等に記載する使用上の注意の訂正について

(1) 一般用漢方製剤の相談することの項に下表の右欄に掲げた記載のある製剤について下表のとおり訂正をお願いします。

正	誤
服用後、次の症状があらわれることがあるので、このような症状の持続又は増強が見られた場合には、服用を中止し、この文書を持って医師、薬剤師又は登録販売者に相談すること	服用後、次の症状があらわれることがあるので、このような症状の持続又は増強が見られた場合には、服用を中止し、医師、薬剤師又は登録販売者に相談すること
本剤の服用により、まれに症状が進行することもあるので、このような場合には、服用を中止し、この文書を持って医師、薬剤師又は登録販売者に相談すること	本剤の服用により、まれに症状が進行することもあるので、このような場合には、服用を中止し、医師、薬剤師又は登録販売者に相談すること
本剤の服用により、予期しない出血があらわれた場合には、服用を中止し、この文書を持って医師、薬剤師又は登録販売者に相談すること	本剤の服用により、予期しない出血があらわれた場合には、服用を中止し、医師、薬剤師又は登録販売者に相談すること

(2) 「72. 桂枝二越婢一湯加朮附湯」(P186)を「72. 桂枝二越婢一湯加朮附」へ訂正をお願いします。

(3) 「148. 四苓湯」(P380)の相談することの項の2を下表のとおり訂正をお願いします。

正	誤
2. 1ヵ月位(急性胃腸炎に服用する場合には5~6回、暑気あたりに服用する場合には5~6日間)服用しても症状がよくならない場合は服用を中止し、この文書を持って医師、薬剤師又は登録販売者に相談すること	2. 服用後、1ヵ月位(急性胃腸炎に服用する場合には5~6回、暑気あたりに服用する場合には5~6日間)服用しても症状がよくならない場合は服用を中止し、この文書を持って医師、薬剤師又は登録販売者に相談すること

(4) 「217. 麦門冬湯」(P549)の相談することの項の3を下表のとおり訂正をお願いします。

正	誤
3. 1ヵ月位(からぜきに服用する場合には1週間位)服用しても症状がよくならない場合は服用を中止し、この文書を持って医師、薬剤師又は登録販売者に相談すること	3. 1ヵ月位(からぜきに服用する場合には1週間位)服用しても症状がよくならない場合には服用を中止し、この文書を持って医師、薬剤師又は登録販売者に相談すること

18　かぜ薬等の添付文書等に記載する使用上の注意の一部改正について

(平成24年9月21日　薬食安発0921第1号・薬食審査発0921第2号
各都道府県衛生主管部（局）長あて　厚生労働省医薬食品局安全対策課長・医薬食品局審査管理課長通知)

一般用医薬品のうち、かぜ薬等の添付文書等に記載する使用上の注意については、平成23年10月14日付け薬食安発1014第4号・薬食審査発1014第5号厚生労働省医薬食品局安全対策課長・審査管理課長連名通知により示しましたが、この度、下記のとおり一部改正し、別添のとおりとしましたので、貴管下関係業者等に対し周知徹底をお願いします。

1．改正の趣旨

平成23年11月1日付け薬食発1101第1号厚生労働省医薬食品局長通知により、鎮痒消炎薬の製造販売承認基準が新たに制定されたこと、平成24年1月19日付け薬食発0119第6号厚生労働省医薬食品局長通知により、かぜ薬の製造販売承認基準が一部改正され、生薬のみからなる製剤が追加されたこと、及び平成24年3月19日付け薬食安発0319第1号厚生労働省医薬食品局安全対策課長通知により、アセトアミノフェン含有製剤（一般用医薬品）について使用上の注意を改訂したことから、所要の改正を行うものであること。

2．主な改正内容

(1)　製造販売承認基準の制定されている薬効群の使用上の注意にかかる一部改正点

①新たに承認基準が定められた鎮痒消炎薬にかかる使用上の注意を「Ⅱ．製造販売承認基準の制定されていない薬効群」から「Ⅰ．製造販売承認基準の制定されている薬効群」に移行したこと。

②新たに承認基準が定められたかぜ薬の生薬のみからなる製剤にかかる使用上の注意を新たに定めたこと。

③「1．かぜ薬」の相談することの項の2の重篤な症状に、急性汎発性発疹性膿疱症及び腎障害に係る記載を追記したこと。

④「2．解熱鎮痛薬」の相談することの項の2の重篤な症状に急性汎発性発疹性膿疱症、腎障害及び間質性肺炎に係る記載を追記したこと。

(2)　製造販売承認基準の制定されていない薬効群の使用上の注意にかかる一部改正点

「鎮痒消炎薬」にかかる使用上の注意を削除したこと。

3．適用時期等

今後作成する添付文書等については原則として本通知の改正事項を記載し、既に作成されている添付文書等については平成26年5月末日までに改めること。

ただし、2．主な改正内容の(1)の③及び④については、平成24年3月19日付け薬食安発0319第1号厚生労働省医薬食品局安全対策課長通知が発出され、できるだけ早い時期に添付文書を改訂し、医薬関係者等への情報提供等の必要な措置を講ずることとしているので、これによること。

別添（略）

19　かぜ薬等の添付文書等に記載する使用上の注意の一部改正について

(平成27年4月1日　薬食安発0401第2号・薬食審査発0401第9号
各都道府県衛生主管部（局）長あて　厚生労働省医薬食品局安全対策課長・医薬食品局審査管理課長通知)

一般用医薬品のうち、かぜ薬等の添付文書等に記載する使用上の注意については、平成23年10月14日付け薬食安発1014第4号・薬食審査発1014第5号厚生労働省医薬食品局安全対策課長・審査管理課長連名通知により示しましたが、この度、下記のとおり一部改正し、別添のとおりとしましたので、貴管下関係業者等に対し周知徹底をお願いします。

記

1．改正の趣旨

平成27年3月25日付け薬食発0325第28号厚生労働省医薬食品局長通知によりかぜ薬の製造販売承認基準が改正されたこと、平成27年3月25日付け薬食発0325第30号厚生労働省医薬食品局長通知により解熱鎮痛薬の製造販売承認基準が改正されたこと、平成27年3月25日付け薬食発0325第26号厚生労働省医薬食品局長通知により鎮咳去痰薬の製造販売承認基準が改正されたこと、及び平成27年3月25日付け薬食発0325第23号厚生労働省医薬食品局長通知により鼻炎用内服薬の製造販売承認基準が改正されたことなどから、所要の改正を行うものであること。

2．改正内容

(1) 製造販売承認基準の改正に伴い必要な見直しを行ったこと。

(2) これまでの間に発出された使用上の注意の改訂に関する通知等を反映したこと。

(3) その他所要の見直しを行ったこと。

3．適用時期等

今後作成する添付文書等については原則として本通知の改正事項を記載し、既に作成されている添付文書等については平成29年3月末日までに改めること。

参考（略）

（別添）

かぜ薬等の添付文書等に記載する使用上の注意について

Ⅰ．製造販売承認基準の制定されている15薬効群の使用上の注意

1．かぜ薬

Ⅰ．かぜ薬（生薬のみからなる製剤を除く）

Ⅱ．かぜ薬（生薬のみからなる製剤）

2．解熱鎮痛薬

3．鎮咳去痰薬

4．胃腸薬

Ⅰ．制酸薬を主体とする製剤

Ⅱ．健胃薬を主体とする製剤

Ⅲ．消化薬を主体とする製剤

Ⅳ．整腸薬を主体とする製剤

Ⅴ．止瀉薬を主体とする製剤

Ⅵ．鎮痛鎮痙薬を主体とする製剤

5．瀉下薬

Ⅰ．瀉下薬（ヒマシ油及びマルツエキスを除く）

Ⅱ．瀉下薬（ヒマシ油）

Ⅲ．瀉下薬（マルツエキス）

6．鎮暈薬

7．眼科用薬

Ⅰ．一般点眼薬

Ⅱ．抗菌性点眼薬

Ⅲ．人工涙液

Ⅳ．コンタクトレンズ装着液

Ⅴ．洗眼薬

8．ビタミン主薬製剤

Ⅰ．ビタミンA主薬製剤

Ⅱ．ビタミンD主薬製剤

Ⅲ．ビタミンE主薬製剤
Ⅳ．ビタミンB_1主薬製剤
Ⅴ．ビタミンB_2主薬製剤
Ⅵ．ビタミンB_6主薬製剤
Ⅶ．ビタミンC主薬製剤
Ⅷ．ビタミンAD主薬製剤
Ⅸ．ビタミンB_2B_6主薬製剤
Ⅹ．ビタミンEC主薬製剤
Ⅺ．ビタミン$B_1B_6B_{12}$主薬製剤
9．浣腸薬
Ⅰ．液剤（成型）
Ⅱ．液剤（希釈型）
Ⅲ．グリセリン坐薬
Ⅳ．ビサコジル坐薬
10. 駆虫薬
11. 鼻炎用点鼻薬
12. 鼻炎用内服薬
13. 外用痔疾用薬
14. みずむし・たむし用薬
15. 鎮痒消炎薬

Ⅱ. 製造販売承認基準の制定されていない21薬効群の使用上の注意

1．鎮静薬（生薬のみからなる製剤）
2．眠気防止薬（カフェイン主薬製剤）
3．小児五疳薬
4．含そう薬
5．強心薬（六神丸、感応丸）
6．血清高コレステロール改善薬
7．貧血用薬
8．アレルギー用薬
9．口腔咽喉薬（トローチ剤）
10. 歯科口腔用薬（歯肉炎、歯槽膿漏等の効能を有する内服剤）
11. 歯痛・歯槽膿漏薬（外用液剤、パスタ剤、クリーム剤）
12. 内服痔疾用薬
13. 殺菌消毒薬
Ⅰ．殺菌消毒薬（液剤、軟膏剤、パウダー）
Ⅱ．殺菌消毒薬（特殊絆創膏〔液剤〕）
Ⅲ．殺菌消毒薬（特殊絆創膏〔貼付剤〕）
Ⅳ．創傷面・口腔内に用いない殺菌消毒薬
14. 化膿性皮膚疾患用薬（液剤、軟膏剤）
15. 鎮痛消炎薬（塗布剤、貼付剤、エアゾール剤）
16. しもやけ・あかぎれ用薬（軟膏剤、硬膏剤）
17. うおのめ・いぼ・たこ用薬（液剤、軟膏剤、硬膏剤）
18. 婦人薬
19. ビタミン含有保健薬（A・D含有製剤を除く）
20. カルシウム主薬製剤
21. 生薬主薬保健薬（ニンジン主薬製剤）

以下（略）

20　かぜ薬等の添付文書等に記載する使用上の注意に関するQ&Aについて

（平成27年4月23日　事務連絡
各都道府県衛生主管部（局）あて　厚生労働省医薬食品局安全対策課・医薬食品局審査管理課通知）

かぜ薬等の添付文書等に記載する使用上の注意については、平成27年4月1日付け薬食安発0401第2号・薬食審査発0401第9号医薬食品局安全対策課長・審査管理課長通知により、平成23年10月14日付け薬食安発1014第4号・薬食審査発1014第5号医薬食品局安全対策課長・審査管理課長通知を改正したところです。

今般、標記に係るQ&Aを作成しましたので、貴管下関係業者に対し周知徹底方御配慮くださいますようお願いいたします。

かぜ薬等の添付文書等に記載する使用上の注意に関するQ&A

Q1　ロキソプロフェンナトリウム水和物を含有する内服薬の添付文書では、「してはいけないこと」の項の「次の人は服用しないこと」において「出産予定日12週以内の妊婦」と記載され、当該記載を波線を付すなどして強調することとされているが、イブプロフェン等、他のNSAIDsを含有するかぜ薬や解熱鎮痛薬でも同様に強調すべきか。更に、外部の容器又は外部の被包に記載される場合も強調すべきか。

A１　適正使用の観点から、外部の容器又は外部の被包の記載を含め、当該記載を強調することが望ましい。

Q2　ロキソプロフェンナトリウム水和物を含有する内服薬の添付文書では、「してはいけないこと」の項に「長期連続して服用しないこと」と記載されている一方で、多くの医薬品の添付文書では「長期連用しないこと」と記載されているが、「長期連用しないこと」を「長期連続して服用しないこと」へ書き換えることは可能か。また、ロキソプロフェンナトリウム水和物を含有する内服薬の添付文書等では当該記載を波線を付すなどして強調することとされているが、他の解熱鎮痛薬の添付文書等でも同様に強調すべきか。

A２　書き換えは可能である。ただし、医薬品によって特有の記載がある場合は、その主旨が変わることのないよう注意すること。また、他の解熱鎮痛薬については、当該記載を強調することが望ましい。

Q3　オキシメタゾリン塩酸塩を含有する医薬品の添付文書では、「してはいけないこと」の項に「モノアミン酸化酵素阻害剤等を服用している人」と記載されているが、使用者にとって分かりやすいようモノアミン酸化酵素阻害剤の説明を添付文書に記載することとしている。モノアミン酸化酵素阻害剤等に関する注意事項を添付文書で記載する場合、使用者にとって分かりやすいようモノアミン酸化酵素阻害剤の説明を添付文書へ記載すべきか。

A３　医薬品の適正使用の観点から分かりやすい説明を記載することが望ましい。なお、分かりやすい説明とは、例えば、次のようなものである。

※　モノアミン酸化酵素阻害作用等を有する医薬品は以下のようなものがあり、いずれもパーキンソン病の治療に用いられる。また、ゾニサミドはてんかんの治療にも用いられる。

●セレギリン塩酸塩　●ゾニサミド　●エンタカポン

薬局製剤業務指針　第6版
（薬局製造販売医薬品）

1978年９月５日　第１版発行
1980年12月15日　新訂版発行
1988年６月30日　第３版発行
1996年７月10日　第４版発行
2009年８月17日　第５版発行
2016年８月31日　第６版第１刷発行

編　集　公益社団法人　日本薬剤師会
〒160-8389　東京都新宿区四谷３丁目3-1　四谷安田ビル７階
電話　03(3353)1170

発行所　株式会社　薬事日報社
本　社　〒101-8648　東京都千代田区神田和泉町１番地
電話　03(3862)2141
支　社　〒541-0045　大阪市中央区道修町2-1-10
電話　06(6203)4191

印刷所　株式会社　太洋社

（検印省略）　ISBN978-4-8408-1367-9